Psychoonkologia

Diagnostyka
Metody terapeutyczne

Książkę dedykujemy naszemu
przyjacielowi hematoonkologowi
profesorowi dr. med.
Haraldowi Themlowi (1940–2005)

Monika Dorfmüller, Hermann Dietzfelbinger (Hrsg.)

Psychoonkologie

Diagnostik – Methoden – Therapieverfahren

Mit Beiträgen von

Katharina Abbrederis, Monika Agathos, Wolfgang Arnold, Irmgard Bumeder, Karin Burghofer, Hermann Dietzfelbinger, Monika Dorfmüller, Bernadette Fittkau-Tönnesmann, Eckhard Frick, Peter Frör, Sebastian Gallenberger, Ulrike B. Graubner, Peter Greiff, Eva-Maria Grischke, Kerstin Hermelink, Peter Herschbach, Birte Hesselbarth, Pia Heußner, Herbert W. Kappauf, Karine Kau, Matthaeus Krych, Klaus Lang, Ullrich Mehl, Fuat S. Oduncu, Helmut Ostermann, Yvonne Petersen, Doris Pouget-Schors, Ingrid Raßmann, Carola Riedner, Susanne Roller, Doris C. Schmitt, Hermann-Josef Schmitt, Torsten Schmitz, Michael Staehler, Wilhelm Stolz, Bernhard Weber, Joachim Weis, Elisabeth Wesselman, Ralf Wilkowski, Eva C. Winkler

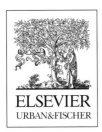

ELSEVIER
URBAN&FISCHER

URBAN & FISCHER
München · Jena

Monika Dorfmüller, Hermann Dietzfelbinger

Psychoonkologia

Diagnostyka
Metody terapeutyczne

Współpraca

Katharina Abbrederis, Monika Agathos, Wolfgang Arnold, Irmgard Bumeder, Karin Burghofer, Hermann Dietzfelbinger, Monika Dorfmüller, Bernadette Fittkau-Tönnesmann, Eckhard Frick, Peter Frör, Sebastian Gallenberger, Ulrike B. Graubner, Peter Greiff, Eva-Maria Grischke, Kerstin Hermelink, Peter Herschbach, Birte Hesselbarth, Pia Heußner, Herbert W. Kappauf, Karine Kau, Matthaeus Krych, Klaus Lang, Ullrich Mehl, Fuat S. Oduncu, Helmut Ostermann, Yvonne Petersen, Doris Pouget-Schors, Ingrid Raßmann, Carola Riedner, Susanne Roller, Doris C. Schmitt, Hermann-Josef Schmitt, Torsten Schmitz, Michael Staehler, Wilhelm Stolz, Bernhard Weber, Joachim Weis, Elisabeth Wesselman, Ralf Wilkowski, Eva C. Winkler

Redakcja wydania I polskiego
Helena Sęk

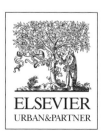

Elsevier
Urban & Partner
Wrocław

Tytuł oryginału:
Psychoonkologie. Diagnostik-Methoden-Therapieverfahren

Autorzy: Monika Dorfmüller, Hermann Dietzfelbinger (red.)

This edition of *Psychoonkologie, Diagnostik-Methoden-Therapieverfahren*, 3e by Monika Dorfmüller
and Hermann Dietzfelbinger (editor) is published by arrangement with Elsevier GmbH.

Książka *Psychoonkologie, Diagnostik-Methoden-Therapieverfahren*, wyd. 3, autorzy: Monika Dorfmüller,
Hermann Dietzfelbinger (red.), została opublikowana przez Elsevier GmbH.

3. Auflage 2009
© Elsevier GmbH, München
Der Urban & Fischer Verlag ist ein Imprint der Elsevier GmbH.

ISBN 978-3-437-24490-2

Redakcja naukowa I wydania polskiego: prof. dr hab. Helena Sęk

Tłumaczenie z języka niemieckiego:
dr n. med. Dorota Książyna – rozdz. 19–23
lek. med. Barbara Wencka – rozdz. 1–18, 51–59
lek. med. Katarzyna Wieczorek – rozdz. 25–27, 66–68
lek. med Janusz Zabłocki – rozdz. 24, 28–31
dr Ryszard Ziobro – rozdz. 60–65, 69–71
dr n. med. Piotr Żukrowski – rozdz. 32–50

Dyrektor Wydawnictwa: dr n. med. Andrzej Broniek
Redaktor naczelny: lek. med. Edyta Błażejewska
Redaktor prowadzący: Renata Wręczycka
Redaktor tekstu: Katarzyna Kondrat
Producent: Beata Poźniak
Opracowanie skorowidza: lek. med. Małgorzata Janduła

ISBN 978-83-7609-325-3

Elsevier Urban & Partner
ul. Kościuszki 29, 50-011 Wrocław
tel. 71 330 61 61, fax 71 330 61 60
biuro@elsevier.com

www.elsevier.pl

Przygotowanie do druku:
Pracownia Składu Komputerowego TYPO-GRAF

Druk i oprawa:
Wrocławska Drukarnia Naukowa PAN im. S. Kulczyńskiego Sp. z o.o.

Spis treści

Przedmowa

Psychoonkologia to interdyscyplinarna dziedzina medycyny, która zajmuje się psychologicznymi aspektami choroby nowotworowej. W Niemczech w ciągu ostatnich 25 lat rozwinęła się ona w znaczącą część onkologii. Początkowo miała na celu poprawę opieki psychosocjalnej nad pacjentami onkologicznymi i ich bliskimi. Obecnie psychoonkologia opiera się na filarach opieki dla pacjentów i ich rodzin, szkoleń oraz nauki i prowadzenia badań. Odgrywa także znaczącą rolę w odniesieniu do aspektów zdrowotno-ekonomicznych.

Można zapytać po co taka książka została napisana.

Celem tej książki jest uzupełnienie potencjalnych luk w dziedzinie „psychoonkologia w praktyce" i udzielenie tym samym praktycznych wskazówek i porad, które na podstawie współczesnej wiedzy są możliwe do wykorzystania w psychoonkologii. Dużo uwagi poświęcono prezentacji możliwości psychoonkologicznej terapii i opieki w codziennej praktyce, zarówno w lecznictwie szpitalnym, dziennym, jak i ambulatoryjnym. Praktyczne podejście prezentowane jest w licznych studiach przypadków. W psychoonkologii interdyscyplinarne zespoły zajmują się zagadnieniami z zakresu onkologii, psychiatrii, socjologii, pedagogiki społecznej, teologii i specyficznej opieki nad chorymi, która obejmuje także reakcje emocjonalne pacjentów i ich rodzin. Starają się również zidentyfikować czynniki psychospołeczne i określić, które z nich wpływają na zachorowania i śmiertelność z powodu nowotworu.

Udało nam się nakłonić wielu ekspertów z odpowiednich działów onkologii i psychoonkologii do opisania przypadków, którymi zajmują się na co dzień. Zwięzłe opisy służą doskonaleniu się i wykorzystaniu wiedzy w praktyce.

Tematy zawarte w poszczególnych częściach tej książki obejmują diagnostykę i poznanie w psychoonkologii, aktualny stan wiedzy, narzędzia pracy, szkolenia z umiejętności komunikacji i rozmowy z pacjentem hematoonkologicznym, włączając w to obowiązek mówienia prawdy przez lekarza, przeciążenie lekarzy (zespół wypalenia) i pacjentów oraz metody i procedury terapeutyczne w psychoonkologii. Jako istotny aspekt pojawiło się wzmacnianie kompetencji pacjenta i jego aktywne uczestnictwo w procesie podejmowania decyzji.

Kluczowe są także specjalistyczne aspekty psychoonkologii z perspektywy pediatrycznej, ginekologicznej, chorób wewnętrznych, w tym pulmonologii i hematologii, jak również chirurgii, laryngologii, dermatologii i urologii.

W ramach ostatnio nabierającej coraz więcej znaczenia medycyny paliatywnej, obok ścisłego kontaktu z lekarzem pierwszego kontaktu coraz bardziej pilna staje się potrzeba organizacji multi- i interdyscyplinarnej opieki psychoonkologicznej oraz psychospołecznej oraz stworzenie sieci takiej współpracy. W obliczu ograniczonych środków oraz w związku z niedawną reformą opieki zdrowotnej omawiamy ekonomię zdrowotną i finansowanie opieki psychoonkologicznej w szpitalach i ośrodkach ambulatoryjnych w oparciu o jednorodne grupy pacjentów (JGP) i EBM oraz problemy związane z odpowiednią dokumentacją i procesami zarządzania jakością. Staramy się również znaleźć sposoby na poprawę efektywności i na zwiększenie nakładów na opiekę.

Na końcu znajdują się rozdziały dotyczące edukacji, dalszego kształcenia i szkoleń oraz badań naukowych w psychoonkologii. Szczególną uwagę zwróciliśmy na etykę onkologiczną z pytaniami o granice medycyny i rozważania natury teologiczno-duszpasterskiej.

Przy tak różnorodnych treściach i tematach autorom nie zawsze udało się uniknąć nakładania się informacji, a czasem było to zamierzone działanie. Złożone problemy, takie jak jakość życia, komunikacja, opieka paliatywna, są lepiej przyswajane, gdy przynajmniej częściowo prezentowane są z różnych punktów widzenia.

Książka ta spełni swój cel, gdy poprzez gruntowną, obszerną i wszechstronną wiedzę oraz całościowe podejście pobudzi do dalszej poprawy opieki psychoonkologicznej w szpitalach i przychodniach.

Wstęp ten byłby niepełny, gdyby nie wspomnieć o wielu osobach, bez których poświęcenia, a w szczególności serca, nie mogłaby powstać ta książka i bez których zaangażowania, aktywnego wsparcia, wnikliwych porad i wszechstronnego poparcia sukces tej pracy nie byłby możliwy.

Nasze podziękowania należą się:
– pacjentom hematoonkologicznym, którzy, zaufali naszej opiece i nauczyli nas patrzeć,

– licznym autorom, którzy dzięki swoim kompetencjom, empatii w tym wrażliwym zawodzie, poprzez dobre rady i motywującą współpracę nadali formę tej książce,
– Wydawnictwu Elsevier Ltd., szczególnie redakcji. Dziękujemy pani redaktor Urszuli Jahn za kompetencje, specyficzne osobiste zaangażowanie, ciągłe dopingowanie, nieustającą pomoc w rozwiązywaniu pojawiających się problemów, a także lekarzom, dr Elke Wolf i Susane Bogner oraz pani biolog Sonji Hinte.

München i Herrsching, sierpień 2008
dr Monika Dorfmüller
dr Hermann Dietzfelbinger

Autorzy

Dr. med. Katharina Abbrederis
III. Medizinische Klinik und Poliklinik
Klinikum rechts der Isar der Technischen
Universität
Ismaninger Straße 22
81675 München

Dr. med. Monika Agathos
Leitende Oberärztin a.D.
FÄ Dermatologie, Allergologie
und Umweltmedizin
Hohenzollernstraße 2a
80801 München

Prof. Dr. med. Wolfgang Arnold
Ehemaliger Direktor der HNO-
und Poliklinik der TU München
Breitenstraße12
CH-6047 Kastanienbaum

Dr. med. Irmgard Bumeder
Medizinische Klinik
Klinikum der Universität München
Campus Innenstadt
Abteilung Hämatologie und Onkologie
Ziemssenstraße 1
80336 München

Dr. phil. Dipl.-Psych. Karin Burghofer
Institut für Notfallmedizin
und Medizinmanagement (INM)
Klinikum der Universität München
Schillerstraße 53
80336 München

Dr. med. Hermann Dietzfelbinger
Internist, Hämatologie, Onkologie
Hämatologisch-onkologische
Schwerpunktpraxis
Seestraße 43
82211 Herrsching

Dr. phil. Monika Dorfmüller
Ltd. Klinische Psychologin a.D.
Schleißheimerstraße 276 / 10
80809 München

Bernadette Fittkau-Tönnesmann M.P.H.
Akademieleitung
Klinikum der Universität
Interdisziplinäres Zentrum
für Palliativmedizin
Christopherus Akademie für Palliativmedizin
Palliativpflege und Hospizarbeit im IZP
Marchioninistraße 15
81377 München

Prof. Dr. med. Eckhard Frick sj
Hochschule für Philosophie München
Lehranalytiker des C.G. Jung-Instituts
München
Kaulbachstraße 31A
80539 München

Pfarrer Peter Frör
Haderunstraße 32/V
81375 München

Dr. med. Sebastian Gallenberger
Chefarzt
Städtisches Klinikum München GmbH
Klinikum Bogenhausen
Klinik für Pneumologie
und Pneumologische Onkologie
Englschalkingerstraße 77
81925 München

OÄ Dr. med. Ulrike B. Graubner
Dr. von Haunersches Kinderspital
Onkologisch-Hämatologische Tagesklinik
Lindwurmstraße 4
80337 München

Pfarrer Peter Greiff
Katholische Krankenhausseelsorge
Städtisches Klinikum München GmbH
Klinikum Schwabing
Kölner Platz 1
80804 München

Prof. Dr. med. Eva-Maria Grischke
Universitäts-Frauenklinik Tübingen
Calwerstraße 7
72076 Tübingen

**Dr. rer. biol. hum. Dipl.-Psych.
Kerstin Hermelink**
Frauenklinik und Poliklinik
Klinikum der Universität München,
Campus Großhadern
Marchioninistraße 15
81377 München

Prof. Dr. rer. soc. Peter Herschbach
Klinik und Poliklinik für Psychosomatische
Medizin und Psychotherapie
der Technischen Universität München
Sektion Psychosoziale Onkologie
Klinikum rechts der Isar
81675 München

Dipl.-Psych. Birte Hesselbarth
Dr. von Haunersches Kinderspital
Lindwurmstraße 4
80337 München

OÄ Dr. med. Pia Heußner
Medizinische Klinik und Poliklinik III
Leiterin der Psychoonkologie
Klinikum der Universität München,
Campus Großhadern
Marchioninistraße 15
81377 München

Dr. med. Herbert W. Kappauf
Internist (Hämatologie, Onkologie,
Psychoonkologie, Palliativmedizin)
Medicenter
Oßwaldstraße 1a
82319 Starnberg

Dipl.-Psych. Karine Kau
Klinikum rechts der Isar der Technischen
Universität
Hals-, Nasen-, Ohrenklinik und Poliklinik
Ismaninger Straße 22
81675 München

Dr. med. Matthaeus Krych
Medizinische Klinik und Poliklinik III
Klinikum Großhadern
Marchioninistraße 15
81377 München

Dr. phil. Klaus Lang
Diplompsychologe, Psychologischer
Therapeut
Klinik Bad Trissl
Bad-Trissl-Straße 73
83080 Oberaudorf

Dr. med. Ullrich Mehl
Chefarzt der Abteilungen für
Psychoonkologie und Psychosomatik
der Klinik Alpenland
Facharzt für Psychosomatische Medizin,
Facharzt für Psychiatrie und Psychotherapie,
Psychoanalyse
Supervisor (BLÄK), Balintgruppenleiter,
Lehrbeauftragter LMU
Zenostraße 9
83435 Bad Reichenhall

**OÄ Priv.-Doz. Dr. med. Dr. phil.
Fuat S. Oduncu**
Medizinische Klinik
Klinikum der Universität München,
Campus Innenstadt
Leiter der Abteilung Hämatologie und
Onkologie
Ziemssenstraße 1
80336 München

Prof. Dr. med. Helmut Ostermann
Medizinische Klinik und Poliklinik III
Klinikum der Universität München,
Campus Großhadern
Marchioninistraße 15
81377 München

Dr. Yvonne Petersen
Fachärztin für Innere Medizin,
Palliativmedizin
Palliativstation St. Johannes von Gott
Krankenhaus Barmherzige Brüder
Romanstraße 93
80639 München

Dr. med. Doris Pouget-Schors
Klinikum rechts der Isar
der Technischen Universität München
Klinik und Poliklinik für Psychosomatische
Medizin und Psychotherapie
Sektion Psychosoziale Onkologie
81675 München

OÄ Dr. med. Ingrid Raßmann
Internistin Hämatologie Onkologie
Privatklinik Dr. R. Schindlbeck
Seestraße 43
82211 Herrsching

Dr. med. Carola Riedner
Fachärztin für Innere und Allgemeinmedizin
– Psychoonkologie – Palliativmedizin
Münchner Onkologische Praxis im
Elisenhof (MOP)
Prielmayerstraße 1
80335 München

OÄ Dr. med. Susanne Roller
Palliativstation St. Johannes von Gott am
Krankenhaus der Barmherzigen Brüder
Romanstraße 93
80639 München

Doris C. Schmitt
1. Vorsitzende des Vorstands
mamazone e.V.
Haydnstraße 6
78315 Radolfzell

Hermann-Josef Schmitt
Diplom-Theologe, Diplom-Sozialarbeiter
(FH)
Sozialberatung
Palliativstation St. Johannes von Gott am
Krankenhaus der Barmherzigen Brüder
Romanstraße 93
80639 München

Torsten Schmitz
Klinik und Poliklinik für Psychosomatische
Medizin und Psychotherapie
der Technischen Universität München
Sektion Psychosoziale Onkologie
Klinikum rechts der Isar
81675 München

OÄ Dr. med. Michael Staehler
Urologische Klinik und Poliklinik
Klinikum der Universität München,
Campus Großhadern
Marchioninistraße 15
81377 München

Prof. Dr. med. Wilhelm Stolz
Chefarzt
Klinik für Dermatologie
Städtisches Klinikum München GmbH
Klinikum Schwabing
Kölner Platz 1
80804 München

Dr. med. Bernhard Weber
Chefarzt, Facharzt für Innere Medizin
Klinik Bad Trissl
Bad-Trissl-Straße 73
83080 Oberaudorf

Prof. Dr. phil. Joachim Weis
Klinik für Tumorbiologie an der Universität
Freiburg
Abteilung Psychoonkologie
Breisacher Straße 117
79106 Freiburg

Elisabeth Wesselman
Fachreferentin Interkulturelle Versorgung
Städtisches Klinikum München GmbH
Psychologischer und Psychoonkologischer
Dienst
Klinikum Schwabing
Kölner Platz 1
80804 München

Dr. med. Ralf Wilkowski
Praxis für Strahlentherapie
Klinik Bad Trissl
Bad-Trissl-Straße 73
83080 Oberaudorf

Dr. med. Eva C. Winkler
Medizinische Klinik und Poliklinik III
Klinikum der Universität München
Campus Großhadern
Marchioninistraße 15
81377 München

Wprowadzenie

1 Epidemiologia chorób nowotworowych w Niemczech

1.1 Śmiertelność z powodu nowotworów i częstość występowania chorób nowotworowych w Niemczech

W 1999 r. w Niemczech zmarło 390 742 mężczyzn i 455 588 kobiet, w tym z powodu nowotworów 108 272 mężczyzn (27,7%) i 103 565 kobiet (22,7%.) Prawie jedna czwarta mężczyzn, którzy umierają w Niemczech, umiera z powodu raka, a u kolejnej jednej trzeciej należy liczyć się z tym, że w przebiegu życia zachorują na chorobę nowotworową. Sprawia to, że w Niemczech choroby nowotworowe stanowią drugą, po chorobach układu krążenia, najczęstszą przyczynę śmierci. Śmiertelność z powodu nowotworów, w odpowiednich grupach wiekowych, u kobiet od roku 1970, a u mężczyzn od połowy lat dziewięćdziesiątych, ciągle spada.

Zdecydowanie najczęstszą przyczyną śmierci z powodu nowotworu jest u mężczyzn rak płuca, a u kobiet rak piersi. Od początku lat dziewięćdziesiątych ogólna śmiertelność z powodu raka płuca spada, ale wzrasta w grupie u kobiet. Z drugiej strony w ostatnich latach znacząco wzrasta częstość zachorowań na raka prostaty. Na ryc. 1.1 wyszczególniono 20 nowotworów będących najczęstszą przyczyną zgonu w Niemczech w roku 2005. Epidemiologia chorób nowotworowych wieku dziecięcego i młodzieńczego jest opisana w rozdziale 51.

Okres 5-letniego przeżycia wynosi w landach zachodnich 38,9% dla mężczyzn i 50,5% dla kobiet. W landach wschodnich wartości te wynoszą odpowiednio: 26,5% i 44,8%. Prawdopodobieństwo przeżycia jest w obu częściach kraju wyższe dla kobiet niż dla mężczyzn, ale we wschodniej części kraju jest ono znacznie niższe dla obu płci, niż w części zachodniej [3].

1.2 Porównanie w skali międzynarodowej oraz zjawisko migracji

Dla większości nowotworów istnieją, niekiedy znaczne, różnice w częstości występowania w poszczególnych krajach. Dzięki zastosowaniu badań migracyjnych, np. dotyczących Japończyków, którzy wyemigrowali na Hawaje, można wykazać, że częstość występowania tych chorób nie jest uwarunkowana etnicznie lub genetycznie, ale że zmienia się wraz ze zmianą zewnętrznych warunków życia. Rozkład częstości występowania różnych nowotworów zmienił się z typowego dla Japonii na typowy dla kraju imigracji (np. zmniejszyła się liczba zachorowań na raka żołądka na rzecz wzrostu liczby zachorowań na raka jamy ustnej, jelita grubego, piersi i prostaty). Z badań tych wynika także, że za około dwie trzecie do 80% przypadków raka odpowiedzialne są warunki środowiska, co pozwala zarazem podjąć odpowiednie środki zaradcze.

Dla mieszkańców pochodzenia tureckiego, których już trzecia generacja żyje w Niemczech, coraz większe znaczenie mają choroby wieku starczego, w tym także nowotwory. W tej grupie ludności również najczęstszą przyczyną śmierci u mężczyzn jest rak płuca, a u kobiet rak piersi. Kolejnymi przyczynami, u obu płci, są białaczki i rak żołądka. Jednakże u imigrantów tureckich, dla prawie wszystkich zachorowań na raka, obserwuje się niższą śmiertelność (szczególnie w przypadku raka piersi u kobiet, ale także w przypadku raka jelita grubego). Ale profil śmiertelności imigrantów tureckich stopniowo upodabnia się do profilu społeczeństwa rdzennego [9].

1

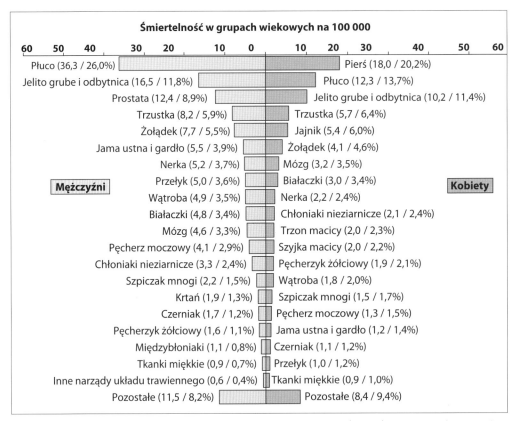

Śmiertelność w grupach wiekowych na 100 000

Mężczyźni		Kobiety
Płuco (36,3 / 26,0%)		Pierś (18,0 / 20,2%)
Jelito grube i odbytnica (16,5 / 11,8%)		Płuco (12,3 / 13,7%)
Prostata (12,4 / 8,9%)		Jelito grube i odbytnica (10,2 / 11,4%)
Trzustka (8,2 / 5,9%)		Trzustka (5,7 / 6,4%)
Żołądek (7,7 / 5,5%)		Jajnik (5,4 / 6,0%)
Jama ustna i gardło (5,5 / 3,9%)		Żołądek (4,1 / 4,6%)
Nerka (5,2 / 3,7%)		Mózg (3,2 / 3,5%)
Przełyk (5,0 / 3,6%)		Białaczki (3,0 / 3,4%)
Wątroba (4,9 / 3,5%)		Nerka (2,2 / 2,4%)
Białaczki (4,8 / 3,4%)		Chłoniaki nieziarnicze (2,1 / 2,4%)
Mózg (4,6 / 3,3%)		Trzon macicy (2,0 / 2,3%)
Pęcherz moczowy (4,1 / 2,9%)		Szyjka macicy (2,0 / 2,2%)
Chłoniaki nieziarnicze (3,3 / 2,4%)		Pęcherzyk żółciowy (1,9 / 2,1%)
Szpiczak mnogi (2,2 / 1,5%)		Wątroba (1,8 / 2,0%)
Krtań (1,9 / 1,3%)		Szpiczak mnogi (1,5 / 1,7%)
Czerniak (1,7 / 1,2%)		Pęcherz moczowy (1,3 / 1,5%)
Pęcherzyk żółciowy (1,6 / 1,1%)		Jama ustna i gardło (1,2 / 1,4%)
Międzybłoniaki (1,1 / 0,8%)		Czerniak (1,1 / 1,2%)
Tkanki miękkie (0,9 / 0,7%)		Przełyk (1,0 / 1,2%)
Inne narządy układu trawiennego (0,6 / 0,4%)		Tkanki miękkie (0,9 / 1,0%)
Pozostałe (11,5 / 8,2%)		Pozostałe (8,4 / 9,4%)

Ryc. 1.1 20 nowotworów będących najczęstszą przyczyną zgonu w 2005 roku. Liczby w nawiasach oznaczają: 1) wystandaryzowany wiekowo współczynnik dla określonego typu nowotworu; 2) wystandaryzowany wiekowo udział procentowy (suma stanowi 100%) [2].

W grupie („późnych") emigrantów z byłego Związku Radzieckiego występuje znacznie niższa śmiertelność. Przede wszystkim niższa jest śmiertelność u kobiet z powodu chorób układu krążenia i nowotworów [1] (zob. także rozdz. 48).

1.3 Epidemiologia etiologiczna: istotne czynniki ryzyka

Rozwój choroby nowotworowej nie jest zwykle związany z jedną przyczyną, ale jest efektem współdziałania różnych czynników. Tylko w przypadku niektórych często występujących nowotworów możliwa jest profilaktyka lub programy wczesnego wykrywania. Wśród czynni-

ków ryzyka, których wpływ można ograniczyć, ogromne znacznie ma palenie papierosów. Innymi czynnikami ryzyka są: niewłaściwa dieta, przewlekłe infekcje, nadmierne spożycie alkoholu, szkodliwe warunki w miejscu pracy i wpływy środowiska. Zalicza się tu także narażenie na promieniowanie ultrafioletowe zawarte w widmie światła słonecznego, wielopierścieniowe węglowodory aromatyczne ze spalin samochodowych i gazów przemysłowych, jak radon, oraz wpływ biernego palenia. Czynniki te wpływają na człowieka w przebiegu jego życia w różny sposób, często synergistycznie (kilkuetapowy model karcynogenezy), co sprawia, że domniemaną przyczynę udaje się ustalić bardzo rzadko.

! WAŻNE

Wielu typom nowotworów można by zapobiec poprzez zmianę stylu życia i działania zmniejszające narażenie na zanieczyszczenia w miejscu pracy i w otaczającym środowisku.

Palenie tytoniu

Związek między paleniem tytoniu a rozwojem nowotworu został udowodniony nie tylko dla raka płuca, ale także dla nowotworów wielu innych narządów. Wcześniej niedoceniane ryzyko raka płuc wzrasta wraz z liczbą wypalanych papierosów. W porównaniu do niepalących, przy paleniu 1–14 papierosów na dobę ryzyko zachorowania zwiększa się 8-krotnie, a przy paleniu ponad 25 papierosów na dobę aż 25-krotnie. Ryzyko raka płuc wzrasta przez cały okres palenia i jest tym większe, im wcześniej osoba zaczęła palić. Podobnie wygląda sytuacja w przypadku innych nowotworów. U biernych palaczy ryzyko zachorowania wzrasta 1,3–1,4-krotnie.

Dopiero 4–5 lat po zaprzestaniu palenia ryzyko zachorowania zaczyna się widocznie zmniejszać, a po 10 latach staje się takie samo jak u osób, które nigdy nie paliły. W Niemczech odsetek zgonów spowodowanych spożyciem wyrobów tytoniowych szacuje się na około 20–25% (w USA 30%). Poprzez kampanie uświadamiające zagrożenie można zmniejszyć śmiertelność związaną z paleniem tytoniu. W Niemczech liczba zgonów związanych z paleniem tytoniu wzrosła w wyniku załamania się polityki zdrowotnej (w roku 1998). Dopiero teraz (2007/2008) Niemcy dołączyły do linii postępowania sąsiednich krajów UE i być może ustalony zostanie bardziej konsekwentny program ochrony przed paleniem.

Nieprawidłowa dieta

Nieprawidłowa dieta wykazuje podobny wpływ jak palenie papierosów na wysoką śmiertelność z powodu nowotworów. Owoce i warzywa stanowią czynniki ochronne. Według ostatnich badań wysokie spożycie czerwonego mięsa (wołowina, wieprzowina, jagnięcina) i wysoka zawartość tłuszczu w pożywieniu zwiększają ryzyko raka jelita grubego. W przeciwieństwie do poprzednich zaleceń obecnie brak jest dowodów, że spożywanie błonnika oraz dużej ilości owoców i warzyw wpływa na zmniejszenie ryzyka zachorowania na raka jelita grubego [4].

Nie jest jasne, czy przyjmowanie suplementów, takich jak witaminy, minerały i pierwiastki, wywiera ochronny wpływ w różnych typach nowotworów (chemoprewencja, np. witamina C w raku żołądka, karoten w raku płuca). Nie zaleca się jednakże zastępowania owoców i warzyw przez witaminy lub suplementy mineralne.

Otyłość, brak aktywności fizycznej i nadmierne spożycie alkoholu

Wydaje się, że otyłość i brak aktywności fizycznej zwiększają ryzyko choroby nowotworowej (o około 5%). Nadużywanie alkoholu odgrywa znaczącą rolę w nowotworach jamy ustnej, gardła, przełyku, a także krtani i wątroby. Umiarkowane spożycie alkoholu prowadzi do obniżenia śmiertelności z powodu chorób układu krążenia, ale zwiększa ryzyko raka. Mimo to bilans wydaje się korzystny.

Infekcje

Wpływ czynników infekcyjnych na ryzyko rozwoju raka był w poprzednich latach niedoceniany. W Europie Zachodniej i Ameryce Północnej około 15% chorób nowotworowych spowodowanych jest infekcjami (bakteryjnymi, wirusowymi, a w regionach tropikalnych także pasożytniczymi). W ten sposób infekcja *Helicobacter pylori* może doprowadzić do raka żołądka (6–8%), zakażenie wirusem zapalenia wątroby typu B lub C do raka wątroby (50–80%), infekcja wirusem brodawczaka ludzkiego wiąże się z rakiem szyjki macicy (90–100%), a chłoniaki – z zakażeniem wirusem Epsteina--Barr (15%). Dla tych czynników infekcyjnych zostały opracowane szczepionki, które albo już są w powszechnym użyciu, albo pozostają w fazie badań klinicznych (wirus zapalenia wątroby typu B, nowotwory szyjki macicy i odbytu).

Czynniki genetyczne

Także rola czynników genetycznych w karcynogenezie była zaniżana (około 5% lub więcej). Wpływają one głównie na rozwój raka jelita, piersi, jajnika i skóry (czerniaka).

Narażenie zawodowe

Rygorystyczne przestrzeganie środków bezpieczeństwa pracy wydaje się zmniejszać ryzyko rozwoju nowotworu jako choroby zawodowej.

Zanieczyszczenie środowiska

Ryzyko zachorowania na raka w wyniku zanieczyszczeń środowiska szacuje się na niewiele ponad 2%. Decydującym czynnikiem jest ilość zanieczyszczeń. W środowisku występuje wiele substancji rakotwórczych, które pozostając w niskich stężeniach – nawet sumarycznie – nie powodują wyraźnego zwiększenia ryzyka rozwoju nowotworu. Tylko ryzyko raka płuc, po zmniejszeniu wpływu palenia tytoniu, w zależności od stopnia zanieczyszczenia powietrza w regionie wzrasta do 50%. Palenie tytoniu i zanieczyszczenie powietrza działają synergistycznie (wzmacniają swoje działanie). W związku z tym, nawet po znacznym ograniczeniu wpływów środowiska, liczbę zgonów z powodu nowotworów można by zmniejszyć tylko o kilka przypadków na 1000.

Inne przyczyny

Niedawno wprowadzono możliwość oznaczania biomarkerów, za pomocą których, prawdopodobnie, będzie można zmniejszyć umieralność z powodu nowotworów.

! **WAŻNE**

W „Europejskim kodeksie walki z rakiem" UE apeluje do świadomości zdrowotnej ludzi, nawołując do optymalizacji zachowania w stosunku do palenia tytoniu, picia alkoholu, otyłości, ćwiczeń fizycznych i narażenia na promieniowanie słoneczne (szczególnie dzieci), jak również do zgłaszania się do lekarza w przypadku wystąpienia niepokojących objawów [5].

PIŚMIENNICTWO I STRONY INTERNETOWE

1. Becher H, Razum O, Kyobutungi C, et al.: Mortalität von Aussiedlern aus der ehemaligen Sowjetunion. Dtsch Ärztebl 104 (2007) 1665–1661
2. Becker N: Epidemiologie von Tumoren. In: Schmoll H-J, Höffken K, Possinger K (Hrsg.): Kompendium Internistische Onkologie, Teil 1. Springer, Berlin, Heidelberg, New York (2006), 187–234; www.dkfz. de/de/krebsatlas/gesamt/organ.html (data dostępu 07.09.2007)
3. Becker N, Wahrendorf J: Krebsatlas der Bundesrepublik Deutschland 1981–1990. Springer, Berlin, Heidelberg, New York (1998); Fortschreibung im Internet: www.krebsatlas.de (data dostępu 07.09. 2007)
4. Doyle VC: Nutrition and colorectal cancer risk: a literature review. Gastroenterol Nurs 3 (2007) 178–182
5. Europäischer Kodex zur Krebsbekämpfung: http:// telescan. nki.nl/code/de_code.html (data dostępu 07.09.2007)
6. Greenwald P: A favorable view: progress in cancer prevention and screening. Recent Results Cancer Res 174 (2007) 3–17
7. Hölzel D: Epidemiologie der Krebserkrankungen. In: Wilmanns W, Huhn D, Wilms K (Hrsg.): Internistische Onkologie, 2. Aufl. Thieme, Stuttgart (2000) 29–42
8. Gesellschaft der epidemiologischen Krebsregister in Deutschland e.V. in Zusammenarbeit mit dem Robert Koch-Institut (Hrsg.): Krebs in Deutschland, Häufigkeiten und Trends, 5. überarb. und aktual. Aufl. Saarbrücken (2006)
9. Zeeb H, Razum O: Krebshäufigkeit bei türkischen Staatsbürgern in Deutschland. Forum DKG. 2 (2003) 42–45
10. Robert Koch-Institut: www.rki.de/nn_227180/ DE/Content/GBE/DachdokKrebs/Broschuere/broschuere__node.html__nnn=true (data dostępu 07.09.2007)
11. http://seer.cancer.gov/ (data dostępu 07.09.2007)
12. http://www.tumorregister-muenchen.de (data dostępu 07.09.2007)

2

Hermann Dietzfelbinger

Historia oraz rozwój hematologii i onkologii

2.1 Hematologia i onkologia od antyku do średniowiecza

Pierwsze opisy nowotworu pochodzą z czasów faraonów i dotyczą mumii egipskich (5000–3000 lat p.n.e.). W papiruse Ebersa (około 1550 r. przed Chrystusem) i papirusie z Kahun (ok. 1850 r. przed Chrystusem) zostały opisane takie choroby nowotworowe, jak rak szyjki macicy, nowotwory tkanek miękkich czy rak kości.

Hipokrates (V w. p.n.e.) jako pierwszy rozróżniał guzy łagodne (*oncos*, z gr. obrzęk) i złośliwe (*carcinos*, z gr. rak). Grecki lekarz Galen (właśc. Claudius Galenus) (II w. n.e.) terminem „oncos" opisywał wszystkie guzy, co stworzyło podstawy dla współczesnego słowa „onkologia". Obydwaj lekarze uznawali raka piersi jako następstwo melancholii. 1100 lat później Henri de Mondeville, nadworny lekarz Filipa IV Pięknego, w 1320 r. napisał: „Nie da się wyleczyć raka, o ile nie zostanie on radykalnie wycięty; jeśli pozostanie cokolwiek, będzie się złośliwie rozrastało od korzeni". Percival Pott z Anglii jako pierwszy opisał działanie karcynogenne sadzy, która powodowała występowanie raka jąder, penisa i pachwin u kominiarzy.

Wynalezienie mikroskopu przez Antona von Leeuwenhoeka w roku 1674 pozwoliło na odkrycie czerwonych ciałek krwi. W 1845 r. Anglik John Huges Bennet i niemiecki patolog Rudolf Virchow po raz pierwszy opisali białaczkę („białą krew", przewlekłą białaczkę szpikową lub limfatyczną).

Virchow w 1850 r. postulował, że każdy nowotwór wywodzi się z pojedynczej komórki macierzystej, która uległa degeneracji. W 1887 r. w Berlinie Paul Ehrlich poinformował o możliwości barwienia komórek krwi. Ehrlich wraz z Virchowem uważani są za ojców morfologii hematologicznej. Amerykański patolog Francis

Peyton Rous odkrył w 1910 r., że wirusy mogą powodować nowotwory u kurcząt. W 1966 r. za to odkrycie otrzymał Nagrodę Nobla. W 1914 r. niemiecki biolog Theodor Boveri postawił hipotezę, że rak jest chorobą genetyczną. Karl Landsteiner (1868–1943) w 1930 r. otrzymał Nagrodę Nobla za odkrycie grup krwi. Dziesięć lat później opisał czynnik Rh (Rhesus).

2.2 Rozwój w czasach nowożytnych

Robert Koch, który w 1882 r. odkrył patogen gruźlicy, jako pierwszy zaczął badać chorobę nowotworową nie tylko w szpitalu, ale także w laboratorium (*from bed to benchside*). W ten sposób stworzył podwaliny pod dynamiczny rozwój nowoczesnych badań naukowych, np. diagnozowania i leczenia przewlekłej białaczki szpikowej, jaki nastąpił w ciągu ostatnich 160 lat (ryc. 2.1).

Nieprzewidziane i nieszczęśliwe skutki użycia gazu musztardowego w I wojnie światowej przyczyniły się do odkrycia nie tylko szkodliwych dla krwi i szpiku kostnego działań tej substancji, ale również jej właściwości hamujących rozwój nowotworu. Także odkryte ponad 50 lat temu takie leki, jak chlorambucil czy cyklofosfamid, są do dziś stosowane.

W ostatnich dziesięcioleciach doszło do znacznego rozwoju biologii nowotworów, co doprowadziło do tego, że wiele powiązanych nauk z zakresu hematologii i onkologii, jak immunologia, cytogenetyka czy biologia molekularna, stało się dziedzinami niezależnymi.

2.3 Zmiany paradygmatów w onkologii

Przez około 30 lat onkologia stawiała sobie za cel walkę z rakiem, która w przyszłości miałaby

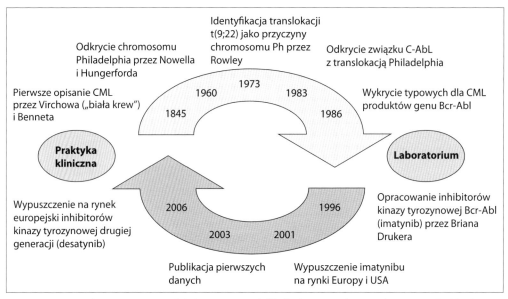

Ryc. 2.1 Rozwój celowanej terapii molekularnej w przewlekłej białaczce szpikowej (*chronic myeloid leukemia* – CML) w ciągu ostatnich 160 lat (od praktyki klinicznej do laboratorium i z powrotem) [1].

doprowadzić do jego całkowitego pokonania. Do wcześniejszych metod walki, jakimi były skalpel i promieniowanie, dołączyły „trucizny" (chirurgia, radioterapia i chemioterapia). Za ich pomocą chciano osiągnąć całkowite wyleczenie pacjenta lub choćby wydłużenie czasu jego przeżycia.

Z biegiem lat w onkologii doszło do zaskakujących i epokowych osiągnięć: zbudowano nowoczesne aparaty rentgenowskie oraz aparaty do radioterapii, stworzono wysokospecjalistyczny sprzęt komputerowy, do rezonansu magnetycznego i pozytronowej tomografii emisyjnej, skonstruowano akceleratory liniowe, odkryto wiele nowych substancji stosowanych jako leki (cytokiny, jak np. interferon, erytropoetynę, czynnik pobudzający kolonie granulocytów), a także stworzono wiele nowych leków. Raka próbuje się zwalczyć również za pomocą radykalnych metod leczenia, jak np. wysokodawkowa chemioterapia z transplantacją, początkowo szpiku, a później komórek macierzystych (1968 i około 1978). W kilku do tej pory nieuleczalnych chorobach, jak ostre białaczki, rak jądra i choroba Hodgkina, stosując współczesne metody leczenia, udało się osiągnąć wysoki odsetek pozytywnych odpowiedzi i wyleczeń.

Mimo że niespodziewane tempo osiągnięć w zwalczaniu nowotworów w latach siedemdziesiątych i osiemdziesiątych ubiegłego stulecia nieco osłabło, można dziś z nadzieją powiedzieć, że pozostało zaledwie kilka nowotworów, z którymi współczesna medycyna nie umie walczyć. Ale tylko kwestią czasu pozostaje rozwiązanie tych i wielu innych problemów związanych z nowotworami.

Jednak pojawia się niedosyt: podczas intensywnych badań na całym świecie dokonano imponujących spostrzeżeń na temat biologii molekularnej nowotworów, w tym błędnych mechanizmów regulacyjnych powodujących powstanie raka; stworzono nowoczesne leki, takie jak nowe chemioterapeutyki, inhibitory kinazy tyrozynowej („małe cząsteczki") i przeciwciała skierowane przeciwko konkretnym komórkom, a mimo to około 15–20 lat temu pojawiła się rozczarowująca i trwająca do dzisiaj stagnacja.

> **! WAŻNE**
>
> Możliwości leczenia ogromnie wzrosły, ale nadal niecierpliwie oczekiwany jest przełom w terapii takich chorób, jak rak jelita, płuc, piersi i jajnika, w których do tej pory nie udało się osiągnąć zadowalających wyników.

2.4 Jakość życia, a nie długość życia

Mimo że nowe sposoby leczenia w onkologii nie doprowadziły do przełomu, trzeba pamiętać, że miały niezwykle pozytywny wpływ na wiele aspektów choroby u pacjentów z nowotworem.

> **! WAŻNE**
>
> Doszło do zmiany paradygmatu leczenia. Terapia, do tej pory ukierunkowana na wyleczenie, skoncentrowała się na objawach, co zapoczątkowało leczenie paliatywne i wspierające („osłaniające", kojące). W tym czasie w wielu ośrodkach onkologicznych ustrukturalizowana opieka paliatywna została włączona do leczenia przeciwnowotworowego. Filarami opieki paliatywnej stały się psychoonkologia i opieka duchowa.

Zmieniło się także myślenie lekarzy. Jeśli nie można przedłużyć życia, należy zadbać o poprawę jego jakości. W badaniach dotyczących leczenia, w których do tej pory na pierwszym planie stawiano takie parametry, jak „wyzdrowienie", „długość przeżycia", „okres bez progresji" czy „czas do nawrotu", obecnie nie tylko na stałe włączono kryterium, jakim jest „jakość życia", ale coraz częściej staje się ono głównym celem badań (zob. także rozdz. 67). Z punktu widzenia objawów somatycznych podstawę stanowi leczenie anemii i objawów zespołu przewlekłego zmęczenia (*chronique fatigue syndrome*), łagodzenie nudności i wymiotów, a przede wszystkim terapia bólu. W ciągu ostatnich 20 lat osiągnięto znaczny postęp w następujących obszarach:

- czynniki wzrostu, jak erytropoetyna czy czynnik stymulujący wzrost kolonii granulocytów;
- współczesne leki przeciwwymiotne (blokery 5-HT3);
- profilaktyczne stosowanie opiatów, doustnie lub transdermalnie.

> **! WAŻNE**
>
> Dzięki nowoczesnym lekom w onkologii możliwe jest, często długotrwałe, utrzymanie dobrego stanu ogólnego pacjenta (długi okres remisji) bez rzeczywistego wyleczenia.

PIŚMIENNICTWO I STRONY INTERNETOWE

1. Brümmendorf T: Chronische myeloische Leukämie und Ph-negative MPS. Vortrag am 25.08.2007 in Hamburg. Crashkurs UKE, II. Medizinische Klinik und Poliklinik
2. Cabanne F, Gérard-Marchand R, Destaing F: Geschichte des Krebses. In: Toellner R (Hrsg.): Illustrierte Geschichte der Medizin, Band 5. Andreas-Verlag, Vaduz (1992) 2757–2788
3. Dietzfelbinger H: Spiritualität in der Onkologie. In: Kleining B, Schumacher A (Hrsg.): Spiritualität in der Onkologie, dapo-Jahrbuch 2003. Pabst Science Publishers, Lengerich (2004)
4. Voswinckel P: 50 Jahre Deutsche Gesellschaft für Hämatologie und Onkologie. Verlag Murken-Allrogge, Herzogenaurach (1987)
5. http://www.the-egypt.com/egdamals/menschen07_medizin.htm (data dostępu 11.09. 2007)
6. http://onkologie.wb-network.de/index.php?site=direktorat&action=aufeinwort (data dostępu 11.09.2007)
7. http://wikiweise.de/wiki/Krebserkrankungen (data dostępu 11.09.2007)

3

Monika Dorfmüller

O historii i rozwoju psychoonkologii

3.1 Historia psychoonkologii

W rozdziale 2 zostały przedstawione historia oraz rozwój hematologii i onkologii, ze szczególnym uwzględnieniem ostatnich 30 lat.

Wrażliwi, spostrzegawczy i kompetentni lekarze już od dawna zdawali sobie sprawę z tego, jak silne i nierozerwalne są związki duszy, ciała i umysłu w chorobach onkologicznych, a ponadto, że niemożliwe jest oddzielenie **osobowości pacjenta** od jego stanu fizycznego. Również od dawna znana była specyficzna sytuacja obciążenia osób bliskich pacjenta.

We wczesnych latach pięćdziesiątych ubiegłego wieku pojawiły się pierwsze publikacje dotyczące zagadnień „jakości życia" i „ogólnego stanu pacjentów nowotworowych". W 1950 r. Arthur Sutherland utworzył w Nowym Jorku **jednostkę badawczą zajmującą się psychiatrią**. W latach późniejszych kierownictwo ośrodka objęła Jimmie C. Holland, pionierka psychoonkologii, która w 1984 r. założyła Międzynarodowe Towarzystwo Psychoonkologii (International Psycho-Oncology Society – IPOS).

Jednym z kamieni milowych było także założenie przez Cicely Saunders w 1967 r. w Londynie **pierwszych hospicjów**.

Od ponad 25 lat w Niemczech działa stowarzyszenie na rzecz onkologii psychospołecznej (**Arbeitsgemeinschaft für Psychosoziale Onkologie** – DAPO). Holland w książce *Psychoonkologia – dzisiejsze perspektywy*, w rozdziale pod tytułem „Psychoonkologia: od badań empirycznych do programów screeningowych", opisuje wcześniejsze badania w rozwoju psychoonkologii [1].

Psychoonkologia obecnie stanowi synonim **onkologii psychospołecznej**. Heußner [2] charakteryzuje psychoonkologię „jako dział onkologii, w którym zespoły składające się z profesjonalistów z dziedziny psychologii, socjologii, pedagogiki społecznej, psychiatrii, onkologii, a także z duchownych i personelu pielęgniarskiego zajmują się reakcjami emocjonalnymi pacjentów i ich bliskich oraz personelu, a także identyfikują czynniki psychospołeczne, które wpływają na zachorowalność i śmiertelność z powodu raka".

Mity o istnieniu osobowości nowotworowej i korelacji nowotworu z indywidualnymi wydarzeniami życiowymi zostały porzucone. W podejściu klinicznym zaskakuje jednak, że niektóre pacjentki mocno koncentrują się na psychogenezie swojej choroby nowotworowej. Nierzadko takie **hipotezy o chorobie** związane są z nieuzewnętrznianymi oskarżeniami, ewentualnie mniej lub bardziej nasilonym wskazywaniem winnego, np. członka rodziny, partnera, współpracowników itp.

3.2 Rozwój psychoonkologii w onkologii pediatrycznej

W 1973 r. ustanowiono **Towarzystwo Onkologii Pediatrycznej** (Gesellschaft für Pädiatrische Onkologie) i sformułowano jego priorytetowe zadania. Punktem wyjścia było leczenie białaczek oraz chemioterapia w ostrych białaczkach limfatycznych. Od 1980 r. pojawiają się inicjatywy rodzicielskie. Jak podaje Niethammer [3], w 1985 r., przy wsparciu Federalnego Ministerstwa ds. Rodziny, Młodzieży i Zdrowia, zostały stworzone dwa ośrodki modelowe mające na celu poprawę opieki psychospołecznej. W 1986 r. wprowadzono pilotażowy program pomocy psychospołecznej dla dzieci z chorobami nowotworowymi, finansowany przez Federalne Ministerstwo Pracy. Został on uruchomiony w 32 klinikach. Od samego początku był on

3

poddawany ewaluacji. Jak stwierdza Niethammer, w 1981 r., w ramach onkologii dziecięcej powstała psychospołeczna grupa analityczna. W 1989 r. „ostatecznie zostały ustanowione podstawy dla psychospołecznej grupy roboczej w onkologii pediatrycznej (Psychosoziale Arbeitsgruppe in der pädiatrischen Onkologie – PSAPO), które obecnie są ważnym elementem infrastruktury" (Niethammer [3]).

Niethammer [3] podkreśla w tym kontekście również rozwój specyficznej dziedziny onkologii: **rozmowy objaśniającej.** Do lat siedemdziesiątych zeszłego wieku sądzono, że dzieci z chorobami onkologicznymi należy chronić, co oznaczało nierozmawianie na temat choroby i jej konsekwencji. Obecnie nastąpiła znacząca zmiana w tym podejściu, także w odniesieniu do dorosłych. Temat „rozmowy objaśniającej" będzie wielokrotnie omawiany w tej książce.

3.3 Psychoonkologia dziś

Psychoonkologia ogniskuje się dziś nie tylko na **obciążeniach psychospołecznych**, ale także na subiektywnych i obiektywnych, psychosomatycznych oraz psychoterapeutycznych **potrzebach w zakresie leczenia lub interwencji** u pacjentów onkologicznych, ich rodzin i opiekunów. W tym kontekście do psychoonkologii należy także specjalistyczna rehabilitacja onkologiczna. Szczególnie należy podkreślić sytuację dzieci i młodzieży w rodzinach, w których rodzic, a w skrajnych przypadkach oboje rodziców, choruje na nowotwór, a więc chorobę przewlekłą.

Także drastyczna zmiana paradygmatu w dziedzinie **leczenia paliatywnego** jest istotnym tematem w psychoonkologii. W jej ramach stawia się pytania o zapewnienie pacjentom odpowiedniej jakości życia, a także o służące temu standardy i wytyczne. Sellschopp zwięźle przedstawia te czynniki we wstępie do książki *Psychoonkologia – dzisiejsze perspektywy* [1].

Błędne postrzeganie psychoonkologii przedstawiono na podstawie poniższego przykładu.

OPIS PRZYPADKU

W ramach negocjacji dotyczących wypłaty za nadgodziny lekarz naczelny i dyrektor medyczny kliniki informują zainteresowaną panią psychoonkolog, że umiejętności psychoonkologiczne można uzyskać szybko, niejako dodatkowo, między innymi w czasie urlopu, i że w dużej mierze są one niepotrzebne. Niezależnie od tego, czy ma się do czynienia z pacjentem chorym na raka czy z jakimkolwiek innym człowiekiem, dobrze jest z nim po prostu trochę porozmawiać!

Do obecnych ram psychoonkologii Heußner [2] włącza „metody terapii ze szczególnym wskazaniem na aspekt **radzenia sobie ze stresem**. Rozwijał się on jako istotny element doradztwa w instytucjach, w małych zespołach, ale także w grupach badawczych zajmujących się medycyną somatyczną w ciągu ostatnich trzech lat jako szczególną formą działalności". Heußner dodał do tego trzy inne elementy: badania (teoria), szkolenia (praktyka), a także kwestie finansowania miejsc pracy psychoonkologicznej.

Ostermann i Krych, w rozdziale 63 i 64 tej książki, opisują **finansowanie** opieki psychoonkologicznej i istotne badania dotyczące opłacalności psychoonkologii.

Jakość życia w zdrowiu i chorobie ujmowana wielowymiarowo jest podstawowym kryterium psychoonkologii i onkologii jako całości, zarówno wśród dzieci, jak i dorosłych. W kilku kolejnych rozdziałach będziemy powracać do tego tematu.

Aktualne problemy i zagadnienia psychoonkologii pojawiają się w kontekście całościowej polityki zdrowotnej i zmian strukturalnych w sektorze ochrony zdrowia w Niemczech. Coraz mocniej do głosu dochodzą zagadnienia gospodarcze, co wywołuje poważne obawy w ogólnej populacji. Tak zwana „**medycyna rozmowy**" ma niski status, ale zarazem istotne znaczenie dla chorego i jego rodziny. Jest to widoczne zwłaszcza w odniesieniu do interakcji i komunikacji między lekarzem pierwszego kontaktu a onkologiem i jego pacjentami. Na szczególną uwagę zasługują również braki w sektorze opieki dla imigrantów. Na ich specyficzne potrzeby zwraca uwagę Wesselman w 48 rozdziale tej książki.

3.4 Braki i przyszłe wyzwania

Dostępna podstawowa wiedza i szeroki zakres możliwości diagnostycznych, a w szczególności terapeutycznych, umożliwiają zapewnienie odpowiedniej jakości życia i stworzenie odpowiednich wytycznych. Psycholodzy pracują w wielu szpitalach i ośrodkach rehabilitacyjnych. Istnieją jednak znaczne **braki w zakresie opieki ambulatoryjnej**, które powinny zostać uzupełnione, nie tylko ze względów somatycznych i psychospołecznych, ale także ekonomicznych.

Do jasno określonych i realistycznych celów **kompleksowej opieki psychoonkologicznej** oraz wejścia psychoonkologii do standardów opieki nadal w Niemczech daleko. Nierzadko chory i jego bliscy zmuszeni są samodzielnie szukać specjalistycznej pomocy psychoonkologicznej.

PIŚMIENNICTWO I STRONY INTERNETOWE

1. Herschbach P, Heußner P, Sellschopp A (Hrsg.): Psychoonkologie – Perspektiven heute. Pabst Science Publishers, Lengerich (2006)
2. Heußner P: Psychoonkologie heute. http://med3.klinikum. uni-muenchen.de (data dostępu 15.05.2008)
3. Niethammer D: Die Entwicklung der Kinderonkologie in Deutschland. www.kinderkrebsstiftung.de/fileadmin/KKS/files/Zeitschrift WIR 2001_2/Kinderonkologie.pdf (data dostępu 07.05.2008)

Diagnostyka i rozpoznanie w psychoonkologii

Monika Dorfmüller

4

Wywiad, podstawowe dane biograficzne, aktualna sytuacja psychospołeczna i socjoekonomiczna

4.1 Podstawowe dane biograficzne – tło indywidualne

Mirisch i Förstl [2] opisują istotne zagadnienia dotyczące **wywiadu (anamnezy)** w psychiatrii, które po modyfikacji mogą służyć zebraniu istotnych informacji o pacjencie także w psychoonkologii:

- rodzice, rodzeństwo, pozycja w strukturze rodzeństwa;
- wczesne dzieciństwo, przebieg ciąży, powikłania, rozwój motoryczny i rozwój mowy;
- późne dzieciństwo, separacje, zmiany w strukturze rodziny, zmiany miejsca zamieszkania, przedszkole;
- pójście do szkoły, trudności w szkole, trudności w uczeniu się, krąg przyjaciół;
- kariera zawodowa i społeczna, motywacja do wyboru zawodu;
- wywiad seksuologiczny i nastawienie do seksualności, wybór partnera życiowego;
- zwyczaje codzienne, uzależnienia/używki (alkohol, narkotyki, leki itp.);
- wcześniejsze choroby psychiczne i fizyczne;
- wywiad rodzinny.

Dodatkowo należy wyróżnić w formie listy zagadnienia kluczowe:

- ważne wydarzenia życiowe od czasów dzieciństwa;
- bilans życia, z pozytywnym lub negatywnym wynikiem;
- rozczarowania;
- doświadczenia straty i żałoby;
- pożegnania;
- potencjał osobowości;
- wielkość zasobów;
- indywidualny obraz ciała.

Kolejno należy wspomnieć o subiektywnym dla każdej jednostki wieku życia i wieku rozwoju, a także etapie życia, na jakim zachodzi kryzys, ze zmianami planów życiowych oraz problemami fizycznymi lub/i psychospołecznymi.

Istotne jest również pytanie, czy pacjent z chorobą nowotworową był już kiedyś ciężko chory lub doznał wypadku, wcześniej chorował na chorobę przewlekłą, był niepełnosprawny lub cierpiał z innego powodu, ponieważ dochodzi wówczas do obniżenia jakości życia i upośledzenia trybu życia, co prowadzi do ograniczenia dostępnych **zasobów**.

Ważnych informacji mogą również dostarczyć odpowiedzi na pytania o **bycie świadkiem choroby nowotworowej** w najbliższym środowisku społecznym pacjenta. Obecna prognoza i przebieg choroby, np. niewystarczające leczenie bólu, mogą zostawić ślad goryczy i strachu.

Z danych biograficznych i aktualnej sytuacji wynikają pytania o osobistą hierarchię ważności i potrzeb, plany życiowe i wartość **problemów duchowych**, które niezależnie od przynależności do wspólnoty wiary, istnieją w każdym człowieku.

Psychotrauma i jej znaczenie biograficzne. Ludzie na to samo potencjalnie traumatyczne wydarzenie są w stanie zareagować w zupełnie odmienny sposób i zupełnie inaczej je przepracować. Na tym tle może dochodzić do zaburzeń reaktywnych. Na poznawcze, emocjonalne, fizjologiczne i behawioralne radzenie sobie po urazie wpływa wiele czynników. Tylko u jednego pacjenta na pięciu rozwinie się pourazowe zaburzenie stresowe (*posttraumatic stress disorder* – PTSD). Szczególną uwagę należy zwrócić na pourazowe zaburzenie stresowe typu II*. Stanowi ono dużą przeszkodę i obejmuje wiele obciążeń wynikających z poprzednich doświadczeń traumatycznych, np. wykorzystanie seksualne w dzieciństwie, deprywacja potrzeb, doświadczenie wojny i przemocy. Zespół po stresie urazowym typu I staje się przewlekły, jeśli trwa powyżej 3 miesięcy; zaburzenia mogą trwać przez różny okres. Wyraźny obszar dużej wrażliwości obserwuje się w psychotraumatologii dzieci i młodzieży. W przypadku obu zaburzeń nowa sytuacja traumatyczna, jak choroba nowotworowa i specyfika jej przebiegu, mogą doprowadzić do odnowienia się objawów i znacznego pogłębienia problemu.

! WAŻNE

Im młodszy jest pacjent chory na raka, im mniej zaawansowany jest proces indywiduacji i socjalizacji oraz separacji od rodziców i głównych opiekunów, im słabiej rozwinięte są podstawowe zasady życia, tym większy wpływ będzie mieć biografia, cechy osobowości i styl życia rodziców oraz krewnych.

4.2 Biografia i tożsamość jednostki

Tożsamość jednostki jest związana z godnością człowieka, jego podstawowymi potrzebami i definiowaniem siebie (własnych granic). Obejmuje ona także indywidualną socjalizację, biografię jednostki, samostanowienie, potrzeby osobiste, a także wyraźne rozgraniczenie od innych. Tożsamość jest przedmiotem rozwoju i zmian związanych z podstawowymi zasadami życia i jego jakością.

---

* Klasyfikacja PTSD:

Typ I – powstaje po pojedynczym urazie;

Typ II – jest wywoływany przez pojedynczy uraz (np. gwałt) powtórzony po jakimś czasie lub kilka urazów;

Typ III – złożone PTSD [przyp. tłum.].

4.3 Aktualna sytuacja psychospołeczna i społeczno-ekonomiczna

Wsparcie społeczne, rzeczywiście istniejące, słabe lub nieistniejące w ogóle, zarówno w okresie przedchorobowym, jak i w sytuacji obecnej, w zależności od indywidualnych relacji rodzinnych lub przyjacielskich, ma wybitne znaczenie dla radzenia sobie ze stresem związanym z chorobą nowotworową w fazie stawiania diagnozy i w trakcie całego przebiegu choroby. Skala więzi społecznych, zróżnicowana pod względem jakości, może być określana poprzez ambiwalencję, zależność lub rozsądne wyznaczanie granic. Do tych kryteriów zaliczyć można też płeć, stan cywilny, klasę społeczną czy status intelektualny. Dwa ostatnie punkty są także powiązane z motywacją do udziału w poszukiwaniu opieki oraz akceptacją środków prewencyjnych. W żadnym wypadku nie można pominąć przynależności do różnych wspólnot religijnych oraz różnic kulturowych i etnicznych, które odgrywają zróżnicowaną rolę zarówno w zdrowiu, jak i w chorobie.

Do kluczowych **aspektów socjoekonomicznych** należą:

- aktualna pozycja zawodowa (w tym satysfakcja z pracy oraz wynikające z niej uznanie społeczne i poczucie własnej wartości);
- pewność zatrudnienia;
- bezrobocie, zwłaszcza długotrwałe, i wynikające z niego obciążające konsekwencje;
- zależność od wsparcia socjalnego;
- ogólna wyjściowa pozycja finansowa, obejmująca także długi.

4.4 Znaczenie wywiadu, jak również aktualnej sytuacji psychospołecznej i społeczno-ekonomicznej

Pouget-Schors w rozdziale 9 **„Diagnostyka psychoonkologiczna"** pisze: „Zgodnie z wytycznymi psychoterapii, przy stawianiu diagnozy należy dążyć do wyjaśnienia złożonego procesu choroby i ustalenia ogólnego rozpoznania. Warunkiem jest uzyskanie istotnych informacji wstępnych, zebranych za pomocą rozmów i testów w czasie przeprowadzonego wywiadu, w których większą rolę odgrywa stan fizyczny i bieżące zasoby psychospołeczne niż historia życia, jak ma to miejsce w psychoterapii nerwic i zaburzeń zachowania".

W latach wcześniejszych psychoonkologię charakteryzowała, wywodząca się z psychoanalizy, hipoteza o istnieniu **osobowości nowotworowej**, będącej genezą choroby nowotworowej. Ten bardzo popularny mit nadal całkowicie nie zniknął z onkologii. Obserwować go można szczególnie wśród pacjentów i ich rodzin. Do tego zagadnienia odniesiono się w rozdziale 3.

Coraz więcej wiadomo dziś o indywidualnych **zachowaniach zdrowotnych** człowieka, obiektywnych czynnikach ryzyka, jak również o **działaniach zapobiegawczych**. Także w tym obszarze wartość danych biograficznych oraz dane dotyczące aktualnej sytuacji psychospołecznej i społeczno-ekonomicznej mają duże znaczenie. Niestety, w realnym życiu zbyt rzadko przywiązuje się do nich wagę.

Oprócz niezaprzeczalnych faktów medycznych także biografia oraz zagadnienia psychospołeczne, społecznokulturowe, ekonomiczne, etniczne i religijne odgrywają istotną rolę dla pacjentów i ich rodzin w ogólnym kontekście podejmowanych środków diagnostycznych i leczniczych.

PIŚMIENNICTWO

1. Dorfmüller M: Psychosoziale Aspekte des Mammakarzinoms und das Aufklärungsgespräch bei onkologischen Patientinnen aus psychologischer Sicht. In: Wischnik (Hrsg.): Kompendium Gynäkologie und Geburtshilfe. Ecomed, Landsberg/Lech (2006)

2. Mirisch S, Förstl H: Psychiatrie. In: Dorfmüller M (Hrsg.): Die ärztliche Sprechstunde. Ecomed, Landsberg/Lech (2001)

4

5

Monika Dorfmüller

Specyficzne etapy wiekowe i rozwojowe pacjentów

5.1 Etapy wiekowe i rozwojowe u chorych

Życie i doświadczanie – proces rozwoju

Aspekty rozwoju człowieka i właściwości fizyczno-psychiczno-duchowe charakterystyczne dla określonego etapu rozwoju (dzieciństwa, młodości, dorosłości i końca życia) powinny być postrzegane indywidualne i bez określania sztywnych norm. Kryzysy, w wielu różnych przejawach, stanowią część życia każdego człowieka. Decydujący jest sposób poradzenia sobie z kryzysem i jego integracja z osobistą biografią i dalszym życiem.

Do tych zagadnień odnosi się także zróżnicowanie płciowe, szczegółowiej omawiane w rozdziale 6.

Trzy charakterystyczne etapy życia i ich znaczenie w psychoonkologii

Dzieciństwo

Hesselbarth i Graubner opisują rozwojowe punkty zwrotne i ich cechy charakterystyczne oraz zwracają uwagę na związek między psychologicznymi zadaniami rozwojowymi, w szczególności między rozwojem autonomii u dzieci i młodzieży a chorobą nowotworową (rozdz. 51).

„To są wymagania nienormatywne, które dzieci muszą skonfrontować ze swoim doświadczeniem, a które nie odpowiadają ich wiekowi i etapowi rozwoju". Dzieci, których rodzice chorują na nowotwór, należą do grupy o „ryzyku populacyjnym" wystąpienia zaburzeń psychicznych.

Klimakterium

W tym okresie kobieta musi się zmierzyć z indywidualną kombinacją czynników fizycznych, psychicznych i społeczno-emocjonalnych, a także ich wzajemnymi powiązaniami. Dzięki osiągnięciom współczesnej medycyny, odpowiedniemu sposobowi odżywiania, aktywności fizycznej i zabiegom kosmetycznym ta faza życia staje się coraz łatwiejsza dla kobiet. Wysokie oczekiwania życiowe w naszej kulturze sprawiają, że ten „okres przejścia" pojawia się w samym środku życia i życiowych planów. Klimakterium jest czasem istotnych zmian, często powiązanych ze stratą, ale w żaden sposób nie stanowi choroby.

OPIS PRZYPADKU

48-letnia kobieta, samotna, bez większego zaangażowania społecznego oraz zadowalającej pozycji zawodowej, zachorowała na raka piersi. Pierwszą decyzją terapeutyczną była propozycja wykonania zabiegu operacyjnego oszczędzającego pierś. Pacjentka w czasie pobytu w szpitalu, zarówno w okresie przed-, jak i pooperacyjnym, sprawiała wrażenie przygnębionej, zrezygnowanej. Psychoonkolog wyjaśniła to w następujący sposób: po długim związku z mężczyzną w porównywalnym wieku doszło do trudnego, przebiegającego pod postacią konfliktu, rozstania. Pacjentka z trudem odzyskała swoją tożsamość, poczucie własnej wartości i pewności siebie. Na krótko przed rozpoznaniem choroby poczuła się gotowa na nowy związek i miała nadzieję, że w jej wieku „jeszcze" ma szansę na zadowalającą relację. Ze względu na chorobę nowotworową, operację i dalsze etapy leczenia, które nasilały objawy menopauzy, poczuła, że jej życie jako kobiety dobiegło końca i utraciła wszelką nadzieję na odzyskanie pełni życia.

5

Wiek

Za pomocą tego kryterium charakteryzuje się rozbieżność, znaczne indywidualne różnice, jakie mogą występować między wiekiem chronologicznym a wiekiem „odczuwanym", poczuciem efektywności i jakości życia.

Większość nowotworów u kobiet i mężczyzn występuje po 60 roku życia. Należy również wziąć pod uwagę ogólny wzrost średniej długości życia w populacji niemieckiej. Także metody leczenia ukierunkowane są na dopasowane do wieku, „normalne" oczekiwania wobec życia.

W tej grupie wiekowej nierzadko występują także choroby współistniejące oraz inne stresogenne dla pacjenta czynniki.

Pinquart, Fröhlich und Silbereisen [2] stwierdzają, „że starsi pacjenci posiadają przeciętnie podobne zasoby jak młodzi, ale to brak lub niewielka nadzieja jest silnym czynnikiem podatności na zranienie w wieku dorosłym".

Z subiektywno-indywidualnego punktu widzenia, w biografii każdego pacjenta nowotworowego potencjalne, niezależne od choroby konflikty wynikające z wieku będą wpływały na postrzeganie choroby jako najważniejszego punktu zwrotnego w życiu. Rodzi to podstawowe pytania: czy życie zostało przeżyte, czy istnieją subiektywne/obiektywne deficyty, a w szczególności potrzeby i nadzieje.

Wiek stanowi jeden z kryzysów życia człowieka, który wiąże się z lękami, zagrożeniami i mniejszymi nadziejami. W przypadku choroby nowotworowej, szczególnie postępującej, zmiana terapii z leczniczej na paliatywną może znacznie pogorszyć przebieg kryzysu związanego z wiekiem i podać w wątpliwość integralność i tożsamość jednostki, jej jakość życia i perspektywy życiowe.

Niemniej jednak istnieje możliwość podjęcia strategii radzenia sobie, sprzyjającej rozwiązywaniu problemów i regulowaniu emocji, z równoczesnym zmniejszeniem liczby czynników stresowych i osiągnięciem zadowalającej jakości życia.

5.2 Stadia wieku i rozwoju osób bliskich pacjenta

Nie wolno zapomnieć o zmianach psychologicznych, obciążeniach i doświadczeniach osób bliskich oraz głównych opiekunów pacjenta. Szczególną sytuację stanowią małe dzieci, których rodzice zachorowali na nowotwór, zwłaszcza w młodym wieku. Zajmuje się tym Heußner w rozdziale 40.

Hindermann i Strauß [1] opisują problemy krewnych osób chorych na raka w podeszłym wieku: „Choroba nowotworowa obciąża nie tylko pacjenta i jego bliskich, ale ma też bezpośredni wpływ na strukturę rodziny jako całości. Zmusza pacjenta i jego krewnych zarówno do wprowadzania zmian, które nie były wcześniej przewidywane, jak i do licznych zachowań adaptacyjnych, które pozwolą osiągnąć nową równowagę. W przypadku rodzin, w których zachorowała osoba starsza, zdarzenia nabierają nieco innego znaczenia. Choroba spotyka pacjentów i ich bliskich w okresie życia, w którym istotne są problemy starzenia się i dochodzi do zmniejszenia się zasobów fizycznych, psychicznych oraz finansowych. Dla dorosłych dzieci zajmowanie się chorym na raka rodzicem oznacza zahamowanie kariery, często konflikt ról we własnej rodzinie i wynikające z niego dodatkowe obciążenie".

> **!WAŻNE**
>
> W ramach podejścia psychoonkologicznego należy uwzględniać rozwój fizyczny, psychospołeczny i poznawczy, a także specyfikę wieku pacjentów i ich bliskich. Odnosi się to w szczególności do dzieci i młodzieży, zarówno bezpośrednio dotkniętych rakiem, jak i mających rodziców lub rodzeństwo z chorobą nowotworową.

PIŚMIENNICTWO I STRONY INTERNETOWE

1. Hindermann S, Strauß B: Angehörige älterer Tumorpatienten. In: Der Onkologe. Springer, Berlin/Heidelberg. Volume 8, Number 2 (2002) 151–160

2. Pinquart M, Fröhlich C, Silbereisen RK: Altersunterschiede in psychosozialen Ressourcen und im Befinden von Krebspatienten am Beginn einer Chemotherapie: In: Zeitschrift für Gerontologie und Geriatrie. Steinkopff-Verlag. Volume 39, Number 5 (2006) 344–349, http://www.springerlink.com/content/v2473j7q43127167/ (data dostępu 06.02.08)

5

6

Monika Dorfmüller

Różnice wynikające z płci

6.1 Główne zagadnienia

Zagadnienie zróżnicowania płci obejmuje aspekty biologiczne i psychospołeczne.

Na zróżnicowanie płciowe wpływają czynniki genetyczne, odpowiednia socjalizacja i związane z nią istotne różnice społeczno-kulturowe, rozwój psychoseksualny, jak również bardziej ogólne czynniki rozwojowe. W związku z tym pojawiają się pytania o indywidualną tożsamość płciową, które będą omówione w dalszej części rozdziału.

Zagadnienie „płeć i zdrowie" nie znajduje się w kręgu zainteresowania medycyny, nawet w ramach studiów. Badania empiryczne dotyczące różnic płciowych do dziś zajmują wąski obszar.

Holzgreve w przedmowie do niezwykłej książki *Zdrowie kobiet* [4] mówi o medycynie „wrażliwej na odmienności płci". Bardzo powoli różnice międzypłciowe zaczynają zajmować należne im miejsce w medycynie. Są coraz częściej brane pod uwagę w ramach badań przesiewowych, diagnozowania, leczenia oraz zapobiegania chorobom. Ale nadal brak jest opieki „dostosowanej do płci" w zakresie praktyk medycznych dla imigrantów.

Dziewczęta i kobiety w naszym kręgu kulturowym, w niektórych istotnych aspektach, przechodzą inny proces uspołecznienia niż mężczyźni. Kobiety odgrywają większą rolę społeczną, określają obszary życia emocjonalnego, mają przypisaną opiekę nad bliźnimi, definiują się bardziej przez innych, podczas gdy mężczyźni postrzegani są przez pryzmat własnej osoby i pozycji zawodowej. Modelowanie, zachodzące pod wpływem ważnych osób, głównie rodziców, determinuje w dorosłym życiu zachowania kobiet i mężczyzn.

Niektóre zachowania i różnice płciowe wywodzą się z nieświadomości, dlatego też trudno je oceniać.

Kobiety, w różnym stopniu, zwykle są świadome konieczności profilaktyki i zachowania zdrowia. Nierzadko odgrywają rolę „menedżerów zdrowia" w swoich rodzinach, przez co wywierają pozytywny wpływ na męża i dzieci.

6.2 Zróżnicowanie płciowe w praktyce lekarskiej

W czasie konsultacji medycznych i w całym procesie leczenia – uwzględniając różnice indywidualne – kobiety zwykle bardziej bezpośrednio rozmawiają z lekarzem, są bardziej otwarte i spontaniczne w swoich emocjach. Częściej niż mężczyźni wybierają strategie radzenia sobie zorientowane na emocje. Potrzeba pytań i informacji, szczególnie przed zabiegami chirurgicznymi, udział w dyskusji na temat procedur diagnostycznych i terapeutycznych oraz w podejmowaniu decyzji są zdecydowanie bardziej widoczne u kobiet. Warstwa społeczna, różnice w edukacji, status społeczno-ekonomiczny i poziom intelektualny wywierają podobny wpływ jak oczekiwania związane z rolą społeczną. Szczególną uwagę należy zwrócić w tym kontekście na imigrantów i wartość norm społeczno-kulturowych w obszarze zróżnicowania płci. Pojęcie zdrowia, aktywności fizycznej, postrzeganie zdrowia i choroby różni się w znaczący sposób u kobiet i mężczyzn. „Cierpienie" (np. ból) mężczyźni często przedstawiają w inny sposób i przypisują mu inną wartość, mimo że skrajne cierpienie z dużym prawdopodobieństwem postrzegane jest podobnie u obu płci. Mężczyźni przeżywają je w milczeniu, mniej mówią, skupiają się na osobie lekarza zamiast na „rzeczach obiektywnie ważnych". W sytuacjach kryzysowych wybierają strategie radzenia sobie zorientowane na problem. Mężczyźni także cierpią z powodu lęku, depresji, osłabienia i wątpliwości, ale często to ukrywają lub starają się zapomnieć, ponieważ inne zachowanie nie pasuje do stereotypu roli i oczekiwań wobec tzw. silniejszej płci. Może do prowadzić do zmniejszenia wysiłków w poszukiwaniu pomocy, zaburzeń w komunikacji oraz problemów z wzajemnym zrozumieniem.

Kobiety i mężczyźni różnią się stylem komunikacji, jak również szeregiem innych cech i podejmowanymi strategiami.

6.3 Zróżnicowanie płciowe – znaczenie dla psychoonkologii

Tożsamość kobiet i mężczyzn

Tożsamość obejmuje także pewne elementy specyficzne dla płci. W czasie choroby nowotworowej i po leczeniu operacyjnym – szczególnie u kobiet w ciąży czy w przypadku zajęcia narządów wywołujących silne emocje – zostaje mocno zraniona i podana w wątpliwość. W kontekście tożsamości kobiet i mężczyzn należy rozpatrywać także obraz ciała i cały wielopoziomowy kompleks poczucia własnej wartości, który również zostaje naruszony przez chorobę nowotworową. Dzieje się tak na przykład – zwłaszcza w zakresie postrzegania siebie – u pacjentek z rakiem piersi, u których nie można wykonać zabiegu oszczędzającego pierś. Jaskrawym przykładem u mężczyzn jest rak prostaty. Także „wartość" wyglądu różni się u kobiet i mężczyzn. U tych pierwszych większe znaczenie ma ocena subiektywna, u mężczyzn – obiektywna.

Unikanie sztywnych klasyfikacji

W odniesieniu do zróżnicowania płciowego w medycynie, a w onkologii czy psychoonkologii w szczególności, należy unikać sztywnego

klasyfikowania i jednostronności. Osobowość, biografia, socjalizacja i osobiste możliwości, obok norm i oczekiwań społecznych, odgrywają istotną rolę i znacząco wpływają na jednostkę, niezależnie od tego, czy jest to kobieta czy mężczyzna.

6.4 Wpływ zróżnicowania płci na relację lekarz–pacjent

Buddeberg i Neuhaus [1] zwięźle opisują tę sytuację: „Płeć odgrywa rolę po obu stronach diadycznego związku. Wzorce komunikacji i interakcji między lekarzem/lekarką i pacjentem/pacjentką różnią się w zależności od płci każdego z partnerów relacji".

Można to rozszerzyć, w ramach podejścia psychoonkologicznego, o opiekę szpitalną i ambulatoryjną, a także interakcje z pielęgniarkami i innymi grupami zawodowymi oraz o ich wzajemne oddziaływania, które często nie są zauważane.

Buddeberg i Neuhaus [1] rozróżniają „z perspektywy pacjenta znajdującego się w centrum uwagi: różnice płciowe w relacji lekarz–pacjent, różnice w zachowaniach pacjentów i pacjentek oraz zróżnicowanie płciowe w zakresie diagnostyki i terapii". Obaj autorzy w ramach „perspektywy lekarza" mówią o „różnicach wynikających z płci w stosunkach lekarz–pacjent, różnicach w komunikacji oraz interakcji u lekarzy i lekarek, a także o zróżnicowaniu ocen przez pacjentów i pacjentki w zależności od płci lekarza".

!WAŻNE

Różnice płci w ogólnych i indywidualnych aspektach i przejawach mają ogromne znaczenie w ramach interwencji psychoonkologicznej, zarówno u dzieci, jak i dorosłych. W tym kontekście różnice płci będą miały wpływ na postrzeganie ciała, choroby i objawów.

PIŚMIENNICTWO

1. Buddeberg-Fischer B, Neuhaus Bühler RP: Was kann die Wissenschaft für Frauen tun? In: Riecher--Roessler A, Bitzer J: Frauengesundheit. Elsevier – Urban & Fischer, München, Jena, 1. Auf. (2005)
2. Dorfmüller M: Plastische Chirurgie – Grundlagenbeitrag aus der Sicht der Psychologie. Zeitschrift für medizinische Ethik, 52. Jahrgang, Heft 2 (2006) 155–167
3. Keller M: Krankheitserleben und Verhalten von Männern mit Krebserkrankungen. Forum 4 (2001) 32–34
4. Riecher-Rössler A, Bitzer J (Hrsg.): Frauengesundheit. Elsevier – Urban & Fischer, München, Jena (2005)

6

7

Eva-Maria Grischke

Diagnostyka genetyczna a psychoonkologia

Mimo wiedzy, że zarówno rak piersi, jak i rak jajnika mogą być dziedziczne, do chwili obecnej tylko 5% wszystkich przypadków raka piersi i około 10% wszystkich nowotworów jajnika zostało powiązane z mutacjami genów BRCA1 i BRCA2 (rozdz. 8). U tej małej grupy kobiet wystąpienie choroby było efektem zmian w obrębie genomu. Badania genetyczne są niezwykle trudne i kosztowne, zatem kryteria, u kogo je wykonywać, zostały bardzo precyzyjnie określone (rozdz. 8). Lekarz z kolei powinien zwracać baczną uwagę na te kryteria i odnosić je w szczególności do pacjentek z nowo rozpoznanym rakiem piersi lub jajnika (m.in. zapytać o wiek, w którym postawiono rozpoznanie, a także zebrać dokładny wywiad lekarski, ze szczególnym uwzględnieniem wywiadu rodzinnego).

Często pacjentki, które z bliska oglądały chorobę matki lub siostry, oprócz strachu przed wystąpieniem choroby, przeżywają też inne lęki, charakterystyczne dla osób, które przeżyły chorobę nowotworową innego domownika. Obejmują one m.in. lęk przed gwałtownym rozwojem choroby i działaniem określonych leków stosowanych w terapii nowotworowej. Przeżycia te są bardziej widoczne, gdy choroba doprowadziła do śmierci osoby z rodziny. Pacjentki mają ciągle przed oczami obraz choroby bliskiej osoby i nierzadko w sytuacji postawienia diagnozy widzą już obraz własnej śmierci.

Kolejny problem stanowi fakt, że matki boją się późnego wystąpienia choroby u swoich córek. Należy dążyć, w miarę możliwości, do ujawnienia i omówienia tych ukrytych lęków. Poniżej omówiono dwa bardzo istotne aspekty z punktu widzenia prowadzących leczenie ginekologów.

7.1 Zalecenia praktyczne

Należy dokładnie wypytać, na jakie choroby zapadły osoby bliskie pacjentki (czy to istotnie był rak piersi lub jajnika?). Ponadto trzeba szczegółowo omówić z pacjentką jej aktualną sytuację, ryzyko i zaawansowanie choroby oraz dalsze kroki terapeutyczne (w tym także przedstawić porównanie różnych form chemioterapii i leczenia wspomagającego stosowanych kilka lat temu i obecnie). Dodatkowo konieczne jest dokładne – z uwzględnieniem ryzyka dla córki – wyjaśnienie toku dalszego postępowania diagnostycznego i terapeutycznego.

Należy wdrożyć doradztwo psychoonkologiczne. Na podstawie danych medycznych zebranych pod kątem psychoonkologicznym można dokładnie ocenić sytuację chorej i zaproponować odpowiednie wsparcie w trakcie dalszych interwencji terapeutycznych. Nierzadko należy przepracować stłumione historie choroby krewnych, które zachorowały wcześniej. Obejmuje to często, oprócz lęków, także pracę z wyrzutami sumienia z powodu niewystarczającej opieki nad chorą matką lub niepodjęcia odpowiednich środków zapobiegawczych. Dopiero po zakończeniu tej pierwszej fazy należy rozważyć, opierając się na liście kryteriów ryzyka, czy oprócz doradztwa rodzinnego istnieją także wskazania do przeprowadzenia diagnostyki genetycznej w kierunku mutacji w genach BRCA1 i BRCA2.

7

OPIS PRZYPADKU

Pacjentka (mająca jedną córkę) zachorowała we wczesnym wieku (poniżej 40 roku życia) na raka piersi. Także u siostry pacjentki został rozpoznany ten nowotwór. Mimo iż w dalszym przebiegu choroby pojawił się nowotwór w drugiej piersi i obserwowano kilka nawrotów miejscowych, pacjentka nie rozmawiała z rodziną, a zwłaszcza z córką, o swojej chorobie i możliwych konsekwencjach. Nie podjęła proponowanego leczenia (z wyjątkiem ponownego zabiegu operacyjnego z następową radioterapią miejscową). Mimo szeroko zakrojonych dyskusji lekarza prowadzącego z pacjentką, nie widziała ona żadnej potrzeby podejmowania poradnictwa genetycznego lub badań genetycznych. Zainteresowana sytuacją córka (studentka prawa) mimo wszystko znała obciążenie rodzinne i lęki matki. Wyręczając matkę – także w stosunku do innych decyzji – sama udała się do ośrodka doradztwa genetycznego, a następnie poddała się badaniom genetycznym. Na szczęście wynik był negatywny. Córka pacjentki nie była nosicielką mutacji. Mimo to nadal poddawała się regularnym badaniom przesiewowym i przychodziła na wizyty kontrolne, także ze względu na fakt, że nadal mogło istnieć zwiększone ryzyko zachorowania.

7.2 Podsumowanie

Po rozważeniu czynników ryzyka uzasadniających przeprowadzenie badań przesiewowych w kierunku mutacji w genach BRCA1 i BRCA2 (rozdz. 8) należy w każdym wypadku określić rodzinne ryzyko wystąpienia choroby i przynajmniej omówić tę sytuację z pacjentką. Podobnie jak w studium przypadku, osobie chorej przy przekazywaniu diagnozy musi zostać udzielone wsparcie psychiczne. Ukryte lęki związane z chorobą należy ujawnić i przepracować. Takie postępowanie powinno być prowadzone równocześnie z podstawową terapią przeciwnowotworową. Po zakończeniu leczenia pierwotnego należy udzielić pacjentce odpowiednich informacji dotyczących decyzji o przeprowadzeniu diagnostyki genetycznej, w zależności od ustalonych czynników ryzyka.

PIŚMIENNICTWO

Zob. rozdział 8.

8

Eva-Maria Grischke

Diagnostyka genetyczna w nowotworach dziedzicznych

8.1 Znaczenie wykrycia mutacji w genach BRCA

Zarówno dla raka piersi, jak i raka jajnika zostały poznane pewne predyspozycje genetyczne. Odkryto 2 geny predysponujące do zachorowania: BRCA1 i BRCA2 (*breast cancer antigen*). Mutacja w jednym z genów w 35–84% przypadków jest powiązana z tzw. skumulowanym ryzykiem zachorowania na raka piersi lub jajnika do 70 r.ż. Oznacza to, że ryzyko zachorowania na raka piersi przed 70 r.ż. – w zależności, czy mutacja dotyczy genu BRCA1 czy BRCA2 – mieści się w przedziale od 35 do maksymalnie 84%.

Skumulowane ryzyko rozwoju raka jajnika wynosi 10–50%. Należy jednak wspomnieć, że maksymalnie u 5% pacjentek z rakiem piersi i 10% wszystkich chorych na raka jajnika, które są nosicielkami mutacji genu BRCA, rozwój choroby związany jest ze zmianą odpowiednich genów [1]. Tak więc jest tylko mała grupa pacjentek, u których bezpośrednią przyczyną choroby jest mutacja genetyczna.

Natomiast u dużej grupy pacjentów z rakiem piersi lub jajnika tylko w niewielkim odsetku udaje się jednoznacznie określić przyczynę wystąpienia choroby. Dowodem na ewentualne dziedziczne tło choroby jest wywiad rodzinny. Na jego podstawie można określić, czy zasadne jest proponowanie pacjentowi rozbudowanej i kosztownej analizy genetycznej. Dzieje się tak w czasie konsultacji w wyspecjalizowanych ośrodkach, po ustaleniu dobrze zdefiniowanych czynników ryzyka. Te ostatnie zostały określone przez towarzystwa naukowe i obejmują następujące aspekty:

- wczesny wiek w momencie rozpoznania raka piersi;
- większa liczba kobiet z rakiem piersi w rodzinie (wśród żeńskich krewnych);
- przypadki raka jajnika w rodzinie;
- obustronny rak piersi;
- szczególne pochodzenie etniczne (często określane jako efekt wspólnoty Żydów Aszkenazyjskich – efekt założyciela).

Poniższe czynniki ryzyka jednostkowego i rodzinnego zostały określone przez towarzystwa naukowe i są stosowane jako kryteria do dalszego doradztwa i badań genetycznych w odniesieniu do mutacji genów BRCA1 i BRCA2 [2–4]:

- wykryta mutacja genu BRCA1 lub BRCA2 u jednego z członków rodziny;
- własne zachorowanie na raka piersi:
  - przed 40 r.ż.;
  - przed 50 r.ż., gdy istnieje co najmniej jedna bliska krewna z rakiem piersi;
  - na obustronnego raka piersi i przynajmniej jedna krewna z rakiem piersi;
  - niezależnie od wieku i co najmniej jedna krewna z rakiem jajnika;
  - co najmniej 2 żeńskich krewnych z rakiem piersi w wywiadzie (w tym przypadku przynajmniej jedna krewna musiała zachorować przed 50 r.ż. lub zachorować na obustronnego raka piersi);
  - wcześniejsze rozpoznanie raka jajnika u tej chorej;
- kryteria dla pacjentki z rakiem jajnika:
  - wiek zachorowania poniżej 50 r.ż., z obciążeniem lub bez obciążenia rodzinnego;
  - wcześniejsze zachorowanie na raka sutka;

8

– jedna lub więcej żeńskich krewnych z rakiem jajnika albo jeden lub więcej męskich bądź żeńskich krewnych z rakiem piersi (w tym przypadku przynajmniej u jednej osoby diagnoza musiała zostać postawiona przed 50 r.ż.).

Są to najczęstsze kryteria u pacjentek, którym zalecana jest konsultacja genetyczna. Oczywiście zdarzają się także zachorowania na raka piersi u mężczyzn. W takich sytuacjach obecność męskiego krewnego z rakiem piersi również traktowana jest jako czynnik ryzyka.

! WAŻNE

Istotne jest odszukiwanie pacjentek z grupy ryzyka, a także ustalanie, czy kobiety wyrażają chęć uzyskania dalszych konsultacji i poradnictwa.

Przeprowadzanie konsultacji genetycznych, szczególnie w przypadku pozytywnego wyniku mutacji genu BRCA1 lub BRCA2, dostarcza informacji, które mogą stanowić obciążenie nie tylko dla pacjentki, ale także dla jej córek, które jeszcze nie zachorowały, dlatego doradztwo u takich chorych ma szczególne znaczenie. W centrach klinicznych powinny być wyznaczone specjalne godziny przyjęć, w ramach których oprócz doradztwa psychoonkologicznego i medycznego oferowane będą także porady genetyczne. Dopiero w wyniku konsensusu, lub po zakończeniu rozmowy trójstronnej, może zostać podjęta decyzja, czy będą prowadzone dalsze analizy genetyczne. Jest to uzasadnione faktem, iż po rozpoznaniu rzeczywistego obciążenia genetycznego konieczne jest wprowadzenie dalszych schematów diagnostycznych, leczniczych oraz postępowania zapobiegawczego. Z tego względu badanie genetyczne powinno być przeprowadzane zawsze z odpowiednim wsparciem psychologicznym.

8.2 Postępowanie terapeutyczne

Bycie nosicielką mutacji genetycznej oznacza istotnie wyższe ryzyko zachorowania, przede wszystkim na raka sutka, ale także na raka jajnika lub – przy pierwotnie rozpoznanym raku jajnika – dodatkowo na raka piersi. Z tego powodu, nawet przy nieobciążonym wywiadzie indywidualnym, podejmowane są bardzo restrykcyjne środki terapeutyczne. W omawianym kontekście będzie to obustronna pełna mastektomia lub usunięcie jajników. Niestety, także takie postępowanie nie daje 100% gwarancji, że kobieta nie zapadnie na żaden z tych nowotworów. Można to wytłumaczyć faktem, że w obrębie dołu pachowego mogą znajdować się rozproszone fragmenty tkanki gruczołu sutkowego, które mogą stanowić wtórny punkt wyjścia nowotworu.

W przypadku usunięcia obu jajników i przydatków – zwłaszcza w kontekście takich obrazów choroby, jak tzw. rak otrzewnej – zmiany nowotworowe w otrzewnej mogą tworzyć się z rozproszonych tkanek jajnika.

Świadomość, że przedstawione postępowanie lecznicze nie daje 100%, a więc pełnej gwarancji, prowadzi do przewlekłego, utrzymującego się obciążenia psychicznego.

8.3 Konsekwencje dla żeńskich członków rodziny chorej kobiety, w szczególności dla córek

Córki kobiet, u których stwierdzono mutacje w obrębie genu BRCA1 lub BRCA2, muszą wybrać, czy decydują się na diagnostykę genetyczną, wraz z możliwymi konsekwencjami opisanymi powyżej. Mimo iż osoby te nie są chore, przeprowadzenie analizy genetycznej i wykrycie mutacji ma dla nich ogromne konsekwencje terapeutyczne, także w zakresie przyszłego planowania rodziny. Poniżej przedstawiony jest przykład tego złożonego problemu.

OPIS PRZYPADKU

Pacjentka była leczona z powodu pierwotnego raka jajnika. Później siostra pacjentki zachorowała na raka piersi, a następnie na raka drugiej piersi, który był histologicznie odmienny od ogniska pierwotnego. Z tego powodu przeprowadzono diagnostykę genetyczną. Obie siostry okazały się nosicielkami mutacji. Żadna z nich nie miała dzieci. Druga siostra oprócz obustronnego raka piersi dodatkowo zachorowała na raka jajnika. Krótko po postawieniu diagnozy pierwsza pacjentka zmarła z powodu raka jajnika. Kilka lat później także druga siostra umarła na skutek raka jajnika. Przy życiu pozostają mężowie obu kobiet i córka ich brata, który zmarł wcześniej z powodu chłoniaka. Nie ma bezpośredniego zagrożenia dla córki, która jest bratanicą zmarłych kobiet, ale jest ona obciążona rodzinnie i z tego powodu ryzyko zachorowania jest u niej nieco wyższe. Zaleca się jej zatem badania przesiewowe w celu wczesnego wykrycia raka piersi i raka jajnika.

8.4 Podsumowanie

Przy udokumentowanym defekcie genetycznym, w rozumieniu mutacji genu BRCA1 lub BRCA2, pacjenci i ich bliscy zagrożeni chorobą, oprócz opieki medycznej, powinni mieć zapewnione także stałe wsparcie psychoonkologiczne, szczególnie członkowie najbliższej rodziny, jak partnerzy życiowi i dzieci.

PIŚMIENNICTWO

1. Narod SA, Foulkes WD: BRCA1 and BRCA2; 1994 and beyond. Nat Rev Cancer 4 (2004) 665–676
2. Prevention Services Task Force: Genetic risk assessment and BRCA mutation testing for breast and ovarian cancer susceptibility: recommendation statement. Ann Intern Med 143 (2005) 355–361
3. Nelson HD, Huffman LH, Fu R, Harris EL: Genetic risk assessment and BRCA mutation testing for breast and ovarian cancer susceptibility: systemic evidence review for the U.S. Prevention Services Task Force. Ann Intern Med 143 (2005) 362–379
4. Hampel H, Sweet K, Westman JA, Offit K, Eng C: Referal for cancer genetics consultation: a review and compilation of risk assessment criteria. J Med Genet 41 (2004) 81–91

8

Doris Pouget-Schors

9

Diagnostyka psychoonkologiczna

9.1 Diagnostyka jako główny element psychoonkologii

Psychiczny dystres i reakcje na stres u pacjentów nowotworowych występują bardzo często. W sytuacji gdy trudności z radzeniem sobie ze stresem nie zostają wykryte, może dochodzić u pacjenta do poważnych zaburzeń psychicznych. Zatem jak najszybsze wykrycie zaburzeń i określenie obrazu choroby jest celem szeroko prowadzonej diagnostyki, której przebieg i problemy są skrótowo omówione w tym rozdziale. Następnie zostaną przedstawione metody diagnostyczne oraz kliniczne podstawy wywiadów diagnostycznych i epidemiologii zaburzeń psychicznych u chorych na raka, w zależności od stadium choroby. Kolejno zaprezentowany zostanie krótki przegląd zaburzeń psychicznych według klasyfikacji ICD-10 i odbicie tej problematyki w psychoonkologii, uzupełnione pojęciem **dystresu** w ramach diagnostyki objawowej w psychoonkologii. Na zakończenie wskazane zostaną konsekwencje i rola psychoonkologii w leczeniu klinicznym.

Wraz z rozwojem i różnicowaniem się psychoonkologii jako dziedziny klinicznej oraz obszaru badań naukowych powstały nowe wytyczne i standardy diagnostyczne, zarówno w zakresie posiadania i prowadzenia dokumentacji klinicznej, jak i podejścia do pacjenta, oparte na standardach medycyny psychosomatycznej, psychiatrii, psychologii i socjologii (w Niemczech [1, 2], międzynarodowe [3, 4]).

W przeciwieństwie do zorientowanych na deficyty tradycyjnych opisowych koncepcji diagnostycznych choroby lub innych zaburzeń, psychoonkologia koncentruje się na metodach identyfikacji istotnych cech psychospołecznych,

a także na zasadach oceny ograniczeń funkcjonowania, przede wszystkim istniejących możliwości i zdolności. Z tego powodu istotne znaczenie mają – niezwiązane z rozpoznaniem somatycznym – zasoby psychospołeczne, takie jak potencjał osobowości i funkcjonujące sieci społeczne. Jak w każdym podejściu psychoterapeutycznym, diagnostyka ma różne **cele** i **funkcje** [5], a mianowicie:
- opis i klasyfikacja objawów;
- wyjaśnianie przyczyn problemów i utrwalających je sytuacji;
- dostarczenie wytycznych i metod leczenia psychoterapeutycznego oraz ich ocena.

Diagnoza jest także prognozą, co ma dla pacjenta szczególne znaczenie [6]. Pod wpływem Internetu zmienia się także rola pacjentów, którzy wyraźnie domagają się swoich praw i zwracania większej uwagi na aspekty psychospołeczne w czasie diagnostyki i leczenia. Samopomoc, współodpowiedzialność i kompetencje pacjenta stały się kluczowymi pojęciami w obecnej dyskusji dotyczącej pozostania zdrowym. Partnerski udział pacjenta w podejmowaniu decyzji medycznych, a także jego zdolność do współodpowiedzialności zostały dowiedzione wraz z rozwojem wiedzy psychoonkologicznej [7].

Poznanie przyczyny rozwoju choroby somatycznej u pacjentów jest **zadaniem dla psychoonkologów**, obejmującym:
- prowadzenie diagnostyki różnicowej objawów, które mogą mieć przyczyny zarówno fizyczne, jak i psychiczne;
- ocenę wpływu choroby fizycznej na stan psychiczny pacjenta;
- określenie zakresu działań psychoterapeutycznych i wskazań do takiego leczenia, a także ocenę możliwości jego przeprowadzenia.

9

W tym kontekście zrozumiałe jest, że w metodach diagnostycznych oprócz wiedzy „ekspertów" istotna jest również „subiektywna" wiedza pacjentów. Tylko osoby chore mogą określić w formie „samodiagnozy", jakich obciążeń doznają, jak bardzo nasilone są problemy wywołane chorobą i czy terapia jest przez nich pożądana i subiektywnie postrzegana jako zadowalająca. Natomiast kompetentni eksperci ustalają rozpoznanie kliniczne i określają wskazania do terapii psychoonkologicznej. Od strony metod znajduje to odbicie w 3 możliwych podejściach diagnostycznych. Są to:

- samoocena (więcej w rozdz. 11);
- ocena zewnętrzna, zwykle dokonywana przez onkologów lub psychoonkologów i członków ich zespołów;
- w miarę możliwości włączenie członków rodziny w ramach wsparcia (rozdz. 39).

Informacje ze wszystkich 3 źródeł, mimo iż nie zawsze się pokrywają, powinny się sensownie uzupełniać.

9.2 Podstawy diagnostyki dla psychoonkologów

Znaczenie diagnostyki dla psychoonkologów można opisać za pomocą kilku kryteriów. Niezależnie od ich przynależności do konkretnych metod umożliwiają one ustrukturalizowane podejście w zakresie kompetencji diagnostycznych (zmodyfikowane dla psychoonkologów na bazie zoperacjonalizowanej diagnostyki psychodynamicznej [Operationale Psychodynamische Diagnostik – OPD] i austriackich wytycznych dotyczących diagnostyki dla psychoterapeutów; [8–10]).

Zgodnie z wytycznymi psychoterapii, przy stawianiu diagnozy należy dążyć do wyjaśnienia złożonego procesu choroby i ustalenia ogólnego rozpoznania [11]. Warunkiem jest uzyskanie istotnych informacji wstępnych, zebranych za pomocą rozmów i testów w czasie przeprowadzonego wywiadu, w których większą rolę odgrywa stan fizyczny i bieżące zasoby

psychospołeczne niż historia życia, jak ma to miejsce w psychoterapii nerwic i zaburzeń zachowania. Subiektywne teorie w zakresie tworzenia się, rozwoju i leczenia lub łagodzenia choroby, tzw. teorie laika, są niezwykle ważne.

! WAŻNE

Proces diagnostyczny jest procesem wystandaryzowanym, z jasno określonymi definicjami.

Diagnostyka ma za zadanie klasyfikację według odpowiedniego wzoru, kategorii i wymiaru zróżnicowanego materiału diagnostycznego uzyskanego w czasie anamnezy, biorąc pod uwagę poziom języka, emocje, poziom poznawczy i zachowanie. W odmiennych punktach widzenia pacjentów odbija się różnorodność w postrzeganiu innych ludzi, poglądach na świat i plany życiowe, w rozumieniu procesów myślowych, a także w różnych celach leczenia.

! WAŻNE

Proces diagnostyczny jest procesem ciągłym.

Diagnoza jest nie tylko warunkiem wstępnym dla tworzenia procesu psychoterapeutycznego – jest to także obraz, który powinno się mieć na uwadze w przebiegu całego procesu, zwłaszcza w momencie, gdy pojawią się nowe punkty widzenia.

! WAŻNE

Diagnoza służy do planowania leczenia zaburzeń istotnych dla choroby.

Zaburzenia są utrzymującymi się nieprawidłowościami lub zmianami w funkcjonowaniu psychicznym, somatopsychicznym, psychofizycznym lub psychospołecznym, związanymi ze zmianą zachowania i wywołującymi cierpienie. Postępowanie zgodnie z systemami klasyfikacji, takimi jak ICD-10 (Międzynarodowa Klasyfikacja Chorób i Problemów Zdrowotnych, rewizja 10; [12, 13]) lub DSM-IV R (Klasyfikacja Zaburzeń Psychicznych, wersja czwarta poprawiona) [14] pozwala na wystandaryzowany opis problemu, częściowo niezależnie od etiologii somatycznej (z ograniczeniami zastosowania; zob. niżej). W diagnostyce zorientowanej na kryteria i funkcje w obszarze medycyny psychoterapeutycznej znaleziono alternatywę, wykorzystując podstawy obecnie szeroko stosowanego systemu diagnostycznego: zoperacjonalizowanej diagnostyki psychodynamicznej (OPD). Praca z tym systemem wymaga przeszkolenia diagnostów. Diagnoza według ICD-10 może zostać postawiona w związku z wieloczynnikowym rozumieniem psychosomatycznego modelu zaburzeń (**model podatność–stres**), np. jako reakcja na stresory niespecyficzne, trwale działające czynniki, doświadczenia związane z chorobą, problemy somatyczne, obciążenia biograficzne, trudności psychospołeczne, konflikty intrapsychiczne czy aspekty struktury osobowości [8]. OPD proponuje pionierskie podejście z 4 osiami: przeżycie choroby i warunki wstępne leczenia, związki, konflikty, struktura [8]. Jednak u chorych na raka nie należy traktować czynników psychogennych jako czynników wyzwalających (por. rozdz. 68). W obszarze psychoonkologicznym istnieje pierwsza adaptacja: oś I – „przeżycie choroby i warunki wstępne leczenia", która w ramach podstawowej diagnostyki psychoonkologicznej została rozwinięta do formy „Screening w kierunku potrzeb terapeutycznych w psychoonkologii" (Screening des Interventionsbedarfs in der Psychoonkologie – SIPS) [9], tutaj przedstawionej jako narzędzie kliniczne.

9.3 Kliniczne podstawy wywiadu diagnostycznego

W rozdziale tym przedstawiono przejrzystą procedurę stawiania diagnozy w codziennej praktyce, mającą formę częściowo zaplanowanej rozmowy. Powinna ona doprowadzić do uzyskania danych na temat:

- ciężkości choroby i nasilenia objawów somatycznych/psychicznych;
- wielkości zasobów osobistych oraz środowiska społecznego;
- wskazań do leczenia psychoonkologicznego oraz motywacji do takiej terapii.

Poniżej zostały krótko omówione cztery wymiary stawiania diagnozy psychoonkologicznej, opartej w punkcie 1 na klasyfikacji ICD-10, a w dalszych punktach na SIPS [8].

Ocena objawów na podstawie kryteriów diagnostycznych (ICD-10)

Klasyfikacja skarg i objawów. Jest to określenie chorób współistniejących, czyli jednoczesnej obecności kilku rodzajów zaburzeń – reakcji na stres, zaburzeń zachowania, zaburzeń osobowości i zaburzeń nastroju, uzależnień, nadużywania różnych substancji i ewentualnych psychoz. Ze względu na ścisły związek między chorobami psychicznymi a fizycznymi dokładne określenie zaburzeń współistniejących jest niezwykle ważne, ponieważ mogą one mieć daleko idące konsekwencje dla diagnostyki, leczenia i przebiegu choroby [15]. Rozpoznanie współwystępujących zaburzeń depresyjnych u pacjentów z chorobą nowotworową zwykle nastręcza trudności.

Wykrycie somatycznych objawów „maskujących". Z jednej strony objawy fizyczne mogą być częściowo spowodowane zespołem depresyjnym, a z drugiej – objawy somatyczne mogą powodować lub „maskować" zespół depresyjny (np. utrata masy ciała, zaburzenia snu, utrata energii). Pacjent niekoniecznie sam musi zgłaszać obniżenie nastroju, natomiast może prezen-

9

tować inne objawy, które będą istotne dla ustalenia rozpoznania. Jednakże zgłaszane odczucie nastroju depresyjnego, często o różnym poziomie ekspresji, stanowi wystarczające kryterium rozpoznania zaburzenia depresyjnego, bez konieczności potwierdzania innych objawów [15]. Synergistyczny efekt depresji i choroby przewlekłej powodujący funkcjonalną niepełnosprawność (*disability*) został udowodniony w dużych grupach badawczych [16].

Diagnostyka różnicowa oddzielająca rozpoznanie wstępne od obrazów podobnych zaburzeń (ocena kryteriów włączenia i wyłączenia). Ocena według ICD-10 pozwala przy niektórych schorzeniach na rozróżnienie stopnia nasilenia choroby: „lekkie", „umiarkowane", „ciężkie" (np. w zaburzeniach depresyjnych: ICD-10 od F32.0-2 do F33.0-2). Także w przypadku innych zaburzeń może być przydatna jakościowa ocena ciężkości choroby.

Ocena nasilenia objawów i problemów somatycznych

Jak choroba wpływa na pacjenta i zmienia jego życie? Z **subiektywnego punktu widzenia** chory może dostrzegać następujące **trudności:**
- fizyczne ograniczenia funkcjonowania;
- bóle;
- trudności wynikające z podejmowanych metod diagnostycznych i leczniczych;
- ograniczenia w codziennej aktywności;
- naruszenie poczucia własnej godności, poczucia własnej wartości i planów życiowych.

Z punktu widzenia specjalisty mogą pojawić się takie **objawy psychiczne,** jak:
- problemy emocjonalne (lęk, depresja, gniew, wstyd, bycie zmartwionym);
- objawy wegetatywne;
- problemy behawioralne i problemy w stosunkach międzyludzkich;
- zaburzenia poznawcze oraz (na podstawie ewentualnych informacji potwierdzających) doświadczenia i zachowania psychotyczne;

- ograniczona współpraca w zakresie leczenia i terapii;
- inne problemy psychiczne.

Ocena możliwości przepracowania choroby i zasobów

Dysfunkcjonalne przepracowanie choroby (dysfunkcjonalne radzenie sobie). Czy otoczenie pacjenta jest przekonane, „że zrobił on wszystko, co było można w tej sytuacji"? Jak bardzo zaakceptował swoją chorobę? Jak daleko może szukać rozwiązań i możliwości? Jak bardzo rozpoznawane są zachowania dysfunkcjonalne (bierność, aktywizm, poddanie się, bagatelizowanie; por. rozdz. 30)?

Niewystarczające zasoby społeczne. Zasoby osobiste pozwalają na stabilizację psychiczną i przepracowanie choroby. Mowa tu o „sile ego", która pozwoliła przetrwać i opanować wcześniejsze kryzysy życiowe, a która w skrócie obejmuje następujące funkcjonalne aspekty osobowości:
- umiejętność postrzegania siebie i innych;
- umiejętność regulowania własnych uczuć i poczucia własnej wartości, jak również emocji i znaczenia innych;
- umiejętność komunikacji wewnętrznej (dialog wewnętrzny, rozumienie samego siebie), jak i zewnętrznej (rozumienie się z innymi);
- zdolność do przywiązywania się do obiektów wewnętrznych (poprzez pozytywne doświadczenia związku) i zewnętrznych (przywiązanie do innych osób, jak również gotowość do separacji).

Opis tych skomplikowanych zagadnień znajduje się w rozdziale 11 [8]. Ponadto istotne są takie ogólne czynniki, jak postrzeganie i zdolność uczenia się. Jak bardzo brakuje tych umiejętności? Zasoby środowiska psychospołecznego oznaczają stabilność i w razie potrzeby możliwość rozszerzenia sieci społecznych (rozdz. 38). Należy wyjaśnić, gdzie w tym przypadku leżą ograniczenia.

Ocena stopnia motywacji do podjęcia terapii psychoonkologicznej

Motywacja często może być oceniana dopiero pod koniec diagnostyki i w związku ze wskazaniami do dalszego postępowania. Zwykle wymagane jest wcześniejsze zmotywowanie pacjenta przez psychoonkologa, połączone z udzieleniem informacji na temat dostępnych działań, szczególnie w sytuacji, gdy objawy fizyczne i psychiczne są bardzo nasilone. Motywacja może być także niezależna od wskazań personelu co do dalszej terapii (np. gdy pacjent ma nierealne oczekiwania dotyczące efektów leczenia).

Dopiero gdy rozpoznane zostaną czynniki stresowe i objawy, gdy określi się zasoby osobiste i zasoby środowiska psychospołecznego, a ponadto uzyska motywację pacjenta, można wyrazić opinię na temat wskazań do leczenia psychoonkologicznego (SIPS-screening w wersji pełnej lub w wersji skróconej; por. rozdz. 10; [9]).

9.4 Metody diagnostyczne w ocenie onkologów, psychoonkologów i członków ich zespołów

Podejście kliniczne opiera się na rozmowie z pacjentem nowotworowym prowadzonej na poziomie objawów, z uwzględnieniem interakcji między objawami somatycznymi a psychicznymi, co ma swoje konsekwencje w zakresie diagnostyki.

Staranna ocena jest podstawą diagnostyki. Ze względu jednak na brak jednolitych badań konieczne jest przeprowadzenie standardowego wywiadu psychiatrycznego. Ustrukturalizowane i zoperacjonalizowane wywiady kliniczne są częścią kompleksowej, opartej na badaniach empirycznych diagnozy psychosocjalnej i najbardziej odpowiednią metodą do wykrywania zaburzeń psychicznych, niestety zazwyczaj tylko w ramach badań. W takich sytuacjach mogą być zastosowane także następujące wywiady i listy kontrolne (*checklists*): Ustrukturalizowany Wywiad Kliniczny dla DSM-IV R (Strukturierte Klinische Interview für DSM-IVR – SKID) i Złożony Międzynarodowy Wywiad Diagnostyczny (Composite International Diagnostic Interview – CIDI) dla ICD-10. Kategorie zaburzeń psychicznych wywołanych chorobami somatycznymi zostały uwzględnione w ostatnich rewizjach. Uważna operacjonalizacja kryteriów ma na celu zwiększenie rzetelności procesu diagnostycznego, co jest bardzo ważne z punktu widzenia porównywalności rozpoznań [15]. W przypadku takich zaburzeń jak depresja lub zaburzenia lękowe stosowane są przeznaczone specjalnie do tego celu standardowe kwestionariusze [17]. Do przeprowadzenia badań zaleca się, po rozważeniu zalet i wad, stosowanie połączenia własnych oraz szeroko rozpowszechnionych kwestionariuszy (na temat ograniczeń stosowania ICD-10 zob. poniżej; na temat pojęcia dystresu zob. podrozdz. 9.7).

Cykl powstawania objawów

W warunkach klinicznych warto najpierw określić, jakie reakcje somatyczne wywołała choroba, gdyż umożliwia to ocenę i wybór strategii postępowania. Wyróżnia się 5 obszarów zainteresowania:

- zagadnienia dotyczące psychiki pacjenta (omówione w tej sekcji);
- zagadnienia dotyczące psychiki rodziny;
- zagadnienia dotyczące psychiki otoczenia psychosocjalnego;
- sytuacja prawna;
- problemy etyczne.

Diagnostyka powinna być prowadzona interdyscyplinarnie, przy stałej współpracy onkologów, psychoonkologów i innych terapeutów.

Jeśli dochodzi do sytuacji konfliktowych, a więc sytuacji, gdy zawiódł dialog, należy najpierw ustalić, na jakim poziomie jest problem: zawodowo-technicznym, organizacyjnym/instytucjonalnym czy personalnym. Następnie warto wykonać wewnętrzny krok wstecz i spróbować naprawić komunikację. Także możliwe pominięcia lub błędy osób sprawujących opiekę nad pacjentem powinny być uwzględniane i podlegać dyskusji.

Pojawianie się i nasilanie objawów fizycznych i psychicznych oraz wzajemne związki między nimi w chorobie nowotworowej można wyjaśnić poprzez proces cykliczny: od fizycznego do emocjonalnego wyczerpania, przez pogorszenie jakości życia, do niezrozumienia, rezygnacji i ostatecznie izolacji. Cały cykl rozpoczyna się od objawów fizycznych i możliwych skutków ubocznych leczenia. Kolejnym punktem wyjścia jest zwykle osłabienie fizyczne z powodu braku aktywności i unieruchomienia. Następnie pojawia się niedokrwistość, bóle, problemy ze snem, zaburzenia metabolizmu i równowagi hormonalnej, utrata apetytu i spadek masy ciała, niedożywienie, nudności i wymioty, co skutkuje zaburzeniami elektrolitowymi, infekcjami wynikającymi z osłabienia odporności i zmęczeniem.

Świadomość podstawowego rozpoznania, jak również fizyczne skutki choroby i efekty uboczne leczenia prowadzą do pojawienia się u pacjenta objawów psychicznych. W wyniku zaburzeń emocjonalnych będących wynikiem stresu – takich jak lęk, natrętne myśli, izolacja społeczna oraz wypadnięcie z roli zawodowej i poczucie zawieszenia – pojawiają się objawy depresji z zaburzeniami koncentracji, apatią i sennością, a także poczucie winy i porażki, czasem aż do uczucia znużenia życiem.

Objawy psychiczne i fizyczne mogą się częściowo na siebie nakładać i trudno wówczas odróżnić, co jest przyczyną, a co skutkiem. Ważne jest tutaj dalsze różnicowanie z uwzględnieniem możliwości współwystępowania zaburzeń psychicznych określonych przez klasyfikację ICD-10 (zob. podrozdz. 9.3).

Granice i ustalenia

Budowanie opartych na zaufaniu i trwałych relacji w ustalonych ramach (por. rozdz. 20, 25 i 27), jak również poznanie i percepcja oparte na empatii i wrażliwości stanowią podstawowe elementy osobistej relacji lekarz–pacjent. Wyjaśnienie psychicznej i społecznej sytuacji chorego na raka obejmuje także motywację i zaangażowanie pacjentów w plan leczenia. Te aspekty powinny być traktowane w rozmowie na równi z objawami fizycznymi.

Cele wywiadu diagnostycznego

Jako cele można wymienić:

- wykrywanie i nazywanie stanów emocjonalnych;
- promowanie współpracy (kooperacji, punktualności, chęci do kontynuacji);
- poprawę zadowolenia pacjenta z prowadzonego leczenia;
- uznawanie subiektywnie postrzeganej jakości życia (jak ważne są poszczególne obszary życia dla pacjenta i na ile jest z nich zadowolony; por. rozdz. 12);
- stosowanie się do zasad ochrony danych osobowych przy przekazywaniu wyników diagnostycznych, zwłaszcza biorąc pod uwagę istotność współpracy interdyscyplinarnej – takie sytuacje należy zawsze wcześniej uzgodnić z pacjentem.

9.5 Częstość występowania zaburzeń psychicznych

We wcześniejszych doniesieniach określano częstość występowania zespołów depresyjnych lub uogólnionych zaburzeń lękowych na 20 ± 45%, a częstość zaburzeń depresyjnych na 1,5 ± 50%, nawet do 5–85%. Jako przekonywujące metodologicznie przywoływane jest w takich sytuacjach często klasyczne już badanie Derogatisa. Wśród 47% chorych na raka z losowo wybranej próby, **diagnozowanych za pomocą DSM-III**, wyniki układały się następująco:

- 32% zaburzenia przystosowania;
- 6% duża depresja, dystymia lub zaburzenie afektywne dwubiegunowe;
- 2% zaburzenia lękowe;

- 3% zaburzenia osobowości;
- 4% zaburzenia organiczne, jak delirium, w przebiegu zespołów psychoorganicznych.

Na ogół zakłada się 25–30% częstość współwystępowania zaburzeń psychicznych [18, 19]. Częstość występowania objawów psychicznych w zależności od stadium choroby, które jednak nie spełniają całkowicie kryteriów, jest różna w zależności od doboru chorych, wybranej metody oraz od fazy choroby. W fazie leczenia dominują objawy depresyjne – 25–50%, ból (jako szeroko pojęty objaw psychiczny) – 39% i zaburzenia przystosowania – 32%. W fazie paliatywnej bardzo często występują zaburzenia przystosowania (do 85%), zmęczenie (do 84%, po radio- lub chemioterapii) i depresyjność (77%). W końcowej fazie pojawiają się bardzo często: zmęczenie (80%), objawy neuropsychologiczne (61%) i delirium (85%) [19; zmodyfikowane według 20].

9.6 Przegląd zaburzeń psychicznych u chorych na nowotwór wg ICD-10

Niniejszy **przegląd diagnoz dotyczących zaburzeń psychicznych** u pacjentów nowotworowych wg ICD-10 [zmodyfikowane według 21] obejmuje 3 aspekty:
- wywiad przedchorobowy;
- wywiad dotyczący chorób towarzyszących, które najczęściej zaostrzają się lub występują wyłącznie w czasie stosowania agresywnych środków leczniczych;
- istotne psychiczne następstwa choroby, które obejmują dopasowanie się do choroby – jej przepracowanie.

Do stanów istniejących przed chorobą nowotworową zalicza się utajone zaburzenia psychiczne (nadmierną wrażliwość, konfliktowość, zaburzenia osobowości), które stają się widoczne w momencie zachorowania lub w przebiegu choroby. Objawowe choroby psychiczne rozpoznane przed nowotworem będą wywierały wpływ na dostosowanie się do nowej sytuacji i tolerowanie jej skutków. Choroba nowotworowa i proces jej leczenia – w sytuacji istniejącej wcześniej (niespecyficznej) nadmiernej wrażliwości – będą prowadziły do wystąpienia zaburzeń psychicznych. Choroby psychiczne powstające w wyniku ostrej choroby i towarzyszące jej stanowią duża grupę, która zostanie przedstawiona bardziej szczegółowo.

Towarzyszące i wtórne choroby psychiczne u pacjentów nowotworowych (ICD-10) [12]. Zaburzenia te nie pojawiłyby się, gdyby nie dodatkowy czynnik stresowy. Są one spowodowane chorobą nowotworową, ale nie jest to jedyny możliwy czynnik sprawczy (podobnie jak ma to miejsce w przypadku utajonych zaburzeń psychicznych i towarzyszącej nadmiernej wrażliwości). U tej grupy w momencie zachorowania na raka stawiana jest dodatkowa diagnoza. Różni się ona głównie w zależności od tego, czy choroba ujawniła się nagle czy zaburzenia przystosowania istniały już wcześniej [21]. Dochodzą do tego reakcje psychiczne i psychowegetatywne efekty uboczne leczenia chirurgicznego, chemio- oraz radioterapii. Do działań niepożądanych należą takie problemy, jak utrudnione gojenie się ran, organiczne zaburzenia funkcjonowania i niepełnosprawność, nudności, wymioty, wypadanie włosów, zmęczenie (rozdz. 13) oraz choroby skóry i błon śluzowych, stanowiące bezpośrednie skutki terapii. Do niespecyficznych **reakcji na ciężki stres według ICD-10** zalicza się:

- Ostrą reakcję na stres (ICD-10, F43.0). Należą tu reakcje na sytuacje kryzysowe i szok psychiczny („ogłuszenie”), które z reguły ustępują po kilku godzinach lub 2–3 dniach. Ryzyko rozwoju tego zaburzenia rośnie przy współwystępowaniu wyczerpania fizycznego lub w zaburzeniach organicznych. Obserwuje się depresję, lęk, gniew, rozpacz, nadreaktywność i wycofanie.
- Zaburzenia adaptacyjne (ICD-10, F43.2--43.9). Są to stany subiektywnego cierpienia i zaburzenia emocjonalne, które utrudniają egzystowanie i funkcjonowanie społeczne, pojawiające się w trakcie procesu dostosowywania się do nowej sytuacji po krytycznych zmianach życiowych,

stresujących wydarzeniach życiowych, jak również po poważnej chorobie fizycznej. Zaburzenie ujawnia się do miesiąca po wystąpieniu bodźca i utrzymuje się nie dłużej niż 6 miesięcy (z wyjątkiem przedłużonej reakcji depresyjnej – F43.21 – która trwa nie dłużej niż 2 lata). Indywidualne dyspozycje i wrażliwość odgrywają większą rolę niż przy rozpoznaniach F43.0 i F43.1.

- Zaburzenie stresowe pourazowe (PTSD; ICD-10, F43.1), będące reakcją na sytuację nadzwyczajnego zagrożenia. Typowe są natrętne reminiscencje (*flashbacks*) i koszmary senne. W razie utrzymujących się objawów może przejść w pourazowe zaburzenie osobowości.
- Trwałe zmiany osobowości po przeżyciu sytuacji ekstremalnej (ICD-10, F62). Do tej kategorii, podobnie jak do PTSD, włącza się osoby, u których obserwuje się ciężki obraz choroby (częstość występowania około 5%).

9.7 Pojęcie dystresu w psychoonkologicznej diagnostyce objawowej

Pacjenci i ich rodziny, którzy muszą zmierzyć się z rozpoznaniem nowotworu, doświadczają różnych rodzajów stresu i napięcia emocjonalnego. Jednak nie w każdym przypadku rozpoznaje się zaburzenia, o których mowa w ICD-10 lub DSM. Częstość występowania dystresu waha się w granicach około 30%, w zależności od definicji i badanej próbki, z różnicami między 8,5% (dla depresji wśród mężczyzn chorych na raka) a 41,4% (łącznie) [22]. Przeważa on u pacjentów, którzy wcześniej nie przeżyli trudnych sytuacji lub którzy potrafili sobie radzić wcześniej, ale obecnie ich zdolności radzenia sobie są niewystarczające [23]. Istnieją zatem głosy krytyczne, czy wolno w takich sytuacjach stosować czysto nomograficzne kryteria i klasyfikacje, takie jak ICD-10.

Według Herschbacha [24] diagnoza według ICD-10 w wielu przypadkach nie jest w stanie dobrze oddać stanu psychicznego pacjenta z chorobą nowotworową. Stawia on pytanie, czy istotne reakcje psychologiczne są w tej nomenklaturze odpowiednio reprezentowane, np. „szpitalne napady złości" po długim okresie hospitalizacji, agresja skierowana przeciwko lekarzowi prowadzącemu, wynikająca z braku akceptacji choroby, specyficzne reakcje odmowy lub rzeczywiste obawy (np. lęk przed postępem choroby). Pacjenci poddani działaniu silnych stresorów, u których jednak nie można postawić rozpoznania zgodnie z ICD-10, mogą nie uzyskać leczenia, chyba że dojdzie do rozwoju zaburzeń psychicznych (co dzieje się z częstotliwością podobną do średniej populacyjnej). Większość kategorii diagnostycznych (itemów) nie jest odpowiednia dla pacjentów z chorobą nowotworową. Ponadto taki proces diagnostyczny narzuca stosowanie klasycznych procedur psychoterapii. Opracowane specjalnie dla celów psychoonkologii i przetestowane psychometrycznie metody samoopisowe oraz przeznaczone dla badaczy oferują największe możliwości co do odpowiedniego przedstawienia obciążeń psychospołecznych, jakim podlegają pacjenci z chorobą nowotworową, odnalezienia akceptacji przez pacjentów, wyboru terapii i oceny potrzeby leczenia.

Poniżej zaprezentowano kilka zjawisk, które nie mieszczą się lub które trudno sklasyfikować w ICD-10:

- Lęk w nadmiarze jest szkodliwy, ale w niektórych przypadkach jest niestety naturalną reakcją i dlatego nie może być mierzony kryteriami lęku według ICD-10.
- Smutek i żal są normalnymi reakcjami na zagrażające życiu choroby, a ich nasilenie mieści się na kontinuum od żalu, poprzez depresyjne zaburzenia przystosowania, do ciężkiej depresji (o typie dużej depresji).
- Przy niektórych umiejscowieniach nowotworu można oczekiwać zaburzeń w obrazie własnego ciała i problemów psychospołecznych, np. po operacji raka odbytnicy i wyłonieniu sztucznego odbytu (upośledzenie funkcji układu pokarmowego, zaburzenia obrazu własnego ciała, zmiany w postrze-

ganiu własnej osoby i relacji małżeńskiej, jak również własnej seksualności itd.). Prowadzi to do izolacji społecznej spowodowanej znaczną utratą masy ciała, zmienionymi nawykami żywieniowymi (utrudnione korzystanie z posiłków w lokalach gastronomicznych), nietrzymaniem kału, problemami z powodu zapachu, a także wstydu i wycofania. Jeśli taki stan trwa dłużej niż 2 lata, rozpoznanie „przedłużonej reakcji depresyjnej" zgodne z ICD-10 F43.21 przestaje być adekwatne.

- U niektórych pacjentów w zaawansowanym stadium nowotworu występuje poczucie bezsensowności i bezużyteczności, jak również deprywacja bodźców i nuda, których nie da się w żaden sposób wypełnić [25].
- Konflikty osiowe u pacjentów nowotworowych dotyczą często takich zagadnień, jak autonomia, niezależność, poczucie własnej wartości czy poczucie winy. Pacjenci, którzy są wewnętrznie mocno związani z subiektywnymi teoriami choroby (np. zawiłymi pseudoprzyczynami choroby, jak np. „osobowość nowotworowa", która w nauce już nie funkcjonuje), częściej prezentują nieprawidłowe sposoby radzenia sobie ze stresem (np. uciekając w poczucie winy), a ich wypowiedzi mają charakter depresyjny i pozbawiony nadziei [26].
- Zmiana postrzegania czasu prowadzi do subiektywnie jego wolniejszego upływu w związku z niższą jakością życia i doznawaniem większego lęku [27].
- Schwarz [21], odnosząc się do objawów regresji u ciężko chorych, wskazuje na fakt, że niemal regularnie w czasie postępu choroby nowotworowej, przynajmniej czasowo, można odnaleźć zachowania obronne podobne do obserwowanych w osobowości typu borderline (regresja Ja), takich jak: rozszczepienie, wyparcie, idealizacja i dewaluacja, będące np. formą zapobiegania depresji i regulacji lęku. Te mechanizmy obronne stanowią ważną funkcję adaptacyjną, pozwalającą na dalsze spokojne funkcjonowanie.

Zatem podgrupie pacjentów z chorobą nowotworową przypisuje się rozpoznanie wg ICD-10, które ma tylko niewielki związek z ich zaburzeniami, natomiast stanowi podstawę do rozliczenia dla szpitala. W innym przypadku niemożliwe byłoby odzyskanie pieniędzy za wykonane usługi, co miałoby swoje rozległe konsekwencje społeczne. Wydaje się zatem konieczne stosowanie innych systemów diagnostycznych w celu rozpoznawania problemów psychicznych, które nie dają się zaklasyfikować zgodnie z ICD-10 lub DSM. Stąd też w psychoonkologii istnieją nowe koncepcje, które na nowo definiują pod kątem diagnostycznym objawy i problemy psychiczne.

W szczególności dotyczy to pojęcia „dystres" wprowadzonego przez psychoonkologów amerykańskich, które jest określane przez metody samoopisowe (rozdz. 11). Stres („dystres") definiowany jest jako reakcja na stresującą sytuację (obecność stresora), która absorbuje pacjenta lub przerasta jego własne zasoby radzenia sobie.

9.8 Konkluzje

Wprowadzenie opisanych powyżej zaleceń do praktyki klinicznej pozwala, poprzez wykonywane w psychoonkologii badania empiryczne, na wzbogacenie doświadczeń klinicznych i osobistych poglądów o systematyczne badania, a także poprawę możliwości oceny diagnostycznej w konkretnym przypadku. Jak podkreśla Almuth Sellschopp, pionier psychoonkologii w Niemczech, dla każdego pacjenta osobisty kontakt w czasie rozmowy tworzy podstawy zaufania, co jest niezbędnym warunkiem prowadzenia dalszego leczenia [28]. Oba powyższe założenia wymagają systematycznego szkolenia i ciągłego przepływu informacji zwrotnych w ramach prowadzonych superwizji lub interwizji, które powinny być realizowane zarówno w obrębie opieki szpitalnej, jak i ambulatoryjnej.

PIŚMIENNICTWO I STRONY INTERNETOWE

1. Weis J, Blettner G, Schwarz R: Psychoonkologische Versorgung in Deutschland: Qualität und Quantität. Z Psychosomat Med 46 (2000) 4–17
2. Mehnert A, Petersen C, Koch U: Empfehlungen zur Psychoonkologischen Versorgung im Akutkrankenhaus. Z Med Psychol 12 (2003) 2–20
3. NCCN: Distress. Treatment Guidelines for Patients. http://www.nccn.org/patients/patient_gls/_english/pdf/NCCN%20Distress%20Guidelines.pdf (data dostępu: 20.01.08)
4. NHMRC Working Group NBCCPWG: Psychosocial Clinical Practice Guidelines. Information, Support and Counselling for Women with Breast Cancer. National Health and Medical Research Council, Commonwealth of Australia. http://www.nhmrc.gov.au/publications/synopses/cp61syn.htm (data dostępu: 20.01.08)
5. Schneider W: Diagnostische Methoden – eine Übersicht. In: Ahrens S, Schneider W (Hrsg.): Lehrbuch der Psychotherapie und Psychosomatischen Medizin, 2. Aufl. Schattauer, Stuttgart (2002) 167
6. Wieland W: Diagnose. Überlegungen zur Medizintheorie. de Gruyter, Berlin (1975)
7. Weis J: Was ist Psychoonkologie. http.//www.pso-ag.de/wir.htm (data dostępu: 20.01.08)
8. Arbeitskreis OPD (Hrsg.): Operationalisierte Psychodynamische Diagnostik ODP-2. Das Manual für Diagnostik und Therapieplanung. Huber, Bern (2006)
9. Pouget-Schors D, Schneider W, Birke K, Sellschopp A, Dahlbender RW: Qualitätssicherung in der Grundversorgung: OPD und Screening des Interventionsbedarfs in Psychosomatik und Psychoonkologie. In: Dahlbender RW, Buchheim P, Schüßler G (Hrsg.): Lernen an der Praxis. OPD und Qualitätssicherung in der psychodynamischen Psychotherapie. Tagungsband 3. Int. OPD-Kongress Ulm 2000. Huber, Bern (2004) 69, 82
10. Bartuska H, Baumgartner G, Bolen I et al.: Diagnostik-Leitlinie für Psychotherapeutinnen und Psychotherapeuten. Psychotherapie Forum 13, Suppl 3 (2005) 81–108
11. Faber FR, Haarstrick R, Rüger U, Dahm A, Kallinke D: Kommentar Psychotherapierichtlinien. Gutachterverfahren in der Psychotherapie. Psychosomatische Grundversorgung. Urban & Fischer, München (2003)
12. Dilling H, Mombour W, Schmidt MH (Hrsg.): Internationale Klassifikation psychischer Störungen. ICD-10 Kapitel V (F). Klinisch-diagnostische Leitlinien. Huber, Bern (1991)
13. DIMDI: ICD-10 SGB V: Internationale statistische Klassifikation der Krankheiten und verwandter Gesundheitsprobleme, 10. Revision. Information DIfMDu. Band I. Systematisches Verzeichnis. Kohlhammer, Stuttgart (2000)
14. Wittchen H, Zaudig M, Fydrich T: SKID. Strukturiertes Klinisches Interview für DSM-IV. Achse I und II. Handanweisung. Hogrefe, Göttingen (1997)
15. Härter MC: Psychische Störungen bei körperlichen Krankheiten. PPmP 50 (2000) 274–286
16. Schmitz N, Wang J, Malla A, Lesage A: Joint Effect of Depression and Chronic Conditions on Disability: Results from a Population-Based Study. Psychosomatic Medicine 69 (2007) 332–338
17. Mehnert A, Lehmann C, Cao P, Koch U: Die Erfassung psychosozialer Belastungen und Ressourcen in der Onkologie – Ein Literaturüberblick zu Screeningmethoden und Entwicklungstrends. Psychother Psych Med 56 (2006) 462–479
18. Beutel M: Spezifische und generelle Aspekte der Verarbeitung chronischer Erkrankungen. http://sip.medizin.uni-ulm.de/abteilung/buecher/BEWAELTIG/nr4.html (data dostępu: 20.01.08)
19. Pouget-Schors D, Degner H: Erkennen des psychosozialen Behandlungsbedarfs bei Tumorpatienten. In: Sellschopp A, Fegg M, Frick E et al. (Hrsg.): Manual des Tumorzentrums München. „Psychoonkologie" – Empfehlungen zur Diagnostik, Therapie und Nachsorge, 2. Aufl. Zuckschwerdt, München (2005) 30
20. Schwarz R, Krauß O: Palliativmedizin – psychologische Therapie. Der Internist 41 (2000) 612–618
21. Schwarz R: Psychotherapeutische Grundlagen der psychosozialen Onkologie. Psychotherapeut 40 (1995) 313–323
22. Herschbach P, Brandl T, Keller M, Marten-Mittag B: Psychological Distress in Cancer Patients Assessed with an Expert Rating Scale. BMJ (submitted) (2007)
23. Reinert E, Butzke H (eds.): Praktische Psychoonkologie. Tumorzentrum Freiburg, www.tumorzentrum-freiburg.de (2006)
24. Herschbach P: Zum Sinn und Berechtigung der psychiatrischen Diagnostik in der Psychoonkologie. Vortragsmanuskript. http://zpm.uke.uni-hamburg.de/4DACTION/W_lehre_detail?L=P2&Vrn=1710&v1=1&v2=1 (data dostępu: 20.01.08)
25. Passik SD, Inman A, Kirsh K, Theobald D, Dickerson P: Initial validation of a scale to measure purposelessness, understimulation, and boredom in cancer patients: toward a redefinition of depression in advanced disease. Palliat Support Care 1 (2003) 41–50

26. Faller H, Lang H, Schilling S: Kausalattribution „Krebspersönlichkeit" – ein Ausdruck maladaptiver Krankheitsverarbeitung? Z Klin Psychol Psychiat Psychother 44 (1996): 104–116

27. Wittmann M, Vollmer T, Schweiger C, Hiddemann W: The relation between the experience of time and psychological distress in patients with hematological malignancies. Palliat Support Care 4 (2006) 357–363

28. Sellschopp A, Herschbach P: Psychoonkologie. In: Hiddemann W, Huber H, Bartram CR (Hrsg.): Die Onkologie. Teil 1: Epidemiologie, Pathogenese, Grundprinzipien der Therapie. Springer, Berlin, Heidelberg (2004) 730–737

29. Sellschopp A, Herschbach P (Hrsg): Psycho-Onkologie: Perspektiven heute. Dustri, Papst Science Publishers, Dushi (2006) 237

9

10

Doris Pouget-Schors

Wskazania do interwencji psychoonkologicznej

10.1 Wskazania na podstawie diagnostyki psychoonkologicznej

Pacjenci z chorobą nowotworową nie wymagają psychoterapii *per se*. Liczbę osób, u których niezbędne jest leczenie psychospołeczne, konsekwentnie szacuje się na około jedną trzecią pacjentów, podczas gdy wszyscy chorzy na raka potrzebują doradztwa psychospołecznego [1].

Wstępnym warunkiem wszelkich ukierunkowanych interwencji jest **diagnoza**. Nadal standardowa diagnostyka, w sensie badań przesiewowych, nie jest prowadzona u każdego pacjenta (rozdz. 11). Stosując metody kliniczne, można zidentyfikować tych pacjentów, którzy skorzystają ze szczególnych interwencji psychoonkologicznych (w zależności od wskazań). Wynika to z ograniczonej liczby psychoonkologów w opiece szpitalnej i ambulatoryjnej, a także z wymagań dotyczących jakości świadczeń. W zależności od rodzaju choroby, na rodzaj wskazań do interwencji – oprócz objawów psychicznych i fizycznych – wpływają także wiek, motywacja, gotowość do współpracy oraz odporność fizyczna i psychiczna. Ponadto istotne jest, dużo bardziej niż w medycynie somatycznej, do jakiego stopnia pacjent jako partner może być od samego początku zaangażowany we współpracę. W zasadzie oferta leczenia psychoonkologicznego wskazana jest zawsze, gdy pacjent czuje się przytłoczony subiektywnie postrzeganym cierpieniem, a także po psychoterapii, bez względu na to, jakie są jego wyobrażenia na temat psychoonkologii. Z drugiej strony wyniki badań empirycznych dotyczących chorób współwystępujących mogą służyć poprawie opieki psychoonkologicznej [2]. Poniżej opisane są 3 sposoby służące

ocenie **wskazań do interwencji**, w szczególności poprzez uwzględnienie:
- „sytuacji nadprogowych"*,
- statusu sytuacji kryzysowej,
- relacji terapeutycznej.

W praktyce wszystkie te 3 elementy wzajemnie się uzupełniają.

Konieczność leczenia z reguły wynika z oceny diagnostycznej lub badań screeningowych. Poniższe, równie często stosowane **kryteria** z różnych powodów – także ze względu na istniejące obciążenia psychospołeczne czy jakość życia – okazały się niepraktyczne w przypadku systematycznych badań przesiewowych [3]:
- charakterystyka choroby lub procesu leczenia,
- cechy samoreferencji,
- współwystępowanie zaburzeń psychicznych,
- ocena onkologów,
- oznaki przepracowania choroby lub radzenia sobie ze stresem.

Dojście do skutku interwencji zależy od stworzenia odpowiedniej możliwości, motywacji pacjenta i braku barier czasowych lub organizacyjnych ([4]; rozdz. 9 i 11).

10.2 Ocena wskazań do interwencji ze względu na „sytuacje nadprogowe"

Przedstawione w tabeli 10.1 sytuacje nadmiernego obciążenia wyjaśniają związane z chorobą kryteria kliniczne, a konkretnie wskazują, jakie

---

* Są to sytuacje nadmiernego obciążenia i przeciążenia, których kryteria opisano w tab. 10.1.

10

Tab. 10.1 Wskazania do terapii psychoonkologicznej na podstawie sytuacji nadmiernego obciążenia

Kryteria	Sytuacje nadmiernego obciążenia
Kryteria związane z chorobą	
Rozpoznanie nowotworu, progresja/nawrót choroby, podjęcie leczenia paliatywnego	Reakcja szokowa i następstwa psychowegetatywne, trudności przy rozmowie wyjaśniającej z lekarzem
Następstwa choroby podstawowej, zabiegów chirurgicznych, chemioterapii, farmakoterapii i radioterapii	Subiektywnie obciążające następstwa i działania uboczne: zmiany podstawowych funkcji organizmu (artykulacja, oddychanie, odżywianie, wydalanie, sen, czynności poznawcze), zmiany obrazu ciała i tożsamości psychoseksualnej
Farmakologiczne leczenie bólu zgodnie ze schematem WHO	Brak odpowiedniej pomocy
Niejasne symptomy somatyczne	Rozbieżność między zgłaszanymi dolegliwościami a wynikami badań
Kryteria wynikające z reakcji emocjonalnych, odnoszenia się do choroby i jej przepracowania	
Reakcje emocjonalne	Dystres, lęk, depresja, rozpacz, poczucie zagrożenia, zachowania łamiące zasady, silna presja choroby
Współpraca (*compliance*) w czasie zabiegów terapeutycznych i diagnostycznych	Pacjent nie może/nie chce współpracować: czynniki psychiczne wpływające na współpracę
Radzenie sobie/przepracowanie choroby	Przeszkody w procesie przepracowywania, nasilone zaprzeczanie
Subiektywne teorie choroby	Obciążenie poprzez intensywne doszukiwanie się (prawdziwych lub fikcyjnych) przyczyn choroby
„Stres szpitalny","szpitalne napady złości"	Przedłużony pobyt w szpitalu, szczególnie na oddziale intensywnej terapii lub w warunkach izolacji (po przeszczepie szpiku kostnego); zniecierpliwienie, nuda, gniew, wyczerpanie psychofizyczne
Kryteria wynikające z obciążeń psychospołecznych	
Obecne lub przeżyte wcześniej doświadczenie traumatyczne	Informacje w biografii lub obciążenia obecnie wywołujące napięcie
Wcześniejsze choroby psychiczne	Aktualizacja nierozwiązanych konfliktów, rozpoznanie według ICD-10
Wsparcie rodziny, zasoby psychospołeczne	Krytyczne sytuacje rozwojowe, dekompensacja lub brak sieci społecznych
Relacja lekarz–pacjent, komunikacja, współpraca, kooperacja zespołowa	Napięcia wynikające z nieporozumień, konfliktów, błędów lub zaniedbań; utrata zaufania
Przechodzenie badań przesiewowych (rozdz. 11)	Wartość nadprogowa

objawy występujące w czasie choroby i leczenia stanowią sytuacje progowe. Są to ogólne sytuacje, które jednakże pozwalają opisać klinicznie istotne przekroczenie indywidualnych limitów wyrażane przez pacjenta (w subiektywnej formie jako zdarzenie silnie, bardzo silnie, niezwykle stresujące). Równocześnie powinien być uwzględniany punkt widzenia zespołów zajmujących się leczeniem choroby somatycznej (przekraczanie ograniczeń dotyczących wiedzy i umiejętności, możliwości radzenia sobie z problemem).

Zawsze należy też pamiętać o **różnicach w formułowaniu wskazań**:

- Ze względu na jakie objawy istnieją wskazania? (Zob. niżej i rozdz. 36).
- Co jest głównym celem interwencji?

Na początku cel może nie być jednoznaczny („ten pacjent potrzebuje w chwili obecnej rozmowy i pomocy") lub być bardzo dokładnie określony („ten pacjent potrzebuje ustrukturalizowanego wsparcia w zakresie podejmowania decyzji" albo „przede wszystkim potrzebne jest dobranie odpowiednich leków przeciwdepresyjnych"; por. rozdz. V).

10.3 Ocena wskazań na podstawie stopnia nasilenia kryzysu

Definicja „kryzysu emocjonalnego" brzmi następująco: jest to sytuacja zagrożenia utratą równowagi psychicznej między siłami stabilizującymi i destabilizującymi, pod wpływem czynników zewnętrznych i wewnętrznych (psychicznych, społecznych, somatycznych itp.) [5]. Kryzys może być prostą konsekwencją realnie ocenianych zdarzeń (np. informacji o progresji nowotworu), przeżytą w sposób prawidłowy lub patologiczny. W ocenie mogą pomóc następujące pytania:

- Jak duże jest obecnie cierpienie pacjenta?
- Jak bardzo pacjent podlega presji zewnętrznej?

Należy ustalić znaczenie kryzysu dla pacjenta – w stosunku do stanu somatycznego lub stanu funkcjonowania, w kontekście życia, relacji, zdolności do pracy; na przykład, czy jest on odbierany jako ograniczenie, przeciążenie, zagrożenie egzystencjalne, naruszenie dostępu do zasobów i wartości, traumatyzacja, duża strata, cios od losu, wyzwanie lub sytuacja graniczna. Ponadto należy zbadać, czy istnieje zagrożenie dla tej osoby lub dla osób trzecich wymagające natychmiastowego działania. Istnieje szereg narzędzi, które umożliwiają klasyfikację trudności w funkcjonowaniu (np. Skala Ogólnej Oceny Funkcjonowania, Global Assessment of Functioning – GAF; [6]). W klinice znajduje zastosowanie podział na 5 stopni nasilenia kryzysu, zgodnie z wytycznymi diagnostyki psychoterapeutycznej austriackiego ministerstwa zdrowia; obejmują one zakres od znaczących wahań w zakresie równowagi psychicznej do oczywistych zachowań samobójczych [5].

10.4 Określanie wskazań na podstawie relacji psychoterapeutycznej

Rozwój **„związku" diagnostycznego** między pacjentem a psychoonkologiem jest oceniany pod kątem wymiaru interpersonalnego (zaufania, współpracy, chęci do pracy, w niektórych przypadkach przeniesienia, dopasowywania wzorców reakcji itp.). Wskazówki do takiego postępowania można znaleźć na różnych poziomach (poznawczym, emocjonalnym, werbalnym, niewerbalnym, w mowie ciała):

- Jaką pozycję w relacji terapeutycznej otrzymuje pacjent – zaproszenie do wspierania, kształtowania, oceny czy raczej do zajęcia stanowiska?
- Jak silne jest cierpienie, motywacja i chęć zmiany?
- Jakie potrzeby, oczekiwania i pragnienia są wyrażane?
- Jak dobry jest poziom zrozumienia językowego i zdolność do dialogu?

10.5 Obecny poziom wsparcia psychoonkologicznego

Na końcu należy krótko zaznaczyć, że wskazania do leczenia psychoonkologicznego, ze względu na brak odpowiedniej ilości personelu i niedostatek szkoleń, nie zawsze przekładają się na prowadzenie odpowiedniej terapii. Często wskazania zależą od dostępnych środków – jeśli w okolicy nie istnieje żadne centrum doradztwa, a do najbliższego wykwalifikowanego psychoonkologa jest 100 km, konieczne są kompromisy w celu zaproponowania pacjentowi takiej terapii, która pozwoli na poprawę jakości jego życia.

PIŚMIENNICTWO I STRONY INTERNETOWE

1. Schwarz R: Psychotherapeutische Grundlagen der psychosozialen Onkologie. Psychotherapeut 40 (1995) 313–323
2. Härter MC: Psychische Störungen bei körperlichen Krankheiten. PPmP 50 (2000) 274–286
3. Herschbach P: Behandlungsbedarf in der Psychoonkologie. Grundlagen und Erfassungsmethoden. Der Onkologe 12 (2006) 41–47
4. Beutel M, Henrich G, Sellschopp A, Keller M, Adermayer W: Bedarf und Inanspruchnahme ambulanter psychosozialer Versorgung Krebskranker – am Beispiel der onkologischen Tagesklinik. PPmP 46 (1996) 304–311
5. Bartuska H, Baumgartner G, Bolen I et al.: Diagnostik-Leitlinie für Psychotherapeutinnen und Psychotherapeuten. Psychotherapie Forum 13, Suppl 3 (2005) 81–108
6. Sass H, Wittchen H, Zaudig M (Hrsg.): Skala zur Erfassung des Funktionsniveaus (GAF). Diagnostisches und statistisches Manual psychischer Störungen DSM-IV, 3. Aufl. Hogrefe, (2001) 24490_Dorfmueller.book Seite 48 Mittwoch, 15. Oktober 2008 3:46 15

11 Narzędzia screeningowe do określania wskazań do interwencji

11.1 Wprowadzenie

Narzędzie screeningowe to kwestionariusz lub inna metoda służąca do identyfikacji określonych cech w dużej populacji ludzi. Narzędzia screeningowe w psychoonkologii to wystandaryzowane metody zbierania danych dotyczących stresorów społecznych, zaburzeń psychicznych, zasobów psychospołecznych i jakości życia [1]; stanowią one zatem część diagnozy.

Okazuje się, że ten sposób diagnozowania jest trudnym zadaniem i nie może być stosowany samodzielnie. Na przykład przy użyciu **kwestionariusza samooceny** istotne jest określenie u pacjenta poziomu dystresu (na temat dystresu zob. rozdz. 9.7). Wszystkie narzędzia służą różnym celom. Mehnert wskazuje, że na ich podstawie można wskazać specyficzne prawdopodobieństwo obecności lub braku stresorów i objawów. Ocena wyników kwestionariusza badań przesiewowych opiera się na ustalonym limicie lub wartości progowej, która określa, czy suma udzielonych odpowiedzi wskazuje na prawdopodobieństwo istnienia stresorów lub zaburzeń psychicznych (screening pozytywny) czy na ich brak (screening negatywny; na podstawie równie często stosowanych kryteriów metodologicznych, jak czułość, swoistość itd. [1]).

Najczęściej wykorzystuje się kryterium odcięcia jako wskazanie do leczenia, choć ściśle rzecz biorąc na potrzebę leczenia składają się także inne, częściowo zakłócające zmienne, jak choćby motywacja pacjenta (por. rozdz. 9), istnienie skutecznej terapii czy jej dostępność (por. rozdz. 10).

Wyniki badań przesiewowych wskazujące na konieczność interwencji oznaczają zwykle obecność czynników ryzyka także dla późniejszego przebiegu terapii: jeśli objawy będące efektem stresu nie będą leczone, będzie to wpływało negatywnie np. na długość pobytu w szpitalu, współpracę w czasie leczenia onkologicznego, pogorszenie wyników terapii. Takiej ocenie służą pozytywne informacje dotyczące jakości życia [np. 2] – choć nie dla wszystkich poszczególnych objawów i form leczenia zostały przeprowadzone badania kontrolowane.

Ponadto wyniki badań oparte na skalach samooceny należy prawidłowo interpretować jako wskaźniki objawów chorób somatycznych, które mogą, ale nie muszą, korelować z wystąpieniem danego zaburzenia psychicznego [3]. Narzędzia screeningowe stanowią jeden z elementów diagnozy, a nie diagnozę samą w sobie. Pojedyncze objawy korelują częściowo z rozpoznaniem według ICD-10 lub DSM-IV-R, ale pełne rozpoznanie można postawić tylko po wyczerpującym wywiadzie (por. rozdz. 9.1).

11.2 Przegląd badań screeningowych

Grupa badawcza Mehnert i Kocha z Hamburga w swojej pracy przeglądowej przedstawiła szczegółowy opis stosowanych obecnie badań przesiewowych u chorych na raka, uwzględniając charakterystykę metody, jej wykonanie, zastosowanie praktyczne oraz przydatność w badaniach naukowych [1]. Opracowane przez nich tabele umożliwiają porównanie tych metod między sobą, z uwzględnieniem cech, które są przez nie mierzone, a mianowicie:

- ogólne stresory psychospołeczne (niespecyficzne dla żadnego zaburzenia psychicznego),
- objawy lęku i zaburzenia lękowe,
- objawy depresyjne i depresję,
- zaburzenie stresowe pourazowe,
- zespół przewlekłego zmęczenia,
- delirium i ograniczenie funkcji poznawczych,
- przepracowanie choroby,
- wsparcie społeczne,
- jakość życia.

11.3 Samoopisowe metody screeningowe

Większość wymienionych wyżej cech można ocenić za pomocą kwestionariuszy samoopisowych. Samoocena dokonywana przez pacjenta jest obecnie coraz bardziej niezależna od kontekstu badawczego w wielu dziedzinach medycyny lub rehabilitacji, stanowi element strategii diagnostycznej i jest prosta w zastosowaniu. Szeroko rozpowszechnione są kwestionariusze do oceny jakości życia w chorobach nowotworowych (European Organization for Research and Treatment of Cancer, Core Quality of Life Questionnaire – EORTC QLQ-C30), oceny lęku i depresji (Skala Lęku i Depresji, Hospital Anxiety and Depression Scale – HADS) lub oceny zmęczenia (Cancer Fatigue Scale). W coraz większym stopniu do rutynowych metod przesiewowych włączane są narzędzia, które nie wymagają długich procedur obliczania lub mogą być wykonywane przez pacjenta bezpośrednio na komputerze, co pozwala na natychmiastową ocenę i umożliwia monitorowanie przebiegu procesu (wykorzystanie urządzeń mobilnych; [4, 18]).

! WAŻNE

Każda metoda samoopisowa podlega ograniczeniom.

Gdy pacjent wypełnia kwestionariusz, wynik oceny zawsze zależy od chwilowego stanu pacjenta, jego gotowości do współpracy, samoświadomości i wiedzy na temat choroby, presji czasu, a przede wszystkim od zaufania do osoby badacza i szczerości, bo każdy człowiek ma tendencję do pokazywania się z jak najlepszej strony. Osobno należy pamiętać o wpływie takich nieświadomych czynników, jak np. wyparcie będące strategią adaptacyjną w sytuacji lęku przed przebiegiem i wynikami testu. Te zastrzeżenia ograniczają interpretację wyników badań samoopisowych i zmuszają do tego, by pamiętać, że jeśli pacjent nie może lub nie chce „ujawnić" swoich problemów, to narzędzia przesiewowe okażą się nieprzydatne.

Sposób, w jaki pacjent postrzega kwestionariusz i w jaki go wypełnia, zależy w istotny sposób od jakości relacji lekarz–pacjent. Treść i wyniki badania przesiewowego powinny zostać zawarte w rozmowie przeprowadzanej z pacjentem (więcej o podstawach metodologicznych w [1]).

11.4 Testy kliniczne

Większość metod screeningowych to badania samoopisowe; wykorzystuje się jednak także testy kliniczne. Przed zastosowaniem wymagają one przeszkolenia lekarzy i psychologów w zakresie analizy wyników, co często jest trudne do zrealizowania. Dlatego też w przedstawionych metodach wykorzystuje się podręcznik jako źródło informacji pomocnych w ocenianiu.

W Niemczech stosuje się narzędzia przeznaczone specjalnie dla celów onkologicznych, takie jak Kwestionariusz Hornheidera (więcej [5]) i Podstawowa Dokumentacja Psychoonkologiczna (PO-BADO) [6–8]. Według tej drugiej metody na podstawie 15 itemów ocenia się aspekty somatyczne i psychospołeczne (określone jako wywołujące cierpienie z punktu widzenia pacjenta), jak również wskazania do udzielenia wsparcia psychospołecznego – z punktu widzenia badającego. Wcześniejsze analizy psychometryczne wykazały wysoką trafność i rzetelność metody. Porównywana ocena rzetelności między wykonaniem samoopisowym i przez badacza jest zadowalająca [1]. Ostatnie badanie prowadzone przez grupę badawczą PO-BADO oparte na dużej grupie pacjentów ($n = 6365$), wykonywane w warunkach „medycyny leczniczej", „rehabilitacji", „opieki ambulatoryjnej", „opieki paliatywnej i hospicyjnej" (66% kobiet, 63% z diagnozą pierwotną, 43% z przerzutami) wykazało następujące wyniki dotyczące identyfikacji czynników ryzyka [8]: w obszarze dystresu uzyskano znacząco wyższy poziom dystresu w wymiarze somatycznym u mężczyzn poprzez ograniczenie codziennej aktywności, w wymiarze psychicznym u kobiet ze względu na lęk lub zmartwienie, w wymiarze społecznym u obu płci u pacjentów bez partnera ze względu na poczucie samotności. W wymiarze własnej wartości wykazano wysoki poziom dystresu ze względu na wstyd i utratę poczucia własnej wartości w równym stopniu u kobiet i u mężczyzn. Biorąc pod uwagę 7 najistotniejszych czynników ryzyka wystąpienia psychospołecznego dystresu, na podstawie wieloczynnikowej analizy regresji, wykazano, że najbardziej zagrożeni są pacjenci podczas chemioterapii, następnie pacjenci w młodym wieku, płci żeńskiej, kobiety ze znacznym stopniem zaawansowania choroby i w trakcie hormonoterapii. Co ciekawe, u pacjentów, którzy przeszli zabieg operacyjny w ciągu ostatnich 2 miesięcy, lub u pacjentów w czasie radioterapii, obserwowano niższy poziom dystresu niż w czasie, gdy pozostawali bez leczenia. Może tu odgrywać rolę „nadzieja na uzdrowienie przez terapię". Pacjenci pracujący zawodowo lub pozostający na emeryturze prezentowali najniższe wartości dystresu. Do innych **czynników ryzyka** należą:

- nowotwory ginekologiczne i nowotwory dróg oddechowych,
- przerzuty,
- nawrót choroby,
- czas trwania choroby dłuższy niż 5 lat,
- leczenie w warunkach ambulatoryjnych, leczenie paliatywne lub w hospicjum.

11.5 Ograniczenia w stosowaniu badań screeningowych

Podstawowy problem w wykorzystaniu badań przesiewowych w praktyce klinicznej, z punktu widzenia Mehnert i in. [1], obejmuje pewien istotny aspekt: „Dochodzi do nadmiernej identyfikacji pacjenta ze znaczącymi stresorami psychospołecznymi, co spowodowane jest wykorzystaniem narzędzi o wysokiej czułości i niskiej specyficzności. Ten problem, który przede wszystkim pociąga za sobą niepotrzebne koszty dalszych badań diagnostycznych, nie może zostać rozwiązany w zadowalający sposób, zwłaszcza z etycznie historycznego punktu widzenia, ponieważ ośrodki sprawujące opiekę nad chorymi na raka były w stanie przebadać tylko część z nich pod kątem występowania zagrożeń psychospołecznych. W jakim stopniu szkolenia lekarzy mogą być sensowną alternatywą do stosowania badań screeningowych, jak się to proponuje w literaturze międzynarodowej [np. 9], pozostaje nadal w sferze krytycznej dyskusji". Szereg grup badawczych Maguire, L. Fallowfield, M. Keller oraz autorka na podstawie własnych doświadczeń wskazują, że wprowadzenie szkoleń z umiejętności komunikacji wśród onkologów przynosi pozytywne efekty [10–13].

11.6 Podsumowanie

W zakresie badań przesiewowych wskazane jest podejście dwuetapowe, oparte na zaleceniach grupy J. Holland z Nowego Jorku, które bazują na nieosiągalnym wcześniej ideale: „Żaden pacjent nie powinien przejść fazy pierwszej diagnozy bez badań screeningowych (*No patient should go unscreened*)". Model ten przewiduje badania przesiewowe już na wstępie, co w przypadku nadprogowych wartości dystresu w obecności stresorów umożliwia pogłębioną diagnostykę różnicową w czasie rozmowy klinicznej [1, 14].

11

Badanie psychoonkologiczne obecnie obejmuje badanie screeningowe, pomiar jakości życia i przejawów psychopatologii. Mimo rozległych podstaw wciąż pozostaje pytanie, na ile wyniki badań naukowych znajdą szerokie zastosowanie w praktyce [15]. Odnosi się to także do wykonywania testów psychoonkologicznych [16]. Należy tutaj zwrócić uwagę na ryzyko paradoksalnego odwrócenia się od medycyny skoncentrowanej na pacjencie, gdy – w najgorszym wypadku – bezpośredni kontakt z pacjentem i jego problemami dotyczącymi zdrowia psychicznego zostanie zastąpiony przez kwestionariusze.

Tylko w sytuacji, gdy wyniki badań przesiewowych są właściwie interpretowane, można oczekiwać poprawy stanu pacjentów chorych na raka. Niewątpliwie wiele uwagi, jaką poświęcono do tej pory diagnostyce i procesowi screeningowemu, pomogło ukształtować praktykę w onkologii jako prekursorowym obszarze współpracy interdyscyplinarnej i określić kierunek przyszłych badań. Niestety rozwój diagnostyki psychoonkologicznej nie prowadzi jednocześnie do rozwoju umiejętności komunikacyjnych wśród onkologów i personelu pielęgniarskiego, znajdujących się na pierwszej linii w czasie leczenia somatycznego, które pozwoliłyby poprawić zarówno opiekę, jak i poziom jakości życia pacjentów (rozdz. 67).

PIŚMIENNICTWO I STRONY INTERNETOWE

1. Mehnert A, Lehmann C, Cao P, Koch U: Die Erfassung psychosozialer Belastungen und Ressourcen in der Onkologie – Ein Literaturüberblick zu Screeningmethoden und Entwicklungstrends. Psychother Psych Med 56 (2006) 462–479
2. NHMRC Working Group NBCCPWG: Psychosocial Clinical Practice Guidelines. Information, support and counselling for women with breast cancer. National Health and Medical Research Council, Commonwealth of Australia. http://www.nhmrc.gov.au/publications/synopses/cp61syn.htm (data dostępu: 20.01.08)
3. Härter MC: Psychische Störungen bei körperlichen Krankheiten. PPmP 50 (2000) 274–286
4. Fortner B, Okon T, Schwarzberg L, Tauer K, Houts AC: The Cancer Care Monitor: psychometric content evaluation and pilot testing of a computer administered system for symptom screening and quality of life in adult cancer patients. J Pain Symptom Manage 26 (2003) 1077–1092
5. Strittmatter G, Mawick R, Tilkorn M: Entwicklung und klinischer Einsatz von Instrumenten zur Identifikation betreuungsbedürftiger Tumorpatienten. In: Bullinger M, Siegrist J, Ravens-Sieberer U (Hrsg.): Lebensqualitätsforschung aus medizinpsychologischer und soziologischer Perspektive. Jahrbuch der Medizinischen Psychologie, Band 18. Hogrefe, Göttingen (2000)
6. Herschbach P, Keller M, Knight L et al.: Psychological problems in cancer patients: A cancer distress screening with a cancer-specific questionnaire. BMJ 91 (2004) 504–511
7. Herschbach P, Brand T, Knight L, Keller M: Einheitliche Beschreibung des subjektiven Befindens von Krebspatienten. Entwicklung einer psychoonkologischen Basisdokumentation (PO-BADO). Dt. Ärzteblatt 101 (2004) B661–B664
8. Herschbach P, Brandl T, Keller M, Marten-Mittag B: Psychological distress in cancer patients assessed with an expert rating scale. BMJ, submitted (2007)
9. Maguire P: Improving communication with cancer patients. Eur J Cancer 35 (1999) 1415–1422
10. Fallowfield L, Jenkins V, Farewell V, Sauk J, Duffy A, Eves R: Efficacy of a Cancer Research UK communication skills training model for oncologists. Lancet 359 (2002) 650–656
11. Keller M: Doctor-patient communication – is training effective in enhancing doctors' skills? http://www.egms.de//en/meetings/dkk2006/06dkk057.shtml (data dostępu: 20.01.08)
12. Pouget-Schors D, Schneider W, Birke K, Sellschopp A, Dahlbender RW: Qualitätssicherung in der Grundversorgung: OPD und Screening des Interventionsbedarfs in Psychosomatik und Psychoonkologie. In: Dahlbender RW, Buchheim, Schüßler G (Hrsg.): Lernen an der Praxis. OPD und Qualitätssicherung in der psychodynamischen Psychotherapie. Tagungsband 3. Internationaler OPDKongress Ulm, 2000. Huber, Bern (2004)
13. Pouget-Schors D, Gündel H, Sellschopp A: Can trained oncologists be effective? Clinical implementation of an oncologists' training program with a Screening-for-Intervention Instrument in Psychooncology (SIPS). http://www.egms.de/en/meetings/dkk2006/06dkk675.shtml (data dostępu: 20.01.08)
14. NCCN: Distress. Treatment guidelines for patients. American Cancer Society. http://www.cancer.org/downloads/CRI/Breast_VIII.pdf (data dostępu:

20.1.08) / http://www.nccn.org/patients/patient_gls/_english/pdf/NCCN%20Distress%20Guidelines.pdf (data dostępu: 20.01.08)

15. Corner J: Interface between research and practice in psychooncology. Acta Oncologica 38 (1999) 703–707

16. Clemm C, Pouget-Schors D, Wandl U: Interdyscyplinäre Onkologie – Tumorerkrankung und Folgen. In: Dörfler N, Eisenmenger W, Lippert H, Wandl U (Hrsg.): Medizinische Gutachten. Springer, Berlin, Heidelberg (2007, in Vorbereitung)

17. Holzner B, Rumpold G, Zabernigg A, Kemmler G, Kopp M, Sperner-Unterweger B: Computerized assessment of quality of life in patientes undergoing chemotherapy. Quality of Life Research 13 (2004) Abstract No. 1523

12

Hermann Dietzfelbinger i Pia Heußner
Kryteria jakości życia

Dzięki postępowi, jaki dokonał się w nowoczesnej onkologii, wielu pacjentów chorych na raka ma znacznie dłuższy okres przewidywanego przeżycia. Niektóre nowotwory stały się uleczalne. U wielu pacjentów, którzy przeżyli chorobę podstawową, może – niestety najczęściej tylko poprzez obciążającą terapię – dojść do długoterminowej remisji, a tym samym do **przewlekłości** choroby. Zawsze w takiej sytuacji powstaje pytanie, w jakich warunkach, z jakimi konsekwencjami i stratami w jakości życia dochodzi do osiągnięcia takich efektów. W ciągu ostatnich 30 lat w onkologii znacząco wzrosło zainteresowanie obszarem „jakości życia". Od 1980 r. w Niemczech opublikowano ponad 25 000 prac dotyczących jakości życia, co sprawiło, że temat ten bardzo spowszedniał. Niestety, w większości prac zagadnienie jakości życia nie było pierwotnym, ale raczej wtórnym celem badań. Dlatego zasadne jest ustalenie kryteriów jakości życia, szczególnie w odniesieniu do onkologii [3, 4, 8].

12.1 Koncepcje dotyczące jakości życia

Bardzo duża liczba publikacji wskazuje, że jakość życia, w dzisiejszej medycynie często przedstawiana jako termin magiczny, a czasem jako niejasny i złożony, trudno jest jednoznacznie zdefiniować. Stanowi ona pojęcie będące na pograniczu filozofii, polityki, ekonomii oraz medycyny [3, 10].

> **! WAŻNE**
>
> Już Arystoteles opisywał złożoną problematykę jakości życia: „[…] i często ta sama osoba zmienia zdanie. Była chora, jest zdrowa, a gdy jest zdrowa, to posiada pieniądze".

Innymi słowy:
- Jakość życia oznacza coś całkiem innego dla osoby zdrowej i dla chorego.
- Znaczenie (wartość) poszczególnych aspektów jakości życia jest indywidualnie bardzo zróżnicowane [3, 11].

> **! WAŻNE**
>
> Jakość życia nie zależy w obiektywny sposób od stanu zdrowia, ale jest subiektywnym odczuciem i wartościowaniem określanym przez pacjenta.

Chorzy znajdujący się w tej samej sytuacji będą reagowali na nią zupełnie inaczej: dla jednego pacjenta z rakiem odbytnicy wyłonienie kolostomii będzie absolutną katastrofą, a drugi będzie traktował to zdarzenie jako dopuszczalną ingerencję w jego fizyczną integralność. Jeszcze inny pacjent będzie widział w kolostomii znaczącą poprawę swojego stanu w stosunku do sytuacji przedoperacyjnej. W typowym kwestionariuszu jakości życia oceny tych pacjentów będą się znacząco różnić [11].

Także w chorobach nowotworowych o innym umiejscowieniu, jak np. w obrębie nosogardła, gdzie oceniania jest m.in. jakość i funkcja mowy, oceny subiektywne i obiektywne znacząco różnią się między sobą.

Istota i definicja jakości życia. Mimo stwierdzenia filozofa Karla Poppera: „nigdy nie staraj się zdefiniować jakości życia", podej-

12

mowano próby takich ustaleń. WHO w 1994 r. sformułowało następującą definicję:

> **!** ● **WAŻNE**
>
> „Jakość życia jest subiektywnym spojrzeniem danej osoby na jej pozycję w życiu w odniesieniu do kultury i systemu wartości, w którym ta osoba żyje, i w powiązaniu z celami, oczekiwaniami, standardami oraz pragnieniami, jakie posiada".

Porzsolt w swojej nowej definicji jasno podkreśla znaczenie oczekiwań pacjenta [14]:

> **!** ● **WAŻNE**
>
> „Jakość życia stanowi różnicę między wartością teoretyczną a realną, gdzie wartość teoretyczna to potrzeby ludzi, a wartość realna to rzeczywistość. Gdy różnica ta jest bardzo duża, wówczas jakość życia jest niska. Gdy różnica jest nieznaczna, jakość życia określana jest jako dobra".

Jakość życia człowieka trudno zaobserwować bezpośrednio, dlatego też w terminologii psychologicznej proponuje się konstrukt, który odnosi się do podstawowych obszarów zdrowia i określa **jakość życia** jako **uwarunkowaną stanem zdrowia** (*health-related quality of life*). Według definicji WHO istnieją 3 podstawowe obszary lub **3 główne kryteria jakości życia**: stan fizyczny (soma), duchowy (psyche) i społeczny. Stanowią one najmniejszy wspólny mianownik wszystkich metod określania jakości życia. W 1990 r. do takich zagadnień jak duchowość, seksualność, zmęczenie oraz doświadczanie ciała dołączono specyficzne formy leczenia, jak np. chemioterapię wysokodawkową, jako zagadnienia uzupełniające.

Küchler i Behrend [11] w 1989 r. próbowali przedstawić złożoność jakości życia jako jej wielowymiarowość w swoim „**modelu jakości życia**". Model ten nie proponuje definicji, a jedynie ukierunkowanie w poszukiwaniu koncepcji jakości życia (ryc. 12.1). „Wymiar doświadczenia" odpowiada takim obszarom według WHO, jak: „soma", „psyche", „ducho-

wość", „wymiar społeczny", ale także relacjom międzyludzkim. „Wymiar odniesienia" oznacza indywidualne ustosunkowanie do rodziny, środowiska społecznego i całego tła kulturowego oraz politycznego. „Wymiar czasu" odnosi się do zmienności jakości życia w czasie choroby – w przeszłości, w chwili obecnej, w bliższej i dalszej przyszłości – w którym aspekty postępowania terapeutycznego, wspierającego i paliatywnego zawsze odgrywają istotną rolę.

Nieco prościej wyrażana jest **subiektywna jakość życia** chorych na raka, która w dużej mierze nie jest określana przez obiektywne aspekty choroby, leczenia i sytuacji życiowej, ale przez cechy osobowości chorego. Należą do nich np. optymizm/pesymizm, zaufanie/nieufność i indywidualne możliwości adaptacyjne. I tak np. jednostka, której sytuacja zmienia się wraz z nowymi warunkami, dopasowuje swoje oczekiwania do nowego stanu [7].

12.2 Pomiar jakości życia

Jak mierzyć **wartość jakości życia** w sytuacji, gdy nie można osiągnąć wyleczenia, znaczącego ustąpienia dolegliwości ani wykazać zalet przeżycia, a z drugiej strony należy brać pod uwagę możliwość znaczących skutków ubocznych [4]?

Pierwotnie WHO poszukiwała **wskaźnika** podobnego do Indeksu Karnowskiego, który określałby jakość życia w sposób globalny, np. w postaci sumarycznego wzoru lub formuły. Jednak ze względu na wielowymiarowość pojęcia jakości życia, w literaturze proponuje się określanie kilku komponentów jakości życia, co pozwala spojrzeć na wpływ, jaki wywiera choroba, z różnych punktów widzenia.

Ponadto wydaje się zasadne umożliwienie pacjentom **samodzielnej oceny** jakości ich życia. Najbardziej wiarygodnym źródłem informacji – co w jakości życia ma podstawowe znaczenie – jest sam pacjent. Ocena lekarska może stanowić pewne przybliżenie, ale nie jest wystarczająca do oceny doświadczeń pacjenta [3].

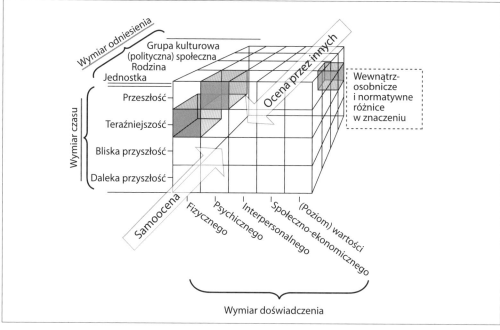

Ryc. 12.1 Jakość życia ma wiele wymiarów. Za [11].

Pod pojęciem „**Wyniki oceniane przez pacjenta**" (*patient-reported outocomes* – PRO) rozumiana jest ocena różnych aspektów zdrowia i choroby z perspektywy pacjenta. Obejmuje ona jakość życia, subiektywną ocenę poczucia bycia zdrowym, ogólnego stanu i stanu funkcjonowania, objawów choroby, skutków ubocznych leczenia i in. (por. rozdz. 66.2). PRO często jest lepszym predykatorem przeżycia niż Skala Sprawności [2, 5, 6, 12, 13].

Z tego powodu w kryteriach jakości życia rozróżnia się składnik jakości życia **ogólnie związany z chorobami**, czyli niezależny od aktualnego stanu zdrowia, i **składnik specyficzny dla choroby**, który pozostaje w ścisłym związku z chorobą i leczeniem, jakie przechodzi pacjent [3].

! W A Ż N E

Ogólny lub szczegółowy, dokonywany samodzielnie lub przez innych, odnoszący się do wszystkich chorób czy specyficzny dla danej choroby – to sposoby pomiarów jakości życia mające podstawowe znaczenie w planowaniu badań nad jakością życia w onkologii [3].

Do **pomiarów jakości życia** wykorzystuje się [3, 4]:
- kwestionariusze samooceny do wypełnienia przez pacjenta;
- rozmowy z pacjentem;
- ocenę dokonywaną przez lekarza, personel sprawujący opiekę lub członków rodziny.

Około 1985 r. rozpoczął się rozwój wiarygodnych **instrumentów do pomiaru jakości życia**. Celem było stworzenie narzędzi międzynarodowych i uwzględniających różnice kulturowych, które powinny być wielowymiarowe i subiektywne, a zarazem przyjazne pacjentowi. czyli krótkie i zrozumiałe (rozdz. 67).

Obecnie stosowane narzędzia opierają się na **subiektywnie doświadczanej jakości życia,** co oznacza, że kwestionariusze nie są wypełniane przez osoby trzecie (bliskich, lekarza, personel sprawujący opiekę), ale bezpośrednio przez pacjenta (samoocena). Powyższe warunki spełnia wiele narzędzi, ale tu wymieniono tylko 3 z nich, które stosowane są w związku z badaniami onkologicznymi. Są to: EORTC QLQ-C30 (wersja 3.0), SF 26 (*The medical outcomes study item, Short Form 36*, stworzony jako narzędzie pomiaru jakości życia u osób zdrowych, ale nadaje się do porównywania z osobami chorymi na raka) oraz FACT (*Functional Assessment of Cancer Therapy* – Funkcjonalna Ocena Terapii Nowotworów, zawierająca kilka specyficznych modułów, stosowana głównie w Ameryce Północnej). Kwestionariusz EORTC QLQ 30 (wersja 3.0) jest obecnie standardowym narzędziem wykorzystywanym specjalnie u pacjentów z nowotworem. Został opracowany w Europie i jest dostępny w 57 językach. Jego główna część ma zastosowanie w większości nowotworów i może zostać poszerzona o moduły specyficzne dla rodzaju terapii oraz diagnozę. Jest narzędziem zaprojektowanym specjalnie do badań, w związku z czym nie nadaje się do codziennej diagnostyki indywidualnej. Jednak stwarza możliwość omówienia z pacjentem jego indywidualnej oceny dotyczącej aktualnej sytuacji (por. rozdz. 66 i 67).

12.3 Znaczenie kryteriów jakości życia w praktyce klinicznej

! **WAŻNE**

W czasie leczenia pacjentów należy ocenić jakość ich życia we wszystkich wymiarach i umieścić ją w centrum działań jako indywidualny cel główny.

W momencie gdy kryteria jakości życia zostały prawidłowo określone i włączono je do badań, dokonał się znaczny postęp w **optymalizacji jakości życia.**

Celem jest zapewnienie chorym na raka, w miarę możliwości, wyleczenia, jak najlepszego złagodzenia objawów, poprawy funkcjonowania, zachowania niezależności i reintegracji do ich środowiska społecznego. Jednak korzyści, np. w terapii paliatywnej jest to szacowana liczba przeżytych dni, można oceniać tylko w przebiegu całościowego poczucia jakości życia. Na rycinie 12.2 schematycznie przedstawiono tę problematykę [8].

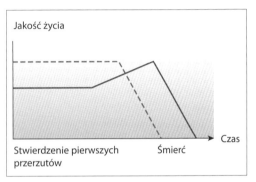

Ryc. 12.2 Włączenie jakości życia w podejmowanie decyzji terapeutycznych. Łagodzenie objawów i monitorowanie choroby (linia przerywana) lub alternatywnie wyższa jakość życia i wydłużenie czasu przeżycia poprzez intensywną terapię (linia ciągła). Za [8].

Czas przeżycia i jakość życia w przedstawionych alternatywach są porównywalne. Pokazana jest sytuacja wyboru: czy żyć krócej z wyższą jakością życia czy w zamian za znaczne obniżenie jakości życia wydłużyć czas przeżycia. W sytuacji choroby nieuleczalnej nie chodzi o całkowitą lub częściową remisję, ale o **zwiększenie liczby dni wartych przeżycia.** W języku pacjenta oznacza to wolność od bólu, szeroko pojętą samowystarczalność i jak najmniejszą zależność od innych. Te kryteria powinny stanowić podstawę decyzji [8].

Określenie jasnych kryteriów jakości życia ma także znaczenie ze względu na fakt, że wysoka jakość życia pozytywnie wpływa na **długość życia.** W ten sposób ocena poziomu jakości życia może mieć także znaczenie predykcyjne. Informacje na temat jakości życia umożliwiają ponadto zapewnienie pacjentowi odpowiedniej opieki i leczenia teraz i w przyszłości. Pozwalają odkryć braki w leczeniu (np. niewystarczająca terapia bólu), a przede wszystkim poprawić poziom udzielanego wsparcia i opiekę paliatywną.

! WAŻNE

Należy podkreślić, że jakość życia pacjentów nie może być określana tylko za pomocą kwestionariuszy i traktowana w ramach ogólnych procesów badawczych, ale musi uwzględniać osobowość i autonomię chorych. Powinna ona także znaleźć swoje miejsce w codziennym myśleniu lekarzy i terapeutów jako najważniejsza zasada przy podejmowaniu decyzji.

PIŚMIENNICTWO I STRONY INTERNETOWE

1. Azémar M: Lebensqualität von Krebspatienten – Anforderungen an die forschende Pharmaindustrie. FORUM DKG 6 (2007) 48–49
2. Bower JE: Behavioral symptoms in patients with breast cancer. J Clin Oncol 26 (2008) 768–777
3. Bullinger M, Schmidt S: Methoden zur Lebensqualitätsbewertung in der Onkologie. In: Schmoll HJ, Höffgen K, Possinger K (Hrsg.): Kompendium internistische Onkologie, 4. Aufl. Springer, Berlin, Heidelberg (2006) 2505–2516
4. Flechtner H, Weis J: Lebensqualität in onkologischen Studien – sinnvolles Konstrukt oder nutzlose Chimäre? FORUM DKG 6 (2007) 39–42
5. Ganz PA, Hahn EE: Implementing a survivorship care plan for patients with breast cancer. J Clin Oncol 26 (2008) 759–767
6. Gotay CC, Kawamoto CT, Bottomley A, Efficace F: The prognostic significance of patient-reported outcome in cancer clinical trials. J Clin Oncol 26 (2008) 1355–1363
7. Herschbach P: Stand der psychoonkologischen Forschung – Lebensqualtiät. In: Herschbach P, Heußner P (Hrsg.): Einführung in die psychoonkologische Behandlungspraxis. Klett-Cotta, Stuttgart (2008)
8. Hölzel D, Engel J, Sauer H: Versorgungsstandards, Qualitätsmanagement und klinische Studien. In: Hiddemann W, Huber H, Bartram C (Hrsg.): Die Onkologie, Teil 1. Springer, Berlin, Heidelberg (2004) 739–750
9. Jorngarden A, Mattsson E, von Essen L et al.: Health-related quality of life, anxiety and depression among adolescents and young adults with cancer: a prospective longitudinal study. Eur J Cancer 43 (2007) 1952–1958
10. Küchler T: Lebensqualitätsforschung – Stand 2007. FORUM DKG 6 (2007) 33–36
11. Küchler T, Behrend M: Der onkologische Patient – Lebensqualität und supportive Therapie. Im Focus Onkologie 4 (2001) 49–52
12. Lipscomb J, Reeve BB, Clauser SB et al.: Patient-reported outcomes assessment in cancer trials: taking stock, moving forward. J Clin Oncol 25 (2007) 5133–5140
13. Pettengell R, Donatti C, Hoskin P et al.: The impact of follicular lymphoma on health-related quality of life. Ann Oncol 19 (2008) 570–576
14. Porzsolt F: Nutzlose Wirkungen und zweifelhafte therapeutische Strategien. Ulmer Universitätsmagazin 235 (2000) 7–8; http://vts.uni-ulm.de/docs/2000/485/vts_485.pdf (data dostępu: 21.05.2008)
15. Sprangers MAG, Schwartz CE: Integrating response shift into health-related quality of life research: a theoretical model. Social Science & Medicine 48 (1999) 1507–1515

13

Hermann Dietzfelbinger, Ingrid Raßmann i Katharina Abbrederis

Zespół przewlekłego zmęczenia jako podstawowy stresor

Pod pojęciem „zmęczenia" rozumie się taką formę wyczerpania, która nie znika po wypoczynku i dobrej jakości śnie, a dla pacjentów z chorobą nowotworową stanowi drugi, po bólu, najsilniej odczuwany objaw. Dochodzi do tego osłabienie sprawności fizycznej, spadek libido oraz senność. Inne dolegliwości obejmują bóle głowy i poczucie oszołomienia, jak również, w szczególności u starszych pacjentów, duszność, zaburzenia krążenia mózgowego i problemy psychospołeczne.

13.1 Zmęczenie fizyczne, psychiczne i emocjonalne – pogorszenie jakości życia

Powszechnie dokonuje się podziału na **zmęczenie fizyczne, psychiczne i emocjonalne**: wyczerpanie fizyczne oznacza niezdolność do wykonywania codziennych czynności, zmęczenie psychiczne niezdolność do koncentracji i jasnego myślenia. Zmęczenie emocjonalne odnosi się do spadku motywacji i depresyjności.

13.2 Częstość występowania

! **WAŻNE**

W związku z dostępnością odpowiednich schematów leczenia bólu, najczęstszym i najbardziej dokuczliwym objawem u chorych na raka stał się zespół przewlekłego zmęczenia.

Badania sondażowe wśród pacjentów jednoznacznie wskazują, że poczucie zmęczenia znacząco wpływa na jakość życia, aktywność i dobre samopoczucie w społeczeństwie, w szczególności w zakresie:

- ogólnej sprawności i zdolności do samoobsługi (71% pacjentów twierdzi, że w związku ze zmęczeniem mają trudności w wykonywaniu czynności dnia codziennego, takich jak sprzątanie, zakupy, spacer, a 52% pacjentów tylko w niewielkim stopniu jest w stanie troszczyć się o swoją rodzinę);
- stanu psychicznego i dobrostanu emocjonalnego;
- seksualności (30% pacjentów z powodu zmęczenia zgłasza problemy w tej sferze);
- konsekwencji ekonomicznych dla pacjenta i jego bliskich, np. obniżenie zdolności do pracy (71% pacjentów z zespołem przewlekłego zmęczenia co miesiąc opuszcza przynajmniej jeden dzień w pracy z powodu wyczerpania, 31% w związku z chorobą opuszcza co najmniej tydzień w miesiącu, a 28% musi całkowicie zrezygnować z pracy; [istnieją także inne możliwości; 6]).

13.3 Chemioterapia a zmęczenie

Także dla pacjentów poddawanych chemioterapii zespół przewlekłego zmęczenia jest najczęstszym i najbardziej nieprzyjemnym działaniem niepożądanym, które postrzegane jest jako gorsze niż ból, nudności czy depresja. Większość pacjentów (90%) twierdzi, że zespół zmęczenia zniechęca ich do prowadzenia normalnego życia.

13.4 Niedoceniane wcześniej znaczenie zmęczenia – problem percepcji

Według badań przeprowadzonych przez Vogelzang i współpracowników wśród 419 pacjentów i 205 onkologów lekarze prowadzący, przynajmniej w przeszłości, często nie doceniali znaczenia objawu, jakim jest zmęczenie – w przeciwieństwie do oceny objawu „ból", który określany przez lekarzy jako bardzo ważny, przez pacjentów został określony jako podrzędny.

13.5 Potrzeby edukacyjne pacjentów

Pacjenci z zespołem przewlekłego zmęczenia odczuwają silną potrzebę wyjaśnień i informacji. Cierpią z powodu niepewności, czy pojawienie się objawów zmęczenia nie stanowi odbicia progresji choroby lub nie jest początkiem jej nawrotu. Jedna z pacjentek określiła tę sytuację jako „wpadnięcie w czarną dziurę". Przyznanie się do odczuwania zmęczenia czasem może być traktowane jako zagrożenie dla dalszego leczenia. Do tego dochodzi poczucie winy, że pacjent po zakończeniu leczenia nie wrócił do pełnej sprawności. A ponadto zwykle nie jest w stanie dokładnie określić swojego stanu. Jeden z pacjentów skarżył się na zespół zmęczenia jako „cień choroby" [5].

Powody, dla których wielu pacjentów nie prosi lekarzy o pomoc, są różnorakie:
- przekonanie, że zmęczenie można pokonać siłą woli;
- przekonanie, że przewlekłe zmęczenie jest nieodłącznym elementem choroby, z którym nie można nic zrobić (21,4%);
- założenie, że utrzymujące się zmęczenie nie jest wystarczająco istotne, aby o nim rozmawiać (17%);
- niewiedza, że przewlekłe zmęczenie można leczyć (13,2%);

- niepodejmowanie takiego tematu przez lekarza (11,5%).

W sumie 52% pacjentów nic nie wspomina na temat odczuwanego zmęczenia.

PODSUMOWANIE

Wypowiedzi pacjentów, które świadczą o odczuwaniu zmęczenia:
- „Czuję się taki bezsilny".
- „Rano już wstaję zmęczony, cały dzień czuję się jak wyczerpany, ale mimo to nie mogę spać".
- „Była cała moja rodzina, a ja nie byłem w stanie w pełni uczestniczyć w spotkaniu".

Zmęczenie stanowi dla pacjentów dużą i stresującą przeszkodę w powrocie do normalnego codziennego życia i do środowiska społecznego, jakim jest rodzina, praca zawodowa i krąg przyjaciół.

13.6 Patogeneza zmęczenia związanego z chorobą nowotworową

Zespół przewlekłego zmęczenia w ostatnich latach znajduje się coraz bardziej w centrum zainteresowania onkologii. W Międzynarodowej Klasyfikacji Chorób i Problemów Zdrowotnych zmęczenie związane z chorobą nowotworową traktowane jest jako osobna jednostka (ICD-10: G93.3*). Z punktu widzenia pacjenta pozytywny jest fakt, że jego dolegliwości mogą zostać jednoznacznie określone. Istotne dla rozwoju zainteresowania tym problemem było przekonanie, że zespół chronicznego zmęczenia wpływa na jakość życia pacjentów. W związku z tym w badaniach klinicznych częściej zamiast pojedynczych parametrów stosuje się pomiar jakości życia (rozdz. 67).

---

* Jednostka G93.3 – zespół chronicznego zmęczenia obejmuje także: łagodne mięśniobólowe zapalenie mózgu i rdzenia kręgowego; zespół chronicznego zmęczenia z dysfunkcją immunologiczną; powirusowy zespół zmęczenia [przyp. tłum.].

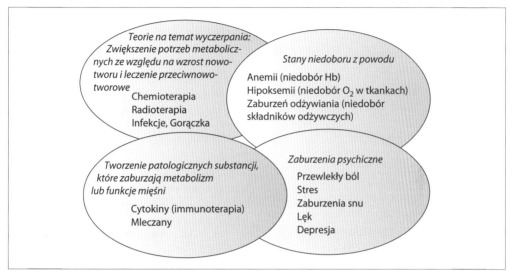

Ryc. 13.1 Zmęczenie jako problem wieloczynnikowy i mający różne przyczyny.

Przyczyny występowania zespołu przewlekłego zmęczenia w związku z chorobą nowotworową są różnorodne i nie do końca wyjaśnione. Mogą się zmieniać w przebiegu choroby, w trakcie leczenia i okresie rekonwalescencji.

Na ryc. 13.1 przedstawiono schematycznie różne, częściowo nakładające się, a w związku z tym nasilające objawy, przyczyny wystąpienia zespołu przewlekłego zmęczenia. Patogenetyczne mechanizmy zespołu chronicznego zmęczenia można zasadniczo podzielić na 4 grupy.

13.7 Szczególny związek patogenetyczny między niedokrwistością a zmęczeniem

W wielu badaniach wykazano związek między niską wartością hemoglobiny, czyli niedokrwistością, a zmęczeniem. Szczególnie u pacjentów z zaawansowaną chorobą nowotworową często występuje niedokrwistość, która powoduje zespół przewlekłego zmęczenia. U wielu pacjentów do rozwoju anemii dochodzi w trakcie chemioterapii lub po jej zakończeniu.

13.8 Rozpoznanie zespołu zmęczenia i wyczerpania

Zmęczenie, podobnie jak ból, jest doświadczeniem czysto subiektywnym i musi być oznaczane bardzo indywidualnie. Nie da się go ująć w obiektywne kryteria, natomiast może być rejestrowane za pomocą **kwestionariuszy samoopisowych** wypełnianych przez pacjentów. Ocena osób trzecich (np. lekarska), dokonywana za pomocą Indeksu Karnowskiego, Skali Zubroda (Skali Sprawności ECOG/WHO) czy Indeksu Jakości Życia Spitzera, daje jedynie orientacyjny pogląd na jakość życia i poziom aktywności.

Kwestionariusze samoopisowe dla pacjentów mogą być jedno- lub wielowymiarowe. W tych ostatnich rozróżnia się poszczególne subformy zmęczenia, takie jak zmęczenie psychiczne czy wyczerpanie fizyczne. Najbardziej znane są Kwestionariusz Europejskiej Organizacji Badania i Leczenia Nowotworów (EORTC QLQ-C30), a w USA łączne Skale Oceny Zmęczenia Podczas Leczenia Nowotworowego i Anemii (FACT-An). Kwestionariusz EORTC-QLQ-C30 mierzy jakość życia na skali od 0 do

13

100 (brak zmęczenia – maksymalne zmęczenie). Zmęczenie będące efektem niedokrwistości ocenia 47-itemowy kwestionariusz FACT-An, który oprócz ogólnych pytań o jakość życia pod kątem onkologicznym (FACT-G – „general" – 27 itemów) zawiera także 20 pytań ukierunkowanych na objawy niedokrwistości.

13.9 Leczenie zespołu zmęczenia

Do najczęstszych przyczyn zespołu chronicznego zmęczenia należy niedokrwistość, dlatego we współczesnym leczeniu anemii związanej z chorobą nowotworową podstawą jest stosowanie erytropoetyny.

Leczenie niedokrwistości będącej efektem nowotworu i indukowanej chemioterapią

W przypadkach ciężkiej niedokrwistości wskazane są transfuzje krwi. Jednak ze względu na związane z tym liczne problemy, jako alternatywę terapeutyczną wykorzystuje się erytropoetynę. Jest to najważniejszy naturalny hormon stymulujący erytropoezę, który w licznych badaniach klinicznych okazał się bardzo skuteczny w leczeniu niedokrwistości wywołanej chorobą nowotworową. Dzięki erytropoetynie można znacznie podnieść wartość hemoglobiny, zmniejszyć potrzebę transfuzji krwi i poprawić jakość życia. Częstość współwystępowania anemii z chorobą nowotworową, w zależności do rodzaju guza, szacuje się na 48–85%. Dzięki zastosowaniu erytropoetyny można znacznie zmniejszyć objawy zespołu chronicznego zmęczenia i niedokrwistości. Podnosi się energia, aktywność i jakość życia (oceniane na podstawie Liniowej Analogowej Skali Samooceny; Linear Analogue Self-Assessment – LASA). Największe zmiany w poziomie jakości życia obserwowano przy wzroście wartości hemoglobiny z 11 do 12 g/dl (w przedziale: 11–13

g/dl). Zwiększenie fizycznej wytrzymałości i wydajności poszerzało możliwości działania zarówno w pracy, jak i w czasie wolnym oraz oznaczało na nowo samodzielne życie. Miało także pozytywny efekt psychologiczny, którego nie można nie doceniać. Ze względu na prowadzone ostatnio negatywne, a przede wszystkim nieprawidłowe z metodologicznego punktu widzenia badania, w latach 2007/2008 wiele międzynarodowych towarzystw hematoonkologicznych (ASCO, EORTC, ESMO) wydało znacznie ograniczone wytyczne i zalecenia do stosowania erytropoetyny (czynników stymulujących erytropoezę, ESA) [1].

Edukacja i środki psychologiczne

Zindywidualizowany trening fizyczny

Odpowiednio dawkowany i dostosowany do możliwości pacjenta trening fizyczny może wyraźnie zmniejszyć czas trwania i nasilenie zmęczenia. Doprowadza do odbudowania masy mięśniowej i poprawy wydajności układu krążenia. Pozwala na przerwanie psychicznej spirali bezczynności, uczucia niewydolności, objawów zmęczenia i braku aktywności.

Trening fizyczny działa również przeciwdepresyjnie, pozwalając zmniejszyć nasilenie obwodowych neuropatii. Ćwiczenia wspierają także regenerację szpiku kostnego po jego transplantacji. Możliwe, że dochodzi także do uwalniania hemopoetycznych czynników wzrostu. Kortykosteroidy, octan medroksyprogesteronu i sterydy anaboliczne mogą czasem prowadzić do zwiększenia masy ciała. Jednak nie ustalono wpływu tych czynników na łagodzenie objawów zespołu zmęczenia.

Znaczenie czynników psychologicznych

Ogromne znaczenie ma kompleksowa edukacja pacjenta. Udowodniono, że chorzy, których dokładnie poinformowano wcześniej o przebiegu leczenia przeciwnowotworowego, rzadziej cierpieli z powodu zmęczenia. Pacjent, który został poinformowany, nie będzie postrzegał chronicznego zmęczenia jako czegoś nieuniknionego, ani tym bardziej jako niepowodzenia w walce z chorobą. Jest w stanie wypracować własne strategie radzenia sobie: bądź to przez rozmowy z innymi chorymi, bądź przez rozmowy z partnerem, przyjaciółmi czy rodziną.

Pomocne mogą być sugestie, jak opracować indywidualny „program" zwalczania zmęczenia:

- unikanie presji co do poziomu wykonywania czynności;
- wsparcie psychologiczne;
- uczenie się technik radzenia sobie ze stresem i relaksacji;
- zapomnienie w „pięknych chwilach" (np. słuchaniu muzyki, malowaniu);
- ćwiczenie pamięci;
- rozkładanie sił bez konieczności pozostawania unieruchomionym;
- rozpoznanie pór dnia o zwiększonej aktywności;
- wskazanie szczególnie uciążliwych czynności (np. sprzątanie domu, zakupy) i szukanie dla nich alternatywy;
- stosowanie środków leczniczych, witamin, żelaza, ewentualnie leków przeciwdepresyjnych.

PIŚMIENNICTWO I STRONY INTERNETOWE

1. Bokemeyer C, Aapro MS, Courdi A, et al.: EORTC-Leitlinien für die Anwendung Erythropoese-stimulierender Faktoren bei anämischen Tumorpatienten: Aktualisierung 2006. Eur J Cancer 43 (2007) 258–270
2. Dietzfelbinger H, Oduncu F, Feldman HJ, Abenhardt W: Erythropoetin. In: Heinemann V (Hrsg.): Supportive Maßnahmen und symptomorientierte Therapie in der Hämatologie und Onkologie. Tumorzentrum München (2001) 70–77
3. Dietzfelbinger H: Ärztemerkblatt: Krebsassoziierte Fatigue. Deutsches Grünes Kreuz e.V., Marburg (2002)
4. EMEA recommended a new warning for epoetins for their use in cancer patients (01.07.2008) http://www.esmo.org/news/?news_id=268
5. Heußner P: Fatigue – „der Schatten einer Krankheit". Vortrag auf dem Lebensmut-Patienteninformationstag. München, 17.09.2005. http://www.cinema-for-life.com/%20PsychoOnkologie_heute.html
6. Vogelzang NJW, Breitbart D, Cella GA et al.: Patient, caregiver, and oncologist perceptions of cancer-related fatigue: results of a tripart assessment survey. Semin Hematol 34 (1997) 4–12
7. Zahner J: Fatigue und Erschöpfung bei Tumorpatienten. Ursachen, Diagnostik und Behandlungsmöglichkeiten. Med Klin 95 (2000) 613–617

13

14

Wilhelm Stolz i Monika Agathos
Łysienie – problem emocjonalny

Wypadanie włosów, które w najgorszym wypadku prowadzi do wyłysienia, pod względem medycznym – w kontekście zagrożenia dla życia i zdrowia – stanowi nieszkodliwy efekt uboczny leczenia cytostatykami. Jednakże dla większości pacjentów nowotworowych utrata włosów wiąże się z silnym obciążeniem psychicznym – prawdopodobnie dlatego, że w ten sposób człowiek się niejako „pokazuje". Włosy, fryzura, określają w dużej mierze nasz wygląd. Ponadto wypadanie włosów stale przypomina pacjentom o ich chorobie.

14.1 Fizjologiczny cykl włosa

Liczba mieszków włosowych na skórze głowy wynosi około 100 000. Cykl rozwojowy włosa składa się z anagenu (fazy wzrostu), katagenu (fazy przejściowej) i telogenu (fazy spoczynku). Faza anagenowa trwa 3–6 lat, faza katagenowa – 3 tygodnie. W fazie telogenowej, która trwa około 3 miesiące, włos oddziela się od mieszka. Prowadzi to do fizjologicznego wypadania włosów: zwykle codziennie wypada około 60–100 włosów.

14.2 Działanie leków cytostatycznych

Cytostatyki w zależności od rodzaju i dawki mogą w różny sposób prowadzić do **wypadania włosów**: mieszki włosowe w fazie anagenu wykazują bardzo wysoką aktywność metaboliczną i dlatego też są bardzo podatne na działanie środków toksycznych. Z tego powodu cytostatyki już w małych dawkach mogą prowadzić do

apoptozy komórek macierzy włosa i do przedwczesnego zatrzymania wzrostu oraz przejścia do fazy telogenowej. Takie wypadanie telogenowe jest odwracalne i występuje 2–3 miesiące po zadziałaniu środka toksycznego i związanym z tym uszkodzeniu włosów. Także sama choroba, jak np. proces nowotworowy, może prowadzić do telogenowego wypadania włosów.

Leki cytotoksyczne, zwłaszcza antagoniści kwasu foliowego i zasad purynowych, leki alkilujące i alkaloidy, jak również promieniowanie jonizujące stosowane w leczeniu skóry głowy mogą uszkadzać komórki mieszków anagenowych znajdujące się w fazie mitozy, co prowadzi do martwicy macierzy i osłonki włosa, a tym samym do wypadania włosa jeszcze w fazie anagenu. Przy wypadaniu włosów anagenowych okres między zadziałaniem substancji toksycznej a całkowitą utratą włosów wynosi od kilku dni do kilku tygodni. Jednak także ten skutek chemioterapii jest zwykle całkowicie odwracalny. Przy niedużym wpływie czynników uszkadzających dochodzi jedynie do pierścieniowego zwężenia włosa, a nie do jego wypadnięcia, co po kilku cyklach chemioterapii prowadzi do powstania oddzielnych bruzd na powierzchni włosa.

Z reguły po kilku tygodniach następuje ponowny wzrost włosów. Także przy nadal stosowanej niezmienionej chemioterapii może dojść do spontanicznego wzrostu włosów. Pacjenci, którzy przechodzą wielokrotnie cykle chemioterapii, mogą różnie zareagować na proces leczenia, z utratą lub bez utraty włosów.

Struktura odrastających włosów może się zmienić: gładkie włosy odrastają kręcone lub na odwrót. Również barwa włosa może się różnić, czasem też odrastający włos jest grubszy niż przed terapią.

14

14.3 Spontaniczne odrastanie włosów

Nie ma możliwości leczenia wypadających włosów, jednak ze względu na fakt, że prawie zawsze dochodzi do spontanicznego ich odrastania, wydaje się ono zbędne. Poprzez ochładzanie (hipotermię) skóry głowy w czasie leczenia cytotoksycznego chłodzącym czepkiem bądź specjalnym opatrunkiem uciskowym można próbować zapobiegać wypadaniu włosów.

PIŚMIENNICTWO

1. Zaun H: Krankheiten der Haare. In: Korting GW (Hrsg.): Dermatologie in Praxis und Klinik. Thieme, Stuttgart (1979)
2. Fritsch P: Dermatologie und Venerologie. Springer, Berlin, Heidelberg, New York (1998)
3. Hamm H: Haarkrankheiten. In: Traupe H, Hamm H (Hrsg.): Pädiatrische Dermatologie. 2. Aufl. Springer, Berlin, Heidelberg, New York (2006)
4. Kuschmider J: Vergleichsstudie zur Wirkung der Kältekappe zur Prophylaxe der zytostatikainduzierten Alopezie. Dissertation, LMU München (1991)

15

Kerstin Hermelink

Chemobrain? – Zaburzenia poznawcze po chemioterapii

15.1 Informacje ogólne

Po chemioterapii wielu pacjentów skarży się na problemy poznawcze, w szczególności na zaburzenia pamięci i koncentracji. W licznych badaniach stwierdzono istotnie słabe funkcje poznawcze u chorych na raka po przebyciu chemioterapii. Zadziwiająco, w żadnym z tych badań zmierzone zaburzenia poznawcze nie miały związku z subiektywnie spostrzeganymi trudnościami poznawczymi, natomiast zgłaszane problemy poznawcze korelowały z lękiem i depresją. Ci pacjenci, którzy skarżyli się na pogorszenie funkcji poznawczych, nie mieli ogólnych wyników gorszych niż inni pacjenci, mimo że wykazywali wyższy poziom lęku i depresji. Wydawało się, że kwestia przyczyn zaburzeń poznawczych u chorych na raka została wyjaśniona: do niedawna zaburzenia te były uznawane za skutek uboczny chemioterapii i określane jako „chemobrain" [do tej pory brak jest jednoznacznego polskiego odpowiednika; termin ten można tłumaczyć jako „mózg po chemioterapii" – przyp. tłum.] lub „chemofog" („przymglenie umysłu"). Jednak w świetle nowych, metodycznie lepszych badań wniosek ten wydaje się wątpliwy.

15.2 Historia badań w zarysie

Powstanie koncepcji „chemobrain"

Badania nad tym zagadnieniem koncentrowały się na pacjentkach z rakiem piersi w stadium bez przerzutów. Znaczna część tych kobiet zachorowała w młodym wieku i miała duże szanse wyleczenia oraz perspektywę dalszego życia z wieloletnim przebiegiem pracy zawodowej.

Zatem badanie zaburzeń funkcji poznawczych w tej grupie miało istotne znaczenie.

Jedno z pierwszych badań prowadzone wyłącznie wśród pacjentek z rakiem piersi ukazało się w 1995 r., przynosząc dramatyczne wyniki: kilka miesięcy po zakończeniu chemioterapii 75% z 28 pacjentek w ramach badań neuropsychologicznych wykazywało ogromne zaburzenia poznawcze [17]. Potem nastąpiła seria dalszych badań, które nie doprowadziły do tak spektakularnych rezultatów, ale także donoszono w nich o zaburzeniach funkcji poznawczych u pacjentek z rakiem piersi leczonych cytostatykami [1–3, 10, 14, 15]. Zaburzenia powstające po różnych cyklach chemioterapii dotyczyły szerokiego spektrum dziedzin poznawczych i były raczej subtelne. Natomiast regularnie pojawiała się tylko jedna podgrupa (między 16 a 50%) chorych z zaburzeniami, podczas gdy u innych osób nie wykazywano żadnych skutków ubocznych.

Do 2004 r. wszystkie badania dotyczące zaburzeń poznawczych miały charakter retrospektywny. Dopiero po tym czasie zostało przeprowadzone nieduże podłużne badanie prospektywne [16], które potwierdziło wyniki poprzednich badań retrospektywnych: u 61% z 18 pacjentek biorących udział w badaniu doszło do pogorszenia funkcji poznawczych po chemioterapii. Trzeba jednak zaznaczyć, że każda pacjentka, która osiągnęła znacząco gorsze wyniki niż przed chemioterapią w zakresie co najmniej jednej kategorii funkcji poznawczych, została zaliczona do grupy „pacjentek z zaburzeniami" – niezależnie od tego, w jak wielu innych kategoriach poznawczych jej wyniki poprawiły się; ogólnie rzecz biorąc wyniki grupy znacznie się podniosły.

Wyniki tych badań: retrospektywnych badań przekrojowych i jednego małego prospek-

15

tywnego badania podłużnego – z wątpliwościami co do jego metodyki – doprowadziły do powstania przekonania, że chemioterapia w raku piersi prowadzi do neurotoksycznych zaburzeń funkcji poznawczych („...rzeczywiście zjawisko przymglenia umysłu jest w chwili obecnej prawie powszechnie akceptowane"; [12]).

Ostatnie doniesienia: silne argumenty przeciwko oraz kolejne potwierdzenia istniejących koncepcji

W latach 2005 i 2006 pojawiły się publikacje, które podały w wątpliwość założenie o neurotoksycznych przyczynach zaburzeń poznawczych [5, 11, 18]. Wreszcie w 2006 r. ukazały się pierwsze duże prospektywne podłużne badania na ten temat: Jenkins i in. [8] nie stwierdzili żadnych różnic w rozwoju funkcji poznawczych między 85 pacjentkami poddawanymi chemioterapii, 43 pacjentkami nieleczonymi chemioterapią i 49 zdrowymi uczestniczkami. Trzeba dodać, że u większości stosowane były niskie dawki leków cytotoksycznych. Schagen i in. [9] stwierdzili pogorszenie zdolności poznawczych po chemioterapii wysokodawkowej w autologicznym przeszczepieniu szpiku ($n = 28$), ale nie po chemioterapii standardowej ($n = 39$).

Nasza grupa badawcza w prospektywnym badaniu 101 pacjentek z rakiem piersi nie znalazła żadnych dowodów na neurotoksyczne uszkodzenie funkcji poznawczych poprzez chemioterapię, mimo iż uczestniczki otrzymywały cytostatyki w stosunkowo wysokich dawkach [6]. Leczone przez nas pacjentki jeszcze przed rozpoczęciem chemioterapii wykazywały znacznie gorsze zdolności poznawcze, niż można by się spodziewać, ze względu na ich inteligencję i wykształcenie. W czasie chemioterapii w próbie badanej w równym stopniu dochodziło do pogorszenia i poprawy funkcji poznawczych.

Z końcem 2006 r. zostały opublikowane badania, w których stwierdzono, że istnieją biologiczne podstawy do uszkodzeń neurotoksycznych po chemioterapii. Dwa z tych badań

są retrospektywnymi badaniami przekrojowymi [7, 13]. Nieprawidłowości po chemioterapii stwierdzane w tych badaniach – regionalne zmniejszenie objętości mózgu [7] oraz różne wzorce aktywacji w ośrodku Broki, w jądrach podstawnych i w móżdżku przy pracy nad testowym zadaniem neuropsychologicznym [13] – mogły być obecne przed rozpoczęciem chemioterapii lub mogły zostać wywołane przez inne czynniki niż neurotoksyczne działanie chemioterapeutyków.

Trzecie badanie dotyczące neurobiologii zaburzeń poznawczych po chemioterapii [4] jest badaniem eksperymentalnym. W badaniach *in vitro* i na modelach zwierzęcych wykazano, że 3 różne cytostatyki mogą uszkadzać różne typy komórek mózgu – komórki progenitorowe gleju i neuronów oraz oligodendrocytów. Oprócz cytarabiny, karmustyny i cisplatyny badano także 3 cytostatyki, które w ogóle nie są stosowane w terapii adjuwantowej raka piersi, a o których wiadomo, że, w odróżnieniu od większości leków cytotoksycznych stosowanych w leczeniu raka piersi, przenikają przez barierę krew–mózg.

15.3 Podsumowanie

Związki między zaburzeniami poznawczymi a czynnikami psychicznymi u pacjentów z chorobami nowotworowymi praktycznie nie zostały zbadane. W serii badań dotyczących wpływu chemioterapii na zdolności poznawcze skontrolowano efekty lęku i depresji i nie znaleziono istotnych związków z obiektywnie stwierdzanymi zaburzeniami poznawczymi [1–3, 6, 8–10, 15, 16]. Na tej podstawie sformułowano wniosek o niezależności zaburzeń poznawczych i czynników psychologicznych. Ale wątpliwe jest, czy zastosowane kwestionariusze na tyle w pełni i dokładnie oddają stan psychiczny pacjentów chorych na raka, aby można było taki wniosek wysnuć.

Skargi na zaburzenia poznawcze występują w związku z lękiem i depresją – tyle można stwierdzić z całą pewnością. Ale aby określić, co jest przyczyną obiektywnie stwierdzanych zaburzeń poznawczych u pacjentów z nowotworem, konieczne są dalsze badania.

PIŚMIENNICTWO

1. Ahles TA, Saykin AJ, Furstenberg CT et al.: Neuropsychologic impact of standard-dose systemic chemotherapy in long-term survivors of breast cancer and lymphoma. J Clin Oncol 20 (2002) 485–93
2. Brezden CB, Phillips KA, Abdolell M et al.: Cognitive function in breast cancer patients receiving adjuvant chemotherapy. J Clin Oncol 18 (2000) 695–701
3. Castellon SA, Ganz PA, Bower JE et al.: Neurocognitive performance in breast cancer survivors exposed to adjuvant chemotherapy and tamoxifen. J Clin Exp Neuropsychol 26 (2004) 955–69
4. Dietrich J, Han R, Yang M et al.: CNS progenitor cells and oligodendrocytes are targets of chemotherapeutic agents in vitro and in vivo. J Biol 5 (2006) 22
5. Donovan KA, Small BJ, Andrykowski MA et al.: Cognitive functioning after adjuvant chemotherapy and/or radiotherapy for early-stage breast carcinoma. Cancer 104 (2005) 2499–507
6. Hermelink K, Untch M, Lux MP et al.: Cognitive function during neoadjuvant chemotherapy for breast cancer: results of a prospective, multicenter, longitudinal study. Cancer 109 (2007) 1905–13
7. Inagaki M, Yoshikawa E, Matsuoka Y et al.: Smaller regional volumes of brain gray and white matter demonstrated in breast cancer survivors exposed to adjuvant chemotherapy. Cancer 109 (2007) 146–56
8. Jenkins V, Shilling V, Deutsch G et al.: A 3-year prospective study of the effects of adjuvant treatments on cognition in women with early stage breast cancer. Br J Cancer 94 (2006) 828–34
9. Schagen SB, Muller MJ, Boogerd W et al.: Change in cognitive function after chemotherapy: a prospective longitudinal study in breast cancer patients. J Natl Cancer Inst 98 (2006) 1742–5
10. Schagen SB, van Dam FS, Muller MJ et al.: Cognitive deficits after postoperative adjuvant chemotherapy for breast carcinoma. Cancer 85 (1999) 640–50
11. Scherwath A, Mehnert A, Schleimer B et al.: Neuropsychological function in high-risk breast cancer survivors after stem-cell supported high-dose therapy versus standard-dose chemotherapy: evaluation of long-term treatment effects. Ann Oncol 17 (2006) 415–23
12. Shilling V, Jenkins V, Trapala IS: The (mis)classification of chemo-fog – methodological inconsistencies in the investigation of cognitive impairment after chemotherapy. Breast Cancer Res Treat 95 (2006) 125–9
13. Silverman DH, Dy CJ, Castellon SA et al.: Altered frontocortical, cerebellar, and basal ganglia activity in adjuvant-treated breast cancer survivors 5–10 years after chemotherapy. Breast Cancer Res Treat 103 (2007) 303–11
14. Tchen N, Juffs HG, Downie FP et al.: Cognitive function, fatigue, and menopausal symptoms in women receiving adjuvant chemotherapy for breast cancer. J Clin Oncol 21 (2003) 4175–83
15. van Dam FS, Schagen SB, Muller MJ et al.: Impairment of cognitive function in women receiving adjuvant treatment for high-risk breast cancer: high-dose versus standard-dose chemotherapy. J Natl Cancer Inst 90 (1998) 210–8
16. Wefel JS, Lenzi R, Theriault RL et al.: The cognitive sequelae of standard-dose adjuvant chemotherapy in women with breast carcinoma: results of a prospective, randomized, longitudinal trial. Cancer 100 (2004) 2292–9
17. Wieneke MH, Dienst ER: Neuropsychological assessment of cognitive functioning following chemotherapy for breast cancer. Psycho-Oncology 4 (1995) 61–6
18. Yoshikawa E, Matsuoka Y, Inagaki M et al.: No adverse effects of adjuvant chemotherapy on hippocampal volume in Japanese breast cancer survivors. Breast Cancer Res Treat 92 (2005) 81–4

16

Hermann Dietzfelbinger

Możliwe przeciążenia pacjenta i lekarza

16.1 Przeciążenia pacjentów onkologicznych

Dla chorych na raka szczególnie **krytycznymi momentami** są: postawienie diagnozy, zakończenie pierwotnego leczenia i późniejszy okres oczekiwania na długotrwałe efekty terapii. Również nawrót i progresja choroby oraz leczenie paliatywne stanowią okresy krytyczne. Psychologiczne reakcje wahają się od troski i niepokoju, przez uczucie smutku, bezradności i beznadziejności, do poważnych reakcji stresowych jak zaburzenia adaptacyjne (2–52%), zaburzenia lękowe (1–49%) czy depresja (0–58%).

Informacja o rozpoznaniu raka prowadzi, według Nikolausa Gerdesa do „przymusowego wypadnięcia z normalnej rzeczywistości" [3]. Wielu pacjentów wpada w głęboki **kryzys życiowy** z dręczącą niepewnością, utratą pewności siebie i poczuciem winy, które mogą trwać do końca ich życia. W tej wyjątkowej sytuacji psychicznej nastawienie pacjenta może się wahać między fatalizmem a postawą walki. Często tylko odpowiednie psychospołeczne lub duchowe wsparcie jest w stanie uchronić pacjenta przed potencjalnym przeciążeniem.

Do tego dochodzą inne **problemy**. W ciągu kilku dni pacjent musi przejść przez cały proces diagnostyczny, a uzyskując częściowe wyniki, dryfuje między nadzieją i strachem. Być może potrzebne będą szybkie decyzje w sprawie leczenia, jak operacja czy chemio- lub radioterapia. W tym czasie pacjent jest wyrwany ze swojego życia i codzienności. Musi zmienić plany życiowe, jak również uregulować sprawy rodzinne, finansowe, społeczne czy zawodowe.

16.2 Przeciążenia lekarza

Przed lekarzem stoi trudne zadanie przekazania „**najlepiej jak to możliwe**" diagnozy i wyjaśnień w czasie rozmowy z pacjentem. Podczas studiów i w pierwszych latach pracy jego wiedza na ten temat jest nikła. Natomiast w praktyce zadanie to wyznacza się często młodym, niedoświadczonym lekarzom [7, 9].

W naszym społeczeństwie **obraz samego siebie w czasie obcowania z chorobą** ulega zmianie. Na tym tle lekarze i personel szpitala lub przychodni są coraz bardziej narażeni na wyzwania egzystencjalne. Powszechne są skargi personelu na precedensowe racjonowanie czasu i zasobów przez szpitale nastawione na zysk. Do tego dochodzą ograniczenia budżetowe, zwiększenie pracy administracyjnej i przeładowanie biurokratyzacją oraz permanentne zagrożenie roszczeniami finansowymi ze strony kas chorych [5]. Często młodzi lekarze nie są w stanie znieść tych nadmiernych wymagań i przeciążeń, w związku z czym zmieniają specjalizację na taką, która nie wymaga kontaktu z pacjentem, lub wyjeżdżają za granicę [7, 9].

Problemy te obserwuje się od wielu lat. Nie były one obce także byłemu ministrowi zdrowia Horstowi Seehoferowi w czasie jego ciężkiej choroby, gdy był już „**pacjentem oczyszczonym**" [4]: „Myślę, że postąpiłem nie tak, jak powinienem, w niektórych dyskusjach z lekarzami i pielęgniarkami. Zawsze narzucałem im określone warunki ekonomiczne, mówiłem, że mogą zrobić jeszcze więcej. Teraz myślę, że musimy zreformować nie lekarzy i pielęgniarki, ale wymagania, jakie się im stawia".

Z tymi potencjalnymi przeciążeniami pacjenta i lekarza spotyka się obecnie każdy szpital i każda praktyka ambulatoryjna. Przy współpracy z chorymi na raka lekarze i personel pielęgniarski muszą sobie radzić z tymi problemami w szczególny sposób, ponieważ w żadnej innej dziedzinie klinicznej pacjent i jego bliscy nie wymagają tak wiele uwagi, pracy i czasu jak w hematologii i onkologii. Do tego dochodzą **obciążenia emocjonalne** związane z obcowaniem z pacjentami nowotworowymi, śmiertelnie chorymi i umierającymi, co pochłania znaczne zasoby sił.

16.3 Zespół wypalenia

Potencjalnie nadmierne wymagania stawiane lekarzom narażają przedstawicieli tego zawodu na rozwój zespołu wypalenia zawodowego, który jest obecnie bardziej rozpowszechniony, niż się to ogólnie przyjmuje. W dziedzinach **związanych z kontaktami z ludźmi** najbardziej narażeni na tę „chorobę współczesności" są nauczyciele, pracownicy socjalni, pielęgniarki i lekarze oraz menedżerowie zajmujący się zarządzaniem. Lekarze są grupą o wysokim stopniu ryzyka, a w szczególności dotyczy to onkologii (30–50% onkologów).

Psychoanalityk Herbert Freudenberger po raz pierwszy użył określenia „wypalenie" w 1974 r. Termin ten w krótkim czasie stał się popularny w USA. Wypalenie od środka u ludzi porównywano do spalonego budynku, którego powłoka zewnętrzna wygląda na mniej lub bardziej nienaruszoną. Freudenberger wymienił ponad 132 symptomy, z których praktyczne znaczenie mają **3 główne objawy** [1, 8]:
- wyczerpanie psychofizyczne w środowisku zawodowym;
- lekceważenie obowiązków oraz zredukowanie efektywności własnej pracy („niskie poczucie własnych zdolności");
- brak zainteresowania, niezamierzony, czasem także dla osób wypalonych przerażający cynizm lub wstręt do ludzi, którzy są pacjentami/klientami („depersonalizacja").

Osoby wypalone zaczynają postrzegać swoje zawodowe otoczenie jako niekontrolowalne. Wycofują się, prezentując objawy depresji, za-

burzenia snu, bóle głowy i kręgosłupa, skurcze żołądka. Typowe jest **poczucie winy** i **lęk przed porażką**. Wzrasta zagrożenie uzależnieniem. Zespół wypalenia zawodowego obecnie jest uznawany przez WHO jako zaburzenie zdrowotne i stanowi odrębną diagnozę.

Rozwojowi zespołu wypalenia zawodowego sprzyjają **2 główne czynniki** [1, 8]:
- W onkologii to ryzyko jest szczególnie wysokie ze względu na zajmowanie się pacjentami z chorobą nowotworową, gdyż mimo dużego nakładu pracy człowiek osiąga niewiele pozytywnych efektów. To zróżnicowanie między osobistym zaangażowaniem a widocznymi efektami wywołuje **„kryzys braku nagrody"** i jest typowym i częstym czynnikiem prowadzącym do zespołu wypalenia.
- Drugim czynnikiem predysponującym do wystąpienia zespołu wypalenia jest miejsce pracy, które charakteryzują **wysokie wymagania** i tylko **niewielki zakres własnej inicjatywy** (*high demand – low influence*).

Oprócz tych dwóch czynników ważną rolę odgrywają także **osobiste czynniki ryzyka**: presja czasu, przeciążenie, brak uznania i informacji zwrotnych, frustracja, złe warunki pracy, nadmierne przywiązanie pacjenta do lekarza, autorytarne struktury w szpitalu, problemy z przełożonymi, a w szczególności – w przypadku kobiet lekarzy – dodatkowe obciążenia w domu i w pracy.

Dla wielu lekarzy okres działalności w szpitalu to **„godziny szczytu"** życia: założenie rodziny, opieka nad dziećmi, rozwój kariery, kupienie własnego lokum i opieka nad rodzicami w podeszłym wieku. Problemy tego okresu życia nie zawsze można ze sobą pogodzić. Efektem jest zagrożenie zespołem wypalenia [7–9].

Wczesne ostrzeżenie przed zespołem wypalenia pojawia się, gdy po wykonaniu zadań zawodowych lub związanych z leczeniem nie uzyskuje się niezbędnego dystansu do własnej pracy, ale nadal, przez całą dobę, fizycznie i psychicznie pozostaje się w sferze pracy. Człowiek nie jest w stanie „naładować baterii". Problem ten silniej dotyczy kobiet niż mężczyzn. Zagrożone jako pracownicy są zarówno osoby lękowo-niepewne, jak również bardzo ambitne i indywidualistyczne, stawiające sobie bardzo wysokie wymagania, a także osoby, które niechętnie przyjmują pomoc innych.

Zapobieganie i leczenie. Jeśli zespół wypalenia zostanie zignorowany, do czego lekarze, zgodnie ze słowami Biblii „Lekarzu, lecz się sam" (Łk 4,23), mają szczególną tendencję, to sytuacja będzie się tylko pogarszać [2]. Lekarz powinien być przygotowany na wypracowanie skutecznych strategii radzenia sobie ze stresem i ponowne odnalezienie satysfakcji z pracy: zespół wypalenia musi przestać być tematem tabu, należy prowadzić rozmowy z wykwalifikowanym personelem, pamiętać o potrzebach ciała, zrobić coś dla siebie, słuchać muzyki, uprawiać sport lub inne hobby, przestrzegać przerw, efektywnie zarządzać czasem („Zła wiadomość to ta, że czas leci. Dobra, że ty jesteś pilotem", Michael Altahuler [5]), wykorzystywać urlop, cedować część zadań na innych, nauczyć się mówić „nie", zrezygnować z perfekcjonizmu, zharmonizować poszczególne dziedziny życia, by odzyskać siły, wiarę w siebie, rozpalić na nowo ogień entuzjazmu i docenić relacje międzyludzkie, zarówno w pracy, jak i prywatnie. Celem jest zrównoważenie osobowości. Lekarze mogą skorzystać także z pomocy z zewnątrz, np. w formie specjalnych telefonicznych linii pomocy czy seminariów na temat radzenia sobie ze stresem.

16.4 Medycyna i etyka

Istnieje obawa, że etyka w szpitalu stanowi **przyczynę nadmiernych wymagań** wobec pracowników, co może przekładać się na zwiększone ryzyko rozwoju zespołu wypalenia zawodowego i zespołu pomocnika. Czy idee Hipokratesa, wytyczne towarzystw zawodowych, modele domów jednorodzinnych są motywacją i zachętą czy raczej wywołują odczucie „przykręcania śruby"?

Theml w odniesieniu do lekarzy w onkologii przeciwstawia sobie dwa pojęcia: „**delegacja**" i „**relegacja**". Pacjent z rakiem ma oczekiwania wobec lekarza prowadzącego, niejako deleguje swój nowotwór na lekarza [10].

Nowoczesny postęp w onkologii wywiera na lekarza **presję innowacyjności**. Co wczoraj jeszcze było w medycynie postępem, dziś jest zaledwie konwencjonalne [10].

Medycyna zwiększa lub promuje **fałszywe oczekiwania**. „W chwili niebezpieczeństwa każe dostrzegać w swoich gestach otuchy szansę na likwidację cienia niemożliwości". Jednym z najczęstszych doświadczeń w czasie obcowania z chorobą i medycyną jest rozczarowanie w różnorodnych formach. Każde rozczarowanie odbierane jest jako swego rodzaju „oszustwo". Najczęściej dotyczy to sytuacji, gdy oczekiwania chorych nie ulegają spełnieniu [10].

Obecnie obraz lekarza zmienił się z mogącego wszystko ojca na podlegającego krytyce, a co za tym idzie – niewszechmocnego partnera. Z tego powodu lekarz chce **relegacji**, czyli przynajmniej częściowego i dokonywanego krok po kroku przekazania pacjentowi kompetencji oraz odpowiedzialności, co pozwoli temu ostatniemu odzyskać autonomię i uniknąć fałszywego optymizmu [10]. W ten sposób uzyskuje się partnerstwo lekarza, który nie leczy za wszelką cenę, i mądrego pacjenta, który zna trudności leczenia [10].

PIŚMIENNICTWO I STRONY INTERNETOWE

1. Bauer J.: Die Freiburger Schulstudie. http://www.opusnrw. de/medio/praxis/lehrgesund/Freiburg.pdf (data dostępu: 28.07.08)
2. Eckhart WU: „Arzt hilf dir selbst!" Der Arzt als Patient. Dtsch Med Wochenschr 133 (2008) 34–38
3. Gerdes N: Der Sturz aus der Wirklichkeit und die Suche nach Sinn. http://www.dapo-ev.de/ngerdes.html (data dostępu: 13.04.08)
4. Holzhaider H: Der geläuterte Patient. SZ vom 23.07.02
5. Kleeberg U.: Religiosität und Spiritualität am Lebensende. InFoOnkologie 10 (2007) 339–340
6. Lyckholm L, Shanafelt TD, Ambrose HS, Chung HM: Time management and burnout in oncology. In: Perry MC (ed.): 2006 Educational Book, 42nd Annual Meeting, June 2–6, Atlanta, Georgia, American Society of Clinical Oncology (ASCO), Alexandria, VA (2006) 633–635

16

7. Madel M: Junge Ärzte gefährdet. Dtsch Ärztebl 100 (2003) A2820

8. Sadre Chirazi-Stark FM: Burnout in der Rushhour des Lebens. 11. Ausgabe des Klinikmagazins „medtropole", 07.11.2007; http://idw-online.de/pages/de/news234218 (data dostępu: 13.04.08)

9. Stüve H: Viele Ärzte sind schon in jungen Jahren ausgebrannt. Dtsch Ärztebl 104 (2007) A2698

10. Theml H: Überforderung von Patient und Arzt am Beispiel der Tumormedizin. Profile 2 (2003) 5–8; http://www.eaberlin.de/41302_41318.php (data dostępu: 13.04.2008)

Hermann Dietzfelbinger

17 W poszukiwaniu szczęśliwego zakończenia – dynamika leczenia terminalnego

OPIS PRZYPADKU

20-letnia pacjentka zachorowała na chorobę Hodgkina i z tego powodu musiała przejść w sumie 8 cykli intensywnej polichemioterapii w ciągu 6 miesięcy. Na szczęście w wyniku tego leczenia uzyskano trwałą 5-letnią kliniczną remisję i zgodnie z definicją pacjentka została wyleczona. Szukanie pozytywnego zakończenia zostało uwieńczone sukcesem. W czasie późniejszych kontrolnych badań hematologicznych pacjentka wręczyła nam imponujący namalowany przez siebie obraz olejny (ryc. 17.1).

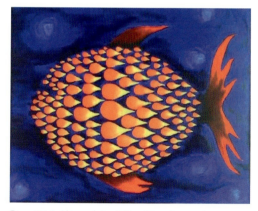

Ryc. 17.1 Obraz olejny (50 × 41 cm) namalowany przez 21-letnią pacjentkę po udanym leczeniu chemioterapeutycznym.

Rozważania na temat obrazu

Już na pierwszy rzut oka widać, że obraz ten emanuje nie tylko ogromną ilością kolorów, ale wyraża także wielowarstwową symbolikę: brzuchata, zajmująca prawie całą powierzchnię obrazu ryba pływa od prawej do lewej, wywołując skłębione wiry w ciasnych, ciemnoniebieskich, raczej nieprzyjaznych wodach. W języku metafory obraz ryby, która wyrusza w podróż, niewątpliwie odnosi się do samej pacjentki. Świadoma celu i niewzruszona musi przebyć wszystkie wody i czekające w nich zawirowania, co oznacza potrzeby, lęki, trudy i niebezpieczeństwa w czasie tak uciążliwej terapii.

Ciemnoczerwone płetwy na brzuchu i ogonie pomagają rybie w ustaleniu celu i kierunku podróży. Zobrazowany jest nie tylko ruch, ale i elementy statyczne. Być może w otaczających wodach znajduje się również miejsce leczenia, praktyka leżąca na brzegu, jaśniejąca w udręce chemioterapii, ale stanowiąca fragment przerażającego morza.

Ryba nie ma oczu ani jednoznacznie określonego zewnętrznego obrysu. Swój ogromny kształt zawdzięcza licznym łuskom przypominającym krople, których stożki skierowane są ku tyłowi, zgodnie z siłą działania wody. Łuski na środku ciała są dość duże i stają się coraz mniejsze i liczniejsze na obwodzie. Niezwykły, ognistoczerwony kolor i sugestywny wygląd łuski łatwo budzą skojarzenie rozlanych wielu kropli krwi, które przelała pacjentka w czasie licznych pobrań krwi ze słabych żył.

Wszystkie elementy ciała ryby obrazują aktywny ruch, jakby w poszukiwaniu dobrego celu; w kierunku, jaki nadaje płetwa ogonowa, a której początek trudno określić. Sama płetwa wydaje się oddzielona od korpusu przez pas czerni, a następnie zyskuje kolor ciemnej czerwieni i zakończona jest poszarpanym brzegiem, którego końce uformowane są na kształt pazurów. Te pazury być może symbolizują złe czasy i wszystkie życiowe straty, które pacjentka musiała przejść jako młody człowiek, a które teraz ostatecznie pozostawia za sobą.

Czerń oddzielająca płetwę ogonową symbolizuje koniec terapii i pożegnanie z długim okresem cierpienia. Razem z zakończeniem leczenia pacjentka osiągnęła również swój cel. Ale koniec chemioterapii to także strata.

Strumień obrazu przepływa od pazurów ogona dalej do otoczenia, do wirującej wody. Płetwa ogonowa dzieli się pierzasto i w ten sposób oddziela od otoczenia, co oznacza, że młoda kobieta, która u nas czuła się wygodnie i bezpiecznie, podąży własną drogą. Koniec leczenia jest więc momentem wyjścia na nowe lądy. To także nadejście niepewnych czasów, w których trzeba obrać nowy kierunek i odnaleźć nowe źródła siły.

W tym obrazie, który zdobi ścianę naszej kliniki ku uciesze naszych pacjentów i naszej, odnajdujemy wciąż na nowo siłę i energię do poszukiwania szczęśliwego zakończenia.

PIŚMIENNICTWO I STRONY INTERNETOWE

1. Wittdorf, S. Die Abschlußphase von Pschotherapien. Untersuchung zur Gestaltung der Beendigung psychotherapeutischer Behandlungen. Dissertation (1999) Osnabrück. http://elib.ub.uni-osnabrueck.de/publications/diss/E-Diss38_thesis.pdf (data dostępu: 04.06.08)

18 Duchowość: religia i wiara

Eckhard Frick

Widzisz, po łacinie alkohol nazywa się 'spiritus', a człowiek wykorzystuje to samo słowo na określenie najwyższego religijnego doświadczenia i jednocześnie trucizny [7].

18.1 Koncepcje „duchowości"

Słowo „duchowość" ma związek z łacińskim przymiotnikiem *spiritualis* i z charakterystycznym terminem podanym przez apostoła Pawła: *pneumatikós* (duchowy). Obecnie, w wyniku ciągłego rozwoju tego pojęcia, w języku niemieckim istnieją dwie tradycje: romańska i anglosaska [12]. W tradycji romańskiej (zniemczone francuskie *spiritualité*) od 1970 r. oznacza ono **osobistą relację człowieka z Bogiem**, zwłaszcza w religii katolickiej. W tradycji anglosaskiej (*spirituality*) od roku 1870, w porównaniu do tradycji romańskiej, przypisuje mu się o wiele szersze **pojęcie religijności**, które opiera się na osobistym doświadczeniu. Pod wpływem tradycji anglosaskiej, która wywiera wyraźny wpływ na język psychoonkologii, „duchowość" ujmowana jest bardzo szeroko, podczas gdy religijność postrzegana jest bardziej w kontekście powiązań instytucjonalnych, kulturowych i wyznaniowych, a zatem obejmuje tylko jeden z aspektów duchowości. W kontekście religijności duchowość znajduje się wewnątrz, w głębi religii. Niezależnie od jakiejkolwiek religii, duchowość jest powszechna i przekracza granice kultur, narodów i wyznań. Duchowość „w najszerszym sensie obejmuje związek z tym, co nas otacza, co człowiek postrzega jako niezrozumiałe, niematerialne i metafizyczne" [12].

W ten sposób rozumiane pojęcie duchowości wykracza poza powiązania z jakąkolwiek wspólnotą religijną i ma **wymiar transreligij-** ny. Nie oznacza to jednak, że w onkologii psychospołecznej można stosować jednakową dla wszystkich koncepcję duchowości. Przeciwnie, zmusza ona do większej mobilności, spotkań między kulturami i wciąż zmieniającymi się subiektywnymi pojęciami duchowości oraz do minimalnej wiedzy na temat różnych tradycji duchowych i wczucia się w tradycje religijne konkretnego pacjenta.

Na przykład tradycja judeochrześcijańska może przejmować pewne elementy od innych religii świata i innych niereligijnych systemów wierzeń, a tym samym umożliwiać lepsze zrozumienie własnej duchowości. Istnienie osób znajdujących się poza instytucjami religijnymi i zorientowanych na subiektywne doświadczenia **duchowości „ezoterycznej"** jest znakiem obecnych czasów, który należy dostrzegać, szanować i rozumieć [16]. Także w duchowych tradycjach wielkich religii istnieje „ezoteryczne" jądro, którego bogactwo jest widoczne w medytacji i często wykazuje zaskakujące podobieństwo do innych tradycji religijnych.

W Starym Testamencie, który jest wspólny dla Żydów i chrześcijan, duchowość ukazuje się jako **boski duch/oddech**, który łączy się z człowiekiem: Na początku „[...] ziemia zaś była bezładem i pustkowiem [...], a Duch Boży unosił się nad wodami" (Księga Rodzaju 1,2). „Wtedy to Pan Bóg ulepił człowieka z prochu ziemi i tchnął w jego nozdrza tchnienie życia, wskutek czego stał się człowiek istotą żywą" (Księga Rodzaju 2,7). Istota/dusza (*näfäsch*) po hebrajsku oznacza także „krtań". Boskie tchnienie dane człowiekowi sprawia, że staje się on istotą oddychającą samodzielnie. Trwające całe życie i kończące się dopiero wraz ze śmiercią nabieranie oddechu nie jest ani działaniem czysto biernym (jak w tymczasowej wentylacji mechanicznej), ani czysto aktywnym (jak

18

przy celowym manipulowaniu częstością lub głębokością oddechu). Oddychanie bardziej odnosi się do Atmana, jak w sanskrycie określa się dar życia (ducha). C.G. Jung utożsamia indyjski Atman z „jaźnią" (*self*), która przekracza nasze świadome Ja. Duchowość jako zdolność do samodzielnego oddychania oznacza zatem połączenie z nieświadomością wraz z napływającym powietrzem w czasie wdechu i oddzielenie się od niej w czasie wydechu. Poszukiwanie siebie manifestuje się także jako poszukiwanie sensu, zwłaszcza jeśli wrodzone, nabyte lub indywidualnie stworzone poczucie sensu zostaje zniszczone przez doświadczanie absurdów, jak ma to miejsce na różnych etapach choroby nowotworowej [6].

Duchowość jest, z jednej strony, stałą antropologiczną, atrybutem żyjących ludzi. Z drugiej – istnieje **duchowość indywidualna**, związana z pierwotną socjalizacją religijną i wynikającymi z niej przemianami biograficznymi oraz społeczno-kulturowymi, a także osobistymi przekonaniami oraz wątpliwościami. Z tego powodu nie można zredukować duchowości jedynie do oznak przynależności religijnej, jak ma to często miejsce przy przyjęciu do szpitala [w Polsce przy przyjęciu do szpitala w dokumentach pacjenta nie umieszcza się informacji o wyznaniu, jak ma to miejsce w Niemczech – przyp. tłum.].

Zrozumiałe jest także, że zdeklarowany ateista może być człowiekiem duchowym – nie tylko w kontekście buddyjskim. Duchowe **pragnienie ludzi do zrozumienia sensu**, zrozumienia całości, do zjednoczenia z Bogiem może być wyrażone w różny, bardziej lub mniej rozwinięty sposób, także jako uzależnienie od alkoholu. Drogi rozwoju duchowego mogą przebiegać również odwrotnie, jak na przykład poprzez grupy Anonimowych Alkoholików, prowadząc do uniezależnienia od pijackiego „ducha" [7].

Akronim **SPIR** odnosi się do 4 kroków, mających na celu określenie duchowych potrzeb i zasobów człowieka [4, 17]:

- **S**: przekonania duchowe (*Spirituelle*) i religijne;
- **P**: miejsca (*Platz*) i wpływy, które spowodowały powstanie tych przekonań w ciągu życia pacjenta;
- **I**: integracja w duchowej, religijnej, kościelnej grupie/społeczności;
- **R**: rola lekarza/osoby sprawującej opiekę: jak powinna sobie radzić z problemami i oczekiwaniami duchowymi pacjenta?

Poniżej znajdują się **standardowe pytania**, jakie powinny zostać zadane w czasie rozmowy z pacjentem (dostosowane do konkretnego pacjenta). Aby uniknąć nieporozumień, należy również sprawdzić, czy pacjent zna takie określenia jak „duchowy" i „religijny" i w jakich kontekstach je stosuje. Podobnie z określeniami „kościół", „wspólnota", „zbór", „gmina", „grupa" itp. – należy je stosować w zależności od wypowiedzi pacjenta. Następujące standardowe pytania mogą posłużyć do zebrania pogłębionego wywiadu:

- **S**:
  - Czy uważa się Pan, w najszerszym znaczeniu tego słowa, za osobę wierzącą (religijną/duchową)?
  - W kim lub w czym pokłada Pan nadzieję?
  - Skąd czerpie Pan siłę?
  - Czy jest coś, co nadaje sens Pana życiu? Jakie duchowe przekonania są dla Pana najważniejsze?
- **P**:
  - Czy są przekonania, o których Pan mówił, a które są ważne dla Pana życia i dla obecnej sytuacji?
  - Jaki wpływ mają te przekonania na to, jak Pan sobie radzi, i w jaki sposób wpływają one na Pana zdrowie?
  - Jaki wpływ wywarły Pana wierzenia i duchowe przekonania na Pana zachowanie w czasie choroby?
  - Jaką rolę odgrywają Pana przekonania w myśleniu, że znów będzie Pan zdrowy?
- **I**:
  - Należy Pan do jakiejś wspólnoty religijnej lub duchowej (zboru, kościoła, grupy duchowej)?
  - Czy zapewnia to Panu jakieś wsparcie? W jakim stopniu?

- Czy istnieje jakaś osoba lub grupa ludzi, którzy naprawdę wiele dla Pana znaczą i są dla Pana ważni?
- **R:**
  - W jaki sposób ja jako lekarz/pielęgniarka/duszpasterz etc. powinienem zająć się tymi kwestiami?
  - Kto jest dla Pana najważniejszym partnerem w rozmowach dotyczących wierzeń i przekonań duchowych?
  - Jaką rolę odgrywają Pana przekonania w procesie leczenia?
  - Pytania o wiarę i duchowość stanowią ważny obszar w rozmowach o zdrowiu i chorobie. Czy uważa Pan, że nie rozmawiamy wystarczająco na temat Pana przekonań? Czy chciałby Pan porozmawiać szerzej na ten temat?
  - Chciałby Pan coś dodać?

18.2 Stan badań

Duchowość może być rozpatrywana w kontekście jakości życia, przepracowywania choroby, wsparcia społecznego lub subiektywnych teorii choroby, ale może też być postrzegana jako samodzielny konstrukt. Ten ostatni można mierzyć znormalizowanymi metodami, dostosowanymi psychometrycznie (zwykle także międzykulturowo, ponieważ większość metod jest anglojęzycznych). Alternatywną metodą jest **wywiad dotyczący duchowości**, który stanowi praktyczną możliwość przeprowadzenia „screeningu duchowego" w warunkach kliniki lub ośrodka ambulatoryjnego (np. z wykorzystaniem opracowanej przez C. Puchalskiego niemieckojęzycznej metody SPIR [4, 11]).

Ci, którzy wierzą, są zdrowsi, wybierają bardziej efektywne strategie radzenia sobie ze stresem, cieszą się większym zadowoleniem z życia, a nawet wzrostem przewidywanej średniej długości życia [8, 9]. W związku z tym, głównie w USA i przy wykorzystaniu metod epidemiologicznych, postawiono pytanie, czy lekarze powinni zalecać swoim pacjentom zaangażo-

wanie się w **aktywność religijną** [14]. Niektórzy odpowiadają na nie twierdząco, przytaczając badania nad wyleczeniem poprzez modlitwę wstawienniczą nawet z dalekiej odległości, które można tak samo badać empirycznie jak inne działania medyczne [1]. W przypadku funkcjonalistycznego odrzucenia wiary, religii i duchowości, oprócz aspektu teologicznego pojawiają się także kwestie etyczne i metodologiczne: porzucenie Boga i duchowości skutkuje wejściem na drogę determinizmu. Często brakuje podstaw dla teorii, które odzwierciedlają sieć przyczynowych wzajemnych wpływów między wiarą a zdrowiem [3, 5].

Psychoonkologiczna praca przeglądowa [15] pokazuje, że **znaczenia religijności i duchowości w onkologii** nie można jeszcze ostatecznie ocenić. W szczególności należy wyjaśnić wpływ wyboru niektórych form strategii radzenia sobie ze stresem na efekty zwalczania stresu.

Na podstawie klasyfikacji typologicznej różnych religijnych atrybucji i sposobów przepracowywania choroby zaproponowano rozróżnienie na „pozytywne" i „negatywne" sposoby **duchowego radzenia sobie ze stresem** [10, 13, 18]. Jako negatywne sposoby badanie określa konfliktowość, złorzeczenie, skargi, a w szczególności konflikt z Bogiem. Wprawdzie wydaje się, że pomocne są wszelkie sposoby nieoparte na walce, ale pojawiło się sporo wątpliwości. Zbiorowa presja tzw. pozytywnego myślenia wydaje się większa niż znaczące elementy tradycji judeochrześcijańskiej, jak walka Jakuba czy Hioba z Bogiem, które określane są jako szkodliwe. Należy zatem postawić pytanie, czy model konfliktowego duchowego radzenie sobie jest bardziej pomocny niż ocenianie według podziału pozytywne–negatywne [2]. Podkreślone zostały dwa wyniki badań: u pacjentów po transplantacjach nie widać dobrego wpływu „pozytywnych" strategii radzenia sobie, a wręcz przeciwnie – można je zaobserwować przy „negatywnych" [13]. U niemieckich pacjentek z rakiem piersi funkcjonują oba sposoby radzenia sobie, dlatego nie da się ich jednoznacznie zaklasyfikować [18].

18

18.3 Praktyczne podsumowanie: opieka duchowa jako zadanie interdyscyplinarne

❗ WAŻNE

Podstawowy wywiad dotyczący duchowości i określenie planów duchowych [11] są wspólnym zadaniem całego zespołu psychoonkologicznego i nie mogą być całkowicie przerzucone na duszpasterzy.

Lekarze, personel pielęgniarski i psychoterapeuci powinni wychodzić naprzeciw więziom duchowym, poglądom i aspiracjom z pełną **zrozumienia neutralnością** (bez manipulacji ani pomijania zasobów duchowych, które powinny być mobilizowane).

Zróżnicowane interwencje duchowe (rytuały, terapia sensu, praca nad biografią) wymagają szczególnego przygotowania pracowników udzielających pomocy/osoby upoważnionej przez pacjenta/grupy wsparcia.

Opieka duchowa oznacza także, że personel zespołu psychoonkologicznego pracuje nad swoimi **kompetencjami** w tym zakresie i poszerza własne doświadczenie. Może to robić poprzez praktyki medytacyjne, oficjalne duchowe/religijne wspólnoty, umiejętność nawiązywania kontaktu z duchowymi wspólnotami pacjenta, jak również ćwiczenie zbierania wywiadu dotyczącego duchowości i planowanie dotyczące duchowości.

PIŚMIENNICTWO

1. Benson H, Dusek JA, Sherwood JB et al.: Study of the Therapeutic Effects of Intercessory Prayer (STEP) in cardiac bypass patients: A multicenter randomized trial of uncertainty and certainty of receiving intercessory prayer. Am Heart J 151 (2006) 934–942
2. Frick E: Sich heilen lassen. Eine spirituelle und psychoanalytische Reflexion. Echter, Würzburg (2007)
3. Frick E: Macht Glaube gesund? In: Hoff GM, Klein C, Volkenandt M (Hrsg.): Zwischen Ersatzreligion und neuen Heilsversprechen. Umdeutungen von Gesundheit und Krankheit? (Grenzfragen 37). Alber, Freiburg i. Br., München (im Druck)
4. Frick E, Riedner C, Fegg MJ, Hauf S, Borasio GD: A clinical interview assessing cancer patients' spiritual needs and preferences. Eur J Cancer Care 15 (2006) 238–243
5. Gall TL, Charbonneau C, Clarke NH, Grant K, Joseph A, Shouldice L: Understanding the nature and role of spirituality in relation to coping and health: conceptual framework. Canadian Psychology 46 (2005) 88–104
6. Gerdes N: Der Sturz aus der normalen Wirklichkeit und die Suche nach Sinn. Ein wissenssoziologischer Beitrag zu Fragen der Krankheitsverarbeitung bei Krebskranken. In: Schmidt W (Hrsg.): Leben mit Krebs. Kaiser, München (1986) 10–34
7. Jung CG: Brief an W.G. Wilson, Mitbegründer der Anonymen Alkoholiker, 30.1.1961
8. Koenig HG, McCullough ME, Larson DB: Handbook of Religion and Health. Oxford University Press, Oxford, New York (1986)
9. McCullough M, Hoyt W, Larson D, Koenig H, Thoresen C: Religious involvement and mortality: A meta-analytic review. Health Psychology 19 (2000) 211–222
10. Pargament KI, Koenig HG, Tarakeshwar N, Hahn J: Religious struggle as a predictor of mortality among medically ill elderly patients: A 2-year longitudinal study. Arch Intern Med 161 (2001) 1881–1885
11. Puchalski CM: Spiritual Care: Practical tools. In: Puchalski CM (ed.): A time for listening and caring: Spirituality and the care of the chronically ill and dying. Oxford University Press, Oxford, New York (2006) 229–251
12. Roser T: Spiritual Care. Ethische, organisationale und spirituelle Aspekte der Krankenhausseelsorge. Ein praktisch-theologischer Zugang. Mit einem Geleitwort von Eberhard Schockenhoff. Kohlhammer, Stuttgart (2006)
13. Sherman AC, Simonton S, Latif U, Spohn R, Tricot G: Religious struggle and religious comfort in response to illness: health outcomes among stem cell transplant patients. J Behavioral Medicine 28 (2005) 359–367
14. Sloan RP, Bagiella E, Van de Creek L et al.: Should physicians prescribe religious activities? N Engl J Med 342 (2000), 1913–1916 (Discussion: 1339–1342)
15. Stefanek M, McDonald PG, Hess SA: Religion, spirituality and cancer: current status and methodological challenges. Psycho-Oncology 14 (2005) 450–463

16. Sudbrack J: Spiritualität – Modewort oder Zeichen der Zeit? Geist und Leben 71 (1998) 198–211
17. Weber S, Frick E: Zur Bedeutung der Spiritualität von Patienten und Betreuern in der Onkologie. In: Sellschopp A, Fegg M, Frick E et al. (Hrsg.): Manual Psychoonkologie. Zuckschwerdt, München (2002) 106–109
18. Zwingmann C, Wirtz M, Müller C, Körber J, Murken S: Positive and negative religious coping in German breast cancer patients. J Behavioral Medicine 29 (2006) 533–547

18

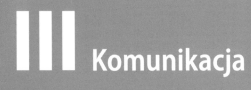

Komunikacja

19

Monika Dorfmüller

Podstawy komunikacji

19.1 Zakres komunikacji

Komunikacja to jedna z najbardziej zróżnicowanych i najważniejszych umiejętności ludzkich. Obok treści mówionych około dwie trzecie informacji przechodzi drogami wzrokowymi i słuchowymi. Liczne wypowiedzi korelują z mimiką i gestykulacją. Najczęściej bardzo szybko odkrywa się niezgodności między wypowiadanymi słowami a mową ciała.

Komunikacja rozgrywa się pomiędzy nadawcą a odbiorcą. Ważne wydaje się dotarcie do odbiorcy z przekazem poznawczym, społecznym i emocjonalnym. Komunikacja następuje również podczas milczenia, unikania kontaktu bądź w sytuacji mocnego rozdrażnienia, podniecenia, a więc w sytuacji kryzysowej.

! WAŻNE

Komunikacja zachodzi na płaszczyźnie rzeczowej, emocjonalnej oraz werbalnej i niewerbalnej.

Komunikacja wiąże się z szerokim wachlarzem możliwości wsparcia. Ten natomiast może sięgać od rzeczowości, poprzez szacunek i respekt, aż do zażyłości. Może on również obejmować dezaprobatę i arogancję oraz brak respektu w stosunku do innej osoby.

O rodzaju i jakości komunikacji decydują interakcje pomiędzy rozmówcami.

Simon [9] pisze, że „najważniejszą częścią kompetencji społecznej jest kompetencja komunikacji". Dalej stwierdza on, iż „kompetencja społeczna przewiduje zdolność do empatii, a więc umiejętności myślenia i odczuwania jak inny człowiek".

Według psychologa komunikacji i socjologii Paula Watzlawicka [8] „niekomunikować się jest niemożliwe". Dla Watzlawicka „jakiekolwiek zachowanie się jest komunikacją". Również brak zachowania jest dla niego formą komunikacji. Może powstać trudna i prowadząca do nieporozumień sytuacja, kiedy nadawca i odbiorca nie opanowali wspólnego języka i warunkowo muszą pracować z tłumaczem. Przyczyną ograniczeń mogą być również bariery intelektualne, jak i upośledzenie słuchu.

Uzasadnione wyzwanie stanowi międzykulturowa komunikacja z emigrantami. Tylko w Monachium żyją obecnie ludzie ze 180 państw (rozdz. 48).

Jako ważne składowe w tych ramach mieszczą się również wpływy różnic płci, jak i specyficzne, zależne od płci style komunikacji (rozdz. 6).

Porozumiewanie się oraz budowanie komunikacji z dziećmi i młodzieżą wymaga dopasowania się do nich pod względem ich rozwoju psychologicznego i ich poziomu wiedzy. Ważną rolę pełni tutaj tworzenie płaszczyzny zaufania.

Jak wcześniej wspomniano, w ramach porozumiewania się istotną rolę odgrywają mimika, gesty, mowa ciała własna i rozmówcy, również w grupie, oraz intonacja. Te sygnały wywołują także interakcje, mogą być odbierane z uwagą. Duże znaczenie mają odpowiedzi. Dają one wskazówki, jak została zrozumiana treść informacji, apeli, instrukcji itd.

Otwarta komunikacja dopuszcza osobiste pytania, a powinna być stosowana w kontekście możliwości zadawania dodatkowych pytań oraz sprzężenia zwrotnego.

19

!WAŻNE

Nierzadkie jest mieszanie się płaszczyzny rzeczowej i emocjonalnej, co stanowi źródło zaburzeń porozumiewania się. Braki w komunikacji mogą mieć charakter obiektywny bądź subiektywny.

19.2 Porozumiewanie się w medycynie

Porozumiewanie się zajmuje szczególną pozycję w delikatnej i złożonej dziedzinie medycyny, jaką jest udzielanie odpowiedzi na egzystencjalne pytania: o zdrowie, profilaktykę, chorobę, rokowanie, plany życiowe, przewidywaną długość życia, umieranie i śmierć. Komunikacja odgrywa również podstawową rolę w przypadku pacjentów geriatrycznych i z otępieniem.

Komunikacja zachodzi pomiędzy lekarzem a pacjentem i odwrotnie, pielęgniarkami i opiekunami oraz całym zespołem łącznie z wolontariuszami.

Porozumiewanie się w rodzinie pacjenta, jak i pomiędzy osobami ważnymi dla pacjenta oraz autorytetami medycznymi różnych specjalności, poczynając od lekarza, rodzi następstwa, które są częściowo trudne do oszacowania.

Między wszystkimi osobami zaangażowanymi i udzielającymi pomocy może otwarcie i pośrednio dochodzić do nieporozumień.

Każdy rozmówca wnosi swój osobisty, wielopłaszczyznowy filtr oraz kognitywno-emocjonalną wartość i priorytety, co znajduje, w większym lub mniejszym stopniu, swoje odzwierciedlenie w trakcie rozmowy, powoduje „inny" odbiór treści niż pierwotnie wyrażony. Mogą wystąpić następujące sytuacje: lekarz prowadzący przedstawia rzeczowo wyniki badań pacjentowi i może na ich podstawie przewidywać korzystne rokowanie. Jednak rozmówca–pacjent reaguje napięciem, lękiem, rezygnacją, a nie, jak można by oczekiwać, ulgą, a nawet radością.

Co się dzieje? Rodzi się rozbieżność pomiędzy obiektywnym stanem rzeczy a odczuciem

pacjenta. Wzrastający strach na kilka dni lub nawet tygodni przed badaniem kontrolnym może być tak dominujący, że dotarcie do „normalności" jest zablokowane; radzenie sobie zatem z odciążającym stanem rzeczy nie przebiega nagle, lecz jako powolny proces rozwojowy z indywidualnymi wariantami. Na pacjencie może się także odbić lęk lub reakcja depresyjna osoby mu bliskiej.

Specyficznie w sytuacjach lękowych, np. u pacjenta z nowotworem, dominują osłupienie i oniemienie. Szczególnego znaczenia nabiera tu kompetentna i wrażliwa komunikacja, przy czym lęki we wszystkich swoich obliczach nie powinny być wypierane, lecz dopuszczone i wyartykułowane.

19.3 Znaczenie porozumiewania się w aktualnym krajobrazie zdrowotnym

W ostatnich latach w wyniku upowszechnienia informacji fachowej nastąpiły, z nielicznymi wyjątkami, zmiany w relacji lekarz–pacjent, z redukcją struktury hierarchiczno-autorytarnej. Dziś ważne stało się, zgodnie z odpowiednimi danymi naukowymi, ale także doświadczeniami praktycznymi, wprowadzanie, za zgodą pacjenta, bliskich lub ważnych dla niego osób w rozmowy wyjaśniające postępowanie diagnostyczne i terapeutyczne. Klaus Dörner [2] charakteryzuje to jako medycynę „trialogu" [przez analogię do monologu i dialogu, niem. *trialogische Medizin* – przyp. tłum.].

Propaguje się partycypatywne szukanie rozwiązań, uznanie kompetencji zdrowotnej, a w szczególności kompetencji pacjentów i ich bliskich, z indywidualnie dopasowanym celem w odniesieniu do pełnoletniego pacjenta, *shared decision* i *informed consent*, a więc współdecydowanie i świadomą zgodę w medycznych procesach decyzyjnych.

Obecnie również w pediatrii, odpowiednio do sytuacji i wieku pacjenta, coraz bardziej uwzględnia się komunikację, informację i współdecydowanie, a dziecko respektuje się jako specyficzną jednostkę z indywidualnymi potrzebami i nadziejami.

Tę zmianę rzeczywistości popierają fachowe stowarzyszenia oraz grupy wsparcia. Przykładem jest udzielanie informacji pacjentom przez Niemieckie Towarzystwo Chorób Piersi, współpracujące z mającą osobowość prawną Grupą Wsparcia Kobiet Chorych na Raka [6]. Stanowi to przykład, jak należy sprostać wzrastającym potrzebom informacji oraz wymaganiom co do porozumiewania się i informacji.

Mniej wydajnie przebiegają monologi w relacji lekarz–pacjent, podczas których nie może nastąpić poważna komunikacja.

Źle się dzieje, kiedy lekarz nie pojmuje, że mówi obok pacjenta, nie rozpoznaje lub nie chce rozpoznać jego zdolności pojmowania. Może się tak zdarzyć, gdy lekarz nie czuje się pewnie fachowo lub społecznie-uczuciowo albo obawia się niewygodnych pytań, np. o rokowanie lub spodziewaną długość życia, manifestacji strachu, depresji, żalu, zwątpienia, złości, zdenerwowania i agresji ze strony pacjenta lub jego bliskich.

Łatwo powstają również asymetryczne relacje, które mniej lub bardziej trwale odzwierciedlają między innymi kompetencje pacjenta i uznanie u pełnoletniego pacjenta wysokiej autonomii jego decyzji.

!WAŻNE

Jak udowodniono, pełna zaufania, udana komunikacja ma wpływ na powstanie solidnej współpracy (swego rodzaju związku pomiędzy lekarzem i jego współpracownikami a pacjentem), motywacji do współpracy, wyniki leczenia i zaufanie do terapii, zadowolenie pacjenta oraz własną satysfakcję z pracy.

Umiejętność porozumiewania się nie występuje w wystarczającym stopniu *per se* u udzielających pomocy lub u pacjenta i ważnych dla niego bliskich osób. Umiejętność ta podlega całkowicie procesom rozwojowym, może być „wyuczona" i wspierana indywidualnymi wariantami i ograniczeniami.

!WAŻNE

Umiejętność porozumiewania się stanowi zasadniczą składową współczesnej medycyny, szczególnie w psychoonkologii. Można nauczyć się umiejętności i zachowań komunikacyjnych. Porozumiewanie się z pacjentem i bliskimi mu osobami można poprawić poprzez specyficzny trening komunikacji w ramach kursów podyplomowych, również w dialogu interdyscyplinarnym, można wspierać autorefleksję, postrzeganie przez siebie i przez inne osoby. Wymogi biurokratyczno-ekonomiczne, presję czasu, w szczególności wobec niedowartościowanej i w niewystarczającym stopniu docenianej „medycyny słów" (*sprechende Medizin*), można częściowo zrekompensować poprzez solidną umiejętność porozumiewania się. Umiejętność komunikacji nie wymaga w żadnym razie więcej czasu, ale zdecydowanie poprawia jakość opieki medycznej, również w aspektach ekonomicznych.

PIŚMIENNICTWO I STRONY INTERNETOWE

1. Buddeberg-Fischer B, Neuhaus Bühler RP: Was kann die Wissenschaft für Frauen tun? In: Riecher-Roessler A, Bitzer J: Frauengesundheit. Elsevier-Urban & Fischer, München-Jena (2005)

2. Dörner K: Der gute Arzt. Schattauer, Stuttgart (2003)

3. Dorfmüller M: Die ärztliche Sprechstunde. Ecomed Verlagsgesellschaft, Landsberg (2001)

4. Jünger J, Köllner V: Integration eines Kommunikationstrainings in die klinische Lehre. Psychother Psych med 53 (2003) 56–64

5. Köhle K, Kaeger-Sommerfeld H, Koerfer A, Obliers R, Thomas W: Können Ärzte ihr Kommunikationsverhalten verbessern? In: Deter HC (Hrsg.): Psychosomatik am Beginn des 21. Jahrhunderts. Huber, Göttingen (2001) 301–310

6. Patienteninformationen der Deutschen Gesellschaft für Senologie (www.senologie.org, mail@senologie.org) in Kooperation mit der Frauenselbsthilfe nach Krebs Bundesverband e.v. (www.frauenselbsthilfe.de, kontakt@ frauenselbsthilfe.de)

7. Schildmann J, Vollmann JI: Die Ausbildung kommunikativer Fähigkeiten in der Medizin. Z Palliativmed 2 (2001) 99–106

8.   Schulz von Thun F: Miteinander reden. Störungen und Klärungen. Rowohlt Taschenbuch-Verlag, Reinbek (2002)

9.   Simon W: Gabals großer Methodenkoffer Grundlagen der Kommunikation. Gabal, Offenbach (2004)

10.   Watzlawick P et al: Menschliche Kommunikation, Formen, Störungen, Paradoxien. 10., unveränd. Aufl. Huber, Bern (2000)

20

Monika Dorfmüller

Podstawowe zasady prowadzenia rozmowy

20.1 Główne aspekty

Rozmowy w swojej treści, wartości i celach mogą przedstawiać się różnorako. Ich zakres sięga od niezobowiązującej pogawędki, poprzez przekazywanie informacji i rozmowę wyjaśniającą, aż do wrażliwej sfery związanej z umieraniem. W żadnej, zarówno prywatnej, jak i zawodowej dziedzinie życia nie ma patentu na udane i skuteczne prowadzenie rozmowy. Ogromną rolę odgrywa kontekst psychologiczno-rozwojowy, społeczno-kulturowy, społeczno-ekonomiczny i intelektualny. Rozmowy w medycynie często mają związek z istotnymi nagłymi zmianami życiowymi. Różne cele rozmowy wymagają zróżnicowanych typów rozmowy i zmodyfikowanych konstrukcji. W zależności od treści zmieniają się wymagania co do rozmowy, prowadzenia dialogu. Niezbędnym warunkiem jest ciągły proces budowy więzi i zaufania. Jakość dialogu wymaga też wczucia się w emocjonalną sytuację rozmówcy. Nierzadko przenikają się wzajemnie czynniki obiektywne, poznawcze i emocjonalne. Rozmowa, oprócz innych warunków, powinna być prowadzona w sposób elastyczny, a nie według sztywnego schematu.

20.2 Prowadzenie rozmowy w medycynie

W kontekście tych rozważań można odwołać się do rozdz. 4–6, 19, 21, 25 i 28.

W praktyce liczne rozmowy odbywają się w trybie stacjonarnym lub ambulatoryjnym w ciągu dnia. Różnice wynikają z tego, czy przebiegają one w pośpiechu, nierzadko pod presją czasu, czy w spokojniejszych godzinach wieczornych, podczas weekendu lub w nocy. W ciemności, zwłaszcza w miesiącach jesienno-zimowych, przybierają one dość często szczególny wymiar. Pielęgniarki i pielęgniarze, którzy pełnią nocne dyżury, osobiście zaangażowani są w rozmowy nierzadko charakteryzujące się lękiem, niepokojem i napięciem. Dietzfelbinger (rozdz. 28) opisuje ze szczegółami wymiary prowadzenia rozmowy według Carla R. Rogersa [9] i podaje, że powinny ją charakteryzować: „pozytywny szacunek (akceptacja), samoakceptacja i szczerość, podobnie jak i empatia (zrozumienie uczuć)".

Prowadzenie dialogu wymaga od wszystkich, którzy mają do czynienia z pacjentami i ich bliskimi, z duszpasterzami wszystkich wyznań włącznie, zdolności i motywacji do aktywnego słuchania i wzajemnego zrozumienia, co w pojedynczych przypadkach wymaga dużo cierpliwości, siły, samodyscypliny i wglądu.

! WAŻNE

Skuteczną metodą dialogu jest aktywne, wyuczone słuchanie, obejmujące rozumienie przekazu niewerbalnego, czyli mowy ciała rozmówcy.

Słuchanie wymaga także wczuwania się w subiektywną rzeczywistość pacjenta, jego indywidualne warunki życia, i musi zostać świadomie oddzielone od własnych doświadczeń, wyobrażeń, uczuć oraz zasad życiowych.

Pierwsza rozmowa

Pierwsza rozmowa i wprowadzenie do niej powinny być delikatne, ponieważ podstawy zaufania i zrozumienia należy budować ostrożnie. Fenomenem medycyny jest powierzanie

20

swojego zdrowia, choroby, diagnozowania, leczenia, opieki, intymności swojego ciała i duszy, swojej tożsamości najczęściej obcej dotychczas osobie i obdarzanie jej kredytem zaufania. Pacjent często musi pokonać wstyd i lęk – szczególnie w niekomfortowych sytuacjach podczas badań, przy odkrywaniu swego ciała, podczas zadawania krępujących pytań – a przy tym chce zachować poczucie własnej wartości.

Dörner [3] pisze o „lekarskiej postawie przy pierwszym spotkaniu" oraz jak tę postawę odnaleźć.

Oczekiwania pacjentów, ważnych dla nich bliskich osób, lekarzy i przedstawicieli innych zaangażowanych zawodów dotyczące rozmowy mogą się stale zmieniać. Ważne jest przy tym znalezienie „wspólnego mianownika".

W rozmowach z pacjentami i ich bliskimi należy również zwrócić uwagę na obiektywne i/lub subiektywne poczucie winy. Poczucie winy ma moc zakłócania i ograniczania odbioru oraz przetwarzania informacji. Rzadko zdarza się to w odniesieniu do płaszczyzny rzeczowej.

Osobowość, wcześniejsze doświadczenia, obecna sytuacja i pomyślne lub niepomyślne rozpoznanie wymagają różnych sposobów dotarcia do konkretnego pacjenta.

Rozmowa podczas wizyty

Nierzadko pomiędzy leżącym w łóżku pacjentem a stojącą, często dominującą nad nim grupą odwiedzających [obchód lekarski – przyp. tłum.], pomiędzy laikiem a ekspertem powstaje układ asymetryczny. Pewne jest jednak, że wizyta lekarska i towarzysząca jej rozmowa to przeważnie jedyny w ciągu dnia kontakt pomiędzy lekarzem a pacjentem, trwający często tylko kilka minut. Kontakt ten jest zwykle utrudniony, zalecenia wydawane są zawsze bez poprzedzającej rozmowy i odpowiedniego informowania pacjenta.

Między zabiegowymi i niezabiegowymi dziedzinami medycyny pojawiają się różnice czasowe, a częściowo też strukturalne dotyczące wizyt lekarskich.

Pacjenci często skarżą się na wizyty ordynatorów i ich po części ceremonialny przebieg.

Z jednej strony, czują się dowartościowani, że ordynator, z jego pozycją, kompetencjami i doświadczeniem, opiekuje się nimi. Z drugiej strony, takie wizyty przypominają niekiedy „przelot" pozwalający na niewielką i niezadowalającą komunikację, zakłóconą przez zbyt dużą grupę osób w białych kitlach.

Ani „normalne", codzienne wizyty, ani wielkie obchody nie nadają się, aby omówić z pacjentem poważne sprawy i decyzje, przy czym pozostali pacjenci w tej samej sali, choćby z względu na tajemnicę lekarską, nie powinni być świadkami takiej rozmowy.

Zaleca się, żeby chory (również osoba mu bliska) bez zewnętrznego i wewnętrznego przymusu zrobił podczas obchodu notatki z pytaniami, które mógłby omówić podczas wizyty lub osobistej rozmowy z lekarzem. Z drugiej strony, pacjentów świadomie przeżywających swoją chorobę należy zachęcać do artykułowania swoich planów życiowych, samodzielnego stawiania pytań oraz wyrażania zwątpienia i lęku.

Warunki rozmowy

Zasadniczo, poważne rozmowy i porady, zarówno z pacjentem, jak i jego bliskimi, nie powinny być przeprowadzane na stojąco lub w pośpiechu.

Jeśli rozmowa z pacjentem odbywa się w sali chorych, lekarz powinien ostrożnie usiąść na łóżku, zachowując przy tym pewien dystans w stosunku do pacjenta. Różnicę wysokości można zniwelować poprzez podwyższenie części głowowej łóżka. W innym przypadku zaleca się wybranie spokojnego, odpowiedniego do rozmowy pomieszczenia, przy czym ani duże biurko, ani stół nie powinny tworzyć bariery. Sprawdza się pozycja siedząca na rogu [stołu lub biurka – przyp. tłum.]. Nie należy ciągle utrzymywać bezpośredniego kontaktu wzrokowego. W trudnych sytuacjach pacjent może, pomimo dobrych warunków rozmowy, kierować wzrok na boki lub w dół.

Można ewentualnie zapisywać w komputerze treść rozmowy czy wywiadu lekarskiego.

W zależności od warunków lekarz musi w porozumieniu z pacjentem decydować o tym, w jakiej formie ma on prowadzić swoją dokumentację. W sytuacji gdy jeden z rozmówców siedzi na rogu, położenie komputera powinno być tak dobrane, aby wprowadzanie danych nie ograniczało w poważny sposób komunikacji i prowadzenia rozmowy.

Należy unikać zakłóceń wywołanych przez osoby trzecie, częste pukanie, dzwonienie telefonu lub pracującą aparaturę.

Z możliwie nielicznymi wyjątkami należy trzymać się ustalonego czasu trwania rozmowy. Jakość prowadzonej rozmowy zależy od ilości i nadmiaru częściowo niezrozumiałych informacji.

20.3 Zasadnicze aspekty podczas prowadzenia rozmowy

Nie zawsze można sprostać balansowaniu pomiędzy bliskością a koniecznym dystansem.

Podczas prowadzenia rozmowy należy również wziąć pod uwagę aktualne samopoczucie pacjenta, zarówno pod względem somatycznym, jak i psychospołecznym.

! WAŻNE

Trudne sytuacje, którym towarzyszy napięcie i lęk, niepewność i bezradność oraz niedostatek własnych kompetencji w negocjacjach, zmniejszają u każdego człowieka zdolność pojmowania, koncentracji i zapamiętywania. Dlatego też ważne fragmenty rozmowy nierzadko ulegają zatarciu, a pacjent wydaje się potem niewystarczająco poinformowany, zaskoczony czy przytłoczony.

Pytania zmieniają się wraz z przebiegiem choroby. Kompleksowe leczenie, szczególnie w dziedzinie onkologii, wyzwala u pacjenta i jego bliskich zwiększoną potrzebę informacji i rozmowy.

Zasięganie opinii innych osób jest ogólnie przyjętym krokiem ograniczającym strach, niepewność i poczucie bezradności. Można je postrzegać jako ważny komponent w dążeniu do znalezienia wspólnego rozwiązania. Przeciwstawne opinie różnych specjalistów w obrębie określonych grup zawodowych, niekiedy tylko inny dobór słów przy tym samym stanie rzeczy lub w postępowaniu diagnostycznym, mogą wywoływać niepewność, sceptycyzm, a nawet prowadzić do przerwania leczenia.

W trakcie rozmowy pojawiają się ważne pytania dotyczące subiektywnych hipotez powstawania i teorii chorób u konkretnych pacjentów, co częściowo przyczynia się do subiektywnego wskazywania winnych w środowisku prywatnym, zawodowym lub lekarskim.

Znajomość własnego ciała i wiedza pacjenta o swoim organizmie, jego obecnym stanie i przeszłości chorobowej zależą między innymi od stanu poinformowania, wieku, wiedzy o zabiegach operacyjnych, przebiegu leczenia itd.

W trakcie rozmowy można niekiedy zaobserwować zaskakujące zmiany tematu, a także zdawkowe, wykrętne odpowiedzi ze strony pacjenta lub lekarza. Kryje się za tym często „wrażliwy obszar", z którym należy obchodzić się ostrożnie.

Zasadniczo ważne jest, aby w miarę możliwości podzielić rozmowę na przejrzyste bloki tematyczne, na zakończenie każdego z nich postawić pytania kontrolne, na koniec zaś przedstawić zrozumiałe, proste podsumowanie całości lub odpowiedzieć na pytania pacjenta.

Zabrania się stosowania wszelkiego rodzaju pojęć obcych dla pacjenta, w szczególności z zakresu medycyny. On sam nie zawsze ma odwagę dopytać o niezrozumiałą definicję, krępuje się i pozostaje częściowo niedoinformowany.

Należy unikać ograniczania pacjenta pytaniami zamkniętymi lub sugestywnymi. To samo dotyczy częstego przerywania rozmowy przez pacjenta oraz udzielania „uległych" odpowiedzi, które wnoszą więcej niepewności i zniechęcenia niż jasności.

20

!WAŻNE

Specyficznym sprawdzianem umiejętności komunikacji i prowadzenia rozmowy jest pogorszenie przebiegu choroby przewlekłej lub wystąpienie powikłań, a w przypadku nowotworu złośliwego – zdiagnozowanie nawrotu lub progresji. W takich sytuacjach stosunki z pacjentem mogą utrudniać reakcje depresyjne, lęki i poczucie zagrożenia, które czynią pacjenta niezwykle sceptycznym i podatnym na urazy psychicznie.

W wytycznych medycyny rodzinnej pt. „Prowadzenie rozmowy w medycynie rodzinnej – wytyczne grupy ekspertów w Hesji" [7] wymienia się „pięć etapów zorganizowanej porady lekarskiej: wstęp do dialogu, analizę sytuacji, fazę argumentacji, znalezienie rozwiązania, zakończenie". Przy czym nadaje się „szczególne znaczenie pierwszym dwóm fazom. Tworzą one podstawy do pełnej zaufania atmosfery rozmowy, wzmacniają płaszczyznę porozumienia. Rozmówca otwiera się i zostaje przygotowany do właściwej wymiany informacji".

20.4 Interwencje kryzysowe

Jak przedstawia Dorfmüller [5], nie chodzi tutaj o „interwencje kryzysowe u pacjentów z chorobami psychicznymi ani o wkroczenie grupy kryzysowej".

Kryzys „oznacza tutaj nie sam kryzys i utratę poczucia własnej wartości, np. w związku z oszpecającą operacją albo wytworzeniem stomii, generalnie w związku z pojawieniem się choroby, lecz przekroczenie granic wytrzymałości i kompensacji z bezpośrednio zauważalną dolegliwością, kryzys życiowy. Z tym mogą wiązać się depresje, lęki we wszystkich swych obliczach, jak i reakcje szokowe oraz smutek". W ramach zwalczania kryzysu leczenie farmakologiczne lekami psychiatrycznymi nie powinno być oczywistą odpowiedzią, lecz stanowić ostrą lub krótkoterminową pomoc jedynie w sytuacjach szczególnych. Podczas sedacji istnieje niebezpieczeństwo, że konflikty, lęki i re-

akcje depresyjne nie zostaną przezwyciężone, lecz będą się gromadzić, a później, wzmocnione, utorują sobie własną drogę lub wywołają określone dolegliwości.

Kryzysy ujawniają się niespodziewanie i nieoczekiwanie, mogą przyjmować groźny charakter.

Zdarza się, że stany kryzysowe prowadzą również do zaostrzonej wrażliwości, co podczas rozmowy wymaga szczególnej wyrozumiałości wszystkich zaangażowanych grup zawodowych.

Ważne jest, aby traktować poważnie subiektywnie przeżyty, a często także obiektywny kryzys z punktu widzenia jego znaczenia dla pacjenta. Jednocześnie należy wyjaśnić kwestię osobistych możliwości oraz wartość indywidualnego wsparcia społecznego. Schuth [11] przedstawia sześć następujących kryteriów interwencji kryzysowych stosowanych przez ginekologów leczących kobiety chore na raka; ich kolejność i natężenie należy stosować indywidualnie:

- zrozumienie przyczyny kryzysu („znane, określone obszary obciążeń");
- wypracowanie wspólnej definicji kryzysu;
- dopuszczenie do siebie uczuć i ich wyrażenie;
- analiza strategii radzenia sobie z problemem („sprawdzenie i rozszerzenie strategii pokonywania trudności");
- modyfikacja dotychczasowych strategii pokonywania trudności i szukanie nowych rozwiązań;
- spojrzenie wstecz i podsumowanie.

20.5 Kilka wskazówek do przeprowadzenia rozmowy wyjaśniającej z psychologicznego punktu widzenia

Rozmowy wyjaśniające, szczególnie w onkologii, należą do najbardziej delikatnych zadań w zakresie prowadzenia rozmowy.

- Orientacja w aktualnej sytuacji i potrzebach informacyjnych pacjenta

- Stworzenie przejrzystych struktur poznawczych:
  - zrozumiały język;
  - przestrzeganie kryteriów faktycznych,
  poznawczych, emocjonalnych i prawnych;
  - zaufanie, kompetencje, empatia jako
  podstawa;
  - uwzględnianie lęków, reakcji depresyjnych i wywołanych przez nie przeszkód
  w pojmowaniu aktualnej sytuacji;
  - ważne treści rozmów wyjaśniających, zależnie od wyjściowej sytuacji leczniczej
  lub paliatywnej, przy zmianach opcji terapeutycznej;
  - pytania wyjaśniające zamiast zadawa-
  nych według sztywnego schematu.
- Mechanizmy obronne i wypierania nie są
w tym kontekście często patologiczne, lecz
możliwe i normalne w sytuacjach szoku
i zagrożenia.
- Specyfika: *postęp choroby i przerzuty*.
- Zmiana z leczniczych na paliatywne środki
zaradcze.
- Niepowodzenie dotychczasowych wysiłków.
- W przeciwieństwie do początkowej manifestacji znacznie gorsze rokowanie.
- Po części ogromne niejednoznaczności
i wielkie wymagania co do psychicznych
możliwości przetwarzania.
- Aktywne podejście do problemu poprzez
konsultacje z licznymi lekarzami lub zmiany lekarzy.
- Rozdarcie między strachem a nadzieją.
- Chęć pokonania choroby wobec będących
do dyspozycji ograniczonych możliwości
jej przezwyciężenia.
- Zmniejszenie przekonania o wpływie na
bieg wypadków.
- Niespełnione przez lekarzy „rzekome obiet-
nice wyzdrowienia".
- Za agresją pacjentów i ich bliskich kryją się
w tym kontekście nierzadko życiowe podsumowania, lęki, niepewność, frustracje
i poczucie winy.
- Specyficzna sytuacja u dzieci i młodzieży,
zarówno w obliczu możliwego własnego

zachorowania na nowotwór złośliwy, jak
i zachorowania członka rodziny.
- Wielopłaszczyznowa jakość istotnych i de-
cydujących rozmów wyjaśniających tworzy,
zarówno u pacjentów, jak i ich bliskich,
jeden z ważniejszych czynników radzenia
sobie z chorobą, jej następstwami i wbudo-
waniem we własną biografię.

!WAŻNE

Oczekiwania względem lekarzy i rozmów z nimi,
a szczególnie w stosunku do rozmów wyjaśniających są często zbyt wygórowane. Rzeczywistość rozmów i budowa zaufania muszą uwzględniać liczne
potrzeby indywidualne i ogólne. Należy rozważyć
w miarę możliwości cząstkowe rozmowy wyjaśniające w odpowiednich przedziałach czasowych.

20.6 Rozmowa wyjaśniająca i aspekty psychotraumatologiczne

Schumacher [10] pisze, że „stresor, a więc właściwe obciążenie, różni się zależnie od pacjenta
i składa się z wielu wydarzeń, które następują
w przebiegu choroby i leczenia". Autorka wspomina przy tym wielorakie pojmowanie obciążeń.

Theml [12] w tym samym miejscu pisze
o „traumatyzujących informacjach w onkologii". Różnicuje on według następujących kryteriów: „niejasne i podejrzane początkowe
wyniki, informacja po ustaleniu rozpoznania
z niezaprzeczalnym wpływem na życie, informacja po ustaleniu rozpoznania z wątpliwym
wpływem na życie, informacja podczas leczenia i okresowych badań kontrolnych".

Fischer i Riedesser [6] przedstawiają problem psychotraumatyczny pod pojęciem „zachorowań zagrażających życiu jako czynnikiem
psychicznego traumatyzowania", między innymi informowania o diagnozie. Ich zdaniem,
okazuje się to słuszne w specyficznym wymiarze, kiedy przekazywanie informacji o „niekorzystnym rokowaniu odbywa się nagle i bez
współczucia" i oznacza potencjalną sytuację

20

traumatyczną dla pacjenta. Dlatego według nich [6] do składowych zapobiegania traumie należy „poinformowanie o diagnozie w odpowiedniej formie". Wspomniany onkolog Theml [12] dowodzi, że również „w najłagodniejszym przekazie zawarta jest potencjalna trauma, ponieważ poinformowanie o ciężkiej, zagrażającej życiu chorobie lub tylko o jej podejrzeniu wydaje się spełniać wszystkie kryteria traumy". Szczególną uwagę należy poświęcić pacjentom, którzy już kiedyś doznali urazu, a więc w szczególności wcześniej występującym obciążeniom pourazowym typu I lub II (wcześniejsza traumatyzacja sekwencyjna).

Częstość występowania zespołu stresu pourazowego PTBS (*Posttraumatische Belastungsstörung*) u chorych na raka nie jest wyższa niż w innych ciężkich urazach, a więc dotyczy około 14% ogólnej populacji.

! WAŻNE

U pacjentów onkologicznych w ramach wielowarstwowego wyjaśniania należy uwzględniać uwarunkowania psychotraumatologiczne.

PIŚMIENNICTWO I STRONY INTERNETOWE

1. Burghofer K, Lackner CK, Jauch KW: Empathie in der Chirurgie. Chirurg 78 (2007) 552–560
2. Buddeberg C, Laederach K, Buddeberg-Fischer B: Das ärztliche Gespräch – die ärztliche Untersuchung. In: Buddeberg, W (Hrsg.): Psychosoziale Medizin. 2. Aufl. Springer, Berlin Heidelberg New York (1998)
3. Dörner K: Der gute Arzt. Schattauer, Stuttgart (2003)
4. Dorfmüller M: Die ärztliche Sprechstunde. Ecomed Verlagsgesellschaft, Landsberg (2001)
5. Dorfmüller M: Psychosoziale Aspekte des Mammakarzinoms und das Aufklärungsgespräch bei onkologischen Patientinnen aus psychologischer Sicht. In: Wischnik A: Kompendium Gynäkologie und Geburtshilfe,10. Ergänzungslieferung. Ecomed Verlagsgesellschaft, Landsberg (2006)
6. Fischer G, Riedesser P: Lehrbuch der Psychotraumatologie, 3. Aufl. UTB, Stuttgart (2003)
7. Hausärztliche Leitlinie: Hausärztliche Gesprächsführung, Leitliniengruppe Hessen Version 19.03.2008. http://www.leitlinien.de/leitlinienanbieter/deutsch/pdf/hessengespräch (data dostępu: 20.06.08)
8. Härter M, Loh A, Spies C: Gemeinsam entscheiden – erfolgreich behandeln. Deutscher Ärzte-Verlag, Köln (2005)
9. Rogers CR: Die klientenzentrierte Gesprächs--Psychotherapie. Fischer Taschenbuch-Verlag Frankfurt am Main (1991)
10. Schumacher A: Posttraumatic Stress Disorder bei Krebspatienten. In: Kleining B, Schumacher A: Psychotraumatologie in der Onkologie. Dapo-Jahrbuch. Pabst Science Publishers, Lengerich Berlin (2001)
11. Schuth W: Psychosomatische Aspekte in der gynäkologischen Onkologie. In: Baltzer J, Meerpohl HG, Bahnsen J: Praxis der gynäkologischen Onkologie, Thieme, Stuttgart (2000)
12. Theml H: Traumatisierende Informationen in der Onkologie. In: Kleining B, Schumacher A: Psychotraumatologie in der Onkologie. Dapo-Jahrbuch. Pabst Science Publishers, Lengerich Berlin (2001)

21

Monika Dorfmüller

Niebezpieczne pułapki i zapobieganie im

21.1 Przyczyny i postacie pułapek

Pułapki mogą być nieszkodliwe, jeśli chodzi o ich rodzaj i postać, a także przejrzyste i rozwiązywalne. Mogą one dotyczyć komunikacji, prowadzenia rozmowy, wyboru leczenia, przestrzegania zasad terapii i zadowolenia wszystkich zaangażowanych stron. Jeśli kumulują się i wywołują efekt synergii, mogą wywoływać niebezpieczne i szkodliwe zjawiska.

! **WAŻNE**

Przyczyny i konsekwencje pułapek mają charakter komunikatywno-społeczny, emocjonalny i poznawczy.

Odgrywają one rolę nie tylko w komunikacji i rozmowach typu lekarz–pacjent, pielęgniarka–opiekun–pacjent, lecz w interakcjach wszystkich zaangażowanych grup zawodowych.

Źródłem pułapek może być pacjent, jego bliscy, lekarz, pielęgniarka, opiekun, pomocniczy personel medyczny i przedstawiciele wszystkich zawodów zajmujący się pacjentem. Również uwarunkowania formalne i odpowiednie, subiektywnie nieprzyjemne, specyficzne formy organizacyjne, ewentualnie niepokojące doświadczenia z pojedynczymi grupami zawodowymi i ich przedstawicielami są sporadycznie wnoszone jako obciążenie.

Pułapki mogą powstawać w wyniku konfliktów i merytorycznych różnic pomiędzy zespołem praktyki lekarskiej, ambulatorium, oddziału, ośrodka rehabilitacji i swoiście w związku interdyscyplinarnym.

Zdarza się, że wymienione pojedyncze czynniki łączą się i „plączą" i dlatego można je jedynie warunkowo analizować i usuwać.

Pułapki nawarstwiają się w związku z niejednorodnymi grupami „trudnych" pacjentów.

21.2 „Trudny" pacjent

Scharakteryzowanie, niekiedy napiętnowanie pacjenta jako „trudnego" wymaga krytycznej weryfikacji i musi zostać poddane odpowiedniej rewizji. W szczególności w rozmowach związanych z pielęgnacją lub między lekarzami pojawiają się ciągle pochopne opisy pacjenta i jego bliskich jako „trudnych" i w taki sposób są przekazywane dalej, co w trwały sposób zaburza relacje.

Niełatwo jest pojąć, że pacjent czuje się bezradny, przestraszony, niedoinformowany, bezsilny i przytłoczony, pełen zwątpienia, a jego siły obronne – przynajmniej na pierwszy rzut oka – osiągnęły kres i nie mogą stanowić poważnego oparcia. To samo dotyczy wsparcia społecznego pacjenta, szczególnie gdy jest on mało wytrzymały i słabo powiązany społecznie.

Po dokładnym zbadaniu sprawy może się okazać, że nieodpowiednie, niedopasowane zachowanie pacjenta stanowi w sporadycznych przypadkach zupełnie właściwą i w dobrym sensie „waleczną" postawę w odpowiedzi na określoną sytuację i czynniki obciążające. Jednak radzenie sobie z „trudnym" zachowaniem wymaga czasu i sił, a także zwiększa rozmiar obciążeń osób profesjonalnie udzielających pomocy. W przypadku licznych czynników stresowych mogą pojawiać się reakcje zbędne i przesadzone.

Powinno się, bez jakiegokolwiek wartościowania, scharakteryzować kilka „trudnych"

21

odmian zachowania pacjentów, ich przyczyny i strategie reagowania na nie.

Dorfmüller [2] pisze następująco: „Tutaj przedstawia się szerokie spektrum zjawisk i ich możliwych przyczyn. W sporadycznych przypadkach pacjenci mogą stawać się dla lekarza, pielęgniarki, pomocniczego personelu medycznego, psychologa, psychoterapeuty itd. „trudni i uciążliwi". Jak już wspomniano, tego typu opisy, często bez głębszego sprawdzenia, przekazywane są dalej i choremu oraz jego bliskim względnie szybko zostaje przypisana etykieta obowiązująca dla całego zespołu terapeutycznego.

Dorfmüller pisze dalej: „Pacjent może zostać odebrany jako trudny wówczas, gdy my znajdujemy się w trudnej sytuacji albo odpowiednio kiepskim nastroju, gdy w zespole terapeutycznym, na oddziale, w praktyce lekarskiej występują konflikty, nadmierne obciążenie pracą, brak czasu, a warunki ekonomiczne komplikują sytuację".

- Trudnymi okazują się pacjenci, u których trzeba przebyć mozolną drogę od wstępnej diagnozy poszlakowej do rozpoznania (np. podczas szukania guza pierwotnego).
- Według aktualnych badań naukowych, co czwarty pacjent lekarza rodzinnego cierpi na stany lękowe, a zaburzenia lękowe są rozpowszechnione wśród ludności. Tacy pacjenci mogą okazywać się trudnymi, tak samo jak pacjenci z przewlekłymi dolegliwościami bólowymi w wywiadzie.
- Pacjent może „stawać się uciążliwy", kiedy lekarz prowadzący nie pojmuje jego przekazu i nie zmienia swego podejścia.
- Głośni, wyraźnie, niekiedy roszczeniowo, a nawet agresywnie wypowiadający się pacjenci, którzy w ten sposób domagają się uwagi, mogą stawać się uciążliwi i niewygodni.
- Może powstać sytuacja szczególna, gdy pacjent lub jego bliscy wątpią w fachowe kompetencje lekarza. Tego rodzaju sytuacje wymagają jasnych analiz, jasnych informacji i jasnych decyzji, które koniecznie powinny mieć rzeczowy charakter.

- Pacjentów o swoistej postawie roszczeniowej wobec lekarzy, całego zespołu terapeutycznego, praktyki lekarskiej lub kliniki należy także „okiełznać" na płaszczyźnie rzeczowej.
- Na groźby opisania w prasie nie powinno się przynajmniej na zewnątrz okazywać emocji. Należy reagować możliwie spokojnie i rzeczowo, bez wpadania w niebezpieczną postawę obronną. To najczęściej rozładowuje sytuację.
- W kontakcie z pacjentami zahamowanymi przez lęk w porozumiewaniu się i prowadzeniu rozmowy obowiązują zasady, które już ogólnie przedstawiono.
- Za agresją kryją się nierzadko niezadowalające bilanse życiowe, lęki, niepewność, napięcie, frustracja czy poczucie winy. Ostatecznie nie są one przyporządkowane osobom, do których są adresowane. Mogą one jednak – właśnie w sytuacjach napięcia – ranić opiekunów, prowokować ich i psuć trwale klimat. W reakcjach ważne jest, aby nie dać się sprowokować, lecz zastosować wachlarz realistyczno-pragmatycznych środków zaradczych, podejmować jasne decyzje oraz stawiać granice. Przyczyny agresywnych reakcji mogą również tkwić po stronie lekarza.
- Trudno jest sklasyfikować pacjentów, obecnie lub w przeszłości, nadużywających alkoholu do uzależnienia włącznie i/lub uzależnionych od leków bądź narkotyków *per se*. Można ich łatwo napiętnować i tym samym ograniczyć komunikację. Wskazane są jasne granice i uzgodnienia. Budowanie współpracy jest nierzadko utrudnione, a jej warunkiem jest motywacja i zaufanie do terapii.

Więcej informacji na ten temat można znaleźć w rozdziale 4.

21.3 Możliwe pułapki

OPIS PRZYPADKU

Pewien pacjent czuje się subiektywnie/obiektywnie niewystarczająco poinformowany, jest przytłoczony i wypiera spodziewaną poważną diagnozę, jak guz złośliwy czy białaczka. Lekarz nie zadaje wielu pytań. W dodatku pacjent przypuszcza, że ważne dla niego wyniki i rokowania są obecnie przemilczane. Pacjenci szybko rozpoznają, kto, na przykład, jest uczennicą szkoły pielęgniarek i jeszcze nie zna warsztatu rozmowy wyjaśniającej i zasady zachowania tajemnicy zawodowej, która pielęgniarka, opiekun lub młody lekarz odznaczają się ciepłą serdecznością. Właśnie do tych osób pacjent zwraca się wcześniej, próbując zmusić je do zobowiązujących odpowiedzi albo wplątać w swoje mechanizmy wypierania.

OPIS PRZYPADKU

Pewna 40-letnia pacjentka nie pyta o wyniki badania kontrolnego raka piersi i jej indywidualne rokowanie. Pyta, czy powinna zrezygnować z zarezerwowanej za sześć miesięcy dalekiej podróży albo czy powinna w przyszłym roku jeszcze raz przedłużyć legitymację inwalidzką.

Pytania z potencjalnymi pułapkami są kierowane również do tych grup zawodowych, które mają do czynienia nie bezpośrednio z diagnostyką, lecz raczej z zabiegami terapeutycznymi lub poruszają się trochę „eksterytorialnie" w opiece nad pacjentami, jak psychologowie, pedagodzy społeczni czy duszpasterze.

Buddeberg, Laederach i Buddeberg-Fischer [1] opisują „słabe punkty prowadzenia rozmowy", które mogą zmienić się w pułapki: „przerywanie opisów pacjentowi, brak struktury w rozmowie, ograniczanie pacjentowi możliwości wypowiadania się poprzez sugestywne i zamknięte pytania, niebranie pod uwagę emocjonalnego wyrażania się pacjenta, niejasne i niezrozumiałe objaśnienia medycznego stanu rzeczy, diagnozy choroby i zaleceń terapeutycznych".

Źródłem pułapek może być postawa własna i postawa wobec rozmówcy, wcześniejsze doświadczenia oraz odczucia własne, jak i rozmówcy. Możliwość pułapki niesie ze sobą również budowanie dialogu, informowanie pacjenta i rozwiązywanie konfliktów.

Każdy pacjent ze swoją przeszłością chorobową, jego bliscy oraz członkowie zespołu terapeutycznego wnoszą indywidualne cechy, które wywołują szeroki wachlarz skutków od niezręczności aż po błędy.

- Niedostateczne zrozumienie subiektywnych (szczególnie emocjonalnych) i obiektywnych nastrojów, łącznie z przekazami niewerbalnymi, pacjenta, osoby bliskiej i zespołu leczącego.
- Konflikty, zastrzeżenia, wątpliwości – również odczytane z mowy ciała – nie przyjmują i nie przemawiają, wzgl. kwestionują w swojej wartości.
- Za wycofywaniem się, zahamowaniami, zarzutami, agresją lub sporami kryją się nierzadko lęki, niepewność, rozczarowania, bezradność („niemoc psychiczna"), deficyty informacji i komunikacji, przekazywanie częściowych prawd lub upiększanych faktów.
- Konflikty lepiej tłumić niż powodować ich eskalację.
- Nieuwzględnianie możliwych poprzednich negatywnych doświadczeń z systemem opieki zdrowotnej, wcześniejszymi zabiegami diagnostycznymi albo terapeutycznymi.
- Bariery językowe, kulturowe i intelektualne.
- Brak lub zredukowane pojmowanie choroby i rzeczywistości przez pacjenta i jego bliskich.
- Potraktowanie krytyki i zwątpienia jako fachowo-osobistej zniewagi lub reagowanie na nie arogancją i obroną.
- Możliwe błędy w leczeniu i ich podejrzenie nie zostają poddane późniejszej krytycznej analizie, pacjentowi i jego bliskim nie daje się należnego posłuchu.
- Przeciążenie leczącego poprzez wzrastające, częściowo nierealne nadzieje i oczekiwania („ozdrowienie"), wahania w ocenie zarów-

no sektora zawodowego, jak i społeczno-
-emocjonalnego.

- Błędy w postępowaniu z powodu pacjentów albo ich bliskich, którzy są aktywni, członków zespołu leczącego, którzy sprzeczają się lub wypowiadają insynuacje, półprawdy i nieprawdy.
- Niewystarczające usystematyzowanie rozmów i manipulowanie rozmowami lub brak potwierdzających wypowiedzi w rozmowach ze strony leczącego.
- Ignorowanie zahamowań lękowych i blokad z powodu przeciążenia zmniejsza możliwość przyswajania oraz nieporozumienia językowe.
- Zbyt mało prób znajdowania rozwiązań – szczególnie konfliktów – na poziomie fachowym.
- Odbieranie komplementów i lizusostwa jako znaków zgody i efektywnej komunikacji.
- Faworyzowanie wybranych pacjentów.
- Niedostateczna budowa zaufania u pacjenta z ograniczonymi możliwościami decyzyjnymi.
- Sklasyfikowanie pacjenta dostosowanego, spokojnego, małomównego i zadającego niewiele pytań jako partnera poddającego się terapii z ufnością, poinformowanego i zadowolonego.
- Niewystarczające poszanowanie godności i kompetencji pacjenta.
- Niebranie pod uwagę stylu życia, przeżyć, myślenia pacjentów, lekceważenie ich poczucia własnej wartości i tożsamości lub skarg, gdy po sytuacji konfliktowej czują się zbyt powierzchownie potraktowani.

21.4 Zapobieganie pułapkom

Więcej informacji na ten temat można znaleźć w rozdziałach 6, 19, 20 i 28.

Ogólne środki zapobiegawcze:

- Wystarczający poziom kompetencji z umiejętnością komunikacji włącznie.
- Utworzenie dobrze funkcjonującej grupy roboczej (współpraca).

- Kontrole jakości.
- W szczególnie uzasadnionych pojedynczych przypadkach może być wskazane odpowiedzialne „oddanie" [przekazanie – przyp. tłum.] pacjenta i osób mu bliskich innemu, bezstronnemu koledze.

Źródła zakłóceń ze strony członków zespołu leczącego

- Ograniczone kompetencje i przeciążenie pracą.
- Własne lęki i przeżyte zagrożenia.
- Brak umiejętności zdystansowania się i dzielenia się obowiązkami.
- Poczucie winy.
- Nieświadome skojarzenia.
- Brak możliwości wzmocnienia kompetencji pacjenta i równoczesnego zachowania postawy zaufania.

Zapobieganie pułapkom

- Kształcenie i dokształcanie zawodowe.
- Uporządkowanie własnych przemyśleń (również co do motywacji wykonywania zawodu służebnego) i odbioru własnej osoby.
- Udział w grupach Balinta i sprawdzianach umiejętności, omawianie poszczególnych przypadków i rozmowy w zespole oraz podejmowanie innych środków zaradczych.
- Realistyczne postrzeganie własnych celów zawodowych.
- Rozwiązanie własnych konfliktów z przeszłości i aktualnych problemów w życiu prywatnym, mogących stanowić przyczynę lub wzmacniacz konfliktów zawodowych.
- Pielęgnacja higieny psychicznej i troska o własną osobę, rozsądne gospodarowanie zasobami.
- Analizowanie stresu i jego zmniejszanie.
- Odprężenie w sferze prywatnej.
- Pielęgnowanie dialogu interdyscyplinarnego.
- Tworzenie przemyślanych i rozsądnych powiązań oraz wykorzystywanie efektów synergii.
- Podejmowanie działań prewencyjnych, odpowiednio wczesne rozpoznawanie i terapia zespołu wypalenia u osoby udzielającej pomocy.

!WAŻNE

Przy tak ogromnej liczbie wymagań nie da się całkowicie uniknąć błędów. Wśród pacjentów, ich bliskich, pracowników opieki medycznej oraz wszystkich zaangażowanych w opiekę osób znajdują się ludzie ze szczególnymi upodobaniami, słabościami i wadami.

Dzięki odpowiednim umiejętnościom oraz krytycznym analizom kompleksowych przyczyn można zredukować błędy lub częściowo ich uniknąć za pomocą środków prewencyjnych. Działania takie służą także jako ochrona wszystkich zaangażowanych stron, ponieważ układ lekarz–opieka––pacjent–relacja znajduje się pomiędzy biegunami podstaw prawnych a „zaufaniem".

PIŚMIENNICTWO

Zobacz także piśmiennictwo do rozdz. 20

1. Buddeberg C, Laederach K, Buddeberg-Fischer B: Das ärztliche Gespräch – die ärztliche Untersuchung. Kapitel 12 in: Buddeberg, Willi (Hrsg): Psychosoziale Medizin. 2. Aufl. Springer, Berlin Heidelberg New York (1998)
2. Dorfmüller M: Das ärztliche Gespräch aus medizin-psychologischer Sicht. In: Dorfmüller, M (Hrsg): Die ärztliche Sprechstunde. Ecomed Verlagsgesellschaft, Landsberg (2001)
3. Kutscher PP, Seßler H: Kommunikation – Erfolgsfaktor in der Medizin. Springer, Berlin Heidelberg New York (2007)

21

Yvonne Petersen

Konflikty w relacjach międzyludzkich pod koniec życia – rozwiązania za pomocą teorii przywiązania

22.1 Wprowadzenie

Obserwacje neuropsychologiczne pokazują, że w każdym człowieku występują układy [zbiory wzajemnie powiązanych elementów – przyp. tłum.], które umożliwiają wchodzenie w relacje międzyludzkie i rozwijanie zażyłości, a w przypadku ich utraty wywołują reakcje duchowe i cielesne. Takie podstawy istnieją w człowieku od narodzin. Aby rozwijać się zdrowo, noworodek potrzebuje wsparcia, mając wrodzoną **zdolność do tworzenia związków oraz gotowość do współpracy**. Jego genetycznie zaprogramowane układy muszą zostać wykorzystane do „wyuczenia się" tworzenia relacji z innymi.

Jeśli w dzieciństwie i młodości człowiek miał dobre **doświadczenia w związkach międzyludzkich**, wpłynie to pozytywnie na tworzenie się jego późniejszych relacji. I odwrotnie, kiepskie doświadczenia w dzieciństwie lub ich brak mogą mieć fatalne skutki dla powstawania związków u tego człowieka.

Pojęcie *Beziehung*, oznaczające w języku niemieckim „związek, relację", zawiera w sobie słowo „pociąg". „Pociąganie" doskonale oddaje napięcie między dwoma biegunami, które są wzajemnie „powiązane". Mówimy o dobrym związku, o ciężkich lub skomplikowanych relacjach, a także o złych związkach – chodzi tu o **wzorzec napięcia**, który opisuje **relacje międzyludzkie**. Podczas pracy z ciężko chorymi i ich rodzinami wyczuwa się relacje i zależności w obrębie układu rodzinnego.

Jak powstają związki w naszym życiu? Już w macicy rodzi się szczególna więź dziecka z matką. Tutaj używanym pojęciem jest „**przywiązanie**" (*attachment*). Mówi się tu o matce

i ojcu jako najważniejszych osobach w związku. W tym rozdziale chodzi o taką więź, która wywiera wpływ na nasze związki do końca życia i jest odczuwana podczas towarzyszenia umierającym.

22.2 Teoria przywiązania

Twórcą teorii przywiązania (1969) jest psychoanalityk John Bowlby (1907–1990). Została ona rozbudowana przez M. Ainsworth i innych [1, 4, 5]. Stosuje się ją w praktyce psychoterapeutycznej [3].

Definicja

W każdym człowieku istnieje biologicznie zainstalowany system więzi stanowiący „zdrowe komponenty naszego wyposażenia w instynkt". Staje się on aktywny, gdy grozi nam niebezpieczeństwo z zewnątrz lub od wewnątrz (np. ból somatyczny, choroba). Jeśli tego zagrożenia nie można usunąć własnymi siłami, zostaje uruchomione zachowanie zachęcające do wsparcia. Bezbronne dziecko instynktownie zwraca się wtedy do swojej matki lub ojca („osób najbliższych"), aby szukać ochrony i pomocy. Najbliższe osoby i przywiązanie utrzymują dziecko przy życiu. Dziecko bez ochrony starszych i mądrzejszych nie może przeżyć, ponieważ opuszczenie oznacza śmierć. Tak więc od narodzin rozwijane są metody zachowania, które gwarantują ochronę i bliskość **chroniących osób**.

Przywiązanie tworzy się z powtarzanych **interakcji** z osobami, które chronią stale i niezawodnie, zaopatrują i uspokajają. Jest ono skierowane na dających ochronę (np. matkę lub ojca) oraz dopasowuje się do ich zachowania. Osoby bliskie stają się dla dziecka „bezpiecznym portem".

Potrzeba ochrony towarzyszy człowiekowi przez całe życie. Również u dorosłych w sytuacjach dużego zagrożenia z zewnątrz lub wewnątrz aktywuje się ukształtowany we wczesnym dzieciństwie system więzi i wywołuje ochronne zachowanie w postaci poszukiwania wsparcia.

Pewien specyficzny wzór przywiązania wytwarza się, a może nawet kształtuje się zupełnie, już w pierwszym roku życia. **Wzory przywiązania** dojrzewają w trakcie życia poprzez doświadczanie nowych więzi. Są one jako pierwotne wzory rozpoznawalne w sytuacjach silnego zagrożenia emocjonalnego, również podczas egzystencjalnego niebezpieczeństwa rozdzielenia podczas umierania [6].

Badania naukowe przywiązania wyróżniają **4 wzory przywiązania** (bezpieczny, unikający, ambiwalentny, zdezorganizowany). Mają one specyficzne znaczenie podczas opieki nad umierającymi i ich bliskimi. Nie chodzi tutaj o patologię. Wszyscy jesteśmy specyficznie powiązani. Podczas pracy z umierającymi wzory te dają się za pomocą teorii przywiązania łatwo rozpoznać, a stosunki pomiędzy osobami bliskimi stają się jaśniejsze. Ciężko chory człowiek może zostać lepiej zrozumiany jako całość: od początku swego życia do procesu umierania, oraz jako część swojej rodziny. Chodzi o zapewnienie mu możliwie najlepszego wsparcia w procesie umierania oraz troskliwe towarzyszenie mu, gdy wystąpią trudności lub konflikty.

Bezpieczny wzór przywiązania

Osoba bliska dla dziecka (np. matka) niezawodnie reaguje na jego sygnały, jej czułe zachowanie jest dla dziecka przewidywalne. Reaguje ona jednakowo na jego uczucia pozytywne, negatywne i neutralne. Jest dla dziecka dobra, silna i mądra. Odczucia negatywne, jak ból, strach czy żal, mogą być matce otwarcie pokazywane, ponieważ dotychczasowe doświadczenie dziecka pozwala mu mieć ufność, że może ona dać kres jego niedogodnościom. W cierpieniu poszukuje się matki, stwarza ona niezawodną, bezpieczną ostoję.

Podczas rozwoju dziecko uczy się, że cierpienia fizyczne i duchowe są nie do uniknięcia, ale można je przezwyciężyć. Przyjmuje je takimi, jakimi są. Później wykazuje wyraźną pewność siebie. W ciężkich życiowych sytuacjach potrafi otwarcie wyrażać uczucia. Łatwiej radzi sobie z ciężkimi sytuacjami życiowymi.

Opieka paliatywna nad osobami z bezpiecznym wzorem przywiązania

Ciężko chorzy i ich bliscy z takim wzorem przywiązania mogą otwarcie rozmawiać o trudnych i groźnych sytuacjach. Uczucia negatywne, jak smutek, zwątpienie i złość, mogą być odpowiednio wyrażane, a dla opiekunów są łatwe do zrozumienia. Pomoc przyjmowana jest chętnie. Współpraca zespołu paliatywnego z ciężko chorym jest zadowalająca. Członkowie rodziny są gotowi do współpracy, a zajmowanie się pacjentem jest serdeczne i czułe.

Dzieciństwo

Podczas opowiadania historii z dzieciństwa umiejętność przypominania jest jasna i klarowna. Ludzie potrafią przedstawić swoje losy w emocjonalnie żywy sposób. Konflikty relacjonuje się z umiarkowanymi uczuciami i dostrzega ich kontekst. Pamięć o rodzicach jest serdeczna, ale nie bezkrytyczna.

Rodzina

Rodzina ciężko chorego jest otwarta i gotowa do współpracy. Problemy medyczno-pielęgnacyjne mogą być rozwiązane wspólnie. Bliscy niezawodnie towarzyszą choremu, ale pozostawiają mu przestrzeń do bycia samemu. Atmosfera wokół chorego jest spokojna. Uczucia pokazywane są otwarcie.

Propozycje pomocy

Opieka obejmuje czynności medyczno-pielęgnacyjne, rozmowy z bliskimi i przyjaciółmi oraz pomoc w zorganizowaniu pozostałego okresu życia.

Pacjenci z bezpiecznym wzorem przywiązania rzadko wymagają wsparcia oddziału opieki paliatywnej. Mogą być oni objęci leczeniem ambulatoryjnym i pozostawać pod opieką lekarza rodzinnego i rodziny.

Nie trzeba tu przytaczać przykładów.

Unikający (uczuć) wzór przywiązania

Jest to przywiązanie uwidaczniające się w sytuacjach, gdy dziecko szuka pomocy i ochrony, a osoba bliska (matka) reaguje nieodpowiednio i nieprzewidywalnie. Potrzeba cielesnej bliskości dziecka nie jest zaspokajana, np. matka nie przychodzi do krzyczącego dziecka, aby je uspokoić, lecz pozwala mu krzyczeć. Gdy dziecko zrobiło sobie krzywdę, nie bierze go opiekuńczo i czule w ramiona, lecz na potrzebę bliskości reaguje ze złością i fizycznym odrzuceniem.

Matka docenia, gdy dziecko nie trzyma się spódnicy („łatwe dziecko"). Jest ono wcześnie poddawane presji próby i „samodzielności". Dla uzyskania odpowiedniej uwagi, pochwały czy uznania dziecko wykształca wrażliwe czujniki, aby wychwycić chwilowy nastrój matki i zachować się odpowiednio do niego. Jego własne potrzeby i nastrój schodzą na drugi plan. Pozostaje doświadczenie odrzucenia w potrzebie. Rozwija się strategia, w której negatywne i bolesne uczucia są tłumione i unika się powodów, dla których mogłoby się uaktywnić zachowanie potrzebne do poszukiwania wsparcia. Tworzy się pozabezpieczny, unikający uczuć wzór przywiązania. Wychowywane w ten sposób dziecko uczy się strategii życiowej rozwiązywania trudnych sytuacji własnymi siłami. Takie

osoby często mają uczucie, że nigdy nie zostały wzięte przez matkę w ramiona.

Opieka paliatywna nad osobami z unikającym wzorem przywiązania

Kontakt między pacjentem a osobą bliską przebiega szorstko, bez emocji, raczej na dystans, formalnie i obojętnie. Kontakt cielesny rzadko ma miejsce. Osoby bliskie stoją przy końcu łóżka albo siedzą daleko. Sam pacjent wydaje się wycofany. Atmosfera jest beznamiętna i chłodna. Wyrazy żalu prawie nie występują, a słowa używane w rozmowie są surowe. Raczej zaprzecza się istnieniu choroby, nie okazuje się uczuć smutku, strachu czy złości bądź są one tłumione. Pytania dotyczące choroby i nadchodzącego czasu nie odnoszą się do sposobów przeżycia pozostałego okresu życia, lecz, alternatywnie, raczej działań medycznych.

Daje się zaobserwować głęboki wewnętrzny kryzys, wyrazem wewnętrznego napięcia są np. duże, rozbiegane oczy lub niespokojne ruchy, występuje odwracanie się lub zamykanie oczu podczas wyrażania smutnych przeżyć. Okazywanie lęku wydaje się ogromne.

Dzieciństwo

Przy opowiadaniu o dzieciństwie istnieją luki. Idealizuje się rodziców i ich metody wychowawcze (np. „dostawaliśmy klapsy, ale nikomu to nie zaszkodziło"). Zadanie dokładniejszych pytań ujawnia brak wsparcia jednego bądź obojga rodziców. Człowiek tak wychowywany dąży do niezależności. Wybór partnera ukierunkowany jest u niego na dobre funkcjonowanie. Ciepło i cielesna bliskość są mniej ważne.

Rodzina

Rodzina jest emocjonalnie zdystansowana. Pomoc i opieka ograniczają się do peryferyjnych uzgodnień – ciągle coś się załatwia i organizuje albo bliscy funkcjonują pasywnie i bezradnie – nie mogą nic zrobić. Często bliscy słabo szukają lub nie szukają wcale kontaktu z zespołem opieki paliatywnej.

Wielu pacjentów żyje bez funkcjonującego rodzinnego zaplecza. Zaopatrują się sami, dzieci troszczą się o nich w niewielkim stopniu lub wcale albo uważają, że powinny być one „chronione". Niemożliwe jest poproszenie o udzielenie pomocy pacjentowi, gdyż dzieci „mają ważniejsze sprawy do załatwienia".

Zespół opieki paliatywnej poprzez odpychające zachowanie bliskich czuje się bezradny i rozdrażniony, z trudem buduje kontakt emocjonalny z pacjentem lub rodziną. Wcześniejsze doświadczenia emocjonalnego odrzucenia w potrzebie doprowadziły u takich pacjentów do unikania sytuacji bycia zależnym. Nie „nauczył się" prosić o pomoc. W obecnej sytuacji ogromnego uzależnienia pojawia się groźba złamania strategii unikania.

Propozycje pomocy

Dzięki pewnej, stałej, przewidywalnej obecności pacjent i jego bliscy wiedzą, że można prosić, a szukanie oparcia i opieki nie zostanie ukarane odrzuceniem. Zespół opieki paliatywnej może skorygować wcześniejsze doświadczenia poprzez stworzenie „pewnej propozycji relacji". Pacjent i jego bliscy doświadczają, że uczucia zostają przyjęte i zrozumiane, że w smutnych momentach znajdą pocieszenie, a gniew zostanie powstrzymany.

OPIS PRZYPADKU

Pani M. ma 72 lata, cierpi na złośliwego raka piersi z przerzutami. Przyczyną przyjęcia były bóle kości i trudności w oddychaniu. Według lekarza rodzinnego pani M. zażądała wszystkich medycznie uzasadnionych metod chemioterapii w nadziei na wyzdrowienie. Ostatnia chemioterapia ze względu na pogorszenie stanu zdrowia musiała zostać przerwana. Pacjentka zdecydowała się na paliatywne leczenie objawowe w nadziei na „podkurowanie", aby potem kontynuować chemioterapię. Żyła samotnie w domu, od dawna była rozwiedziona, odmówiła pomocy opieki pielęgniarskiej. Do tej pory robiła wszystko sama. Jedna z córek trochę się o nią troszczyła, druga mieszkała w USA. Gdy wchodziłam do pokoju, pacjentka stała przed szafą i porządkowała swoje ubrania z zauważalną dusznością. W pomieszczeniu było cicho. Młodsza kobieta stała z opuszczonymi ramionami i patrzyła na nią. „Dzień dobry, pani doktor, chwileczkę, muszę jeszcze posprzątać, moja córka tego nie lubi", pozdrowiła mnie pacjentka. Zauważyłam, jak złapała się za ramię i cicho jęknęła.

Pacjentka usiadła z widocznym bólem i zapytała mnie: „Co mogę dla pani zrobić?". Dałam wyraz swojemu spostrzeżeniu i powiedziałam: „Widzę, że ma pani bóle i trudności w oddychaniu – czy ja mogę coś dla pani zrobić?". Wyraźnie się przestraszyła: „Powinna mnie pani znów podkarmić, żebym ponownie mogła poddać się chemii i wreszcie wyzdrowieć. Moja córka już nie daje rady w domu, ma wystarczająco dużo do zrobienia, a ja nie chcę jej obciążać". Córka nie zareagowała, tylko odwróciła wzrok. W pomieszczeniu pojawiła się przygnębiająca cisza. Trudno było wypracować z tą pacjentką leczenie. Bagatelizowała swoje problemy z oddychaniem, na pytania o osłabienie odpowiadała, opisując swoje prace domowe, że bóle nie są takie dotkliwe. W ogóle ona miała się tylko „podkurować", a nie być leczona lekami. Nie dopuszczała pomocy pielęgniarskiej. Nie mogliśmy zaobserwować sygnałów emocjonalnych, takich jak smutek lub złość, dotyczących jej stanu.

Podczas pewnej rozmowy jej córka powiedziała, że była często zła na matkę, gdyż odmawia ona pomocy. Jednocześnie sygnalizowała jej, że jest niezdolna do normalnego funkcjonowania. Taka miała być matka zawsze, twarda i pozbawiona ciepła. Z tego powodu nie miała żadnych przyjaciół.

Spełniliśmy życzenia pacjentki, uszanowaliśmy jej decyzję, aby mogła wykonywać wszystko samodzielnie, lecz wyrażaliśmy nieustannie naszą pełną współczucia obawę o jej widoczny zły stan.

Wezwała mnie po pewnej ciężkiej nocy z nasiloną dusznością. Sprawiała wrażenie ogarniętej paniką, oddychała z trudem i zażądała natychmiastowej pomocy. Zareagowaliśmy szybko i skutecznie. Od tej pory pacjentka zaczęła nam bardziej ufać. Mogliśmy rozpocząć leczenie objawowe i zapewnić jej niewielką opiekę pielęgniarską. Pani M. poczuła się lepiej. Dopiero teraz zaczęła ostrożnie dopuszczać rozmowy o objawach schorzenia, jednak w dalszym ciągu ukrywała prawdziwe brzemię choroby.

Ciągle stawiała to samo pytanie: „Co można jeszcze zrobić? Jaka chemia, jaka rehabilitacja, jaka psychoterapia pomoże mi wyzdrowieć?". Jej oczy były przy tym wielkie ze strachu, a ona nie spuszczała ze mnie wzroku. Zaczęłam ostrożnie dawać do zrozumienia, że dostrzegam jej lęk. Najbardziej bała się pełnej zależności od kogoś. „Muszę być niezależna. Moja matka bardzo wcześnie żądała ode mnie dużej odpowiedzialności, nigdy mnie nie chwaliła. Również nie głaskała. Mój ojciec był dla nas zawsze nieobecny. Byłam taka samotna". W tym momencie zaczęła płakać, mogłam ją wziąć ostrożnie za rękę i potrzymać. Było to dla niej, według jej słów, nowe doświadczenie.

Zachowanie pacjentki, jak również jej córki w stosunku do nas zmieniło się od tego momentu. Pacjentka pozwoliła na pielęgnację ciała, nacieranie i terapię oddechową. Córka była często przy niej, relacja między nimi była bardziej uczuciowa i mniej napięta.

Krótko potem ogólny stan pacjentki pogorszył się. Umarła spokojnie w obecności córki.

Ambiwalentny wzór przywiązania

Osoba bliska (matka) reaguje nieprzewidywalnie i nieadekwatnie do sytuacji, w których dziecko szuka pomocy. Raz reaguje nagle i nadmiernie, potem znów wydaje się nie zauważać alarmujących sygnałów dziecka. Wsparcie matki jest ambiwalentne i zależne od jej chwilowej wrażliwości. Dziecko nie może liczyć na wsparcie, „pewny port" wydaje się zagrożony. W następstwie dziecko lękliwie unika rozdzielenia z matką. Następstwem takiego stanu są emocjonalna niepewność oraz stały strach przed rozłąką. Matka ze strachu przed rozłąką paraliżuje dążenie do autonomii, karząc nawet pozbawieniem miłości rodzicielskiej. Zerwanie z domem rodzinnym następuje późno, jeśli w ogóle. Dziecko może uciec od wpływu czasami jedynie przez zerwanie kontaktu. Istnieje niejednoznaczna więź pomiędzy wielką miłością a często głęboką, nieuświadomioną złością.

Opieka paliatywna nad osobami z ambiwalentnym wzorem przywiązania

Atmosfera przestrzeni wokół pacjenta wypełniona jest niepokojem i rozdrażnieniem. Pomiędzy pacjentem i jego bliskimi istnieje nadmierna, prawie zakleszczona bliskość. Zauważalne są uczucia wzburzonego smutku i lęku. Pacjent jest często dotykany, głaskany, ma się odczucie, że nie może on zaznać spokoju. Często na początku nie można skoncentrować się na pacjencie i jego problemach oraz życzeniach, ponieważ bliscy przerywają rozmowę, nie dają pacjentowi dojść do słowa i opisują sprawy ze swojego, a nie z jego punktu widzenia. Wskutek tego pacjent poddaje się rezygnacji, wycofuje się, zamyka oczy. Często analiza rzeczywistych problemów pacjenta zajmuje trochę czasu.

Dzieciństwo

Pacjent z uniesieniem ze szczegółami opowiada o swoim wspaniałym dzieciństwie. Dużą rolę odgrywa ścisła współzależność w rodzinie i jej tradycje. Wypowiedzi sprawiają wrażenie przesadzonych i entuzjastycznych. Równocześnie mogą pojawić się informacje o ciążącej zależności od rodziców, która utrudniała zerwanie z domem rodzinnym, a we własnym układzie partnerskim powodowała kłopoty. Ludzie w ten sposób wychowywani za partnerów wybierają sobie osoby z pozabezpiecznym wzorem przywiązania. Obecna sytuacja rozłąki przeżywana jest z dużym strachem jako katastrofa.

Rodzina

Bliscy są nadopiekuńczy, bardzo bojaźliwi i mocno związani. Codziennie mają miejsce długie, nacechowane obawą rozmowy na te same tematy. Zagrażająca utrata pacjenta przeżywana jest jako dramatyczna i niewyobrażalna. Stosunki w rodzinie są niejasne. Istnieją nieporozumienia dotyczące „idealnej opieki" albo dalszego utrzymywania pacjenta. Życzenia bliskich są ambiwalentne: z jednej strony chcieliby w nieprzerwanej gotowości robić wszystko dla pacjenta – „ofiarują" siebie. Z drugiej – sygnalizują zupełne przeciążenie i złoszczą się na żądanie dalszej opieki.

Również pacjenci przekazują sprzeczne informacje. Wyrażają np. chęć natychmiastowej śmierci, zaraz potem żądają chemioterapii przedłużającej życie.

Propozycje pomocy

Zadaniem zespołu paliatywnego jest rozwijanie jasnych strategii w stosunku do pacjenta i jego bliskich. Dodatkowo ważne jest umieszczenie pacjenta w centralnym punkcie wydarzeń, odgadywanie jego życzeń w ostatnim okresie życia oraz wzmocnienie jego autonomii. Pacjent może wówczas w pozostałym okresie życia zarówno czegoś doświadczyć, jak i doznać samodzielności, zachowując jednocześnie szacunek i wsparcie.

Istotne jest przy tym docenienie zaangażowania bliskich i włączenie ich w dalszą opiekę. Pacjenci i ich bliscy muszą zostać objęci opieką przez „osoby, na których można polegać", z pewną gotowością do tworzenia więzi. Jasne strategie pomagają zjednoczyć wszystkich członków rodziny w opiece i utrzymywaniu pacjenta, jednocześnie respektując jego samodzielność. Prowadzi to do emocjonalnego wyciszenia relacji rodzinnych oraz do spokojniejszego procesu umierania.

OPIS PRZYPADKU

Pan K. był 59-letnim pacjentem z zaawansowanym rakiem płuc. Przyczyną przyjęcia były bóle oraz zespół objawów spowodowany postępującym porażeniem poprzecznym zależnym od guza.

Lekarz rodzinny opisywał, że rodzina jest przeciążona sytuacją w domu, żona za dużo od siebie wymaga, a przy tym odmówiła opieki pielęgniarskiej. Było troje dzieci, które również mogłyby troszczyć się o ojca. Możliwości medyczne zostały wyczerpane. Sytuacja groziła wymknięciem się spod kontroli, jeśli niedowład pogłębiłby się.

Gdy weszłam do pokoju, panował wielki niepokój. Kobieta, trzymając pacjenta w objęciach, płakała, dwie młodsze kobiety siedziały na łóżku pacjenta. Wszystkie go uspokajały.

Przedstawiłam się i starałam się pozdrowić pacjenta, jednak najstarsza z kobiet pierwsza podała mi rękę. „Jestem żoną, proszę pomóc mojemu mężowi. To są moje córki, jesteśmy tu przy nim zawsze". Wszystkie zaczęły płakać.

Spróbowałam skoncentrować się na pacjencie, który leżał na łóżku z zamkniętymi oczami. Zwróciłam się ku niemu i przedstawiłam się. Wziął moją rękę i trzymał ją. Poprosiłam rodzinę, aby usiadła.

Gdy żona próbowała przejąć rozmowę, ponieważ mąż i tak nie mógł już mówić, zwróciłam się do niego: „Pana żona bardzo dużo dla pana zrobiła i bardzo dużo wie. Jednak dla lepszego zrozumienia sytuacji uważam, że powinien pan samodzielnie odpowiadać. Pan jest pacjentem". Natomiast do żony powiedziałam: „Pani spostrzeżenia są dla mnie ogromnie ważne. Czy mogę później o nie zapytać?".

Pacjent otworzył oczy. Wydał się odprężony moim zdecydowaniem. Następnie słowo po słowie scharakteryzowaliśmy dolegliwości i sporządziliśmy plan terapii. Żona i córki były trochę zdenerwowane „skoncentrowaniem się" na ojcu, jednak mogły brać udział w rozmowie i dlatego czuły się również docenione. Żona lub córka ciągle płakały. Często gwałtownymi ruchami głaskały pacjenta. Zaobserwowałam ze strony pacjenta jego obronne gesty ręką.

Opieka nad chorym była na początku uciążliwa dla zespołu opieki paliatywnej. Codziennie przychodzili członkowie rodziny, którzy zupełnie nie zwracali uwagi na jego słabnące siły. Dopiero z naszą pomocą pan M. odważył się sporządzić plan, kto kiedy ma przychodzić.

Żona i córki prawie codziennie szukały możliwości rozmowy z lekarzem i zespołem opieki paliatywnej, zadając podobne, pełne lęku pytania. Pytania krążyły wokół stanu chorego i jego zwolnienia do domu, ale tylko wówczas, kiedy będzie mógł chodzić. Jednocześnie żona sygnalizowała bóle pleców nie do zniesienia, które powodowały konieczność codziennego odwiedzania lekarza. Utwierdziłam ją w jej zaangażowaniu w opiekę nad mężem z taką ofiarnością, sygnalizowałam jej jednak również nasze wsparcie w dalszej opiece. To zdawało się ją uspokajać, a uporczywe rozmowy stawały się rzadsze. Zauważyliśmy, że córki i żona spokojniej siedziały na łóżku ojca, a ich ruchy były bardziej przemyślane, np. w formie nacierania ciała lub pomocy przy pielęgnacji. Pacjent czuł się lepiej, według jego słów: „bezpiecznie".

Z opowieści o jego życiu dowiedziałam się o „wspaniałym, cudownym dzieciństwie", a jego bliscy, podobnie jak obecnie jego rodzina, mieli być „rodzinnym klanem". Wszystko było rozwiązywane wewnątrz rodziny, nic nie wychodziło poza rodzinę. W jego rodzinie jeden skoczyłby w ogień za drugim, tak jak teraz w jego własnej. Jednak były problemy ze znalezieniem partnerki pasującej do rodziny, żadna nie odpowiadała rodzicom.

W wieku 30 lat spowodował kilkuletni rozłam w rodzinie z powodu małżeństwa z obecną żoną. Teraz jednak wszystko jest w porządku.

Po wielu rozmowach o problemach opieki domowej w dolegliwościach związanych z porażeniem poprzecznym oraz w związku z ciągle pojawiającymi się bólami pan M. zdecydował się na dalsze leczenie w hospicjum. Na jego życzenie przekazałam jego decyzję rodzinie. Rodzina była wprawdzie bardzo smutna, ale wierzyła, że decyzja jest słuszna.

Pan M. mógł zostać przeniesiony do hospicjum. Dowiedzieliśmy się, że umarł spokojnie kilka tygodni później w otoczeniu swojej rodziny.

Zdezorganizowany wzór przywiązania

Jeśli we wczesnym dzieciństwie doszło do przeżyć traumatycznych, które były związane z bliską osobą (matką), zachowanie potrzebne do utworzenia więzi zostaje gwałtownie zakłócone. Jeśli matka stosuje przemoc fizyczną lub psychiczną, wszystkie strategie nawiązania więzi przez niemowlę lub małe dziecko zawodzą. Powstaje dylemat. „Bezpieczny port" jest jednocześnie źródłem strachu. Niemowlę nie może naturalnie rozwinąć strategii nawiązywania tego typu więzi. Prowadzi to do „zdezorganizowanego zachowania potrzebnego do rozwoju więzi". Często na tym tle rozwijają się w późniejszym okresie ciężkie zaburzenia osobowości.

Opieka paliatywna nad osobami ze zdezorganizowanym wzorem przywiązania

Ta dezorganizacja tak wzmaga się w procesie umierania, że dochodzi nie tylko do krótkotrwałych okresów zachowań ekscentrycznych, lecz całe zachowanie wydaje się chaotyczne. Okazywanych emocji nie można niczemu przyporządkować. Sięgają one od strachu i paniki aż do zachowań depresyjnych i agresywnych. Rozmowa jest ciężka, występują w niej niespodziewane przeskoki zdaniowe i myślowe, pojawiają się mętne dane o objawach i chorobie, czemu towarzyszy nagłe milczenie. Tacy pacjenci są dla zespołu opieki paliatywnej wielkim wyzwaniem. Są skłonni do utraty kontroli i nieprzewidywalni w swoim zachowaniu.

Dzieciństwo

Przeżycia z przeszłości nie są opowiadane, jeśli są, to dopiero po zbudowaniu podstawy zaufania. Pacjenci często opowiadają o traumatycznych przeżyciach: wczesnej utracie członków rodziny, dorastaniu poza domem rodzinnym, przemocy w rodzinie. Nieustannie można podejrzewać seksualne wykorzystywanie. U pacjentów starszego pokolenia dużą rolę odgrywają ucieczka i wygnanie w czasie wojny oraz wojenne przeżycia. Podczas dopytywania się trzeba być bardzo ostrożnym, żeby ponownie nie wywołać starych lęków. Oprócz tego pojawiają się ponownie urazy w formie psychozopodobnych reakcji strachu i paniki, które nakazują przerwanie zadawania dalszych pytań.

Rodzina

Trudny wzór przywiązania znajduje odzwierciedlenie w otoczeniu rodzinnym. Stosunki rodzinne są powikłane, a bliscy skłóceni, okresowo występują elementy agresji, niekiedy na podłożu uzależnienia. Choroby psychiczne nie są rzadkością.

Propozycje pomocy

O ile to możliwe, zespół opieki paliatywnej może pomóc pacjentowi i jego bliskim w wyjaśnieniu spornych sytuacji. Mieszczą się w tym propozycje rozmowy oraz konkretnej pomocy, np. w problemach socjalnych.

Tylko jasne, pewne, przewidywalne, nieprzerwane towarzyszenie przez zespół opieki paliatywnej daje pacjentowi szansę na korygujące doświadczenia życiowe. Zespół jest zamiennikiem czułej matki, która jest wyczulona na potrzeby dziecka i reaguje uważnie oraz niezawodnie. Jest również zamiennikiem mocno wspierającego, mądrego i silnego ojca. Życzliwość, surowe i jasne granice dają pacjentowi możliwość, aby poczuć się pewnie.

Wymaga to stałej wymiany w zespole (superwizja), aby utrzymać bezpieczeństwo, a temu trudnemu do zniesienia pacjentowi oddać sprawiedliwość, towarzysząc jego umieraniu.

OPIS PRZYPADKU

Pani B. była 69-letnią pacjentką z rakiem trzustki z przerzutami. Już podczas przyjmowania do ośrodka można było oczekiwać skomplikowanego pacjenta. Pani B. wzbraniała się przed opieką pielęgniarek lub inną pomocą. Według lekarza rodzinnego, który niedawno widział ją po raz pierwszy, jej mieszkanie było zaniedbane. Wyraziła zgodę na wizytę tylko ze względu na silne bóle. Zgodziła się pójść do szpitala, ale chciała natychmiast wracać do domu.

Dwa razy odmawiała, jednak z powodu silnych napadów bólu została do nas przyjęta. Pacjentka siedziała na krześle widocznie zmęczona bólem, zaniedbana, całkiem ubrana. Przywitała mnie słowami: „Natychmiast wracam do domu, da mi pani zastrzyk". Usiadłam w pewnej odległości, przedstawiłam się i czekałam. Atmosfera była pełna napięcia i agresji. Powiedziałam, że przychylam się do jej życzenia, ale chciałabym zadać kilka pytań dotyczących bólu, aby móc udzielić właściwej pomocy. Przytaknęła. Na pytania o początek, umiejscowienie i natężenie bólu odpowiadała mętnie, nieustannie podawała sprzeczne informacje, milkła w środku zdania. Kiedy ostrożnie wspomniałam o rozpoznaniu nowotworu, wpadła w pewnego rodzaju trans. Dopiero nowy atak silnego bólu zmusił ją do powiedzenia: „Niech pani robi, co chce, ale niech mi pani pomoże". Mogłam jej jeszcze na siedząco – opierała się przed położeniem do łóżka

– zaoferować odpowiedni środek przeciwbólowy. Krótko potem poczuła się lepiej. Nie pozwoliła się zbadać, uszanowałam to. Pielęgniarce wolno było ją rozebrać i położyć do łóżka.

Następnego dnia nie odczuwała bólu. Wydawała się bardziej uporządkowana. Pozwoliła się pielęgnować. Na pytanie o samopoczucie odpowiedziała skinieniem głowy. Po chwili zaczęła opowiadać, co się jej ostatnio przydarzyło. Przeklinała przy tym lekarzy z kliniki, którzy rzekomo niewłaściwie ją leczyli, jej głos stawał się wysoki i ostry. Potem zmieniła nagle ton i zaczęła konspiracyjnym, stłumionym głosem chwalić tutejsze pielęgniarki i mnie, którzy tak bardzo jej pomogliśmy. Ja miałabym być aniołem. O wypisaniu ze szpitala nie było więcej mowy. Stwierdziliśmy, że chciała ona podzielić nasz zespół poprzez utworzenie sojuszu z „ulubionymi pielęgniarkami". Superwizja pomogła nam utrzymać stabilność zespołu.

Po kilku wybuchach rozczarowania i złości stałe, ale pozbawione przesady, serdeczne zwracanie się do pacjentki pomogło jej czuć się u nas coraz lepiej. Z wyraźną satysfakcją poddawała się ona zabiegom fizykalnym, jak pielęgnacja, terapia oddechowa i nacieranie.

Z obawy przed psychiczną dekompensacją początkowo świadomie unikaliśmy pytań o chorobę i jej historię.

Zapytana o przyjaciół lub rodzinę natychmiast milkła. Dopiero po jakimś czasie, kiedy ewidentnie poczuła się pewniej, odpowiedziała przerywanym głosem, że cała jej rodzina została zamordowana w obozie koncentracyjnym. Tylko ona się uratowała, a więc dorastała w domu dziecka. Przy tych słowach zamilkła i zastygła jak w transie. Dotknęłam jej spontanicznie, nie wzbraniała się. Nie pytałam o dom dziecka, obawiając się przywołania traumatycznych przeżyć. Przyjęła pozycję embrionalną i odwróciła się bez słowa. Jeszcze przez chwilę zatrzymałam dłoń na jej ramieniu. Tej nocy zaczęły się u niej halucynacje i wydawało się, że panicznie się boi. Pomogło natychmiastowe leczenie neuroleptyczne i przeciwlękowe.

Nie pytaliśmy jej więcej o dalszy przebieg życia. Jej stan pogorszył się, nie mogliśmy odnaleźć jej krewnych i przyjaciół. Natomiast podczas opieki zauważyliśmy, że odprężyła się i stała się bardziej otwarta, każdy dotyk sprawiał jej przyjemność. Niedługo potem umarła w naszym ośrodku.

22.3 Podsumowanie

Znajomość i uwzględnianie tych 4 wzorów przywiązania stanowi pomoc podczas opieki nad ciężko chorymi i ich rodzinami. Istnieją formy mieszane, życie jest bowiem najlepszym nauczycielem i niektóre wzory zmieniają się w jego trakcie. Każdy chory ma własną, jedyną w swoim rodzaju historię. Konieczna jest umiejętność delikatnego wczuwania się, ale też jasność co do niezbędnych następnych kroków. W okresie umierania nie pozostaje wiele czasu na analizę duchowych problemów, na pojednanie oraz na pożegnanie.

PIŚMIENNICTWO

1. Ainsworth M, Blehar M, Waters E, Wall S: Patterns of Attachement: A psychological study of the strange situation. Lawrence Erlbaum, Hillsdale/ NJ (1978)
2. Bowlby J: Attachement and loss. Vol. 1, Attachement. Hogarth, London (1969); deusch: Bindung. Kindler, München (1975)
3. Brisch, KH: Bindungsstörungen. Von der Bindungstheorie zur Therapie. Klett-Cotta, Stuttgart (1999)
4. Grossmann K, Grossmann KE (Hrsg.): Bindung und menschliche Entwicklung: John Bowlby, Mary Ainsworth und die Grundlagen der Bindungstheorie. Klett-Cotta, Stuttgart (2003)
5. Grossmann K, Grossmann KE: Bindungen – das Gefüge psychischer Sicherheit. Klett-Cotta, Stuttgart (2004)
6. Petersen Y, Köhler L: Die Bindungstheorie als Basis psychotherapeutischer Interventionen in der Terminalphase: Forum Psychoanalyse. Springer, Heidelberg (2005)

22

Monika Dorfmüller

23

Wpływy środków masowego przekazu na komunikację i potrzebę informacji

23.1 Potrzeby uzyskiwania informacji przez pacjenta i jego krewnych

Zarówno zdrowi, jak i chorzy mają uzasadnioną potrzebę uzyskiwania fachowej informacji, zgodnie z obowiązującym naukowym standardem jakości, o możliwościach opieki zdrowotnej, problemach diagnostycznych i terapeutycznych, objawach i rokowaniach, opiece, poszukiwaniu kompetentnego lekarza lub specjalistycznej kliniki, a także o możliwych błędach w leczeniu, lekach, ryzyku ich stosowania i działaniach ubocznych. Ze zrozumiałych względów potrzeby informacji u chorych i ich bliskich oraz ich bezpośrednie zainteresowanie różnią się od tych obserwowanych u ludzi zdrowych. Różnice występują także u ludzi młodych i starszych i uzależnione są nie tylko od wieku, lecz także od umiejętności obchodzenia się z mediami. Chorzy są również częściowo zainteresowani wymianą swoich spostrzeżeń z innymi osobami dotkniętymi chorobą, z zachowaniem anonimowości gwarantowanej przez internet.

Złożony problem stanowi nadmiar w środkach masowego przekazu zarówno dobrych, jak i złych informacji, w których należy umieć rozpoznawać komercyjne wpływy i tło oraz mniej lub bardziej ukrytą reklamę. Ważna jest również przejrzystość informacji.

Relacje środków przekazu – czy to rzeczowe, czy pełne demagogii – o braku lekarzy i pielęgniarek, błędach lekarskich, konieczności oszczędzania pod hasłem ekonomii służby zdrowia mogą spowodować niepewność, a nawet wywołać lęk. Nieodpowiedzialne rela-cje o „pokonaniu raka", o nowych „cudownych lekach" itd. prowadzą do złudnych oczekiwań oraz głębokich rozczarowań i rezygnacji.

23.2 Wpływ środków masowego przekazu na kompetencje pacjentów

Media są nośnikami informacji o zdrowiu – w tym również „o chorobie". Ich przekaz skierowany do pacjentów jest nieskomplikowany, często powierzchowny i płytki. Jak już wspomniano, informacje muszą zostać ukierunkowane. Nie każdy pacjent może funkcjonować jako dojrzały użytkownik wiedzy medycznej. Tymczasem poważne środki masowego przekazu mogą przyczyniać się do wspierania świadomego pacjenta, do wspólnego [w relacji lekarz–pacjent – przyp. tłum.] znajdowania rozwiązań, do wspierania praw pacjenta, jego własnej odpowiedzialności i samopomocy oraz do zachęcania go do zasięgania innych opinii.

Z drugiej strony niedostatek komunikacji i zaufania w układzie lekarz–pacjent, aptekarz–pacjent, jak i w relacjach pacjenta z innymi grupami zawodowymi może doprowadzić do bezsilności, rozczarowania i złości, przez co pacjenci otwierają uszy i serca na bezkrytyczne przekazy w mediach i internecie.

23

!WAŻNE

Kompetentnie poinformowani pacjenci i ich bliscy reagują w przypadku poważnych chorób mniejszą bezsilnością i lękiem, większą pewnością siebie i zdolnością do współpracy, z uwzględnieniem indywidualnych wariantów i ograniczeń. Dzięki temu można znacznie poprawić efektywność metod leczniczych, współpracy, stosowania się do zaleceń i zaufania do terapii, jak również jakość życia.

23.3 Rodzaje środków masowego przekazu

Internet

Obecnie internet oferuje pacjentowi i jego bliskim bardzo dużo, jednak niekontrolowanych fachowo informacji. W chwili ustalenia rozpoznania przewlekłej, zwłaszcza złośliwej choroby nowotworowej i jej progresji, pacjenci i ich bliscy (zależnie od rodzaju relacji z chorym) czują się szczególnie bezradni, odczuwają lęki i zagrożenia oraz szukają racjonalnie, jak i irracjonalnie możliwych rozwiązań, propozycji diagnostycznych, a w szczególności terapeutycznych, często wykazując aktywne podejście do problemu.

W takiej sytuacji odpowiednie wydruki komputerowe wręczone osobom bliskim i samemu pacjentowi przez lekarza prowadzącego lub innych leczących mogą tworzyć podstawę do konstruktywnego dialogu i konsultacji. Może to jednak być niebezpieczne, jeśli z powodu wielopłaszczyznowych barier w komunikacji i braku zaufania do leczących specjalistów taka dokumentacja nie przyczynia się do poprawy stanu wiedzy, a pacjent i jego bliscy zabiegają o prawdziwą lub rzekomą pomoc na własną rękę.

OPIS PRZYPADKU

Podczas operacji 65-letniego pacjenta uwidacznia się nieresekcyjny rak esicy. Radio- i chemioterapia również nie są wskazane. Pan N. ma za sobą udane, aktywne życie zawodowe i jest przyzwyczajony do funkcjonowania w kręgu rodzinnym jako jego głowa. Jednak ze względu na zaawansowaną chorobę nowotworową złośliwą dochodzi do zmiany ról w obrębie rodziny. Jedna z córek pacjenta poinformowana o przebiegu operacji/rokowaniu u jej ojca czuje się bardzo niepewnie, jest przestraszona, boi się utraty ojca, a swe emocje przenosi na matkę i siostrę. Aktywnie podchodząc do problemu, sprawdza w internecie wszystkie wyświetlone adresy, literaturę, metody leczenia i kładzie ojcu na łóżku gruby plik wydruków; chcąc za wszelką cenę znaleźć pomoc, długotrwale przeciąża jego, siebie i resztę rodziny.

Sam pacjent i rodzina znajdują się pod ciągłą opieką psychoonkologiczną. W jednej z rozmów pacjent wyraża uczucie całkowitej niepewności, również w komunikacji z leczącymi lekarzami, pielęgniarkami i pomocniczym personelem medycznym. Później bardzo ostrożnie udaje się poinformować o tym leczących chirurgów i razem z nimi wyselekcjonować kompetentną, zrozumiałą literaturę i wiarygodne adresy oraz wnieść trochę uporządkowania w wyraźną bezradność całej rodziny.

Internet oferuje niemal niewyczerpujące się, nierzadko niewiarygodne informacje, z szarlatanerią włącznie. Faworyzuje młodych pacjentów, ale również czujący się bezradnie rodzice starają się uzyskać informacje tą drogą. Dotyczy to zarówno pacjentów leczonych ambulatoryjnie, jak i w trybie stacjonarnym. Również bliscy mogą wykorzystywać internet z myślą o członkach rodziny, jeśli ci nie mają dostępu do tego medium albo nie dysponują potrzebną wiedzą.

Przy odpowiednich predyspozycjach pacjenta lub jego bliskich lekarz, dla zaoszczędzenia im czasu, może wskazać wiarygodne źródła, aby mogli oni znaleźć informacje, zanotować pytania i dzięki temu poczuć się pewniej. W ten sposób w napiętym systemie zdrowotnym można wygospodarować więcej czasu na „medycynę mówioną" zarówno w gabinecie lekarskim, jak i w klinice.

Programy telewizyjne

Dziennikarstwo medyczne prezentuje zróżnicowaną jakość.

Dorfmüller [3] pisze: „Przedstawiany kolorowy obraz telewizyjny oddziaływuje często bardziej natarczywie niż samo słowo mówione lub drukowane. Również w poważnych stacjach telewizyjnych, gazetach i czasopismach dokonuje się, częściowo z braku miejsca i czasu, cięć w filmach i oficjalnych wypowiedziach specjalistów, przez co pokazywany obraz jest niepełny, ewentualnie zbyt beznadziejny i ponury. Nawet w poważnych stacjach może się zdarzyć, że bezkrytycznie dochodzą do głosu samozwańcy, fachowcy będący orędownikami jednej metody postępowania, a nawet szarlatani".

Seriale o fikcyjnej fabule, np. o szpitalach, praktykach lekarskich, ich personelu medycznym oraz pacjentach, ich zachorowaniach lub następstwach wypadków, przynoszą oglądającym zamierzone lub niezamierzone efekty informacyjne. Codzienność pokazywana w tych filmach ma niewiele wspólnego z rzeczywistością, co wywołuje złudzenia, niepewność i fałszywe oceny.

Media drukowane

Nie należy ich mylić z ulotkami lub poważnymi broszurami informacyjnymi, które w kontekście rozmowy z lekarzem mają swoją wartość.

Książki o określonej tematyce medycznej (książki fachowe dla laików, osobiste relacje) nie zawsze są wartościowe, dlatego powinny być czytane krytycznie, a w szczególnych przypadkach pokazane lekarzowi prowadzącemu.

Pacjent i jego bliscy zwracają coraz większą uwagę na rankingi w magazynach, prezentują one jednak zestawienia tylko najlepszych lekarzy. Dla izb lekarskich i licznych lekarzy ich zawartość jest dyskusyjna, wnosi się nawet zarzuty nienaukowości.

„Wielopłaszczyznową" rolę odgrywają publikacje w prasie brukowej, często przekazujące informacje plakatowe, stronnicze, bez podstaw naukowych lub całkiem fałszywe, których

wartości chorzy i ich bliscy nie mogą właściwie ocenić.

23.4 Różnorodność dobrych i złych informacji w internecie

Profesor Marie-Luise Dierks [5], przewodnicząca Uniwersytetu Pacjentów przy Wyższej Szkole Medycznej w Hanowerze, podczas dyskusji panelowej w *Süddeutsche Zeitung* 24.06.2008 r. przekazała następujące rady:

„Proszę zwracać szczególną uwagę na to, przez kogo została utworzona strona internetowa. Należy znaleźć stopkę – musi ona występować na każdej stronie; im jest bardziej ukryta, tym większą ostrożność należy zachować. Proszę sprawdzić, kiedy strona była aktualizowana ostatni raz – im dawniej, tym gorzej".

„Im bardziej niezależny jest autor, tym bardziej wiarygodne są informacje. Większego sceptycyzmu wymagają zatem strony firm farmaceutycznych niż, na przykład, strony uniwersytetów i instytutów badawczych. Uniwersytet Pacjentów przy Wyższej Szkole Medycznej w Hanowerze tworzy właśnie listę stron sprawdzonych według obiektywnych kryteriów".

Podczas tej samej dyskusji profesor O.A. Müller [5] ostrzegał przed „zbyt dużymi oczekiwaniami wobec internetu. Internet nie może zastąpić wymiany informacji pomiędzy lekarzem a pacjentem, lecz tylko ją uzupełnić". Aktualne badania potwierdzają, że w ten sposób odbierają to również pacjenci. Pomimo tak wielu źródeł uzyskiwania informacji i tak większość pacjentów woli osobistą rozmowę z lekarzem.

Podobne kryteria w odniesieniu do poprawności przekazywanej informacji obowiązują w nagrywaniu audycji z dziedziny medycyny w radiu.

23.5 Konsekwencje udzielania rzetelnej informacji w medycynie

Należy wziąć pod uwagę, że w ramach informowania pacjenta występują różnice podyktowane wykształceniem, statusem społeczno-

23

-ekonomicznym i specyfiką płci. Jako istotne kryterium dochodzi rodzaj choroby, jej opcje diagnostyczne i terapeutyczne, a także oczekiwana długość i jakość życia, co szczególnie dotyczy hematoonkologii. Do tego znaczna część kobiet i mężczyzn wnosi ze sobą elementarny deficyt wiedzy z biologii na temat funkcjonowania ludzkiego organizmu i znaczenia ludzkich narządów, co utrudnia wybór właściwych informacji.

Dierks [5] podkreśla, „że jakość informacji, a w szczególności ich wiarygodność, dostępność i zrozumiałość ciągle jeszcze wymagają poprawy, co pokazują liczne badania z ostatnich lat. Przede wszystkim doskwiera brak niemieckojęzycznych [również w języku polskim – przyp. tłum.], jasnych, godnych zaufania informacji, pozostających do dyspozycji chorych i ich rodzin. [...] Oprócz tego należy sklasyfikować samych użytkowników, aby ocenić jakość informacji".

! WAŻNE

Wiarygodne kształtowanie przekazu w mediach może skutecznie wspierać kompetencje pacjenta oraz potrzebę informacji i komunikację między wszystkimi osobami zaangażowanymi w proces leczenia. Rozsądny dialog może powstać, jeśli potrzeby informacji pacjenta i jego bliskich zostaną potraktowane poważnie przez lekarza i pozostały zespół fachowców. Przekazywanie informacji poprzez tworzenie relacji w różnych środkach masowego przekazu jest obecnie czynnikiem, który należy wziąć poważnie pod uwagę, gdyż umożliwia on powstawanie zmienionych struktur komunikacyjnych i informacyjnych w ramach egzystencjalnych tematów zdrowia i choroby, z zachowaniem postawy krytyczno-konstruktywnej.

PIŚMIENNICTWO I STRONY INTERNETOWE

1. Bleicher J, Lampert C: Gesundheit und Krankheit als Themen der Medien-und Kommunikationswissenschaft. In: Abstracts für das Themenheft „Gesundheit in den Medien" M&K 3–4/2003. Hans-Bredow-Institut für Medienforschung an der Universität Hamburg. http://www.hans-bredow-institut.de /publikationen/muk/abs033–4d.htm (data dostępu: 20.06.08)
2. Dierks ML, Seidel G: Empowerment in der unabhängigen Patienten- und Verbraucherberatung – die Einschätzung der Ratsuchenden? In: Matzik S (Hrsg): Zukunftsaufgabe Gesundheitsberatung – Strategien für Gesundheitsberufe, Perspektiven für Patienten und Verbraucher. Hans Jacobs Verlag, Düsseldorf (2007) 77–101
3. Dorfmüller M: Das Angehörigen-Gespräch aus medizinpsychologischer Sicht. In: Dorfmüller M (Hrsg): Die ärztliche Sprechstunde. Ecomed Verlagsgesellschaft, Landsberg (2001)
4. Sänger S, Dierks ML: Kritische Betrachtung von Gesundheitsinformationen für medizinische Laien. In: Kunz R, Ollenschläger G, Raspe H, Jonitz G, Donner-Banzhoff N (Hrsg): Lehrbuch evidenzbasierte Medizin in Klinik und Praxis. Deutscher Ärzteverlag, Köln (2007) 217–230
5. Kerbel B: Gut informiert – weniger hilflos. Süddeutsche Zeitung, München (2008), Nr.152, Seite 9. Bericht über eine Podiumsdiskussion des Gesundheitsforums der SZ vom 24.06.08 unter dem Titel „Fragen Sie Ihren Arzt oder Apotheker – Patienteninformation 2008"

PORTALE INTERNETOWE

www.patienten-universitaet.de
(portal internetowy Uniwersytetu Pacjentów przy Wyższej Szkole Medycznej w Hannoverze)
www.gesundheitsinformation.de
www.patienten-information.de

IV Metodyka w psychoonkologii

Monika Dorfmüller

ROZDZIAŁ 24

Trzy ważne pojęcia: czas, wsparcie i czułość, w tym seksualność

Rozdziały 4–6, 12–14, 19, 20, 29, 37, 38, 40, 48, 52 i 58 stanowią uzupełnienie do poruszonej tutaj tematyki.

24.1 Czas, wsparcie i czułość, w tym seksualność, jako główne ludzkie potrzeby

Czułość i wsparcie są od najwcześniejszych lat życia nieodzowną częścią ludzkiego doświadczenia, mogącego wywierać pozytywny lub negatywny wpływ na wiele aspektów życia człowieka. Czułość i wsparcie zaspokajają też podstawową potrzebę dziecka, nastolatka i osoby dorosłej na bycie dostrzeżonym.

W zakresie wsparcia i czułości, a także seksualności najważniejszą rolę w kontaktach ze środowiskiem zewnętrznym spełnia największy organ człowieka, czyli skóra. Skóra oznacza granicę, tzn. fizyczną i psychiczną ochronę. Pełniąc obowiązki narządu reagującego na ból i temperaturę, pośredniczy poprzez receptory w przewodzeniu różnorodnych odczuć do ośrodkowego układu nerwowego. Zmiany skórne, a zwłaszcza zmiany bliznowate oznaczają zniekształcenie w głębokim sensie tego słowa.

Wsparcie, czułość i seksualizm są związane z dialogiem, komunikacją i interakcją. Odnoszą się do szerokiej gamy potrzeb osobistych, nadziei, fantazji i marzeń. Dobre samopoczucie, jakość życia, otwartość i zaufanie wpływają w całości na stan fizyczny i psychiczny człowieka.

Czas i doświadczenie czasu u ludzi

Pojęcie czasu obejmuje poczucie czasu, perspektywy i oceny czasu. Poczucie czasu dotyczy obiektywnych parametrów ilościowych i wiąże się z takimi pojęciami, jak terminy, okresy i czas pracy. Dzisiejsze społeczeństwo można określić w kilku wymiarach jako społeczeństwo przyspieszenia. Subiektywne i obiektywne doświadczenie czasu oraz wspomnienia zawierają komponent ilościowy. Dużą rolę odgrywają także takie czynniki, jak brak czasu, pobudzenie, nacisk na czas, a także nadmiar czasu, nuda czy spowolnienie. Istotne znaczenie przypisuje się czynnikom psychiczno-rozwojowym w okresie od dzieciństwa do starości.

Związek między czasem i wsparciem

Złożone zjawisko czasu może być klasyfikowane ilościowo i/lub jakościowo. Określenie „mieć czas, dać sobie czas" odnosi się do dialogu z człowiekiem, grupą ludzi, do różnych form i zakresów ludzkiej miłości. Czas może być cennym towarem. Dotyczy to zwłaszcza pacjentów z chorobami hematologiczno-onkologicznymi, głównie w zakresie opieki paliatywnej. „Mieć czas" oznacza także dać sobie czas w celu ustalenia priorytetów, wyróżnienia realistycznych struktur, szczególnie w zakresie administracyjnym i organizacyjnym. Na dialog z pacjentem i jego krewnymi nie tylko potrzeba czasu, musi się on także opierać na pełnym zaufaniu, empatii, realizmie, rzeczowo-kompetentnej informacji i wyjaśnieniu, na spokojnej rozmowie, przeprowadzonej, mimo częstego dziś pośpiechu, w klinice, ambulatorium czy w gabinecie. „Dać sobie czas" oznacza dostrzec i brać pod uwagę potrzeby drugiej osoby.

Rozmowa przeprowadzona przez lekarza fachowo i z zachowaniem emocjonalno-społecznych kompetencji jest akceptowana przez pacjenta także w przypadku ograniczeń czasowych i wynikających z tego ograniczeń czasu rozmowy. Pozytywny skutek takiej rozmowy jest wzmocniony, jeśli lekarz zaproponuje możliwość powtórnego spotkania. Reguły te obowiązują zarówno w przypadku chorób dzieci, jak i dorosłych. Zawodom medycznym zarzuca się zawsze, że za bardzo koncentrują się na procesach medyczno-technicznych. Część pacjentów wprawdzie dostrzega przeciążenie związane z presją czasu, nie zmienia to jednak nic w zakresie podstawowych praw człowieka do czasu i wsparcia w subiektywnie odczuwanej sytuacji klinicznej.

Czas i przemijalność w ocenie pacjenta ze schorzeniami hematologiczno-onkologicznymi

Pacjentów ze schorzeniami hematologiczno-onkologicznymi cechuje specyficzny sposób obiektywnego i emocjonalnego postrzegania czasu. Wystąpienie złośliwego schorzenia w różnych okresach życia z jego różnorodnym rokowaniem co do długości życia ma w ich sytuacji największe znaczenie. Postrzeganie czasu przez pacjenta, jego rodzinę oraz osoby leczące jest bardzo zróżnicowane. Chory korzysta ze swojego życia bardzo ostrożnie, próbuje dokonywać szybkich wyborów i wprowadzać konieczne zmiany.

Struktura leczenia, a szczególnie postępowania paliatywnego, jest w znacznej mierze uzależniona od presji czasu, trudności z akceptacją choroby, cierpliwości, skończoności i przemijania. Nierzadko z leczeniem albo z jego efektywnością związana jest nadzieja na nowy początek i wystarczającą ilość czasu na „uzdrowienie", w szerokim znaczeniu tego słowa. Pozostały okres życia, presja czasu, chęć pozostania na tym świecie i w związku z tym

czas przeżycia wysuwają się na pierwszy plan. Na pytania pacjenta i towarzyszących mu osób o precyzyjne określenie pozostałego czasu życia lekarz może odpowiadać odpowiedzialnie, tylko podając informację o średnim rokowaniu co do długości życia w przypadku takiej albo innej pozycji wyjściowej. Przedłużenie życia i „wygranie z czasem" grożą tworzeniem się różnorodnych wątpliwości i są ściśle powiązane z jakością życia i ludzką godnością u pacjentów ze schorzeniami nowotworowymi.

Indywidualne postrzeganie czasu i przemijania, także w ich aspekcie emocjonalnym, w przypadku schorzeń złośliwych jest związane z akceptacją albo odrzuceniem istnienia nieśmiertelności duszy, wiarą w życie pozagrobowe i wątpliwościami, które nie muszą wynikać z przynależności do jakiejkolwiek wspólnoty religijnej. Schorzenie nowotworowe stanowi podstawowy punkt zwrotny w życiu, sytuację przełomową i niosącą zagrożenie. Bardziej lub mniej nasilone lęki, aż do lęku przed śmiercią, czy obciążające fantazje przyczyniają się do podjęcia decyzji odnośnie do diagnostyki i terapii oraz strategii postępowania. Osoby żyjące dłużej i ich środowisko są zazwyczaj wdzięczni za wygrany czas życia i perspektywy na przyszłość, znajdują się jednak także pod pewnego rodzaju presją. Oni nie mogą wykreślić ze swojego życia i z jakości życia pytań na temat „widma" schorzenia złośliwego.

Schorzenia złośliwe i wiek – cechy wspólne

W przypadku obu tych przełomowych aspektów wiele osób starszych lub dotkniętych schorzeniami onkologicznymi stawia sobie pytanie o indywidualny bilans życia, zastanawiając się, czy było to dobre życie i w większości dotychczas zadowalające czy też obarczone poważnymi subiektywnymi i/lub obiektywnymi deficytami. Możliwe sytuacje konfliktowe i frustracje zaostrzają się, gdy obydwa te aspekty – złośliwe schorzenia i starość – spotykają się i nawzajem wzmacniają. Skala potrzeb ma subiektywnie różną szerokość i różnie rozłożone akcenty, tak samo jak nadzieja i rozczarowanie, które wynikają z każdego bilansu życiowego. Postrzeganie czasu zarówno w przypadku pacjentów onkologicznych, jak i w przypadku ludzi starszych rozciąga się między spowolnieniem i pośpiechem, czas wydaje im się czymś „ulatującym".

Schorzenie złośliwe a kwestia przemijania

Chory przeżywa lęki związane ze schorzeniem i jego leczeniem, a przede wszystkim z możliwością nawrotów i progresji schorzenia. Im młodszy jest pacjent, tym większe jest naruszenie wykonywania przez niego pracy zawodowej, planowania życia, a w tym planowania rodziny. Jeśli w otoczeniu chorego żyją małe dzieci, może to komplikować sytuację jeszcze bardziej i pociągać za sobą liczne następstwa. Wszechobecna bliskość przemijania i zakończenia życia uwidoczniona jest poprzez osłabienie chorego, jego społeczną izolację, uzależnienie, możliwy brak czułości i wsparcia, a także nieudolnie leczony zespół bólowy oraz propagowanie w naszym społeczeństwie kultu urody, młodości i sukcesów.

Chorzy na schorzenia nowotworowe muszą zmierzyć się także z hasłami *anti-aging* z ich rzekomym celem „bezczasowości", a także ogólnymi indywidualnymi dodatkowymi kryteriami jakościowymi: zachowaniem własnej tożsamości i godności, samooceną i akceptacją zewnętrzną, daleko idącą autonomią i zdolnością do podejmowania decyzji, możliwością kontroli, społeczną akceptacją i integracją. Uznanie przemijalności ludzkiego życia, a szczególnie życia nacechowanego schorzeniem złośliwym jest bolesnym, smutnym i skomplikowanym procesem, który musi podlegać stopniowemu rozwojowi.

Skończoność oznacza także spór z żegnającym się, rozstanie, utratę i żałobę dla pacjenta oraz ważnych dla niego osób towarzyszących. Towarzyszy temu także przeważnie bezradność, uczucie ekstradycji i bezradności.

OPIS PRZYPADKU

52-letni pacjent cierpi od trzech lat z powodu nasilonego raka płuc. Raz w tygodniu pojawia się na chemioterapii w klinice. Jego indywidualny bilans życia oraz sytuacja socjoekonomiczna i psychiczna są skomplikowane. Zespół leczący, a w tym psycholodzy, są zmuszani, czasami agresywnie, do udzielania odpowiedzi na pełne zarzutów pytania o pozostały czas życia. Rozmawia indywidualnie z osobami leczącymi go, co prowokuje niekiedy konflikty. Pewnego dnia atakuje ostro swoją psychoterapeutkę podczas oczekiwania na chemioterapię, będąc przekonanym o błędzie organizacyjnym i braku empatii dla swojego losu. Pani psycholog zna go od początku w związku ze stałym leczeniem psychoonkologicznym; pomiędzy nią i pacjentem istnieje stosunkowo trwałe porozumienie. Pacjent skarży się leczącej psycholog, że czuje się nadmiernie obciążony z powodu choroby jako takiej i regularnego leczenia szpitalnego. Jego zdaniem zespół leczący „kradnie" mu, poprzez konieczność leczenia i „wieczne czekanie w szpitalu", cenny czas życia, który mógłby być przeznaczony na realizację istotniejszych zadań i potrzeb życiowych.

!WAŻNE

U pacjentów ze schorzeniami hematologiczno--onkologicznymi oraz w przypadku innych poważnych, zwłaszcza nieuleczalnych chorób czas życia nabiera szczególnego subiektywnego i obiektywnego wymiaru. Ma to znaczenie przede wszystkim wówczas, gdy brak jest możliwości leczenia. Już kilka dodatkowych miesięcy życia z rodziną, może też z małymi dziećmi, w życiu zawodowym, szansa na poczynienie pewnych wyjaśnień i podjęcie jakichś decyzji mogą oznaczać dużą indywidualną wygraną. Opieka medyczna musi być dostosowana do potrzeb pacjenta. Wydłużenie życia za cenę jego wyraźnie ograniczonej, gorszej jakości musi być omawiane w każdym przypadku indywidualnie.

24.2 Wsparcie, czułość i bliskość

Prawo do wsparcia, bliskości i czułości to fundamentalna część ludzkich uczuć i poczucia bezpieczeństwa.

Wszelkie sprawy mające charakter oskarżeń i tabu, jako nieadekwatne do zaistniałej sytuacji, powinny w obliczu egzystencjalnego zagrożenia spowodowanego schorzeniem nowotworowym i strachu ustąpić miejsca „refleksji nad wartościami wyższymi". Na szczęście zwiększa się ilość publikacji dotyczących tego zagadnienia. Pacjenci onkologiczni i ich partnerzy są przeważnie zadowoleni, jeśli problemy te zostaną przedstawione w odpowiednim kontekście. Pozytywny wpływ na pacjenta mają jego subiektywne odczucia, poziom życia oraz odwaga i siła życiowa. Do tego należy też akceptacja własnego ciała oraz radość wynikająca z kontaktów cielesnych i z dotyku. Zaleca się też śmiałe artykułowanie cielesno-seksualnych potrzeb, przejęcie aktywnej roli we wszystkich obszarach, które mają związek z bliskością z drugim człowiekiem. Zwraca się w tym kontekście uwagę także na uczucie wstydu, które odgrywa dużą rolę u pacjentów ze schorzeniami nowotworowymi i może korelować z lękiem przed narażeniem się na krytykę, poruszeniem tematu itp. Właśnie wówczas, kiedy ciało dosłownie ulega uszkodzeniu, gdy istnieje prawdopodobieństwo wyłysienia, a tożsamość cielesna i psychospołeczna zostaje zaatakowana, najważniejszą sprawą jest poszukiwanie jakiejś rekompensaty. Już przytulenie, dotknięcie ręki czy pogłaskanie znaczą bardzo dużo. Czynniki te odgrywają ogromną rolę wewnątrz rodziny, w kontaktach z partnerem, ale także w kontaktach lekarz–pacjent, podczas badania oraz podczas czynności pielęgnacyjnych. Bardzo ważne jest ustalenie granic, w których pacjent będzie mógł się bezpiecznie poruszać, także w zakresie zaufanego partnerstwa. Miłości i czułości powinna towarzyszyć nie tylko otwartość, ale także w razie możliwości przyjaźń. Humor, wspólny śmiech albo nawet delikatny uśmiech są bardzo cennym skarbem.

Pomimo wszelkich indywidualnych różnic w przeżywaniu i zachowaniu pomiędzy mężczyznami i kobietami, pomimo odmienności w biografii i aktualnej sytuacji, spełnienie potrzeby bliskości jest podstawowym prawem człowieka i ogromnie przyczynia się do walki z chorobą niezależnie od wieku i okoliczności. Miłość, czułość i bliskość mogą ze strony rodziny, kręgu przyjaciół, a także w sektorze zawodowym ofiarować tylko ci ludzie, którzy sami w odpowiedni sposób zostali uspołecznieni albo dorośli bez nieśmiałości, zahamowań i obrony przed przeżywaniem tego subtelnego obszaru życia. Uczucie miłości, czułości i bliskości korelują z bezpieczeństwem, a także z zaufaniem. Neurobiolodzy, psycholodzy, socjolodzy, filozofowie i teolodzy, zajmujący się między innymi pytaniami dotyczącymi ludzkiego współżycia, mówią o tym, że człowiek po to został stworzony, żeby zwrócono na niego uwagę.

Ograniczenia

Pacjent może cierpieć z powodu zaburzeń psychicznych, które albo wystąpiły u niego przed pojawieniem się choroby nowotworowej, albo są jej skutkiem. Pia Heußner (w rozdz. 37) donosi, że „co najmniej jedna czwarta wszystkich pacjentów z chorobą nowotworową cierpi w przebiegu schorzenia na istotne klinicznie zaburzenia psychiczne. Wśród nich znajdują się – oprócz schorzeń psychiatrycznych niezwiązanych z chorobą nowotworową, występujących jeszcze przed rozpoznaniem raka – przede wszystkim: stres psychospołeczny, zaburzenia adaptacyjne, stany depresyjne, zaburzenia lękowe i zaburzenia świadomości".

Zaburzenia te mogą utrudniać i komplikować miłość, czułość, bliskość, delikatność i seksualność, dlatego wymagają uwagi i specjalnego traktowania.

24.3 Seksualność a schorzenia złośliwe

Zettl [10] w swoim pouczającym artykule pt. *Jak ważny dla pacjentów onkologicznych jest temat seksualności?* zwraca uwagę, że po postawieniu diagnozy i rozpoczęciu leczenia u pacjentów dominują przeżycia emocjonalne w postaci lęku, zaburzeń depresyjnych, uczucia zagrożenia w walce z chorobą i jej różnorodnymi konsekwencjami, natomiast „w przypadku powrotu do 'normalności', do życia codziennego potrzeby seksualne stają się znów ważne". Zettl pyta: „Jakie znaczenie ma seksualność, jak wpływa ona na jakość życia i zadowolenie z partnerstwa i jak duże jest cierpienie powstałe przez ograniczenie spowodowane chorobą i leczeniem?". Autor widzi w seksualności przeciwieństwo „jałowej codzienności". Jako konkretny wniosek przedstawia on stwierdzenie: „Prawdopodobnie podczas udzielania porad dotyczących pytań o seks pacjentkom bardziej chodzi o ponowne przeżywanie konkretnych odczuć i uczuć, podczas gdy pacjentom o przywrócenie czynności seksualnej".

W przedmowie do artykułu *Pacjent z chorobą nowotworową a seksualność* Zettl [11] wskazuje na przyczyny zaburzeń seksualnych (np. zespół zmęczenia, uszkodzenia anatomiczne narządów seksualnych, bóle, objawy uboczne leków, bezpłodność spowodowana schorzeniem nowotworowym lub prowadzonym leczeniem, czynniki duchowe lub psychosocjalne, a także na wzajemne oddziaływanie różnych przyczyn i indywidualne znaczenie seksualności. Również w tej pracy podkreśla on wartość „życia seksualnego przed zachorowaniem na chorobę nowotworową", jak i „towarzyszących zaburzeń psychicznych i psychosomatycznych".

Przetłumaczona na język niemiecki świetna broszura norweskiego stowarzyszenia osób z chorobami nowotworowymi zawiera wiele przystępnie sformułowanych informacji, stanowiących niezbędne wsparcie dla pacjentów, ich partnerów i dalszych krewnych, a także dla fachowców. W opracowaniu tym [12] znajdują się następujące wskazówki: „Choroba ta powinna jak najmniej wpływać na życie seksualne. Równocześnie ważne jest, żeby być otwartym na konieczne zmiany i wdrożenie środków pomocniczych, a także wypracować nowe stanowisko dotyczące pożycia seksualnego oraz całkiem nowe sposoby bycia razem. Seksualność jest bardzo ważnym obszarem człowie-

czeństwa, w związku z czym dużego znaczenia nabiera także dobry i jasno określony stosunek do tej części bycia sobą, zarówno od strony fizycznej, jak i psychicznej. Podstawową kwestią jest przyzwolenie na tę sferę życia, ponieważ nie należy się czuć zmuszonym do aktywności seksualnej, jeżeli wydaje się to pacjentowi nienaturalne. Niektórzy wybierają powściągliwość. Często uważa się, że aktywność seksualna obniża się z wiekiem. W niektórych przypadkach rzeczywiście tak jest, dla wielu osób jednak naturalne jest aktywne pożycie seksualne także w zaawansowanym wieku".

W broszurze tej znajdują się również następujące wskazówki: „Istotne przeszkody decydujące o dalszym dobrym życiu seksualnym znajdują się w głowach pacjentów ze schorzeniem nowotworowym i ewentualnie u ich partnerów. Kto pozbędzie się wewnętrznej blokady, z reguły powraca do normalnego życia seksualnego. Jeżeli z powodów fizycznych nie jest w stanie funkcjonować tak jak wcześniej, ważne jest, aby pamiętać, że w rzeczywistości tylko niewielka część seksualności związana jest z narządami płciowymi. Z odrobiną wiedzy, czasu i cierpliwości oraz z dużą dozą otwartości możliwe jest znalezienie drogi do dobrego i spełnionego życia".

Czułość i seksualność są ważnym zagadnieniem również w przypadku zaawansowanej choroby nowotworowej. Szkolenia, programy akademii medycyny paliatywnej, opieki paliatywnej i pracy w hospicjum poruszają obecnie także te czułe tematy. Celem jest wypracowanie umiejętności udzielania odpowiedzi na pytania i życzenia pacjentów oraz ich krewnych. Grischke [8] w swojej pracy *Wpływ zastosowanego leczenia na seksualność w przypadku chorób nowotworowych narządów rodnych i piersi* wprowadza diagnostykę różnicową zgodnie z wyborem chemioterapii (gęstość dawki leku albo leczenie konwencjonalne), jak i zabiegu operacyjnego (leczenie oszczędzające sutek, ablacja sutka albo ablacja z rekonstrukcją), po leczeniu hormonalnym, jak ablacja jajników, oraz zastosowaniu środków pozbawiających estrogenów, m.in. poprzez antyestrogeny albo inhibitory aromatazy.

24

Według badania Grischke kobiety po leczeniu zachowującym pierś cechuje mniejsze ograniczenie seksualności w porównaniu z pacjentkami po mastektomii albo po mastektomii z leczeniem rekonstrukcyjnym. Autorka stwierdza ponadto, „że wiek jest jeszcze ważniejszy dla jakości życia pacjentek niż leczenie operacyjne i wybór leczenia adjuwantowego". Pouczające jest spostrzeżenie, że „pacjentki po leczeniu ablacyjnym podają istotnie większy współczynnik stresu spowodowanego urazem i zaburzenia sytuacyjnego w porównaniu do pacjentek po operacjach oszczędzających piersi".

Grischke podkreśla także konieczność pogłębionej i kompleksowej konsultacji (z odpowiednią propozycją leczenia) w razie długoterminowych objawów ubocznych. Burghofer i Jauch [2] piszą w swojej pracy, że „operacja raka odbytu z założeniem stomii pozostawia po sobie wyraźne ślady w obrazie ciała i w seksualności, co dotyczy pacjentów obu płci. Kobiety w wyniku założenia stomii odczuwają zmniejszenie swojej atrakcyjności, natomiast mężczyźni widzą zagrożenie dla swojej męskości. Podczas rozmowy wyjaśniającej i w leczeniu guza nie zwracano dotychczas szczególnej uwagi na ten temat; przede wszystkim u pacjentek wydaje się to tematem tabu". W publikacji *Seksualność i obraz ciała pacjenta z rakiem odbytu* Burghofer i Jauch [3] piszą, że „osoby ze stomią są wyraźnie niezadowolone z obrazu swojego ciała. […] Trzy miesiące po operacji seksualność w przypadku obu płci jest znacznie zaburzona. U mężczyzn dominują zaburzenia erekcji i orgazmu. W dalszym przebiegu zwiększa się zainteresowanie seksem szczególnie u kobiet, rozmiar przyjemności seksualnej utrzymuje się na niewielkim poziomie. Mężczyźni skarżą się nadal na zaburzenia erekcji i orgazmu. […] Stomia przyczynia się w okresie sześciu miesięcy po operacji do obniżenia seksualności". Burghofer i Jauch [3] nalegają także, aby temat seksualności był uważniej traktowany przez lekarzy i w opiece onkologicznej. W broszurze *Męska seksualność w przypadku raka* wydanej przez ligę ds. raka w Szwajcarii

[13] warto zwrócić uwagę na następujące zagadnienia: „męska seksualność", „stosunki pomiędzy parami i seksualność", „częste pytania o raka", „seksualność i ojcostwo", „najczęstsze problemy", „jedno słowo do twojej partnerki". Broszura ta może być niezwykle pomocna dla dotkniętych chorobą mężczyzn i ich partnerek oraz dla specjalistów. Stopniowo pojawia się coraz więcej opracowań zawierających szczegółowe porady dla partnerów heteroseksualnych. Brakuje jednak nadal wskazówek dla par homoseksualnych.

24.4 Chore kobiety i mężczyźni niemający partnerów

Zagadnienie to dotyczy pacjentów z różnorodną pozycją wyjściową, obejmującą najróżnorodniejsze biografie, grupy wiekowe, osobiste potrzeby, stabilizację sieci społecznej, specyfikę schorzenia nowotworowego (np. guz sromu lub sutka, rak prostaty) oraz konsekwencje terapeutyczne. Daje się odczuć troskę pacjentów o spowodowany schorzeniem brak jakiejkolwiek szansy na znalezienie partnera, konieczność przekazania swojemu nowemu partnerowi lub partnerce informacji o chorobie w odpowiednim czasie i we właściwy sposób, gdyż informacja taka może w pewnych okolicznościach doprowadzić do ich wycofania się. Chorzy narażeni są na zranienie, pogłębiają się ich nieśmiałość i zahamowania oraz socjalne wycofanie się. Dochodzi do nasilenia niepewności i obaw, zwłaszcza gdy skutki operacji i leczenia są wyraźnie widoczne i odczuwalne.

24.5 Nowotwory żeńskich i męskich narządów płciowych – indywidualne zapotrzebowanie na informacje i porady

Skutki operacji i leczenia mogą w bardzo dużej mierze oddziaływać na cielesne i psychospołeczne życie osób dotkniętych chorobą. Zagadnienie to obejmuje: zmiany w gospodarce hormonalnej, sztucznie wywołane klimakterium albo przyspieszone przekwitanie, utratę płodności i wywołane przez to diametralne zmiany w życiu osobistym i planowaniu rodziny, impotencję, zaburzenia erekcji, przynajmniej okresowo obniżone libido, uszkodzenie stref erogennych poprzez zabiegi operacyjne, stomię (przy czym okresowe założenie stomii jest lepiej tolerowane niż stałe), cewnikowanie po założeniu nowego pęcherza z powodu raka pęcherza itp.

Opisane powyżej uszkodzenia, zmiany cielesne i tworzenie blizn towarzyszą przez krótszy lub dłuższy czas ranie duchowej. Jest to szczególnie nasilone wówczas, kiedy pacjenci z chorobami nowotworowymi charakteryzują się wzorem kopiowania stresu i interakcji lub gdy istnieje problem zaburzonych stosunków rodzinnych.

Należy tu także wspomnieć o nieuzasadnionych lękach krewnych, przyjaciół i kolegów z pracy dotyczących „niebezpieczeństwa zarażenia" poprzez raka. Rzeczowych wyjaśnień wymagają również kwestie dotyczące bliskości oraz kontaktów intymnych podczas prowadzenia cykli chemio- i radioterapii.

!WAŻNE

Kompetentne i wrażliwe poradnictwo seksualne powinno opierać się na zapoznaniu się z potrzebami każdego pacjenta przed rozpoczęciem leczenia, a zwłaszcza przed zabiegiem operacyjnym.

W pojedynczych przypadkach poleca się rozmowę z partnerem, pozwalając mu mówić bez zahamowań i niezależnie. Można zainicjować także wspólne rozmowy z partnerem albo z innymi członkami rodziny na temat współzależności pomiędzy partnerstwem, bliskością, seksualnością i obciążającym zespołem zmęczenia.

24.6 Spojrzenie ze strony pacjenta

Zettl [11] pisze: „Dla wielu par zmienia się znaczenie seksualności w różnych okresach życia i etapów partnerstwa. Badania ukazują, że wraz z przedłużającym się okresem partnerstwa seksualność schodzi na drugi plan, a znaczenie nabierają inne aspekty". Zettl wyjaśnia: „Jeżeli z powodu choroby nowotworowej i jej skutków para nie może w dalszym ciągu prowadzić dotychczas znanych form seksualności, nie musi to nieuchronnie prowadzić do sytuacji konfliktowych lub rozbicia partnerstwa". Wspomina też o smutku z powodu utraty „erotycznej lub seksualnej potencji oraz znanych i przyjemnych form zaspokojenia seksualnego albo nawet cielesnego".

!WAŻNE

Zaburzenia obrazu ciała i wyobrażeń o sobie, uczucie obniżonej atrakcyjności i zdolności do funkcjonowania, stygmaty, ograniczenie identyfikacji osobistej i płciowej oraz obniżenie własnej wartości wymagają, z zachowaniem poszczególnych wariantów i granic, dłuższego lub krótszego czasu do przepracowania. Zmiany wynikające z choroby oznaczają zarówno dla mężczyzny, jak i dla kobiety „aut" lub trwały uszczerbek na jakości życia. Nie wolno jednak przy tym zapominać o wymiarach życia. Uczuciowość, czułość i bliskość, spotkania z ludźmi nadal mają wysoką wartość. Otwarte, zaufane rozmowy między partnerami mają w tym względzie podstawowe znaczenie. Oprócz tego należy ćwiczyć cierpliwość dla stopniowego rozwoju i akceptacji zmian.

PIŚMIENNICTWO I STRONY INTERNETOWE

1. Broeckmann S (Hrsg): Zeitwahrnehmung und Zeitperspektiven in der Psychoonkologie. Pabst Science Publishers, Lengerich (2005)
2. Burghofer K, Jauch KW: Nach der Stomaanlage leidet auch die Sexualität. MMW18 148. Jg (2006) 36–37

3. Burghofer K, Jauch KW: Sexualität und Körperbild von Patienten mit Rektumkarzinom. MMW-Fortschr. Med.Originalien II 148. Jg (2006) 57–62

4. DKG (Dt. Krebsgesellschaft e.V.) Forum,18. Jg Heft 3: Krebs und Sexualität (2003), Frankfurt

5. Dorfmüller M: Plastische Chirurgie. Grundlagenbeitrag aus der Sicht der Psychologie. In: Zeitschrift für medizinische Ethik, 52. Jg, Heft 2 (2006) 155–167

6. Dorfmüller M: Psychosoziale Aspekte des Mammakarzinoms und das Aufklärungsgespräch aus psychologischer Sicht. In: Wischnik A (Hrsg): Kompendium Gynäkologie und Geburtshilfe, 10. Erg.–Lfg. Ecomed Verlagsgesellschaft, Landsberg (06/2006) III-6.2 1–32

7. Gerdes N: Der Sturz aus der normalen Wirklichkeit und die Suche nach dem Sinn. In: Dt. Arbeitsgemeinschaft für Psychoonkologie (Hrsg.): Ergebnisbericht der 2. Jahrestagung der deutschen Arbeitsgemeinschaft für Psychoonkologie, Bad Herrenalb (1984) 28–56

8. Grischke EM: Beeinflussung der Sexualität durch Therapiemaßnahmen bei gynäkologischen Malignomen. Forum DKG 18 (2003) 31–32

9. Riehl-Emde A, Hänny G, Willi J: Was Paare zusammenhält. Empirische Untersuchung zu den Gründen für und gegen Trennung bei Paaren in fester Partnerschaft. In: Psychotherapeut 39 (1994) 17–24

10. Zettl S: Wie bedeutsam ist für Krebspatienten das Thema Sexualität? In : Forum DKG 18 (2003) 24–27

11. Zettl S: Krebspatientinnen und Sexualität. http://www.stefan-zettl.de/vortragzwei.html (data dostępu: 1.07.08)

BROSZURY

12. Krebs und Sexualität. Zu beziehen über NeoCorp AG, D-2362 Weilheim. info@neocorp.de

13. Männliche Sexualität bei Krebs. Herausgeberin Krebsliga Schweiz, Postfach 8219, CH 3001 Bern info@swisscancer. ch www.swisscancer.ch 24490_Dorfmueller.book Seite 120 Mittwoch, 15. Oktober 2008 3:46 15

25

Hermann Dietzfelbinger

Udzielanie przez lekarza informacji w hematoonkologii

! **WAŻNE**

Przekazywanie informacji pacjentom z chorobą nowotworową jest dla lekarza szczególnym wyzwaniem. Należy do jego najtrudniejszych zadań, wymagających szczególnego taktu. Im większym doświadczeniem dysponuje lekarz, tym lepiej potrafi wypełnić to zadanie [5].

25.1 Argumenty za i przeciw lekarskiemu obowiązkowi mówienia prawdy

W ostatnich dekadach dokonała się decydująca zmiana w kwestii lekarskiego obowiązku mówienia prawdy. Przed 40 laty świadomie pozostawiano pacjentów w niewiedzy. Nie chciano im szkodzić, lecz chronić ich za pomocą **litościwego i miłosiernego kłamstwa z konieczności**. Jako przyczynę podawano przewidywaną nadmierną reakcję pacjenta, z samobójstwem włącznie. Wychodząc z tego założenia, próbowano zapewnić pacjentowi „piękny, bo nieświadomy okres życia".

Argumenty przeciwko informowaniu pacjenta

W literaturze ciągle pojawiały się argumenty przeciwko **otwartemu informowaniu**. Jaspers już w 1954 r. twierdził: „Chory nie chce wiedzieć. Jeżeli twierdzi inaczej, to pragnie uspokojenia, a nie prawdy" [1, 6, 8]. August Bier uważał: „Chory nie chce usłyszeć prawdy, lecz wyłącznie dobre wiadomości" [8]. Również Hoff był przeciwny informowaniu o diagnozie

i w 1975 r. przedstawił pogląd, że lekarz „nie ma prawa odbierać choremu ostatniej nadziei, a w zamian dawać śmierć" [1, 6, 8].

Jako **dowód przeciwko informowaniu** chętnie przytacza się los poety Theodora Storma. Poinformowany o rozpoznaniu zaawansowanego raka żołądka stracił chęci do życia i przestał pracować. Wówczas poprosił swojego brata, który był lekarzem, aby zastanowił się nad innym rozpoznaniem. Brat powiedział o pomyłce w wynikach badaniach. Theodor Storm znowu podjął pracę i w ostatnim roku życia, 1888, zdążył jeszcze napisać słynną nowelę *Jeździec na siwym koniu* [10].

Żadna z dwóch przeciwstawnych i podbudowanych ideologią **skrajnych postaw** – ani pozbawione wyczucia informowanie na siłę wszystkich pacjentów, uzasadnione ich pełną autonomią, ani odrzucanie z zasady udzielania informacji – nie może być zadowalająca.

Obecnie łatwiej jest nabrać dystansu do „kłamstwa z konieczności", ponieważ nawet ciężko chorym pacjentom nowotworowym można zaoferować dużo bardziej skuteczną i sensowną pomoc niż jeszcze kilka lat temu. Medycyna dysponuje dziś dużo większym zakresem **możliwości leczniczych**: od środków paliatywnych do dających wyleczenie.

Argumenty za udzielaniem pacjentowi informacji

Wyjściowa wiedza pacjenta

! **WAŻNE**

Dziś nie podlega już dyskusji, że przed pacjentem nie można zataić prawdy.

25

Większość pacjentów oczekuje obszernej i szczegółowej **informacji**. Już w trakcie złożonych procedur diagnostycznych przychodzi pacjentowi do głowy, w mniejszym lub większym stopniu, że w jego przypadku nie chodzi o banalną chorobę. Często dowiaduje się o diagnozie w trakcie badań od kogoś innego niż lekarz prowadzący. Do 90% pacjentów zna dość dokładnie rozpoznanie już przed rozmową ze swoim lekarzem prowadzącym. Milczenie lub sprzeczne wypowiedzi ze strony lekarzy i krewnych powodują u chorego niepewność, dotkliwie niszczą jego zaufanie i napełniają go smutkiem.

Przekazywanie informacji nigdy nie odbywa się wyłącznie za pomocą języka. Komunikacja niewerbalna stanowi szczególny element rozmowy lekarza z pacjentem. Pacjenci z chorobą nowotworową ciągle powtarzają, że byli przekonani o rozpoznaniu raka już przed właściwą rozmową z lekarzem. Rozpoznanie „rak" odczytali z twarzy lekarza w czasie obchodu lekarskiego lub w czasie przypadkowego kontaktu w szpitalnym korytarzu. Często nie docenia się faktu, że ludzie, których dotyka choroba zagrażająca życiu, w sposób widoczny stają się wrażliwi na punkcie autentyczności (prawdziwość, wiarygodność) bliźnich, szczególnie swoich lekarzy [6].

Autonomia pacjenta

Pacjent jest **autonomiczną, stanowiącą o sobie jednostką**, która wprawdzie otrzymuje fachową poradę, ale samodzielnie decyduje, w jakim kierunku ma zmierzać diagnostyka i leczenie. Sam jeden jest „panem swojej egzystencji" (Robert Musil w noweli *Grigia*). Natomiast lekarz tylko częściowo jest w stanie postawić się w sytuacji pacjenta. To oznacza, że ostatecznie tylko poinformowany pacjent może wspólnie z lekarzem podejmować trudne decyzje.

Nowe badania przeczą, że pacjent może poważnie ucierpieć z powodu rzeczowego poinformowania. Czasem dochodzi do zrozumiałych **reakcji depresyjnych**, które zwykle są przejściowe. Częstość prób samobójczych

u pacjentów, którzy dowiedzieli się o nieuleczalnej chorobie, nie jest wyższa niż w pozostałej populacji.

Poważne skutki niewystarczającego informowania

Brak poinformowania pacjenta jest zniewagą dla jego prawa do samostanowienia, albowiem wiedza o bezpośrednim zagrożeniu prowadzi do **zmiany planów życiowych**. Nieprawdziwa informacja o lepszym rokowaniu może powstrzymać pacjenta przed pokierowaniem jego sprawami w sposób, w jaki by to zrobił, gdyby był świadomy powagi sytuacji. Niepełne poinformowanie może w najgorszym przypadku oznaczać dla pacjenta „skradzenie jego życia" [6].

Zaniechanie udzielenia informacji oznacza, że z pacjentem w ogóle nie należy otwarcie rozmawiać o ciężkości choroby zagrażającej życiu. Rodzi to niebezpieczeństwo, że chory zostanie sam ze swoimi troskami i potrzebami. Także półprawda wywołuje u chorego lęk i prowadzi do izolacji, zwłaszcza gdy osoby trzecie znają całą prawdę. Wszystkie dążenia pacjenta zmierzają wówczas do pozostania we wspólnocie w stopniu nieuszczuplonym. Osoby chore często bardziej boją się **śmierci społecznej** niż fizycznej [3, 6].

Tam, gdzie tak ważna egzystencjalna sprawa, jaką jest zagrożenie śmiercią, zostanie w sposób świadomy przemilczana, a następnie w przebiegu choroby staje się oczywista, może dojść do zniszczenia **zaufania pomiędzy lekarzem a pacjentem**, podstawowego elementu relacji lekarz–pacjent. Jeżeli pacjent już w wyniku samego przebiegu choroby jest świadomy swojej sytuacji, wymijające zachowanie innych może odbierać jako trudne do zaakceptowania. Tołstoj opisał to w następujący sposób: „Tym, co go najbardziej męczyło, było kłamstwo – owo kłamstwo, z jakiegoś powodu przez wszystkich powtarzane, że jest tylko chory i w żadnym wypadku nie grozi mu śmierć oraz że musi zachowywać się spokojnie i pozwolić się leczyć, aby przy okazji wynikło z tego coś bardzo pięknego" [8–10].

25.2 Zahamowania ze strony lekarza odnośnie do informowania pacjenta z chorobą nowotworową

Lepsze dobre niż złe wiadomości

Przyjemniej jest przekazywać dobre, a nie złe wiadomości. Lekarz przekazujący dobre wiadomości jest uważany za bardziej kompetentnego i milszego. Natomiast pacjent z niekorzystnym rozpoznaniem, któremu poświęcono nieporównywalnie więcej uwagi, z każdej strony narzeka na opiekującego się nim lekarza. Mechanizm identyfikowania treści wiadomości z jej przekazicielem wydaje się bardzo delikatny. W niektórych dawnych kulturach posłaniec przynoszący wieści o porażce w bitwie był zabijany [10].

Lekarze mogą mieć poczucie bycia „przekazicielami hiobowych wieści" lub bycia „współwinnymi" cierpienia. Czy lekarz nie mógł zapobiec chorobie? To **„metafizyczne poczucie winy"** (termin według H. Thielicke), wynikające z niekiedy bardzo emocjonalnej reakcji pacjenta na rozpoznanie raka, jest dla lekarza fatalne, gdyż nie tylko umniejsza jego kompetencje, ale także zagraża jego własnej radości życia. Również wyraźne słowne rozróżnienie pomiędzy empatycznym współczuciem a wyrażeniem „współwiny" jest niezwykle trudne. Sformułowanie: „Bardzo mi przykro, ale są przerzuty" w sposób niezamierzony celuje w obie strony [6, 10].

Bezpośrednia reakcja pacjenta nigdy nie jest całkowicie przewidywalna

Nie jest przyjemnie, gdy powstaje wrażenie, że pacjent, wcześniej zadowolony, po rozmowie wychodzi zmieszany i smutny. Czasem lekarz obawia się, że u pacjenta zachodzi duże ryzyko **próby samobójczej** związane z poinformowaniem o diagnozie. Jak już o tym wspomniano, tak się nie dzieje [10].

Lęk przed sytuacjami, z którymi nie jest się oswojonym

Umiejętność prowadzenia rozmów przez lekarza nie jest w ogóle lub tylko w niewielkim zakresie ujęta w programie nauczania podczas studiów. Szczególnie trudne rozmowy prowadzą często najmłodsi stażem [3, 10]. Fallowfield zauważył, że funkcjonariusze policji w trakcie swoich szkoleń uczą się więcej o sposobach przekazywania niedobrych informacji niż studenci medycyny [6, 10].

Osobiste obciążenie lekarza

Lekarz nieustannie podlega konfrontacji z własną śmiertelnością [3, 6, 10]. Musi zrozumieć, że nawet dla wysokospecjalistycznej medycyny istnieją granice, a umiejętność przekazywania informacji obejmuje percepcję i przetworzenie własnych lęków i obaw. Dopiero w ten sposób można postrzegać rzeczywistość pacjenta oraz właściwie na nią reagować od strony lekarskiej. Dlatego ważną rolę odgrywa także stosunek lekarza przeprowadzającego rozmowę do zagadnienia „umierania i śmierci".

25.3 Sposoby przekazywania diagnozy choroby zagrażającej życiu

!**WAŻNE**

Obecnie powszechnie uważa się, że głównie od sposobu informowania zależy, czy i w jaki sposób pacjent zaakceptuje prawdę.

Rozmowa to więcej niż przekazywanie informacji

Rozmowa i postępowanie

Rozmowa informacyjna wygląda zupełnie inaczej dla obu zainteresowanych stron. Lekarz

„wykonuje swoją pracę", natomiast pacjent znajduje się w sytuacji ekstremalnej. Dla lekarza rozmowa informacyjna to **„rozmowa według ustalonego schematu"**. Zwykle obejmuje ona poinformowanie o [6]:

- celu leczenia (stan choroby i efekt leczenia);
- przebiegu leczenia (planowanie leczenia, rozkład czasowy);
- ostrych działaniach niepożądanych;
- długotrwałych skutkach;
- badaniach kontrolnych;
- zasadach postępowania.

Lekarz musi „opracować" te punkty, pacjenta natomiast zajmują prawdopodobnie inne zagadnienia, na przykład:

- Jak to się mogło stać?
- Czy muszę teraz umrzeć?
- Czy do tej pory byłem źle leczony?
- Co się stanie z żoną i dziećmi?
- Czy nie stracę pracy, jeżeli przez długi czas nie będę pracował?
- Co będzie dalej?
- Jakie będą tego skutki?

Przy tak różnych doświadczeniach lekarza i pacjenta nie można uniknąć **problemów komunikacyjnych**. Nie wszyscy lekarze prowadzący rozmowy są świadomi takich różnic dotyczących odbioru „rzeczywistości" [6].

Pochodzenie teorii i wyobrażeń pacjentów o chorobie nowotworowej

Rozmowa informacyjna wymaga od lekarza dużej dozy **empatii i elastyczności**. Dla lekarza bardzo cenne w relacji z pacjentem mogą być wcześniejsze doświadczenia z innymi pacjentami nowotworowymi, a także wiedza na temat powszechnie panujących przekonań i wewnętrznych wyobrażeń o chorobie nowotworowej i związanych z tym lęków oraz mechanizmów obronnych pacjenta. Rozmowa informacyjna jest najlepszą okazją, aby o te rzeczy zapytać [6].

Autentyczność

Rozmowa informacyjna oznacza przekazanie informacji. Jednak informacja nie jest w rozmowie najważniejsza [3]. Dużo ważniejsze jest **emocjonalne wsparcie** przekazywane w procesie przetwarzania informacji. Chorzy na raka mają w dużej mierze potrzebę zorientowania się w swojej sytuacji i możliwościach dalszego rozwoju. Są bardzo wrażliwi na zachowanie bliskich osób, zwłaszcza zachowanie swoich lekarzy [10]. Ten, kto przekazuje pacjentowi „nagą prawdę", mimo że postępuje właściwie, może jednak popełnić duży błąd. Pytanie o prawdę jest pytaniem o jakość kontaktu między ludźmi. Kryterium jest autentyczność, czyli zgodność wewnętrznych przekonań z tym, co się mówi i robi na zewnątrz [10]. U pacjentów nowotworowych zaufanie pokładane w lekarzach prowadzących znajduje się na pierwszym miejscu w procesie przyswajania diagnozy i zwalczania choroby. Jest to oś współpracy między lekarzem i pacjentem. Zaufanie jest także absolutnie niezbędne w radzeniu sobie z leczeniem przeciwnowotworowym i zwalczaniu lęków [6].

Udzielanie informacji jako proces

Udzielanie informacji nie jest jednorazowym wydarzeniem, lecz początkiem drogi, którą należy wspólnie przejść. Należy rozumieć ją jako proces, ponieważ chodzi o **stopniowe przekazywanie informacji** [6, 10].

Pacjent onkologiczny wymaga czasu, aby przetworzyć otrzymane informacje [6, 9–11]. Ten proces dzieli się na różne **fazy**, którym towarzyszą zmienne uczucia. Wyraźnie sprzeczne uczucia, takie jak agresja, oskarżanie, szukanie pomocy, niechęć do poznania prawdy, zaufanie lub depresja, mogą ulegać szybkiej zmianie (np. fazy umierania według Kübler-Rossa) [6, 10, 11]. Lekarz powinien być przygotowany na te reakcje oraz nie traktować ich jako ataku na własną osobę, ale zaproponować wszystkie możliwe formy wsparcia, także we współpracy z działem socjalnym [6, 10, 11].

Dyspozycyjność lekarza bez względu na rozpoznanie

Udzielać informacji powinien **lekarz prowadzący**, a nie inny lekarz, np. konsultant. Powinien on zaznaczyć, że od tego momentu nie zamierza się wycofać, ale jest dalej do dyspozycji. W czasie rozmowy jest rzeczywiście obecny i nie pozwala, aby rozmowę zakłóciły zewnętrzne czynniki. Rozmowa odbywa się w spokojnym pomieszczeniu, a nie na forum publicznym w czasie obchodu, nad łóżkiem pacjenta. W czasie rozmowy lekarz powinien dać pacjentowi możliwość wyrażenia własnych uczuć oraz wypowiedzenia swoich obaw.

Fallowfield uważał, że jest niewłaściwe, iż rozmowa z pracownikiem banku na temat małego kredytu przebiega bez zakłóceń i w większej poufności niż lekarska rozmowa na temat śmiertelnej choroby [10]. Pomimo że wieczorem panuje zwykle większy spokój, zaleca się, aby te rozmowy przeprowadzić przed południem, gdyż później lekarz jest wciąż osiągalny dla pacjenta. Należy omówić nowe **perspektywy** w formie małych konkretnych kroków, dalsze czynności diagnostyczne i lecznicze (lub paliatywne), a także plany na przyszłość, aby zaznaczyć i przybliżyć nadzieję, że leczenie dalej ma miejsce, a lekarz w nie mniejszym stopniu pozostaje zainteresowany pacjentem [10].

Powolne przejście stanu świadomości osoby zdrowej w osobę chorą – prędkość określa pacjent [10]

W udzieleniu odpowiedzi na pytanie: „Jak długo będę jeszcze żyć?" pomocna jest ocena **stanu wiedzy pacjenta** oraz przywołanie go do punktu, w którym się znajduje: „Przychodzi pan/pani od doktora X. Co już omówił z panem/panią?", albo: „Jakie ma pan/pani wyobrażenia na temat swojej choroby?". Jeżeli później pojawią się pytania o dokładne rokowanie, lekarz powinien najpierw wywnioskować, jakie obawy kryją się za pytaniem pacjenta, a następnie w delikatny sposób, ale zgodnie z prawdą od-

powiedzieć. Może wówczas omówić szczegółowy przebieg choroby lub ogólne problemy związane ze statystyką oraz z indywidualną sytuacją chorego. Jeżeli pacjent dalej naciska, ma prawo do uzyskania odpowiedzi [4–8, 10].

Wyparcie jako uprawniona strategia

Jeżeli pacjent nie chce wiedzieć i po przebytej rozmowie informacyjnej sygnalizuje postawę wyparcia, należy to zaakceptować. Nikt nie powinien wbrew jego woli w sposób obszerny lub uparcie na nowo konfrontować pacjenta z diagnozą (jak w przypadku Theodora Storma). Wyparcie stanowi uprawnioną strategię. Jest ona skuteczna nawet wówczas, gdy pacjenci dowiadują się prawdy [6, 10]. Psychoterapeutka Roth Cohn stworzyła termin **„selektywnej autentyczności"**: „Wszystko, co mówisz, powinno się zgadzać, ale nie wszystko, co się zgadza, powinieneś mówić!". Paul Sporken mówił o prawdzie, której nie należy stawiać przed pacjentem w postaci ściany/muru nie do przekroczenia, lecz w postaci widocznych elementów/cegiełek na brzegu drogi, które pacjent może unieść, od których może jednak uciec, jeżeli stają się dla niego nie do zniesienia [10].

W ramach odpowiedzialności należy bardziej podkreślać rzeczy korzystne niż niekorzystne [10]

W rozmowie ważny jest **dobór słów**. Zasadniczo pozytywnie sformułowane wypowiedzi wydają się bardziej odpowiednie od negatywnych sformułowań, np. nie należy mówić: „nowotwór często nie odpowiada na chemioterapię", lecz „nowotwór często ulega znacznej redukcji, nawet jeśli nie możemy być pewni, że całkowicie zniknie" [10].

Wiedza o rozpoznaniu nowotworu złośliwego w żadnym wypadku nie wyklucza nadziei. Nadzieję obserwuje się we wszystkich etapach choroby nowotworowej. Chroni ona przed lękiem. Wydaje się, że jest emocjonalną ludzką postawą, która może mieć tyle przejawów, co samo życie [6].

PIŚMIENNICTWO I STRONY INTERNETOWE

1. Dietzfelbinger M: Die ärztliche Wahrheitspflicht nach der medizinischen und juristischen Literatur von 1924 bis 1969. Inaugural-Dissertation, Marburg (1972)
2. Kleeberg UR: Die Führung des Krebskranken und seine Behandlung. In: Schmoll HJ, Höffgen K, Possinger K. (Hrsg.): Kompendium internistische Onkologie, 4. Aufl. Springer, Heidelberg (2006) 2399–2414
3. Köhle K. Aufklärung von Patienten im fortgeschrittenen Krebsstadium. MMW 126 (1984) 214–219
4. Loprinzi C: Doc, how much time do I have? J Clin Oncol 21 (2003) 5s–7s
5. Molls M, Müller R-P, Seegenschmiedt MH, Kamprad F: Leitlinien in der Radioonkologie. Aufklärung in der Radioonkologie, Rahmenbedingungen und praktische Durchführung. www.radonc.med.tu-muenchen.de/A3.pdf (data dostępu: 25.03.2008)
6. Schlömer-Doll U, Doll D: Information und emotionale Unterstützung. Dtsch Ärztebl 97 (2000) A3076–A3081
7. Shapira L, Eisenberg PD, MacDonald N, Mumber PM, Loprinz C: A revisitation of „Doc, how much time do I have?" J Clin Oncol 21 (2003) 8s–11s
8. Steiner W: Zur Problematik der Aufklärung von Tumorpatienten. Onkologie 22 (1999) 432–435
9. Tolstoi L: Der Tod des Iwan Iljitsch. Reclam, Stuttgart (1981)
10. Volkenandt M: Zur ärztlichen Aufklärung von Patienten mit malignen Melanomen. Akt Dermatol 21 (1995) 182–187
11. Wiesing U: Aufklärung von Tumorpatienten. Dtsch Ärztebl 98 (2001) A1366

Hermann Dietzfelbinger

26 Informowanie o etapach leczenia, badaniach kontrolnych i opiece ambulatoryjnej

Zaufanie w relacji lekarza z pacjentem stwarza korzystne warunki do informowania o etapach leczenia, badaniach kontrolnych i opiece ambulatoryjnej w chorobie nowotworowej. Taka podstawa będzie dla pacjenta stanowiła decydującą pomoc i wsparcie w radzeniu sobie z zaistniałym i zagrażającym obciążeniem psychoonkologicznym. Już w czasie rozmowy informacyjnej o diagnozie można przedstawić możliwości lecznicze, spodziewany efekt leczenia oraz wpływ choroby na dalsze życie (praca, rodzina, czas wolny) i przyszłą jakość życia pacjenta.

26.1 Zewnętrzne ramy

Rozmowa informacyjna powinna być przeprowadzona w jak najlepszych warunkach zewnętrznych.

Według Ptacek i wsp. [5, 7] należy zadbać o następujące elementy (rozdz. 25):
- wybrać spokojne, przyjazne miejsce;
- zapewnić odpowiednie ramy czasowe;
- na życzenie pacjenta postarać się także o obecność krewnych;
- niekorzystne lub budzące poczucie zagrożenia informacje przekazać siedząc blisko pacjenta;
- powoli przygotować pacjenta na złe wiadomości;
- zapytać pacjenta o stan jego wiedzy na ten temat;
- informacje przekazać w sposób przemyślany i troskliwy;
- okazać pacjentowi zrozumienie i empatię;
- używać prostego języka, bez fachowego żargonu, ale także bez eufemizmów;
- dostosować się do tempa pacjenta i pozostawić czas na przerwy w rozmowie;

- zwrócić uwagę na reakcje pacjenta oraz umożliwić mu wyrażenie emocji i zadawanie pytań;
- przedstawić sytuację z adekwatną do sytuacji dozą nadziei, jednak w późniejszym okresie unikać obietnic, których nie można spełnić;
- na koniec podsumować najważniejsze informacje.

26.2 Szok wywołany diagnozą – propozycja leczenia – nadzieja

!WAŻNE

Dla większości pacjentów diagnoza jest szokiem [2, 6], jednak emocjonalne kryzysy i reakcje zwątpienia stanowią rzadkość. Częstość prób samobójczych po przekazaniu diagnozy nie rośnie. Co siódmy-dziesiąty pacjent ma myśli samobójcze. Te myśli pełnią często funkcję obronną, ponieważ nikt nie może żyć w stanie ciągłego śmiertelnego zagrożenia. Ważne jest, aby nie unikać wyobrażeń o śmierci. Mówienie o myślach samobójczych przynosi pacjentom ulgę i nie zwiększa ryzyka samobójstwa. Należy powiedzieć pacjentowi, że jesteśmy w stanie zrozumieć chęć popełnienia samobójstwa przez niego, ale jednocześnie, że mu w tym nie pomożemy. Samobójstwa wśród pacjentów z chorobą nowotworową nie występują częściej niż w pozostałej populacji [2].

Sam fakt, że wraz z przekazaniem strasznej diagnozy lekarz może zaproponować pacjentowi jedną lub kilka form leczenia, daje nadzieję na tworzenie dalszych krótkoterminowych lub nawet długofalowych planów życiowych. Dlatego lekarz zdecydowanie ma prawo do uwydatnienia tych aspektów dalszego postępowania, które niosą więcej nadziei, a w ten sposób pozwolić choremu odzyskać nadzieję oraz zobaczyć „światełko na końcu tunelu" (rozdz. 25).

26

26.3 Etapy leczenia

Udzielenie informacji o etapach leczenia powinno nastąpić bezpośrednio po przekazaniu diagnozy i powinien przeprowadzić je lekarz, który będzie wykonywał dane czynności lecznicze. Wcześniejsza rozmowa informacyjna nie zwalnia terapeuty z obowiązku rozmowy. Najbardziej przejrzyste jest przekazywanie informacji o najbliższym etapie leczenia. Proces informowania o czynnościach leczniczych jest tym pełniejszy i większy, im bardziej inwazyjne są procedury lecznicze. Często pacjenta uspokaja fakt, że obecnie w większości przypadków leczenie może być prowadzone ambulatoryjnie [6].

!WAŻNE

W zależności od rodzaju i stadium choroby nowotworowej wyróżnia się cztery różne **cele terapeutyczne** [7]:

- **Wyleczenie** oznacza, że zgodnie z obecnym stanem wiedzy medycznej zachodzą dobre lub bardzo dobre przesłanki i że z dużym prawdopodobieństwem można w pełni wyleczyć istniejącą chorobę. Aby osiągnąć ten podstawowy cel w przypadku uleczalnych nowotworów, np. ziarnicy złośliwej lub raka jądra, onkolog powinien dołożyć wszelkich starań, żeby przekonać pacjenta do podjęcia cykli chemioterapii, które pełne są działań niepożądanych, oraz zapewnić mu na tej drodze wsparcie z medycznego i psychoonkologicznego punktu widzenia. W przypadku wypadania włosów po chemioterapii należy uzmysłowić pacjentowi, że będzie miał zleconą piękną perukę, a po zakończeniu leczenia włosy odrosną jeszcze piękniejsze. Należy jednak rozważyć zarówno pozytywne, jak i negatywne skutki leczenia, uwydatniając przy tym nadrzędny cel, jakim jest wyleczenie. Im większe są szanse na wyleczenie, tym mniejszy jest wpływ wstrząsu, jakim jest diagnoza, oraz tym łatwiej pacjent toleruje działania nie-

pożądane chemio- i/lub radioterapii bądź zabiegi okaleczające (np. amputacja piersi, wyłonienie sztucznego odbytu i inne).

- **Leczenie adjuwantowe.** Po skutecznej operacji (np. w przypadku raka sutka lub jelita), dzięki której guz został w całości usunięty, powinno się umocnić ten dobry efekt leczniczy poprzez adjuwantową, czyli wspomagającą, chemio- i/lub radioterapię. Należy wyjaśnić, że komórki z usuniętego guza mogły wcześniej oddzielić się i przemieścić drogą naczyń chłonnych lub krwionośnych do innych narządów, zwłaszcza wątroby lub płuc, i istnieje prawdopodobieństwo, że pewnego dnia, po krótszym lub dłuższym okresie „uśpienia", ujawnią się jako nawrót. Dzięki adjuwantowej chemio- i/lub radioterapii można znacznie zmniejszyć ryzyko takiego niekorzystnego rozwoju choroby. Jeżeli ta koncepcja powiedzie się, pacjent ma wszelkie szanse na wyleczenie. W przypadku nawrotu istnieją wprawdzie dalsze możliwości lecznicze, ale pełne wyleczenie niestety nie jest już możliwe, ponieważ doszło do ogólnoustrojowego rozsiewu choroby. W przypadku terapii adjuwantowej należy uświadomić pacjentowi, że za cenę wyleczenia musi zaakceptować m.in. mniej lub bardziej nasilone działania niepożądane leczenia, które jednak z użyciem środków pomocniczych można stłumić. Wyleczenie oznacza dla pacjenta, że wedle szacunków w przyszłości nie będzie więcej dotknięty tą ciężką chorobą. Onkolog stoi więc przed zadaniem przekonania pacjenta – w zależności od jego stanu ogólnego i wieku – do leczenia.

- **Leczenie paliatywne.** W razie postępu choroby nowotworowej lub w nieuleczalnych stadiach raka cel leczenia polega na możliwie największym ograniczeniu choroby i złagodzeniu wpływu jej skutków. Na pierwszy plan wysuwa się w tym przypadku poprawa jakości życia. Odstawienie „chemioterapii przyczynowej", która nie daje już efektów, nie powinno być przedstawione jako zakończenie działań w ogóle, gdyż mogłoby to zostać odebrane jako dotarcie do kresu możliwości medycznych. Lekarzowi wolno obecnie z całą mocą podkreślić, że poza chemioterapią jest wiele innych dobrych i skutecznych metod leczenia, z których pomocą można poprawić ogólne samopoczucie i jakość życia chorego. „Panie X, co jeszcze możemy dla pana zrobić?" Tym pytaniem ordynator przysporzył umierającemu pacjentowi jeszcze większego cierpienia, prawdopodobnie nie zdając sobie z tego sprawy. Nie pozostawił cierpiącemu choremu żadnych widoków na dalsze lekarskie wsparcie i odebrał mu tę ostatnią nadzieję. Rzadko widuje się po „rozmowie informacyjnej" tak przybitego pacjenta. Ten lekarz nie sądził, że nadzieję można podtrzymać nawet w przypadku złego rokowania, a jakość życia oznacza dla osoby chorej coś innego niż dla osoby zdrowej.

- **„Poczekamy i zobaczymy".** Istnieje kolejny „etap leczenia" w postaci „postawy oczekująco-obserwacyjnej": stabilna obecnie sytuacja chorobowa jest mniej lub bardziej ściśle monitorowana, gdyż jest mało prawdopodobne, że w najbliższym czasie pojawią się bardzo niekorzystne objawy. Szczególnym wyzwaniem dla poczucia odpowiedzialności osoby informującej są występujące coraz częściej sytuacje laboratoryjnych odchyleń od normy, spowodowane wczesną diagnostyką, które – przynajmniej przez wiele lat – nie mają żadnego pewnego związku z chorobą, np. monoklonalna gammapatia, przewlekła białaczka limfatyczna (CLL) w stadium początkowym (stadium A według Bineta) lub ilościowe przesunięcia komórkowe (podejrzenie dysplazji szpiku, mieloproliferacji). W tych przypadkach uprawnione jest mówienie o „odchyleniach laboratoryjnych", które będą obserwowane. Strategia „ostrożnego wyczekiwania" [z j. ang. *watchful waiting* – przyp. tłum.] również może być dla pacjenta dużym psychicznym obciążeniem [7].

! W A Ż N E

Jeżeli do wyboru jest kilka możliwości, należy obiecać pacjentowi pomoc niezależnie od tego, na który sposób leczenia się zdecyduje [7].

Istotne jest uwzględnienie często niewypowiadanych mylnych przekonań, np. że substancje chemiczne gromadzą się w organizmie i wszystko zatruwają. Należy tym bardziej podkreślić, że są one w pełni wydalane z organizmu. Poważne skutki ma także nieuprawnione przekonanie, że leczenie systemowe przewlekle niszczy cały układ odpornościowy; pacjenci są wówczas szybko kierowani na – do pewnego stopnia zbędną – rekonwalescencję po leczeniu (także bez leczenia uzupełniającego) [7].

Rozmowy informacyjne powinny być udokumentowane w historii choroby. W przypadku chemioterapii należy poprosić pacjenta o wyrażenie zgody, w miarę możliwości pisemne.

26.4 Badanie kontrolne

Badania kontrolne mają znaczenie przede wszystkim w przypadku leczenia ukierunkowanego na wyleczenie oraz leczenia paliatywnego. Służą wyjaśnieniu, czy choroba mimo zastosowanego leczenia lub poddana tylko samej obserwacji dalej się rozwija. Wywiad, badanie fizykalne i przede wszystkim wyniki badań laboratoryjnych, łącznie z markerami nowotworowymi, oraz badań obrazowych (ultrasonografia, rentgenodiagnostyka, tomografia komputerowa, rezonans magnetyczny) dostarczają istotnych informacji diagnostycznych. W przypadku chorób uleczalnych wyniki (*restaging* – ponowna ocena zaawansowania choroby) stanowią źródło bardzo ważnych wskazówek na temat skuteczności odpowiedzi na leczenie w trakcie i po jego zakończeniu. Pogorszenie wyników badań, szczególnie w sytuacji leczenia paliatywnego wskazuje na reaktywację lub progresję choroby nowotworowej. Wymaga to modyfikacji koncepcji leczenia, np. w postaci wdrożenia chemioterapii drugiego, trzeciego lub czwartego rzutu. Są to często momenty, w których pacjent reaguje silnym lękiem i obawą oraz pytaniem, czy dotychczasowe leczenie w ogóle odniosło skutek.

Dla lekarza ważne jest w tej sytuacji uświadomienie sobie, że w wielu takich przypadkach zwrot w przebiegu choroby nie jest dla pacjenta całkowitym zaskoczeniem. Pacjent potajemnie przeczuwał ten fakt od dłuższego czasu, na przykład z powodu braku subiektywnej poprawy lub nawet pogorszenia samopoczucia. W rozmowie można nawiązać do tego na płaszczyźnie emocjonalnej. Pacjent w pewnych warunkach może łatwiej przyjąć i zaakceptować złą wiadomość, jeśli lekarz najpierw ostrożnie zapyta o jego własną ocenę objawów, a następnie delikatnie je potwierdzi, niż gdy zupełnie bez przygotowania przedstawi choremu złe wiadomości (rozdz. 25).

Cząstkowe wyniki mogą wywołać trudne do uchwycenia, a niepotrzebne przerażenie. Dlatego nie należy przekazywać wyników badań RTG, TK, histopatologicznych i laboratoryjnych pojedynczo, ale w ramach podsumowującej rozmowy, w pewnym sensie jako „aktualny stan rzeczy", na bazie którego można omówić wszystkie wątpliwości odnośnie do dalszego postępowania, a także wyjaśnić niektóre obawy i ewentualne nieporozumienia [7].

! WAŻNE

Po zdiagnozowaniu nawrotu u pacjenta dochodzi do reaktywacji szoku, przeżytego już raz przy pierwotnym rozpoznaniu, połączonego z uczuciem bezsilności i rozbicia. Ponadto nasila się nastrój depresyjny.

Ważne jest w tym wypadku, aby już z wyprzedzeniem, nawet w momencie informowania o pierwotnej chorobie, skierować oczekiwania na możliwie realistyczne tory, np. mówiąc choremu, że ten rodzaj nowotworu składa się z komórek nowotworowych, które zgodnie z doświadczeniem nieszczególnie dobrze odpowiadają na obecnie dostępne leki. Dlatego na-

leży oceniać skuteczność leczenia metodą małych kroków: jeżeli za pomocą leczenia uda się utrzymać lub zwolnić tempo wzrostu komórek, oznacza to, że pierwszy etap odpowiedzi na leczenie został osiągnięty. Stabilizacja choroby (*stable disease*) jest kolejnym krokiem, który w tej sytuacji świadczy o skuteczności terapii. W trzecim etapie, idealnym, można zredukować wielkość nowotworu. W przypadkach nieuleczalnych i zaawansowanych pacjenci zwykle rozumieją swoją sytuację bardzo dobrze. Często zdążyli duchowo przygotować się i nastawić na niekorzystny rozwój choroby. W tym wypadku rozmowy zazwyczaj przebiegają podobnie jak na oddziale opieki paliatywnej.

26.5 Rokowanie

Rozmowa o rokowaniu jest dla lekarza dużym wyzwaniem, gdyż stanowi trudniejszą, bo bardziej złożoną formę komunikacji. Przy pytaniu o rokowanie lekarz musi w szczególny sposób zmierzyć się z problemem „prawdziwości" (rozdz. 25), balansując pomiędzy realizmem, optymizmem i unikaniem [1]. Według Themla informowanie o rokowaniu należy rozumieć jako proces dostarczający pacjentowi informacji, które mają znaczenie dla jego przyszłego rozwoju. Ponieważ każda informacja jest selektywna, „prawdziwość" w rozmowie informacyjnej jest rozumiana jako działanie terapeutyczne, nakierowane na egzystencjalne potrzeby pacjenta. W takiej indywidualnej adaptacji odróżnia się informowanie od zwykłego przekazywania informacji na temat rzekomo obiektywnego stanu rzeczy (rozdz. 25). Każdy pacjent ma także prawo do obiektywnie przedstawionych wyników badań (rozdz. 27). Jeżeli lekarz i pacjent wkraczają w proces informowania, ma miejsce terapeutyczne działanie interpretacyjne. Ten proces oscyluje pomiędzy zranieniem a bagatelizowaniem [7].

Większość pacjentów chce poznać dokładne informacje na temat rokowania. Tymczasem wypowiadanie się na temat czasu oraz procentowego prawdopodobieństwa nie jest dla lekarza w codziennej praktyce klinicznej pierwotnym celem rozmowy; przemawia za tym wiele powodów somatycznych i psychologicznych (rozdz. 25) [7].

!WAŻNE

Lekarz nie może pozostać głuchy na pojawiające się nieustannie pytania, lecz powinien spróbować omówić w empatyczny sposób wszystkie znane mu aspekty, np. z komentarzem: „Wyleczenie jest raczej mało prawdopodobne" albo: „Spodziewany czas przeżycia dotyczy bardziej miesięcy niż lat". Wiemy jednak – i w razie potrzeby mówimy – że dane statystyczne nie oddają szerokiego spektrum indywidualnych możliwości [7].

„One can always be honest about one's own uncertainty" (Fallowfield [3]) – „Zawsze można być szczerym w kwestii własnej niepewności".

26.6 Opieka ambulatoryjna

Opieka ambulatoryjna jest również formą badania kontrolnego, zwykle dłuższy czas po zakończeniu pierwotnego leczenia i uzyskaniu (częściowej) remisji. Sam termin kontroli może obudzić dawne przerażenie. Wewnętrzne dialogi są często przepełnione strachem i obawą: „Oby wszystko było w porządku, żebym nie musiał jeszcze raz przez to wszystko przechodzić". Im lepsze wiadomości pacjent usłyszy w czasie wizyty kontrolnej, tym większą pewność siebie odzyska, a lęk bardziej się zmniejszy. Często łatwiej jest pacjentowi przygotować się do tej wizyty, jeżeli krewni i przyjaciele zostaną w nią zaangażowani [6].

Wpisy do dokumentacji medycznej (np. także w postaci wydruku aktualnych wyników badań) mogą z wielu względów pełnić pożyteczną funkcję: niezależnie od roli porządkowej w rejestracji (przez numer dokumentacji), wyniki badań służą szybkiemu przekazywaniu informacji lekarzowi rodzinnemu lub innym lekarzom. Pacjent ma możliwość wglądu do własnej dokumentacji, może śledzić i oceniać

przebieg postępowania, a w przypadku wątpliwości zadawać lekarzowi pytania. W dokumentacji można zamieścić rodzaj planu dalszego postępowania, zgodnie z propozycją Niemieckiego Towarzystwa Onkologicznego np. dla raka okrężnicy. Tego rodzaju plan wiele wnosi do przejrzystości dalszego postępowania. Może być ważną podporą dla psychicznej stabilizacji pacjenta, który dzięki temu wie dość dokładnie, co go dalej czeka. W ten sposób można znacznie zmniejszyć obawy na przyszłość, np. ciągły strach przed wznową.

Dalsza opieka obejmuje także informowanie o rehabilitacji, którą rozpoczyna się zwykle już w czasie pierwotnego leczenia. Rehabilitacja często jest czasem zmiany dotychczasowego trybu życia, a także własnej tożsamości. Dochodzi wówczas do wymiany doświadczeń z innymi pacjentami, którzy tak samo jak chory mają na celu pozostawienie za sobą ciężkiego leczenia i zebranie nowych sił [6].

26.7 Sprawy socjalno-medyczne i psychosocjalne

Do zadań opieki ambulatoryjnej należy także udzielenie informacji i poradnictwo w zagadnieniach socjalno-medycznych i psychosocjalnych, które powinno się omówić we współpracy z lekarzem rodzinnym i działem socjalnym.

Do tych problemów należą:

- niezdolność do pracy i wykonywania zawodu;
- przedwczesne przejście na rentę;
- problemy z partnerem;
- konieczność pielęgnacji;
- informacje na temat możliwości pomocy pielęgniarskiej, socjalnej i finansowej oraz rehabilitacji, z fizjoterapią włącznie [4].

PIŚMIENNICTWO

1. Back AL, Arnold R, Tulsky JA: Discussion prognosis. 44th Annual Meeting, 30.05.–03.06.2008, Chicago, ASCO Educational Book, Alexandria, VA, USA (2008) 135–138

26

2. Behrends R, Gruber U, Hartl L, Kotterik S, Lipp T, Pouget-Schors D, Sellschopp A, Vodermaier A, Vollmer T, Weber S, Wibmer W: Psychoonkologie. In: Heinemann V (Hrsg.): Manual Tumorzentrum München: Supportive Maßnahmen und symptomorientierte Therapie in der Hämatologie und Onkologie. W. Zuckschwerdt Verlag, München, Bern, Wien, New York (2001) 279–297

3. Fallowfield L: Truth sometimes hurts but deceit hurts more. Ann NY Acad Sci 809 (1997) 525–536

4. Mahl G, Kasper C, Weber P: Hausärztliche Betreuung und Nachsorge durch den Internisten/Hämatologen. In: Bartl R, Dietzfelbinger H: Manual Tumorzentrum München: Multiples Myelom. 2. Aufl. W. Zuckschwerdt Verlag, München, Wien, New York (2002) 187–190

5. Ptacek JT, Fries EA, Eberhardt TL, Ptacek JJ: Breaking bad news to patients: physicians' perceptions of the process. Support Care Cancer. 7 (1999) 113–120.

6. Rieg-Appleson C: Die psychische Situation und das psychische Erleben von Tumorpatienten während der Krankheitsphasen. In: Sellschopp A, Fegg N, Frick E, Gruber U, Pouget-Schors D, Theml H, Vodermaier A, Vollmer T (Hrsg.): Manual Tumorzentrum München: Psychoonkologie, 2. Aufl. W. Zuckschwerdt Verlag, München, Wien, New York (2005) 2–5

7. Theml H: Aufklärungsprozess in den Phasen des Diagnose- und Krankheitsweges. In: Sellschopp A., Fegg N, Frick E, Gruber U, Pouget-Schors D, Theml H, Vodermaier A, Vollmer T (Hrsg.):. Manual Tumorzentrum München: Psychoonkologie, 2. Aufl. W. Zuckschwerdt Verlag, München, Wien, New York (2005) 23–27

27

Hermann Dietzfelbinger

Udzielanie informacji w aspekcie prawnym

W ciągu ostatnich pięćdziesięciu lat znacznie zmieniły się **prawa** i **odpowiedzialność** w relacji pacjenta i lekarza. Przyczyniła się do tego głównie rosnąca w ostatnim czasie liczba procesów sądowych pomiędzy pacjentami i lekarzami, przede wszystkim w USA [2].

W związku z powyższym w Niemczech zaczęto coraz głośniej mówić o potrzebie **„świadomego pacjenta"**. Pod tym pojęciem rozumie się, że pacjent sam czuje się odpowiedzialny za swoje zdrowie i nie musi bezwiednie poddawać się wszystkim procedurom. Ma możliwość dowolnego wyboru zaufanego lekarza. Jest osobą, która chce wiedzieć, co się z nią dzieje. Świadomemu pacjentowi należy powierzyć możliwie aktywną rolę w kwestiach dotyczących jego zdrowia [1, 9].

Ta zmieniona relacja lekarz–pacjent doprowadziła do tego, że prawodawca w celu **zabezpieczenia prawnego** nakłada zarówno na lekarza, jak i na pacjenta coraz więcej regulacji i przepisów prawnych. Podstawowe zasady lekarskiego obowiązku staranności odnoszą się przede wszystkim do udzielania informacji, ponieważ przed sądem coraz częściej pojawiał się zarzut niedostatecznego informowania pacjentów.

27.1 Każda czynność lecznicza jest naruszeniem integralności ciała

Każdy, nawet udany zabieg umożliwiający wyleczenie jest z punktu widzenia prawa karnego faktycznym naruszeniem integralności ciała, na które pacjent musi wyrazić świadomą zgo-

dę (*informed consent*). Wcześniej pacjent musi otrzymać wyczerpujące informacje na temat zabiegu, ponieważ tylko w ten sposób może zyskać wiedzę niezbędną do ważnego wyrażenia zgody.

27.2 Świadoma zgoda pacjenta (*informed consent*)

W 1998 r., w czasie 91 Deutschen Ärztetag Niemiecka Naczelna Izba Lekarska, powołując się na paragraf 1a **„Zasad wykonywania zawodu lekarza na terytorium Niemiec"**, wydała oświadczenie: „Lekarz musi uwzględnić prawo pacjenta do samostanowienia. Do leczenia wymagane jest wyrażenie zgody przez pacjenta. Wyrażenie zgody jest zwykle poprzedzone udzieleniem informacji choremu w czasie osobistej rozmowy". Na tej podstawie Sąd Najwyższy ustanowił w swoim orzeczeniu następującą zasadę: „Pacjent musi we właściwym czasie wiedzieć, co będzie się działo, z użyciem jakich środków oraz z jakim skutkiem i ryzykiem".

Umowa lekarz–pacjent zobowiązuje lekarza do udzielenia informacji. Pacjent ma więc zagwarantowane prawo do zapoznania się ze stanem swojej choroby. Na to prawo może się powołać, gdy obawia się, że będzie zbywany obcym słownictwem i nic niemówiącymi wyjaśnieniami. Powinien dowiedzieć się, jaki jest przewidywany przebieg choroby oraz co go czeka, jeżeli nie zgodzi się poddać określonemu zabiegowi lub zalecanemu leczeniu. Udzielanie informacji ma zawsze na celu ochronę zagwarantowanego w Konstytucji prawa do samostanowienia [1].

27

27.3 Różnica pomiędzy udzielaniem informacji o leczeniu, diagnozie, przebiegu choroby i ryzyku

Pacjent ma prawo wymagać wyczerpującej informacji o wszystkich czynnościach diagnostycznych i terapeutycznych oraz o rodzaju choroby i rokowaniu. W związku z tym powinien wypytać lekarza o wszystko, co chce i musi wiedzieć o zakresie i przebiegu niezbędnych czynności lekarskich. Lekarz musi także powiedzieć choremu, że po zabiegu diagnostycznym i terapeutycznym mogą wystąpić pewne ograniczenia, np. niezdolność do prowadzenia samochodu po krótkim znieczuleniu lub ograniczenie zdolności koncentracji i reagowania po doraźnym lub przewlekłym stosowaniu leków.

W onkologii pacjent musi zostać poinformowany o korzyściach, wadach oraz ryzyku i działaniach niepożądanych planowanego leczenia (np. operacji, chemio- i/lub radioterapii). Jeżeli do wyboru jest kilka uznanych możliwości leczniczych, lekarz musi powiedzieć pacjentowi o każdej **alternatywie i ryzyku**, nawet jeżeli sam nie uważa dostępnych metod za równowartościowe.

! WAŻNE

Pacjentowi należy pozostawić możliwość samodzielnego decydowania, które czynności lekarskie preferuje.

27.4 Informowanie pacjenta o przewidywanej skuteczności czynności leczniczej

W sensie prawnym lekarz nie może i nie musi zagwarantować skuteczności planowanych czynności lekarskich. Nie jest też zobowiązany do osiągnięcia sukcesu w sensie przywrócenia zdrowia pacjenta. Ma wykonywać czynności lekarskie, które służą pacjentowi i znajdują uza-

sadnienie zgodnie z bieżącą wiedzą medyczną. To, co służy pojedynczemu pacjentowi, nie zawsze jest w onkologii jednoznacznie określone i podlega dyskusji także w środowisku specjalistów. Ponadto spektrum możliwości diagnostycznych i terapeutycznych, które można zaproponować pacjentom w celu poprawy stanu zdrowia, w wyniku ustawicznego rozwoju ciągle się zmienia. **Medycynę opartą na faktach** charakteryzuje dynamika wiedzy [5]. W czasie postępowania sądowego lekarz musi dowieść, że udzielił pacjentowi informacji zgodnie z prawem, najlepiej w formie **wpisu do dokumentacji medycznej** chorego.

Poniżej zostały przedstawione **najważniejsze zasady udzielania informacji przez lekarza**:

- **Doświadczony lekarz.** Informacji o czynnościach medycznych zawsze powinien udzielać doświadczony lekarz. Udzielanie informacji przez nielekarzy jest niedopuszczalne. Pielęgniarki i inne osoby zajmujące się chorym mogą wprawdzie odpowiadać na pytania pacjenta dotyczące choroby i czekających go czynności medycznych, ale nie mogą zmieniać treści informacji przekazanych przez lekarza. Jeżeli pacjent lub jego krewni podają w wątpliwość wyjaśnienia lekarza prowadzącego, ten ostatni powinien – będąc samokrytycznym oraz rozumiejąc często pozbawioną nadziei sytuację chorego – okazać pomoc w zasięgnięciu opinii innego lekarza (*second opinion*). Jest to zasada, która już od dawna obowiązuje w niektórych krajach (np. w anglojęzycznych krajach Ameryki) [3].

- **Krewni.** Osoby bliskie zostają nagle dotknięte chorobą w tym samym stopniu co pacjent. Dlatego zrozumiałe jest, że chcą uczestniczyć w procesie informowania. Należy przy tym pamiętać, że członkom rodziny wolno udzielać informacji tylko za zgodą pacjenta. W żadnym razie jednak poinformowanie rodziny nie może zastąpić poinformowania chorego. Inaczej jest w przypadku dzieci i młodzieży. Wówczas należy dokładnie omówić z rodzicami, czy i w jakiej formie dziecko powinno być poinformowane o swojej chorobie. Istotne zasady udzielania informacji obejmują:

– Formę pisemną. Nie obowiązuje żadna szczególna forma udzielania informacji. Dla obu stron cenna jest jednak pisemna informacja podpisana przez lekarza i pacjenta. Formularz ma stanowić tylko udokumentowanie rozmowy informacyjnej, a nie ją zastąpić. Najlepiej jest, gdy lekarz daje pacjentowi czytelną kopię formularza informacyjnego, podpisaną przez siebie, pacjenta i w niektórych sytuacjach dodatkowo przez świadka. Takie postępowanie wspomaga przejrzystość procesu informowania.

– Zrozumienie. Informacja powinna być dla pacjenta zrozumiała. Pacjent musi zostać poinformowany o rodzaju, znaczeniu i ciężkości leczenia (np. radio- i/lub chemioterapii). Pacjent musi wiedzieć, co będzie się z nim działo. W przypadku trudności językowych należy w miarę możliwości zaangażować tłumacza.

– Odpowiedni odstęp czasu pomiędzy udzieleniem informacji a zabiegiem. Pacjent potrzebuje czasu, aby zastanowić się nad decyzją. W przypadku bezpośredniego zagrożenia życia muszą mu wystarczyć minuty. Jeżeli zabieg nie jest pilny, należy pozostawić pacjentowi co najmniej jeden dzień – może się bowiem okazać, że chory, będąc pod słabszym lub silniejszym wpływem choroby, w chwili obecnej ma ograniczoną zdolność decydowania.

– Poszanowanie wolności wyboru. Zawsze należy uszanować wolność decyzji, opierającą się na prawie pacjenta do samostanowienia.

27.5 Zakres udzielanych informacji a cel i nagłość sytuacji

Orzecznictwo sądowe nakłada na współczesną medycynę wysokie wymagania nie tylko w odniesieniu do leczenia, ale przede wszystkim w stosunku do postępowania diagnostycznego. Zakres udzielanych przez lekarza informacji zależy głównie od celu i pilności zabiegów diagnostycznych oraz terapeutycznych. Im bardziej niezbędna jest interwencja medyczna, tym mniejsze wymagania obowiązują lekarza odnośnie do udzielenia choremu informacji, a im mniej pilny i niezbędny jest zabieg, tym te wymagania są większe. Oprócz rodzaju ryzyka i pilności zabiegu kolejnym kryterium zakresu udzielanych informacji jest **ciężkość interwencji** (operacja, chemio- i/lub radioterapia). Im poważniejsze są skutki lub im wyższy jest współczynnik śmiertelności, z tym większym przekonaniem chory musi wyrazić zgodę, nawet jeśli dane ryzyko jest niewielkie. Im mniejszy i krócej trwający jest uszczerbek na zdrowiu pacjenta, tym mniejsze są wymagania co do zakresu udzielanych informacji [4].

27.6 Czy informowanie jest dla pacjenta obciążeniem?

Może się zdarzyć, że pacjent nie chce otrzymywać dokładnych informacji o stanie swojego zdrowia. Chęć lekarza do udzielenia informacji mogłaby nawet być dla chorego niewłaściwa lub niepożądana, ponieważ stanowi dla niego za duże psychiczne obciążenie. **Autonomia pacjenta** oznacza także, że wolno mu samodzielnie określić, jak dalece chce być informowany.

Zdarzają się sytuacje, w których pacjenci z powodu stanu psychicznego lub fizycznego nie są w stanie samodzielnie wyrazić swojej woli. Niektórzy chorzy mogą życzyć sobie, aby oszczędzić im informacji o możliwościach leczniczych i wynikającej z tego konieczności podjęcia decyzji. Zamiast tego chcą, aby lekarz prowadzący zrobił dla nich to, co obiektywnie jest najlepsze. W tym kontekście mówi się czasem – w pozytywnym znaczeniu – o **tendencji do neopaternalizmu**, której nie można pogodzić z obowiązującym prawem, wymagającym wyczerpującego informowania [7].

! WAŻNE

Powszechnie przyjmuje się, że obowiązek informowania jest tym mniejszy, w im większym stopniu wiedza o chorobie mogłaby psychicznie i fizycznie obciążyć pacjenta.

Oczywiste jest, że dobry lekarz będzie w pełni uznawał tego typu okoliczności i życzenia pacjenta oraz że już na tym etapie zachowa **granice niezbędnego informowania**. Nie zawsze musi osobie ciężko chorej przekazywać na siłę całą prawdę. Ważne jest jednak, aby to, co omawia z pacjentem, było prawdziwe.

Karnista H.-L. Schreiber podsumował to następująco: „W okamgnieniu mógłbym zażyczyć sobie, żeby lekarz powiedział mi prawdę, nawet jeśli ta oznaczałaby ponure widoki i bliski koniec. Czy pozostanę przy tym zdaniu, jeśli znajdę się w sytuacji ciężkiej choroby i rychłej śmierci, nie jestem pewien" [8].

27.7 Lekarz nie dysponuje „przywilejem terapeutycznym" ani „wyższością rozsądku"

Sąd Najwyższy podjął decyzję, że lekarz pomimo obiekcji musi poinformować nieuleczalnie chorego o rozpoznaniu. Odstępstwo od tej zasady jest dopuszczalne tylko w sytuacji, gdy „istnieją wystarczające przesłanki, że powiedzenie pacjentowi prawdy może doprowadzić do poważnego, nieodwracalnego uszczerbku na zdrowiu". Jednak nawet w takim przypadku należy przestrzegać **zasady prawdomówności**.

Nie ma „przywileju terapeutycznego" ani „wyższości rozsądku" lekarza nad pacjentem, które pozwalałyby lekarzowi całkowicie zrezygnować z informowania lub podawać fałszywe informacje. Lekarz nie ma prawa do **„miłosiernego kłamstwa z konieczności"**.

27.8 Skutki prawne niewłaściwego informowania

Jeżeli lekarz nie poinformuje pacjenta, poda nieprawdziwe lub niewystarczające informacje, staje się winnym **uszczerbku na zdrowiu przez zaniedbanie**. Dotyczy to nawet takiej sytuacji, gdy nie doszło do błędu w sztuce, a możliwe pogorszenie stanu chorego można ocenić jako zdarzenie losowe. Przez zaniechanie informowania dochodzi także do złamania umowy terapeutycznej. W danym wypadku ciężar udowodnienia, że rozmowa informacyjna odbyła się, spoczywa na lekarzu. Jeżeli pacjent udowodni, że po odbyciu rozmowy z lekarzem jakoby nie wyraził zgody na czynność lekarską, w wyniku której doznał skutków leczenia, powstaje przesłanka do żądania odszkodowania.

27.9 Badania kliniczne

W przypadku prowadzenia badań klinicznych zachodzi konieczność poinformowania pacjenta w szczególny sposób o celu badania, rodzaju leczenia oraz możliwych działaniach niepożądanych, zgodnie z wytycznymi **Dobrej Praktyki Klinicznej** (Good Clinical Practice – GCP). W czasie informowania o badaniu dotyczącym leczenia należy zwrócić szczególną uwagę na następujące punkty [6, 10]:

- Należy dokładnie wyjaśnić cel badania. W przypadku kilku ramion badania lekarz nie może ujawnić żadnych własnych preferencji.
- Powinno się naświetlić rokowania, ale bez podawania na początku konkretnych wartości statystycznych.
- Należy szczegółowo omówić kwestie dostarczania badanego leku, możliwych działań niepożądanych i towarzyszących badań kontrolnych. Z lekarzem rodzinnym trzeba omówić warunki współpracy przy badaniu.
- Dla pacjenta musi być jasne, że w każdej chwili może wycofać się z badania i pomi-

mo to w dalszym ciągu będzie objęty równie troskliwą opieką lekarską.

Przestrzegając tych zasad można uniknąć poważnych błędów, które w terapii nowotworów niszczą relację lekarz–pacjent. Dobrze przeprowadzona rozmowa informacyjna jako podstawa współpracy lekarza z pacjentem może także przeciwdziałać odczuciu oraz doniesieniom prasowym, że „pacjent jest obiektem doświadczalnym". Wysiłki lekarza, aby dobrać optymalne leczenie, stają się jasne, a pacjent rozumie, że udział w badaniu daje mu możliwość udoskonalenia leczenia dla niego samego oraz dla przyszłych pacjentów.

27.10 Uwagi końcowe

Udzielanie informacji pacjentowi odgrywa kluczową rolę w relacji lekarz–pacjent. Jest jednym z najtrudniejszych zadań lekarza, a w przypadku pacjentów z chorobą nowotworową – zadaniem najbardziej delikatnym i osobistym. Pacjent zaufa lekarzowi jedynie wtedy, gdy będzie miał poczucie, że został właściwie poinformowany. Oczekuje od lekarza rady i pomocy oraz poszukuje w nim zaufanej osoby, a nie potencjalnego przeciwnika na sali sądowej. Obowiązujące złożone regulacje prawne zmierzają do tego, aby ułatwić rozmowę lekarza z pacjentem dla dobra pacjenta oraz prawnego bezpieczeństwa obu stron.

PIŚMIENNICTWO I STRONY INTERNETOWE

1. Dietzfelbinger H: Gesund bleiben bis ins hohe Alter. Claudius, München (1998)
2. Dietzfelbinger M: Die ärztliche Wahrheitspflicht nach der medizinischen und juristischen Literatur von 1924 bis 1969. Inaugural-Dissertation, Marburg (1972)
3. Kleeberg UR: Die Führung des Krebskranken und seine Behandlung. In: Schmoll HJ, Höffgen K, Possinger K (Hrsg.): Kompendium internistische Onkologie, 4. Aufl. Springer, Heidelberg (2006) 2399–2414
4. Lenhart U: Strafrechtliche Bedeutung von Aufklärungsmängeln. Hessisches Ärzteblatt 5 (2005) 317–318
5. Molls M, Müller R-P, Seegenschmiedt MH, Kamprad F: Leitlinien in der Radioonkologie. Aufklärung in der Radioonkologie, Rahmenbedingungen und praktische Durchführung. www.radonc.med.tu-muenchen.de/A3.pdf (data dostępu: 25.03.2008)
6. Nashan D, Strittmatter G, Schäfer U, Lehmkuhl J, Frosch PJ: Therapiestudien in der dermatologischen Onkologie. Empfehlungen für das Aufklärungsgespräch mit dem Patienten. Hautarzt 48 (1997) 100–102
7. Rigizahn EF: Das Aufklärungsgespräch bei onkologischen Patientinnen – aus juristischer Sicht. Fortbildungsveranstaltung des Krankenhauses München-Schwabing am 25.09.2002
8. Steiner W: Zur Problematik der Aufklärung von Tumorpatienten. Onkologie 22 (1999) 432–435
9. Volkenandt M: Zur ärztlichen Aufklärung von Patienten mit malignen Melanomen. Akt Dermatol 21 (1995) 182–187
10. Volkenandt M: Das Aufklärungsgespräch mit Patienten über die Teilnahme an randomisierten Therapiestudien. Dtsch med Wschr 127 (2002) 460–462 24490_Dorfmueller.book Seite 137 Mittwoch, 15. Oktober 2008 3:46 15

Hermann Dietzfelbinger

ROZDZIAŁ 28

Sztuka prowadzenia bezpiecznych i skutecznych rozmów z pacjentem

Na placu przed Muzeum Sztuki Nowoczesnej w Wiedniu z okazji wystawy w 2005 roku postawiono ogromny kolorowy prostopadłościan, na którym było napisane dużymi literami:

SZTUKA JEST KOMUNIKACJĄ – KOMUNIKACJA JEST SZTUKĄ.

Zwracanie się do pacjentów w sposób bezpieczny i kompetentny jest również komunikacją i w związku z tym sztuką medyczną na wysokim poziomie. „Prowadzenie rzeczywistej rozmowy z pacjentem stanowi złożone wyzwanie dla przyszłego lekarza. W powierzchownym kontakcie nie korzysta się z określonych technik prowadzenia rozmowy, ale lekarz powinien sięgać po nie w rozmowach z konkretnymi pacjentami" (Lalouschek 2002) [3, 8].

Wielu pacjentów skarży się, że lekarze ich prawie nie słuchają i często zachowują się nietaktownie. Biorąc pod uwagę przewlekle chorych, ich średni czas rozmowy z lekarzem skraca się z jedenastu minut do zaledwie siedmiu sekund. Podczas porady pierwszy raz przerywa się pacjentowi często już po 18 sekundach [1]. W międzynarodowym studium uznano komunikację między lekarzem a pacjentem za „jeden z najbardziej zaskakujących braków w opiece medycznej" [10]. Dlatego też nauczanie konwersacji należy rozpocząć wcześnie i uczynić z niego integralną część szkolenia dla studentów medycyny.

Nie należy zapominać, że konwersacja lekarska jest okazją do prowadzenia badań medycznych [2–4]. Pewność i kompetencję nabywa się w codziennej praktyce oraz w trakcie ustawicznego kształcenia medycznego i szkoleń [10]. W opiece medycznej podstawą dobrego dialogu jest konieczność szczerego zainteresowania oraz pełne zaufanie na poziomie lekarz–pacjent. 70–80% diagnoz można postawić dzięki troskliwemu wywiadowi i bada-

niu fizykalnemu. Lekarze i pacjenci powinni rozmawiać zarówno o dolegliwościach i objawach obecnej choroby, jak i o każdorazowych subiektywnych przeżyciach [2–4, 10, 12].

Przykładami różnych rozmów lekarskich są np. rozmowy informacyjne, objaśniające, wizytacyjne, rozmowy przy przyjęciu i przy wypisie lub konsultacje. Najczęściej stosowaną formą komunikacji lekarza z pacjentem jest wywiad lekarski (*anamnesis* – przypomnienie), mający przede wszystkim wymiar diagnostyczny [2–4].

Celem wywiadu lekarskiego jest wytworzenie medycznej, psychologicznej i często prawnie znaczącej zgody między lekarzem i pacjentem, która może być podstawą do współpracy [13]. Lekarz uzyskuje w ten sposób niezbędne informacje o pacjencie i potwierdza jego zdolność do współpracy [2–4].

28.1 Prowadzenie rozmowy z pacjentem i o pacjencie według Carla R. Rogersa

Nowoczesny sposób prowadzenia rozmowy terapeutycznej sprowadza się w zasadzie do modelu rozmowy zaproponowanego przez amerykańskiego psychoterapeutę Carla R. Rogersa (1902–1987).

Partnerem i główną postacią lekarskich rozmów jest pacjent. Gdzie praktykowana jest postawa zorientowana na pacjenta, rozwija się klimat zrozumienia, a szczerość umożliwia realistyczną ocenę. Uczucia powinny być wyrażane swobodnie, nawet jeśli są one negatywne. To nastawienie pozwala pacjentowi poczuć się wyjątkowo i nadaje sens jego życiu.

Prowadzenie rozmowy jest według Rogersa nie tyle metodą, ile raczej sposobem na zdobycie ogólnego rozeznania. Jego założenia opierają się na optymistycznym patrzeniu na świat: człowiek jest dobry i zdolny do samorealizacji, jak i rozwoju, zdrowia i dostosowywania się. Czasami zatrzymuje się w rozwoju i samorealizacji, wówczas trzeba mu przywrócić odpowiednie warunki, żeby mógł się z powrotem samemu urzeczywistniać. Ten model prowadzenia rozmowy sprawdza się ogólnie w każdej sytuacji.

W kontaktach z pacjentami jest to szczególnie przydatne:

- w konfliktach emocjonalnych,
- w niepewności,
- u pacjentów z niską samooceną,
- u osób zalęknionych i zahamowanych.

Prowadzenie rozmowy według Carla R. Rogersa obejmuje następujące trzy wymiary [2–4]:
- pozytywne ocenianie,
- zgodność ze sobą i autentyczność,
- empatię.

Pozytywne ocenianie

Pozytywne ocenianie polega na zaakceptowaniu i respektowaniu pacjenta przez terapeutę oraz sprawowaniu nad nim podstawowej opieki niezależnie od warunków. Zasadniczo lekarz powinien być wobec pacjenta pozytywnie nastawiony i przelewać na niego emocjonalne ciepło. To nie oznacza, że ma wszystko aprobować lub dobrze postrzegać: to oznacza, że inna osoba jako niezależna jednostka jest przez niego szanowana i akceptowana taka, jaka jest.

- Niski stopień pozytywnej oceny oznacza, że lekarz w znacznym stopniu odrzuca, negatywnie ocenia, krytykuje bądź potępia pacjenta lub to, co on mówi i czuje.
- Wysoki stopień pozytywnej oceny powoduje, że pacjent czuje się w obecności lekarza dobrze, jest wspierany i akceptowany w swoim poczuciu własnej godności, mniej zagrożony i zaniepokojony, nabiera zaufania do lekarza, staje się odważniejszy i zaczyna wykazywać własną inicjatywę [3].

Zgodność ze sobą i autentyczność

Zgodność z samym sobą i **autentyczność** oznaczają, że rozmawiający partnerzy są całkowicie sobą i nie wypierają się tego. Lekarz powinien zaakceptować samego siebie i swoje uczucia, zachowywać się jak realna osoba i nie przyjmować żadnej pozy. Zgodność ze sobą oznacza, że rozmówca sądzi, iż osoba znajdująca się naprzeciwko mówi to, co rzeczywiście myśli, i jest tym, co reprezentuje. Udawana czułość, odgrywanie scenek lub zmuszanie się do uczuć i empatycznych reakcji są przeciwieństwem autentyczności.

Zgodność ze sobą jest warunkiem tego, że pacjent traktuje poważnie to, co mówi lekarz. Niepewność wobec pozycji lekarza zmniejsza się, pacjent nabywa do niego większego zaufania. Postrzeganie postępowania lekarza jako nieprawdziwego dyskredytuje go w oczach pacjenta, który w takiej sytuacji stwierdza: „On musi przecież tak powiedzieć". Otwartość i autentyczność sprawiają, że pacjent czuje się swobodniej w obecności lekarza [3].

Empatia

Empatia to uczuciowe i rozumiejące nastawienie do drugiej osoby. W sytuacji lekarz–pacjent oznacza poważanie, pozytywne wsparcie i akceptację. Jednym z kroków zmierzających do empatii jest wypracowanie odpowiedniej techniki aktywnego, pełnego zrozumienia przysłuchiwania się (zob. podrozdz. 28.2). Wysoki poziom empatii lekarza pozwala mu dostrzec lub wyobrazić sobie uczucia i poglądy pacjenta i to zrozumienie też mu przekazać. Może on patrzeć na wydarzenia i fakty przez pryzmat pacjenta oraz się w nie wczuwać i w zrozumiały sposób podzielić się z pacjentem swoimi uwagami. Powinien próbować zrozumieć przeżycia innych, jak gdyby były jego własnymi, ale przy tym nie zmieniać nastawienia. Powinno się współczuć, ale nie współcierpieć.

Wysoki stopień empatii prowadzi do tego, że pacjentów się rozumie i nie czują się oni porzuceni. Stają się kooperatywni i są w stanie szczerze porozumieć się ze sobą i ze swoim otoczeniem. Zazwyczaj okazują także mniej strachu. Empatia powoduje też, że pacjenci nabierają dystansu do siebie samych i do swoich problemów i łatwiej dokonują reorientacji.

28.2 Stopnie prowadzenia rozmowy

Rozróżnia się trzy stopnie prowadzenia rozmowy:
- **stopień I:** aktywne, pełne zrozumienia słuchanie;
- **stopień II:** parafrazowanie;
- **stopień III:** werbalizowanie przeżyć emocjonalnych.

28.2.1 Aktywne, pełne zrozumienia słuchanie

Według Geislera [7] aktywne, profesjonalne przysłuchiwanie się jest najważniejszą zdolnością lekarską w kontekście rozmowy z pacjentem. Słuchać jest trudniej niż mówić. Do słuchania potrzebna jest cierpliwość, koncentracja, analityczne myślenie, wyczucie niuansów i dyscyplina. Osoba znajdująca się naprzeciwko powinna mieć poczucie, że zainteresowany lekarz rzeczywiście jej słucha.

Aktywne słuchanie wiąże się z czterema warunkami:
- zainteresowanie,
- gotowość do słuchania,
- umiejętność słuchania,
- bycie w pełni obecnym.

Aktywne słuchanie (*attending behaviour*) można rozumieć jako technikę prowadzenia rozmowy. Jest ono aktywną częścią składową rozmowy, postrzeganą jako jej uzupełnienie. Według Speierera [3, 11] w rozmowach ukierunkowanych na pacjenta oprócz empatii istotne jest zaznajomienie się z uczuciami pacjentów i odwoływanie się do nich, a szczególnie aktywne słuchanie trzech rodzajów odpowiedzi zwrotnej. Odnosi się to do tego, że lekarz po zebraniu informacji od pacjenta może je tak zinterpretować, jak je zrozumiał [2–4, 6].

Dzięki temu pacjent ma poczucie, że:
- jest rozumiany;
- nie jest oceniany, lecz akceptująco wysłuchiwany;
- lekarz jest zainteresowany jego myślami i uczuciami.

Elementy „aktywnego słuchania":
- Sygnalizowanie gotowości do rozmowy przez propozycje typu: „Czy jest coś, o czym pan/pani chcieliby ze mną porozmawiać?" lub „Jestem gotowy pana/pani wysłuchać".
- Sygnalizowanie uprzejmości i zainteresowania, np. przez wrażliwą postawę, przyjazny kontakt wzrokowy, gesty ręką lub ukłon jako zaproszenie, bądź przez potwierdzające słowa, jak: „Tak", „Hm", „Aha", „Oh" itd., a także zachęcenie do dalszej wypowiedzi: „Proszę kontynuować", „Co dalej". Ten rodzaj aktywnego słuchania obejmuje również pełne zrozumienia milczenie.

28.2.2 Parafrazowanie

Parafrazowanie oznacza wyrażanie własnymi słowami tego, co powiedział rozmówca, przez dosłowne lub opisowe odtworzenie, powtórzenie bądź krótkie streszczenie jego wypowiedzi (pacjent: „Czuję ból w karku"; lekarz: „W karku").

Przy pacjentach „gadułach" należy kierować rozmowę tak, aby zdobyć istotne informacje, i trzymać się wyznaczonego celu rozmowy, upewniając się, czy wszystko zostało dobrze zrozumiane. Pacjent ma dzięki temu możliwość jeszcze lepiej dostrzec i wyrazić swoje myśli i uczucia. Ważne jest, aby punkt ciężkości kłaść albo na uczucia bądź myśli, albo na przedstawienie zewnętrznych spraw. Parafrazować powinno się zawsze z umiarem, nie popadając w przesadę i nie unikając wyrażania trudnych uczuć [2–4, 6].

Werbalizowanie przeżyć emocjonalnych

W parafrazowaniu nie chodzi o powtarzanie całej wypowiedzi pacjenta, lecz o wydobycie jej zawartości emocjonalnej. Lekarz rozpoznaje uczucia i powiadamia o tym pacjenta w wypowiedzi zwrotnej. Ta metoda jest pomocna tylko wtedy, gdy atmosfera jest swobodna i partnerzy mają do siebie zaufanie, w przeciwnym razie rozmowa mogłaby wywołać u pacjenta uczucie strachu. Jeżeli lekarz wyczuwa u pacjenta postawę obronną, powinien powrócić do I i II stopnia prowadzenia rozmowy [2–4, 6].

28.3 Odpowiedzi i reakcje

Odpowiedzi lekarza powinny być możliwie krótkie i formułowane z uwzględnieniem wniosków pacjenta w obrazowej, żywej, naturalnie przebiegającej rozmowie, a przy tym nieoceniające, lecz wyrażające wzajemne zrozumienie i pogłębiające. Nie powinno się zatem formułować żadnych pochopnych osądów, ocen, rad, lecz raczej zachęcać pacjenta do samodzielnego rozważenia problemów i jemu samemu pozostawić decyzję, które rozwiązanie w jego przypadku jest właściwe. W niektórych sytuacjach lepiej jest tymczasowo zakończyć rozmowę, bez nalegania na podejmowanie decyzji. Podczas kolejnych rozmów można zasugerować gotowość powrotu do przerwanego wątku [2–4, 6].

28.4 Dalsze formy dyskusji

Do **dalszych form dyskusji** można też zaliczyć (źródło: Buschmann-Steinhage, w: Wilker et al. 1994 [2–4, 13]):
- **Kierunkowość**, czyli dwubiegunowy wymiar prowadzenia rozmowy.
  - Ukierunkowanie na lekarza (wymiar dyrektywny): kierowanie rozmową (jej zawartością i przebiegiem) spoczywa przede wszystkim na lekarzu.

- Ukierunkowanie na pacjenta (wymiar niedyrektywny): lekarz tak prowadzi rozmowę, że pacjent może wpływać na postępowanie lekarza i przebieg konsultacji.
- **Pośrednictwo informacyjne**, czyli przekazywanie odpowiedniej ilości informacji medycznych w taki sposób, aby pacjent mógł je rozumieć. W tej kwestii wydaje się istotne, aby lekarz był gotowy do informowania pacjentów.

28.5 Błędy w prowadzeniu rozmowy

Najczęstsze błędy w prowadzeniu rozmowy (źródło: Buddeberg) [2–5]:
- Rozmowa jest prowadzona zbyt pobieżnie lub zbyt szczegółowo.
- Rozmowa jest jednostronnie skierowana na zapytania dotyczące objawów (w wywiadzie!!).
- Lekarz manipuluje rozmową przez przerywanie, zmianę tematu lub zaskakujące podsumowania.
- Lekarz jest źle zorganizowany i pozwala pacjentowi odbiegać od tematu.
- Lekarz wykazuje niewłaściwe zrozumienie tematu.
- Komunikacja jest niestosowna.
- Lekarz ukradkiem spogląda na zegarek.
- Lekarz stawia przede wszystkim zamknięte i sugestywne pytania.
- Lekarz często przerywa lub nie może wytrwać do przerwy.
- Lekarz gmatwa przebieg rozmowy poprzez niezrozumiałe wyrażenia fachowe, długie wypowiedzi, długie przerwy lub nagłą zmianę tematu.
- Lekarz wydaje przedwczesne osądy, oceny i porady.

Ignorowanie niewerbalnych komunikatów od pacjentów. Komunikacja składa się w 93% z przekazów niewerbalnych (55% mowa ciała, 38% tonacja) i jedynie w 7% z treści wypowiedzi [1]. Kiedy głos mówi „tak", ale ciało wyraża „nie", pacjent będzie wyczuwał „nie" [9]. Należy pamiętać, że o wiele więcej bodźców ukrytych jest na poziomie podświadomości. Na poziomie treści, czy też płaszczyźnie związków, zbierają się emocjonalne informacje, które pozostawiają dużo wolnej przestrzeni dla spekulacji, ocen i interpretacji [1].

28.6 Perspektywy

Umiejętność prowadzenia dobrych i efektywnych rozmów z pacjentem, w których pacjent czuje się rozumiany, jest przy niewielkim wysiłku możliwa do opanowania. Lekarz nie powinien tylko skupiać się na posiadaniu niezbędnej wiedzy, lecz także ćwiczyć sztukę efektywnej komunikacji. Biorąc pod uwagę, że szczególnie w hematoonkologii rozmowy z pacjentem należą do najważniejszych i często najbardziej czasochłonnych czynności lekarza, należy przyjąć z zadowoleniem, że obecnie w programie nauczania studentów medycyny poświęca się coraz więcej uwagi dyskusji szkoleniowej [2–4, 10, 12].

PIŚMIENNICTWO I STRONY INTERNETOWE

1. Adam A: Das Patienten-Gespräch: Ärztliche Kardinalfehler. Dtsch Ärztebl 101 (2004) A-1288/B-1068/C-1032
2. Brenner J, Weber M: Ärztliche Gesprächsführung. (01.07.2004) http://www.bourbonbrothers.de/projects/psycho/arztgespraech-skript.pdf (data dostępu: 26.06.2008)
3. Brenner J, Weber M: Ärztliche Gesprächsführung. http://www.uni-mainz.de/FB/Medizin/medpsych/aktuelles01_Dateien/%C4rztliche%20Gespr%E4chsf%FChrung.pdf (data dostępu: 26.06.2008)
4. Brenner J, Weber M: Ärztliche Gesprächsführung. Referat, Powerpoint-Datei. http://www.bourbonbrothers.de/projects/psycho/arztgespraech-praesentation.ppt
5. Buddeberg C, Willi J: Psychosoziale Medizin. Springer, Heidelberg (1998)
6. Dahmer H, Dahmer J: Gesprächsführung. Eine praktische Anleitung. Georg Thieme-Verlag, Stuttgart, New York (1982)
7. Geisler L: Arzt und Patient – Begegnung im Gespräch. 4. Aufl., pmi-Verlag, Frankfurt/M. (2002)
8. Lalouschek J. Ärztliche Gesprächsausbildung. Eine diskursanalytische Studie zu Formen des ärztlichen Gesprächs. Verlag für Gesprächsforschung, Radolfszell (2002)
9. Lange A. Gesprächsführung. Es geht um Respekt und Akzeptanz. Dtsch Ärztebl 104 (2007) 91
10. Limberg W. Sorgenkind Arzt-Patienten-Gespräch. http://healthcare.monster.de/13744_de-DE_p1.asp (data dostępu: 26.06.2008)
11. Speierer GW: Das patientenorientierte Gespräch. Baustein einer personenzentrierten Medizin. Tobler-Verlag, Altstätten, Schweiz (1991)
12. Wilk C: Ärztliche Gesprächsführung lernen. Zentraler Bestandteil des Studiums an der Universität Innsbruck. Artikel 09.01.2007. http://www.thieme.de/viamedici/studienort_innsbruck/tipps/gespraechsfuehrung.html (data dostępu: 26.06.2008)
13. Wilker F-W, Bischoff C, Novak P: Medizinische Psychologie und Medizinische Soziologie. 2. Aufl.. Urban & Schwarzenberg, München (1994)

29

Monika Dorfmüller

Rozgraniczenie* i objęcie opieką psychospołeczną pacjentów z chorobą nowotworową

29.1 Rozgraniczenie – główne myśli

Rozgraniczenie jest złożonym i szeroko stosowanym pojęciem, mającym wiele punktów stycznych z obszarem obejmującym ludzkie wsparcie, komunikację i interakcje. Rozgraniczenie ma związek ze sferą cielesną, psychiczną i duchową jednostki, z jej samopostrzeganiem i postrzeganiem przez innych, z reakcjami poznawczymi i afektywnymi, z jej biografią, osobistymi życzeniami, potrzebami i perspektywami.

Im wyraźniej została określona pozycja i poczucie własnej wartości, tym mniej skomplikowane rozgraniczenia mają miejsce. Rozgraniczenie może wystąpić między dwojgiem ludzi, a także między jednostką i małą lub dużą grupą bądź podgrupami.

Rozgraniczenie – formy psychologii rozwojowej

Rozgraniczenie, różnicowanie pomiędzy „ja" i „ty", stanowi proces rozwojowy, który połączony jest z wchodzeniem w związki, oderwaniem i zwiększeniem własnej tożsamości.

Dzieci i młodzież muszą być zauważeni w swoim różnorodnym kontekście społecznym życiowym i rozwojowym.

Niemowlęta i małe dzieci znajdują się w wyraźnej wielostronnej zależności od rodziny i dorosłych. Stopień indywiduacji i rozgraniczenie są w ich przypadku jeszcze mało wyraźne. Od wieku szkolnego dziewczęta i chłop-

cy w indywidualnych przypadkach uzyskują znacznie większą niezależność. Dzieci przed okresem dojrzewania oraz w okresie dojrzewania dysponują różną, jednak wyraźnie określoną kompetencją w postępowaniu, odpowiedzialnością i rozgraniczeniem oraz najczęściej wystarczającym doświadczeniem społecznym.

Wystarczająca kompetencja intelektualna oraz dobry wygląd wzmacniają u dzieci i młodocianych – obok innych komponentów – pewność siebie i poczucie własnej godności, przez co poprawiają szanse poczynienia koniecznych rozgraniczeń w licznych życiowych obszarach.

Rozgraniczenie odbywa się na wielu poziomach: od prywatnych sfer życia do sektora zawodowego. Rozgraniczenie nie musi kolidować z postrzeganiem potrzeb na werbalnej i/lub niewerbalnej płaszczyźnie oraz z empatią. Do efektywnego, możliwego do zaakceptowania dla obydwu stron rozgraniczenia nie dochodzi za każdym razem, dochodzi do niego czasami albo w ogóle. Tak dzieje się na przykład w symbiotycznych powiązaniach między partnerami oraz między rodzicami i dziećmi, które stanowią przeszkodę i są trudne do rozwiązania.

Rozgraniczenie w kontekście onkologii i psychoonkologii

Pozycje wyjściowe i perspektywy pacjentów, krewnych i klinicystów różnią się w sposób naturalny.

W zawodach związanych z opieką zdrowotną – a więc także w onkologii i psychoonkologii – mogą pojawić się problemy i konflikty spowodowane brakiem rozgraniczenia między pacjentami, krewnymi i osobami sprawującymi profesjonalną opiekę. Widać to szczególnie w odniesieniu do „przesadnego zespołu pomocy" w zespole wypalenia.

---

* Rozgraniczenie (niem. *Abgrenzung*) jest podobne do pojęcia separacji używanego w psychodynamicznych koncepcjach rozwoju i jego zaburzeń (przyp. red. nauk.).

29

Nowotwór złośliwy w kuracji takiej jak paliatywna lub wyłącznie paliatywna wymaga spełnienia specyficznych „potrzeb", bliskości, współczucia, zależności. Niektórzy pacjenci rezygnują z własnej odpowiedzialności i niezależności, ograniczając się do podejmowania decyzji tylko w sporadycznych wypadkach.

Ich motywację do wprowadzenia rozgraniczeń można wzmocnić przez przekazywanie zrozumiałych informacji, jasnych umów i podziału odpowiedzialności. Sensowne jest także konsekwentne włączanie krewnych do tych procesów. Rozgraniczenie wymaga szczególnie od lekarza, pielęgniarek i sanitariuszy zdefiniowanej, zrozumiałej, możliwie partnerskiej roli bez dominacji, bez uzurpowanego autorytetu i asymetrii, a także elastycznego dopasowania do zmieniającej się sytuacji.

29.2 Opieka psychosocjalna nad pacjentami z chorobą nowotworową

Spektrum obciążeń, reakcje emocjonalne i kryteria jakości życia zmieniają się w przebiegu choroby nowotworowej, wykazując indywidualne różnice. Należy dodać, że psychosocjalna opieka nad tymi pacjentami i ich bliskimi nie gwarantuje wyrównania, lecz także nie jest wystarczająca. Nierzadko osoby dotknięte chorobą w okresie leczenia międzyszpitalnego albo ambulatoryjnego przeżywają psychiczny, społeczny oraz fizyczny kryzys i czują się osamotnione, podobnie jak ich bliscy.

! WAŻNE

Wyniki leczenia choroby nowotworowej, szczególnie dotyczące podejścia do nowotworu złośliwego, dodatkowych opłat związanych z leczeniem, zdrowiem psychicznym, aktywnością społeczną, rozwojem perspektyw życiowych i jakości życia są w znacznym stopniu uzależnione od pomocy psychospołecznej.

Termin psychoonkologia staje się dzisiaj synonimem onkologii psychospołecznej. Pojęcie to związane jest ze współpracą interdyscyplinarną, która obejmuje różne zawody. Oprócz lekarzy w szpitalach, pogotowiu lub praktyce lekarskiej wymienia się pielęgniarki i pielęgniarzy, fizjoterapeutów, terapeutów stosujących muzykoterapię, warsztaty artystyczne, sztukę i naukę prawidłowego oddychania, pracowników socjalnych oraz psychoterapeutów (zwłaszcza psychoonkologów) i duszpasterzy wszystkich wyznań, a także odpowiednie grupy samopomocy (zob. rozdz. 62).

Zwraca się uwagę na *dwie szczególnie wrażliwe grupy* w ramach opieki psychospołecznej nad pacjentami z chorobą nowotworową:
* dzieci i młodociani z ich zróżnicowanym i dynamicznym rozwojem;
* starsi pacjenci z chorobą nowotworową.

Jak już zostało to bardziej szczegółowo opisane w rozdziale 5, starsi pacjenci z chorobą nowotworową stanowią bardzo heterogenną grupę pod względem zmian i możliwego nasilenia choroby. Szczególne wyzwania przy tej grupie pacjentów wynikają z ich ograniczeń poznawczych, otępienia i/lub depresji oraz towarzyszących schorzeń. Starsze osoby są w przypadku schorzenia złośliwego i zaistnienia wspomnianych dodatkowych ograniczeń dużo bardziej zdane na interwencję psychospołeczną. Nierzadko ich sieć wsparcia społecznego jest mało wytrzymała i należy stworzyć nową, godną zaufania sieć.

Diagnostyka i terapia bólu z psychologicznego punktu widzenia w ramach psychospołecznej opieki nad pacjentami z chorobami hematoonkologicznymi

Fizjologiczne pełne odczuwanie i przetwarzanie bólu istnieje już u wcześniaków. Odczuwanie i okazywanie bólu odzwierciedla rozwój psychologiczny. Przy utrzymywaniu się i powiększaniu ostrych bólów, przy powstawaniu pamięci bólu oraz w przewlekłych bólach i indywidualnym odczuwaniu bólu istotną rolę odgrywają – oprócz cielesnego (sensorycznego) – składniki poznawcze, emocjonalne i społeczne. Również duchowe rany, na przykład przykry wypadek, rozstanie, utrata, mogą jako ból na drodze okrężnej poprzez ciało zostać zaakcentowane lub zadziałać jako wzmocnienie. Decydującymi kryteriami są tu: subiektywne odczuwanie cierpienia, indywidualna tolerancja bólu i indywidualna jakość życia pacjentów.

Ból powinien być poważnie oceniany i właściwie traktowany. Należy zwrócić uwagę na szczególne społeczno-kulturowe oraz religijne podstawy i potrzeby imigrantów w zakresie diagnostyki i leczenia bólu.

! WAŻNE

Doświadczenie bólu jest przeżyciem, na które składają się czynniki biologiczne, psychologiczne i społeczne. Różne są także strategie radzenia sobie z bólem. Złożoność bólu wymaga zastosowania złożonej terapii opartej na biologiczno-psychologiczno-społecznym modelu interdyscyplinarnym. Indywidualnie dopasowany, dostosowany do potrzeb system leczenia bólu i schemat podawania analgetyków prowadzą do zmniejszenia niepokoju i bólu, zwłaszcza w zakresie medycyny paliatywnej.

Religijnych lub kulturalno-historycznych sloganów albo zupełnego przemienienia bólu nie bierze się pod uwagę, szczególnie w zaawansowanych nowotworach złośliwych. Ból fizyczny i psychospołeczny są przetwarzane w tych samych obszarach mózgu. Ból prowadzi do zmian w strukturach mózgu. Psychologiczne interwencje wywierają wpływ na mózg.

Ból posiada też *istotny aspekt związany z przeszłą i aktualną sytuacją życiową pacjenta*, prowokuje do dialogu, może przyjmować charakter apelu i prośby o bardziej troskliwą opiekę. Szczególną rolę odgrywa w przypadku osób, których subiektywny bilans życia jest rozczarowujący, doświadczenia życiowe są bolesne, a opieka ze strony najbliższych niedostateczna.

Wrażliwość na ból i odmienna strategia radzenia sobie z bólem wynikają także z różnic

płciowych i odmiennego postrzegania bólu u kobiet i u mężczyzn.

Z psychologicznego punktu widzenia istotną funkcję pełnią podstawowe dane biograficzne, społeczno-ekonomiczne i psychospołeczne, wiek i etap rozwoju w momencie wystąpienia choroby nowotworowej, niezależnie od rodzaju nowotworu złośliwego.

Godne uwagi są: pourazowy zespół stresu w biografii, poprzednie wypadki lub zachorowania z doświadczeniem bólowym, a szczególnie dotychczasowy niedostateczny system oparty na bólu. Sieć istniejącej wcześniej lub obecnie istniejącej, stabilnej, niepewnej lub brakującej rodziny bądź stosunków przyjacielskich stanowi składnik możliwej redukcji lub potencjalnego nasilenia bólu.

Niewystarczająca, niekompetentna terapia ostrego bólu, a także ignorancja psychospołecznych czynników obciążenia mogą prowadzić do wystąpienia przewlekłego bólu i dodatkowych zaburzeń funkcjonalnych. Istotny wpływ na leczenie bólu w zaawansowanym nowotworze złośliwym ma efekt nakładania się dotychczasowych doświadczeń przeżywania bólu.

Nasilenie bólu

Lęki, napięcie, ze spodziewanym napięciem włącznie, stres oraz psychospołeczne czynniki stresogenne, reakcje depresyjne, bodźce awersyjne ze wzrostem napięcia, cierpienie, smutek, uczucie izolacji, zależność i stłumiona agresja mogą zostać sklasyfikowane w poszczególnych przypadkach jako czynniki nasilające ból.

Wartość komunikacji w kontekście leczenia bólu

Komunikacja i interakcje ze zmęczonym pacjentem oparte na solidnym fundamencie zaufania mają ogromne znaczenie w całym zakresie interdyscyplinarnego leczenia bólu. Takie podejście obejmuje też stworzenie trwałego związku z pacjentem, udzielanie zrozumiałych wyjaśnień w związku z diagnostyką bólu oraz opcjami diagnostycznymi i terapeutycznymi.

29

Propozycje terapeutyczne

Ze względu na złożoność i różne przyczyny bólu, formy objawów i pozycje wyjściowe konieczne jest zróżnicowane postępowanie terapeutyczne.

Z psychologicznego punktu widzenia przydatne okazują się ćwiczenia i zastosowanie technik relaksacyjnych, posługiwanie się wyobraźnią, medytacja, hipnoza, ćwiczenia oddechowe i muzykoterapia.

U pacjentów z chorobą nowotworową w stadium paliatywnym na pierwszy plan psychologicznego leczenia bólu wysuwają się psychologiczne interwencje kryzysowe, ćwiczenia relaksacyjne, dialog, rozmowa zarówno z pacjentami, jak i z ich opiekunami. Jest to szczególna opieka, obejmująca również uporządkowanie bolesnych doświadczeń życiowych. Uzupełniające i cenne w każdym przypadku może być włączenie duchowych aspektów do całkowitej koncepcji leczenia bólu.

Kompleksowa opieka psychospołeczna

Kompleksowa opieka psychospołeczna zaczyna się już od podejrzenia rozpoznania choroby nowotworowej i kontynuowana jest w trakcie dalszej diagnostyki, obejmując rozmowy z pacjentem, leczenie i pielęgnację pochorobową, rehabilitację oraz ewentualne wystąpienie nawrotu i progresji.

W korelacji do tego stoją sposób i rozmiar oczekiwanego lub otrzymanego wsparcia psychospołecznego. Profesjonalna pomoc społeczna świadczona jest w zakresie usług socjalnych przez kliniki, kasy chorych i poradnie onkologiczne i odnosi się, przykładowo, do pomocy rodzinnej, kontynuacji leczenia i rehabilitacji. Rzetelnych informacji udzielają też stowarzyszenia i związki zawodowe, a pomoc świadczona jest przez grupy wsparcia pracujące na zasadzie dobrowolności.

Szczególna sytuacja ma miejsce w opiece paliatywnej. Jak podkreślają Roller (zob. też rozdz. 41–45) i Schmitt (zob. rozdz. 47), na etapie opieki paliatywnej bardzo ważna jest współpraca interdyscyplinarna, dostrzeganie złożonych problemów i wymagań i oferowanie właściwych, realnych rozwiązań. Oczekiwania pacjenta i krewnych oraz zespołów opieki mogą być w tym względzie nieco odmienne. Nierzadko ukrywają się za nimi deficyty psychospołeczne w ramach dotychczasowego stylu życia, przyczyniające się do skrócenie długości życia. Możliwy do znalezienia kompromis wymaga od wszystkich wysokich umiejętności i wrażliwości.

! WAŻNE

Kompleksowa opieka psychospołeczna nad pacjentami chorującymi na nowotwór złośliwy i ich głównymi opiekunami musi mieć charakter interdyscyplinarny i być dostosowana do licznych wymogów związanych z zabiegami i chorobą, a także psychospołecznych warunków i potrzeb pacjentów. Jest ona niezbędna – zwłaszcza przy zwiększającej się zapadalności na nowotwory złośliwe – w ramach kompleksowego leczenia.

PIŚMIENNICTWO I STRONY INTERNETOWE

1. Bowlby J: Frühe Bindung und kindliche Entwicklung. 5. Aufl. Ernst Reinhardt Verlag, München (2005)
2. Ciaramella A, Poli P: Assessment of depression among cancer patients: The role of pain, cancer type und treatment. Psycho-Oncology 10 (2001) 156–165
3. Dorfmüller M (Hrsg): Die ärztliche Sprechstunde. Ecomed Verlagsgesellschaft, Landsberg (2001)
4. Dorfmüller M: Psychosoziale Aspekte des Mammakarzinoms und das Aufklärungsgespräch bei onkologischen Patientinnen aus psychologischer Sicht. In: Wischnik A: Kompendium Gynäkologie und Geburtshilfe, 10. Ergänzungslieferung. Ecomed Verlagsgesellschaft, Landsberg (2006)
5. Dornes M: Die emotionale Welt des Kindes. Fischer, Frankfurt am Main (2000)
6. Finke J: Empathie und Interaktion. 2. Aufl. Thieme, Stuttgart New York (2003)
7. Herzog C, Egle UT: Psychologische Aspekte bei Malignomschmerz. In: Egle UT, Hoffmann SO (Hrsg.): Der Schmerzkranke. Schattauer, Stuttgart (1993) 590–601

8. Kerekjarto M, Schug S: Psychosoziale Betreuung von Tumorpatienten im ambulanten und stationären Bereich. Aktuelle Onkologie 37. Zuckschwerdt, München-Bern-Wien (1987)

9. Larbig W, Fallert B, de Maddalena H: Tumorschmerz. Interdisziplinäre palliative Therapiekonzepte. Schattauer, Stuttgart (1999)

10. Tschuschke V: Psychoonkologie. Psychologische Aspekte der Entstehung und Bewältigung von Krebs. 2. Aufl. Schattauer, Stuttgart (2006)

11. Hölzel D, Engel J, Schubert-Fritschle G: Disease-Management-Programm Brustkrebs: Schlusswort. Dtsch Arztebl 49 (2004) A-3324. http://www.aerzteblatt.de/v4/archiv/artikel.asp?id=44588 (data dostępu: 29.07.08)

12. Schaude H: Disease-Management-Programm Brustkrebs: Ökonomischer Unsinn. Dtsch Arztebl 49 (2004) A-3320 / B-2811 / C-2662. http://www.aerzteblatt.de/v4/archiv/artikel.asp?id=44582 (data dostępu: 29.07.08)

Monika Dorfmüller

ROZDZIAŁ 30

Sposoby przetwarzania choroby i redukcji stresu emocjonalnego

30.1 Wielowarstwowe spektrum przebiegu choroby

Czynniki wpływające na leczenie choroby

- Rodzaj (także umiejscowienie) schorzenia nowotworowego.
- Stadium schorzenia nowotworowego.
- Rodzaj i rozmiar zastosowanego leczenia.
- Zmiana sposobu życia (okresowa, ostateczna).
- Schorzenia towarzyszące, szczególnie natury psychicznej (depresja, zaburzenia przystosowawcze, lękowe i osobowościowe).
- Wywiad somatyczny i psychosocjalny.
- Dotychczas praktykowane strategie radzenia sobie z konfliktami i problemami życiowymi.
- Zmiany socjalno-kulturowe, szkolno-zawodowe i ekonomiczne.
- Różnice płci.
- Zasoby duchowe i społeczne.

Możliwość indywidualnego radzenia sobie z chorobą

W tym kontekście wskazuje się na określenie *elastyczności** jako wewnątrzosobowy zasób ochronny.

Słownik internetowy w części poświęconej sprawom socjalnym [2] definiuje to następująco: „W psychologii siłę człowieka określa się przez pryzmat jego umiejętności zniesienia kryzysu życiowego, takiego jak ciężkie choro-

---

* W oryginale występuje termin *Resilienz* (ang. *resiliency*), który w polskich badaniach tłumaczono jako sprężystość psychiczna (przyp. red. nauk.).

by, długie bezrobocie, utrata bliskich osób albo pokonanie podobnej sytuacji niepowodującej trwałego uszczerbku... Także przezwyciężenie sytuacji traumatycznej jest dowodem elastyczności. Najistotniejszymi czynnikami wpływającymi korzystnie na elastyczność są: społeczne otoczenie osoby dotkniętej chorobą, jej biologiczna żywotność i bardziej lub mniej aktywne nastawienie do problemów (wewnętrzna kontrola, wiara, że problemy można rozwiązać poprzez własne starania)”.

! WAŻNE

Nigdy nie wiadomo, jak zareagują pacjenci (również ich krewni), gdy nagle znajdą się w nieznanym dla siebie stanie zawieszenia, w kryzysie egzystencjalnym, w sytuacji zagrożenia; w jaki sposób poradzą sobie z prognozą i nadmiernym, częściowo granicznym, fizycznym i psychicznym obciążeniem i jak to wytrzymają oraz co pomogłoby im osiągnąć odporność na obciążającą „normalność", a także orientację na nowe i konieczne zmiany.

Warunkiem *radzenia sobie z chorobą* jest indywidualna motywacja terapeutyczna, szczególnie indywidualna ocena złośliwego schorzenia, życiowego punktu zwrotnego dla pacjenta, która może być taka sama albo inna niż ocena osób opiekujących się pacjentem oraz zespołu leczącego. W razie pojawienia się różnorodnych ocen analiza faktów jest w pojedynczych przypadkach pilnie wskazana. Podobna sytuacja dotyczy oczekiwań terapeutycznych, które mogą ulegać ciągłym zmianom.

W pewnym zakresie pojmowanie choroby może objawiać się pod postacią wyparcia i zaprzeczenia. Nie można jednak tego traktować w kategoriach patologicznych, dopóki ocena taka nie doprowadzi z powodu niewłaściwego

30

oglądu rzeczywistości i choroby do zgubnego przerwania leczenia lub niepodjęcia go.

Schorzenia złośliwe mogą w pojedynczych przypadkach, przy odpowiednim ukształtowaniu różnych czynników, zostać „przetworzone" także do utrzymującego się zachowania regresyjnego albo wymagać jako przypadki szczególne głębokiego współczucia. Inny specyficzny rodzaj „pojmowania choroby" to poczucie winy.

OPIS PRZYPADKU

55-letnia pacjentka cierpi od 3 lat z powodu raka jelita grubego. Początkowo dobrze zareagowała na zastosowane leczenie, między cyklami leczenia jakość jej życia była zadowalająca, a styl życia w kręgu rodziny i niezawodnych przyjaciół dawał jej możliwość aktywności i daleko posuniętej „normalności". Pacjentka jest chrześcijanką, co daje jej dodatkowe wsparcie i orientację. Odważnie radzi sobie ze złośliwym schorzeniem i związanymi z leczeniem obciążeniami. Po około dwóch latach dochodzi do wyraźnej progresji schorzenia i głębokiego przełomu w zakresie prowadzonego stylu życia, a szczególnie oczekiwań co do długości życia. Pojawiają się liczne powikłania, w tym patologiczne złamanie szyjki prawej kości udowej po banalnym upadku. Mąż – osoba dominująca i autorytarna, obie ciepłe i przystępne córki oraz ich mężowie czują się bezradni, są przeciążeni wiadomością o zbliżającym się szybkim pożegnaniu żony i mamy. W jakiś sposób próbują bagatelizować chorobę i przez to bardzo przeciążają chorą. Mąż zarzuca w tej sytuacji żonie, że za mało korzysta z propozycji psychoonkologii, szczególnie technik relaksu i „myślenia pozytywnego". Czyni ją współwinną szybkiego postępu złośliwego schorzenia i przez to przeciążenie rodziny. Pacjentka podczas pobytu szpitalnego i badań kontrolnych była stale intensywnie wspierana psychologicznie, przez co istniał pełen zaufania związek między nią i psychoonkologiem. Mąż uchylał się, w przeciwieństwie do współpracujących córek, od wszelkich interwencji psychologicznych. Z samą pacjentką oraz jej córkami temat „współwiny" był często przedmiotem rozmów i był w dużej mierze łagodzony. Poprzez swoją postawę obie córki wpłynęły wtórnie na ojca. Pacjentka odczuła dzięki temu dużą ulgę.

Obwinianie może być przez samego chorego kierowane w postaci projekcji na przykład na partnera, dziecko, dzieci itd. albo zostać skierowane od osoby zdrowej na chorą. Szczególnie niekorzystnie kształtuje się sytuacja, kiedy chory uznaje, z głęboko ukrytych powodów, siebie samego winnym swojej choroby. Leczenie choroby okazuje się szczególnie skomplikowane, z uwzględnieniem indywidualnych odmian, gdy postawienie diagnozy następuje dopiero w zaawansowanym stadium schorzenia złośliwego i wiąże się z negatywną prognozą. Męczące i obciążające może stać się długotrwałe poszukiwanie guza pierwotnego, czyli jego „identyfikacja".

Radzenie sobie z chorobą i wartość sieci społecznej

Nierzadko pacjenci skarżą się, że od momentu postawienia diagnozy choroby złośliwej i rozpoczęcia jej leczenia brakuje im kontaktów społecznych lub są one znacznie ograniczone. Jednocześnie podczas wywiadu, gdy są o to pytani, podają, że z powodów czasowych i/albo emocjonalnych nie starają się o stworzenie solidnych kontaktów z sąsiadami, znajomymi i przyjaciółmi, gdyż nie ma to dla nich już żadnego znaczenia albo nie stanowi istotnej części ich obecnego stylu życia i jakości życia.

Włączenie do współpracy wielospecjalistycznego zespołu mogłoby pomóc pacjentowi przepracować jego aktualny stan i znaleźć możliwe do zaakceptowania rozwiązania (częściowo tylko półśrodki) i kompensacje.

! WAŻNE

Innego rodzaju sytuacja występuje w przypadku często obserwowanego odwrotu z życia socjalnego, z posiadanego kręgu znajomych i przyjaciół, szczególnie podczas okresów leczenia i w razie rozwinięcia się zespołu przewlekłego zmęczenia. W takiej sytuacji ważne jest otwarte zgłaszanie potrzeb pacjenta, jego aktywny udział w komunikacji i utrzymaniu kontaktów z przyjaciółmi i znajomymi, a nie oczekiwanie na rozczarowanie („oni mnie porzucą") oraz częściowe odwrócenie się od nich i robienie im wymówek. Szczególne poczucie samotności obserwuje się w tym kontekście u dzieci i młodzieży.

OPIS PRZYPADKU

60-letnia mężatka z wieloletnim stażem straciła swojego męża w ciągu kilku tygodni z powodu raka trzustki z przerzutami. Mają żonatego syna, który mieszka i pracuje daleko od rodziców. Stosunki z nim i z synową były bardzo ciepłe. Pacjent i jego żona żyli samotnie na wsi we własnym domu. Mieli tylko siebie samych, nie istniał krąg przyjaciół, gdyż mąż kobiety nie miał takich potrzeb. Podczas utrzymującej się żałoby po ukochanym mężu wdowa odczuwa brak przyjaźni, zauważa, że „wykluczenie" z czasów małżeństwa nie pomagało i nie pomaga. Około sześciu tygodni po śmierci męża odwiedza sąsiadkę. Gdy płacze, dostaje mało pocieszającą odpowiedź: „Pani mąż zmarł już sześć tygodni temu i najwyższy czas przestać rozpaczać". Wdowa poddaje się terapii osób w żałobie.

Pacjent w takiej sytuacji bardzo ostrożnie, częściowo i tylko w ograniczonym stopniu, stara się połączyć swoją biografię, swoją przeszłość i sytuację obecną.

Treści poruszane w tym rozdziale są omawiane również w rozdziałach 9–11, 19, 20, 22, 38, 40 i 51.

30.2 Redukcja stresu emocjonalnego

Wzajemne oddziaływanie stresujących czynników somatycznych i psychospołecznych

Między stresującymi czynnikami somatycznymi i psychospołecznymi, między procesami psychicznymi, układem hormonalnym i immunologicznym istnieje wzajemne oddziaływanie. Duże obciążenia somatyczne spowodowane chorobami złośliwymi same w sobie i poprzez proces leczenia wywierają długotrwały wpływ na stan psychospołeczny pacjenta, a także ważnych dla niego osób. Zaburzenia stanu psychicznego, szczególnie wymagające leczenia zaburzenia psychiczne, odbijają się na stanie somatycznym pacjenta oraz powodu-

ją zwiększenie działań ubocznych na przykład chemioterapii i nasilenie dolegliwości bólowych itp. Nie da się nie dostrzec także wpływu wzmagającego lęk napięcia związanego z oczekiwaniem na badania i podczas ich wykonywania (szczególnie dotyczy to badań kontrolnych), przed zabiegiem operacyjnym, przed rozmową wyjaśniającą itp.

Przewlekły stres emocjonalny (*distress*) – czynniki umożliwiające jego redukcję

- Zespół psychoonkologiczny składający się z lekarzy, pielęgniarek i pielęgniarzy oraz pozostałego odpowiednio przygotowanego personelu.
- Zwracanie uwagi na potrzebę interwencji psychologicznej.
- Zastosowanie instrumentów do badania przesiewowego w celu stwierdzenia potrzeby leczenia (rozdz. 10 i 11).
- Pełna komunikacja i interakcja, zwłaszcza komunikacja wspierająca kontakty (rozdz. 19–21), „drogi z braku słów", spowodowanego własnym lękiem.
- Uwzględnienie całościowego obrazu pacjenta, nie tylko czynników somatyczno-przyrodniczo-naukowych – przeżywanej teraźniejszości.
- Redukcja lęku związanego z leczeniem poprzez fundierte, empatyczne i zrozumiałe przekazywanie informacji z możliwością zadawania pytań.
- Zmniejszenie dolegliwości somatycznych spowodowanych przyczynami psychicznymi.
- Zwiększenie akceptacji zmienionego obrazu ciała albo zmian powstałych wskutek ograniczeń fizycznych (ważne zasoby: stałe, utrzymujące się właściwości osobowości).
- Ujawnienie „niedostrzeżonych" potrzeb pacjenta.
- Rozmowy z partnerami i krewnymi.
- Ćwiczenia duchowe jako profilaktyka przeciwko odczuwaniu stresu i reakcji stresowej.

30

! WAŻNE

Dramatyczne wydarzenia życiowe i związane z nimi znaczne i przewlekłe obciążenia, jak w przypadku schorzeń złośliwych, niosą ze sobą nasiloną reakcję stresową. Reakcje stresowe prowadzą z kolei do zwiększenia dolegliwości somatycznych. Analiza czynników stresowych i różnych możliwości redukcji stresu jest zasadniczą częścią onkologii, a zwłaszcza psychoonkologii.

PIŚMIENNICTWO I STRONY INTERNETOWE

1. Buddeberg C (Hrsg.): Psychosoziale Medizin. 3. Aufl. (2004). Springer, Berlin
2. Glossar – Begriffsdefinitionen für das Sozialwesen von A – Z. Infostelle Online-Plattform für Sozialwesen. http://www.infostelle.ch/user_content/editor/files/glossar.pdf/glossar.pdf (data dostępu: 20.07.08)
3. Hack C: Psychoonkologie – Halten und Aushalten. Dtsch Ärzteblatt Jg. 103, Heft 6 (2006) A 322–A 326
4. Romer G, Haagen M: Kinder körperlich kranker Eltern. Hogrefe, Göttingen (2007)
5. Schlömer-Doll U, Doll D: Patienten mit Krebs. Information und emotionale Unterstützung. Dtsch Ärzteblatt Jg.97, Heft 46 (2000) B 2597–B 2600
6. Stiefel F (Hrsg.): Communication in Cancer Care. Springer, Berlin (2006)

31

Herbert W. Kappauf

Psychoonkologia i ezoteryka

Ezoteryczne podejście do choroby i praktyka onkologiczna ukazują się w życiu codziennym z różnych aspektów – zarówno jeśli chodzi o pacjenta, jak i terapeutę, co pokazano w opisanych poniżej przykładach.

znajduje się w pobliskim hospicjum. Stamtąd, z powodu braku sił, nie jest w stanie zgłosić się więcej do lekarza w przychodni, ma jednak potrzebę podziękować za opiekę.

OPIS PRZYPADKU 1

Pani S. ma 64 lata i cierpi od prawie 2 lat na postępującego, dającego przede wszystkim przerzuty do kości raka piersi. Do tego jest dotknięta nietypową odmianą choroby Parkinsona. Dotychczas była leczona onkologicznie w centrum onkologicznym położonym niedaleko swojego domu. Obecnie zgłosiła się do lekarza w celu zastosowania u niej leczenia za pomocą bifosfonianów. Wyraźnie nie życzy sobie chemioterapii i naświetlania. Twierdzi, że wielu znajomych „umarło z powodu chemioterapii i naświetlania". Bóle w zakresie przedramienia wyjaśnia jako „prawidłowy ból towarzyszący gojeniu". „Nie przyjmuje do siebie" możliwości postępu choroby. W celu leczenia raka udaje się regularnie – w ramach swoich możliwości finansowych – do uzdrowicielki do Tyrolu. Z powodu postępu choroby stało się to teraz praktycznie niemożliwe, dlatego zamówiła u niej telefonicznie leczenie na odległość, gdyż czuła się bardzo źle. Po seansie odczuwa natychmiastową poprawę, czuje jak energia przepływa przez jej ciało. Pacjentka pojawia się w przychodni po dłuższej przerwie, co wiąże się dla niej z dużym wysiłkiem fizycznym. Przysłuchuje się uważnie ocenie onkologicznej i propozycjom terapeutycznym lekarza, jest bardzo wdzięczna, że akceptowany jest jej odmienny punkt widzenia i metody terapii. Wyraża w końcu zgodę na nieuniknioną transfuzję krwi, prosi jednak o możliwość „dyskusji" przed przeprowadzeniem zabiegu. Dalszy postęp choroby oraz pogorszenie stanu ogólnego wiąże z tym, że ostatnim razem z powodu pomyłki zamiast „ciepłej" otrzymała „zimną" terapię na odległość. W celu poprawy zamówiła już „prawidłowe" leczenie przez telefon. Kilka miesięcy później pani S. dzwoni w celu poinformowania, że

OPIS PRZYPADKU 2

59-letnia pani B. zgłosiła się do gabinetu onkologicznego po raz pierwszy. Półtora roku wcześniej odmówiła, po operacji bardzo złośliwego nowotworu piersi, adjuwantowej chemioterapii i naświetlań. Obecnie cierpi z powodu wznowy miejscowej oraz bolesnych przerzutów do kości i powiększenia węzłów chłonnych. U swojej lekarki rodzinnej rozpoczęła terapię za pomocą jemioły. Leczenie to zostało jej zalecone w klinice antropozoficznej w Szwajcarii. Teraz chciałaby „zwalczyć raka za pomocą terapii głodowej Breussa". Zaprzestała korzystania z sesji uzdrawiających „kręgu Bruno Gröninga", gdyż z powodu dolegliwości bólowych nie była w stanie dłużej utrzymać uniesionych rąk.

Po dogłębnej dyskusji daje się namówić na intensywną chemioterapię. W klinice pobytu dziennego prawie euforycznie daje do zrozumienia innym pacjentom, że nie dojdzie u niej do wypadnięcia włosów. Kontroluje to za pomocą „przepływu energii". Służą temu też kamienie półszlachetne, które trzyma w rękach podczas podawania kroplówek z chemioterapeutykiem. Poza tym kontaktuje się ze swoim aniołem stróżem. Pióra, które „przypadkiem" znajduje, są tego dowodem. Także po całkowitym wyłysieniu nie zmienił się jej euforyczny nastrój. Chemioterapia, którą zniosła bardzo dobrze, doprowadziła do szybkiego złagodzenia bólu oraz do całkowitego wycofania się schorzenia. Pacjentka pyta teraz o wsparcie fizjoterapeutyczne. Potrzebuje osoby, mężczyzny lub kobiety, specjalizującej się w psychoonkologii i mającej doświadczenie w „terapii regresyjnej".

OPIS PRZYPADKU 3

Ordynator dużej, uznanej przez wszystkich psychosomatycznej kliniki rehabilitacyjnej, w której prowadzono też szpitalną rehabilitację dla pacjentów ze schorzeniami onkologicznymi, niedawno przeprowadził w niej pewne zmiany. Polecił ekspertom zbadać wszystkie sale kliniki pod względem „energetycznym". Na podstawie tej analizy kazał usunąć meble znajdujące się naprzeciwko dużych okien, a w to miejsce umieścić obraz z wodospadem. Przez to osiągnięto „energetycznie korzystne" przesłanki do pracy terapeutycznej.

OPIS PRZYPADKU 4

Pan W. ma 69 lat, lecz wygląda młodziej, jest sympatyczny. Przychodzi po poradę onkologiczną po operacji miejscowo znacznie nasilonego raka jelita grubego. Pomimo otwartego omówienia z nim bardzo wysokiego ryzyka przerzutu nie decyduje się on na chemioterapię adjuwantową. Po 6 miesiącach dochodzi u niego do licznych przerzutów. Pan W. odmawia także chemioterapii paliatywnej: to mu nic „nie pomoże", najwyżej będzie żył rok lub dwa lata więcej. Poprzez punkcję opłucnej i leczenie bólu udaje się jego stan przez kilka miesięcy stabilizować, potem postępy choroby są ogromne. Mówi spokojnie: „zbliżam się do reinkarnacji, może już za 3 tygodnie, może jeszcze trochę dłużej". „Z moim bólem już się zaprzyjaźniłem". Czuł się lepiej, od czasu gdy zredukował leki przeciwbólowe, ponieważ przy braku bólu odczuwał „o wiele mniejszą świadomość", a także obecność „dobrych duchów", które mu zostały i które mu pomagają. Pan W. chce umrzeć w domu i omawia z lekarzem ostatnią wolę. Umiera 6 tygodni później radosny, w domu, w kręgu swojej rodziny.

31.1 Definicja i ujęcie historyczne

Pojęcie „ezoteryka" pochodzi od starogreckiego słowa *esoterós* (wnętrze) i nie jest etymologicznie jasno zdefiniowane. W rzeczywistości zastosowanie tego słowa jest bardzo różnorodne. Odnosi się ono do całego spektrum często przeciwstawnych koncepcji, praktyk i sposobów patrzenia na świat, których jedynym podobieństwem jest postulowanie istnienia zjawisk i ukrytych prawdy, niepoddających się badaniu za pomocą metod naukowych i niereprezentowanych przez oficjalne nauki dużych ruchów religijnych.

Ezoteryka była początkowo rozumiana jako „tajemna nauka" albo „ukryta metafizyka", jako przeciwieństwo egzoteryki, czyli „wiedzy publicznej". W ten sposób próbuje się historycznie w zachodniej tradycji myślowej wybitne duchy, przekroczyć „oficjalną wiedzę": od Pitagorasa, z utworzonym przez niego tajnym bractwem, i Platona wraz z innymi „wiecznymi" filozofami, poprzez chrześcijańskich gnostyków i mistyków, takich jak Hildegard von Bingen i Paracelsus, Kopernik, Galileusz, Newton albo Giordano Bruno, do nowoczesnych teozofów i myślicieli New-Age, jak Fritjof Capra.

Kopernik, Galileusz i Newton zajmowali się jako naukowcy i myśliciele oczywiście kosmologicznymi wzorcami i astrologią. Dla Paracelsusa medycyna bez astrologii byłaby niewyobrażalna, ponieważ uważał, że makrokosmos jest odbity w ludzkim organizmie. Podczas gdy niektóre prądy ezoteryczne zostały pomyślnie włączone do chrześcijańskiej ortodoksji, inni myśliciele, jak Giordano Bruno, popadli w śmiertelny konflikt z powodu swojej interpretacji koncepcji ezoterycznej, stojącej w sprzeczności z kościelną interpretacją i rozumieniem suwerenności. Pojęcie „ezoteryka" nie było wówczas używane.

W renesansie myślenie zachodnie znajdowało się nie tylko pod wpływem myśli greckiej i egipskiej, ale także mitologii antycznych. Wpływ na nie miała też judaistyczna kabała, islamska mistyka Sufi i dalekowschodnie przekonania kosmologiczne. Prawie równocześnie doszło w kulturze chrześcijańsko-patriarchalnej do kumulacji masowo-histerycznego lęku przed magiczną siłą kobiet, oskarżania ich o czary i palenia na stosie. Okres ten, w sposób paradoksalny, na podstawie pseudonaukowych dowodów znajduje swoją kontynuację w okultyzmie i demonizmie naszych czasów.

Z duchem humanizmu i poszukiwania naukowych wyjaśnień utworzyły się tajne wspólnoty, lóże i zakony z ich rytuałami i przeświadczeniami. Także z tamtych czasów pochodzi tarot i różne formy przepowiedni. W poprzednich stuleciach w większości kręgów kulturowych nabierały znaczenia, oprócz antropozoficznych, szczególnie ezoteryczne prądy i „pomoce życiowe", które odnosiły się do różnych wschodnich filozofii i praktyk bądź różnych etnokulturowych koncepcji energii duchowej lub kosmicznej [3].

Historyczne zrozumienie ezoteryki jest pomocne, dlatego że odnajduje się ją w różnorodnych obrazach świata i człowieka albo indywidualnych elementach stylu życia w różnych tradycjach i epokach, które z reguły są inaczej usystematyzowane i zsyntetyzowane. „Punktem podparcia i momentem zwrotnym dla wszystkich tradycji ezoterycznych", jak pisze von Stuckard – naukowiec zajmujący się wiedzą ezoteryczną, „będzie uznanie roszczeń, które podejmie wiedza rzeczywista i absolutna, w celu udostępnienia tej nauki..." [4].

Dzięki temu określeniu lecz nie także dla dużych religii albo „Scientific Community"?

W monoteistycznych religiach utrzymuje się, że absolutnym poznaniem jest Bóg, a człowiek ma dążyć do zjednoczenia z Nim. Bluźnierstwem w Biblii było nielegalne zerwanie owocu z „drzewa wiedzy", a pierwszy taki przypadek zakończył się wyklęciem i wygnaniem z raju. Wszystko to sprawia, że ezoteryk otrzymuje w kościele chrześcijańskim ocenę odrzucająco-negatywną, przeważnie jako reprezentant płytkiej duchowości, złudzenia i przesądu.

W nauce z negatywnym uznaniem jest podobnie. Spotyka się tu wszechmocnego reprezentanta, który konsekwentnie dążąc drogą naukową, sugeruje przybliżenie wiedzy absolutnej; naukowo-teoretycznie nie udaje się osiągnąć prawdy absolutnej, ponieważ naukowość jakiejś teorii daje się udowodnić poprzez wiarę w nią [2].

31.2 Kierunki ezoteryczne

Większość kierunków ezoterycznych postuluje za pomocą różnych projektów istnienie nie-

śmiertelnej duszy, której kosmologiczne potwierdzenie i udział można osiągnąć przez posiadanie mądrości kosmologicznej w określony sposób. Zakres praktyk ezoterycznych pokrywa się z jednej strony z duchowymi praktykami dużych religii; z drugiej strony praktyki te tworzą „supermarket" drogi duchowej oraz oferują energię i pomoc życiową, przy czym propozycje te idą dużo dalej od swojego tradycyjnego kontekstu poprzez wprowadzenie tajemnicy albo egzotyczności, ale przez to ulegają trendom mody: „wczoraj joga, dzisiaj reiki, jutro kabała". Spirytystyczne, astrologiczne, alchemiczne, ufologiczne, satanistyczne, medytacyjne, folklorystyczne i szamańskie praktyki spotyka się obok informacji o sile kamieni szlachetnych, udzielania pomocy w podejmowaniu decyzji poprzez układanie kart i możliwości zapewnienia kontaktu telepatycznego z wyższą istotą przez *channeling*. W świecie technicznym dochodzi do połączenia niektórych takich praktyk z fascynacją technologią, na przykład wspierane komputerowo analizy albo pomiar elektroniczny „naładowania energetycznego" przyjmowanych leków. „Cuda" w kierunkach ezoterycznych różnią się od rozumienia cudów w religii chrześcijańskiej. Chodzi tu bardziej o „magię". „Cud magii nie powstaje w sprzeczności do natury, ale w ramach i poprzez przyrodę, jej siłą dysponują niektórzy ludzie w sposób wirtuozowski, ale zrozumienie przyrody nie jest dane każdemu i każdej z nas" [1].

31.3 Koncepcje medycyny i poradnictwo życiowe w ezoteryce

Ezoteryczny obraz świata i człowieka obejmuje w sposób oczywisty także koncepcje medyczne – jak w przypadku antropozofii. Inne koncepcje ezoteryczne i praktyki są często inspirowane formami interwencji terapeutycznych i roszczą sobie prawo do bycia metodą terapeutyczną: od kamieni szlachetnych, aromaterapii lub terapii esencjami Bacha, przez reiki do le-

31

czenia duchowego. Te metody terapeutyczne stosuje się też u pacjentów ze schorzeniami zagrażającymi życiu, takimi jak rak, do kontroli schorzenia nowotworowego albo częściej do poprawy związanego z nim obciążenia psychospołecznego, a więc jako „psychoonkologiczne" podejście terapeutyczne. W związku z tym czynny psychoonkologicznie terapeuta powinien określić własny stosunek do ezoteryki, zastanawiając się:

- Które ideologiczne albo filozoficzne punkty widzenia kształtują jego własne nastawienie terapeutyczne?
- Czy metody ezoteryczne należą do jego własnej czy do zaleconej metody leczenia? Czy czuje się częścią własnego światopoglądu i jak silna jest wynikająca z tego wiara w misję?
- Czy metody ezoteryczne wspierają wszechmoc terapeutyczną, czy też służą obronie przed poczuciem bezsilności terapeutycznej w przypadku konfrontacji z sytuacją pacjenta poddawanego leczeniu paliatywnemu?
- Jak prezentuje się pacjentom koncepcje terapeutyczne? Powinno być jasne, w jakim stopniu metody te, w przypadku odpowiedniego określenia celu, mogą opierać się na dowodach.

31.4 Wnioski

Odzwierciedlenie własnego nastawienia do koncepcji ezoterycznej jest ważne również dlatego, że może ono wpływać na jakość leczenia onkologicznego. Wiele podejść ezoterycznych – i wynikający z tego stosunek do nich – traktuje się w podbudowanej naukowo medycynie jako „irracjonalne" i w związku z tym odrzuca. Doświadczenie tego odrzucenia „ułatwia" pacjentom bycie ambiwalentnym przy podejmowaniu decyzji odnośnie do zaproponowanego sensownego leczenia choroby nowotworowej.

Wiele metod ezoterycznych daje pacjentom poczucie kontroli, redukuje więc – przynajmniej na krótko – lęk związany z sytuacją życiową. Niektóre takie praktyki rodzą lęk, podczas gdy w wielu innych praktykach może on być redukowany. W praktyce onkologicznej i psychoonkologicznej autora okazało się, że koncepcji ezoterycznych w ich konstrukcji rzeczywistości nie należy oceniać zbyt pochopnie, lecz należy je traktować przez pryzmat funkcji i przydatności w debacie o chorobie. Podejście pacjentów do koncepcji ezoterycznych przemawia za tym, że duchowość w szerokim sensie ma zawsze znaczenie w debacie o chorobie.

Przy tym mają one do zaproponowania ważny element towarzyszący naukowo uzasadnionej psychoonkologii.

!WAŻNE

Zachowanie pacjenta musi być zawsze postrzegane jako mniej lub bardziej odpowiednia próba zwalczenia choroby.

PIŚMIENNICTWO

1. Ebertz MN: „Das Rosenwunder der heiligen Elisabeth erscheint uns sinnvoll". Zauber und Wunder in der Soziologie Max Webers. In: Ritter WH, Albrecht M (Hrsg.): Zeichen und Wunder. Vandenhoek & Ruprecht, Göttingen (2007) 185–202
2. Evers D: Wunder und Naturgesetze. In: Ritter WH, Albrecht M (Hrsg.): Zeichen und Wunder. Vandenhoek & Ruprecht, Göttingen (2007) 66–87
3. Frietsch W, Dahlke R: Newtons Geheimnis. Wissenschaft und Esoterik – Zwei Seiten einer Medaille. Scientia Nova, Gaggenau (2006)
4. von Stuckrad K: Was ist Esoterik? – Kleine Geschichte des geheimen Wissens. C.H. Beck, München (2004)

V Metody terapeutyczne w psychoonkologii

32

Carola Riedner

Cele terapeutyczne ogólne i indywidualne

Dla każdego pacjenta z chorobą nowotworową powinno się opracować **ofertę terapii psychoonkologicznej**, a w szczególności określić ogólny i indywidualny cel terapeutyczny, który musi uwzględniać stopień obciążenia psychicznego osoby chorej na raka.

Pojęcie **stresu psychosocjalnego**, odnoszące się do indywidualnego obciążenia psychicznego, a dotyczące pacjenta i jego najbliższych, zostało wprowadzone do psychoonkologii przez J. Hollanda. W krajach niemieckojęzycznych określenie „stres psychosocjalny" przyjmowało się bardzo powoli, a pod względem semantycznym było ograniczane do stresu zewnętrznego. Jego wprowadzenie pozwalało na wyeliminowanie określeń takich jak „problemy emocjonalne", „psychologiczne" lub „psychiatryczne", które same w sobie powodują stygmatyzację człowieka [6]. W zależności od stopnia nasilenia stresu psychosocjalnego można opisać ogólne, ale także indywidualne zapotrzebowanie terapeutyczne każdego pacjenta.

Stres stanowi początkowo normalną reakcję na chorobę nowotworową, charakteryzującą się smutkiem, zamartwianiem się i strachem. Jednak ta prawidłowa reakcja może w dalszym przebiegu nasilać się, rozwijać się samodzielnie i w konsekwencji doprowadzić do wystąpienia **nieprawidłowych objawów**, np. napadów paniki oraz fizycznych objawów reakcji stresowej w postaci ciągłego świądu, duszności lub ucisku w klatce piersiowej. W takich sytuacjach pacjentem powinien zająć się psychoonkolog, który może stwierdzić, czy występujące objawy są wywołane pierwotnie przez chorobę nowotworową czy też należy je tłumaczyć jako spowodowane wtórnie przez reakcję stresową. Dopiero w dalszej kolejności można określić, jaki powinien być indywidualny cel terapeutyczny [4].

Holland zaleca wprowadzenie tzw. **termometru stresowego**, jako łatwego instrumentu pomiarowego, który – podobnie jak wizualna skala analogowa do oceny subiektywnego nasilenia dolegliwości bólowych u pacjenta – został wypracowany jako metoda screeningowa w jego zespole badawczym w Memorial Sloan-Kettering Cancer Center w Nowym Jorku. W tym samym czasie pojawiła się zwalidowana niemiecka wersja opracowana przez A. Mehnerta [5] (ryc. 58.1). Jako poziom wartości granicznej określono > 5 stopni subiektywnego obciążenia psychicznego pacjenta. Celem tej metody jest rozpoznanie każdego pacjenta, który potrzebuje wsparcia i opieki psychoonkologicznej.

> **!WAŻNE**
>
> Ogólne i indywidualne cele terapeutyczne powinny pozwalać na utrzymanie jakości życia pacjenta na odpowiednim poziomie lub na przywrócenie odpowiedniego poziomu jakości życia, a także umożliwiać wykrycie we właściwym momencie występowania poważnych objawów schorzeń psychicznych, takich jak zaburzenia lękowe czy depresja, oraz zastosowanie niezbędnego leczenia [4].

W miarę rozpowszechniania się na całym świecie uznania stresu psychosocjalnego za szósty przejaw **stanu witalnego** człowieka, obok tętna, ciśnienia tętniczego, temperatury ciała, oddechu i bólu, próbuje się całościowo postrzegać i traktować pacjenta chorego na chorobę nowotworową [1–3].

32.1 Stres wywołany przez poszczególne metody leczenia

W odniesieniu do poszczególnych metod leczenia stosowanych u osób chorych na nowotwory obserwuje się specyficzne problemy psycho-socjalne. W tym przypadku ogólny cel terapeutyczny powinien zmierzać do tego, żeby poprzez indywidualne postępowanie z pacjentem odpowiedzieć na te specjalne rodzaje stresu.

W przypadku zabiegów operacyjnych szczególnie ważną rolę odgrywa **stosunek do chirurga**. Jeśli podczas pierwszego spotkania zrodziło się u pacjenta poczucie zaufania, wówczas subiektywne, pozytywne wyobrażenia pacjenta o leczeniu mogą zostać powiązane z osobą operatora, w przeciwnym razie rozwijają się raczej negatywne skojarzenia związane z kontaktem z chirurgiem. W dalszej kolejności duże znaczenie ma wyimaginowane uczestnictwo w operacji, ponieważ wspomnienia dotyczące wcześniejszych operacji mogą ulec reaktywacji. Strach przed samym zabiegiem lub strach przed znieczuleniem wpływa na samopoczucie chorego i prawdopodobnie także na przebieg choroby, podobnie jak obawa przed występowaniem bólu pooperacyjnego lub powrotem do domowego życia codziennego. Jeśli te odczucia uda się omówić podczas rozmowy wyjaśniającej z lekarzem, będzie to w przyszłości dla pacjenta bardzo pomocne.

Jako **działania uboczne chemioterapii** (np. ifosfamidu, leków hormonalnych, kortyzonu), częściowo mające wyraźny wpływ psychosocjalny, wymienia się obniżenie nastroju, nadmierną nerwowość oraz trudności dotyczące koncentracji uwagi. Niektórzy pacjenci opisują swoje samopoczucie jako „diabelski młyn" odczuć, ponieważ każdego dnia zmieniają się one całkowicie, a nawet w ciągu dnia chorzy odnotowują znaczne zmiany dotyczące swojego stanu psychicznego. Ta niestabilność emocjonalna często wywołuje zaburzenia w kontaktach z członkami rodziny. Występują problemy ze snem, podobnie jak trudności w zasypianiu oraz kilkakrotne budzenie się w nocy. Nasilone zmęczenie, które pojawia się w ciągu dnia, może być wynikiem tego, ale również może rozwijać się niezależnie od zaburzeń snu. Stąd zaburzenia snu mogą przejawiać się w postaci zespołu przewlekłego zmęczenia lub depresji.

Psychosocjalne działania uboczne **radioterapii** to przede wszystkim uczucie ciągłego zmęczenia oraz dyskomfort związany z techniczną stroną naświetlania (samotne pozostawanie w pomieszczeniu, obecność dużych urządzeń, noszenie ochronnej maski na twarzy). Częściej niż wyżej opisane obniżenie nastroju obserwuje się u pacjentów fobie przed ciasnymi pomieszczeniami, nawracające przerażające wspomnienia, jak również narastającą ogólną strachliwość.

32.2 Interwencje psychoonkologiczne

Możliwości osiągnięcia zasadniczego celu terapeutycznego, jakim jest zredukowanie stresu, są bardzo różnorodne. W rozdziale tym możliwe jest przytoczenie jedynie kilku spośród nich. Najbliższą ewentualnością jest **psychoterapia** w postaci pogłębionej w warstwie psychologicznej, wspierającej lub analitycznej terapii indywidualnej lub terapii grupowej, częściowo realizowanej poprzez grupy wzajemnego wsparcia, w sposób ukierunkowywany przez terapeutę lub nieukierunkowywany, wspólnie z najbliższymi lub bez ich udziału, jako grupa skupiająca samych pacjentów. Także opieka duchowa należy do tego obszaru i zajmuje ważną pozycję, szczególnie w przypadku kryzysów duchowych i wątpliwości dotyczących sensu życia.

Dalsze możliwości działania znajdują się **w obszarze kreatywności**. Jest to muzykoterapia, terapia poprzez rzeźbiarstwo, terapia poprzez taniec, terapia poprzez malarstwo. Ciągle rozwija się obszar **działań zorientowanych na objawy chorobowe**. Popularność różnych metod uzależniona jest od samych pacjentów lub zapatrywań poszczególnych terapeutów.

Nie należy wreszcie bagatelizować znaczenia i działania **farmakoterapii zaburzeń psychicznych**, takich jak zaburzenia snu, lęki, depresja, nerwice natręctw lub stany splątania. Przede wszystkim w odniesieniu do zaburzeń lękowych bardzo duże znaczenie ma **terapia**

behawioralna. Nagłe interwencje kryzysowe, terapia par lub terapia rodzinna, jak również edukacja chorego stanowią niezmiernie ważny i efektywny przyczynek do redukcji stresu psychosocjalnego.

📖PODSUMOWANIE

Możliwości terapeutyczne
- Rozmowy
- Psychoterapia (terapia indywidualna, terapia analityczna, terapia dynamiczna)
- Terapia indywidualna, wspierająca
- Interwencje kryzysowe
- Terapia behawioralna
- Terapia grupowa/grupy wzajemnego wsparcia (moderowana przez terapeutę, niemoderowana)
- Edukacja chorego, psychoedukacyjne grupy interwencyjne
- Terapia par i terapia rodzinna
- Opieka duchowa
- Arteterapia: muzykoterapia, terapia poprzez rzeźbiarstwo, terapia poprzez taniec, terapia poprzez malarstwo
- Metody zorientowane na objawy chorobowe: progresywne rozluźnianie mięśni według Jacobsona, terapia oddechowa, joga, hipnoza, medytacja, ukierunkowywane wyobrażenia, trening autogenny, ćwiczenia fizyczne
- Farmakologia zaburzeń psychicznych

PIŚMIENNICTWO I STRONY INTERNETOWE

1. Bultz BD, Carlson LE: Emotional distress: the sixth vital sign – future directions in cancer care. Psycho-Oncology Vol. 15, No. 2 (2006) 93–95, http://dx.doi.org/10.1002/pon.1022
2. Carlson LE, Bultz BD: Cancer distress screening. Needs, models and methods. J Psychosom Res 55 (2003) 403–409
3. Holland J: Guidelines. Vortrag auf dem 7. World Congress of Psycho-Oncology, 25.–28.08.2004, Kopenhagen (2004)
4. Heußner P, Riedner C: Psycho-sozialer Distress als Begleitsymptom der Krebserkrankung. Dtsch Med Wschr 130 (2005) 2155–2157
5. Mehnert A, Müller D, Lehmann C, Koch U: Die deutsche Version des NCCN Distress-Thermometers. Z Psychol Psychother 54 (2006) 213–223
6. Zabora J, Brintzenhofeszoc K, Curbow B, Hooker C, Piantadosi S: The prevalence of psychological distress by cancer sites. Psycho-Oncology Vol. 10, No. 1 (2001) 19–28, http://dx.doi.org/10.1002/1099–1611(200101/02)10:1::AID-PON501>3.0.Co;2–6

Torsten Schmitz, Joachim Weis i Peter Herschbach

ROZDZIAŁ 33

Zapewnienie odpowiedniej jakości leczenia w zakresie psychoonkologii

W psychoonkologii niezbędne jest zdefiniowanie standardów jakości odnoszących się do aktualnego stanu wiedzy, ponieważ granica między nią a ezoteryką i myśleniem mitycznym często jest niezmiernie płynna. Wprowadzenie do praktyki wymaga zastosowania środków umożliwiających systematyczną ocenę jakości, m.in. poprzez tak zwane wytyczne. Dążenie do wysokiej jakości opieki psychoonkologicznej przyczynia się do wzrostu zaufania do tej dziedziny i jej akceptacji w społeczeństwie oraz wśród lekarzy.

33.1 Zarządzanie jakością

Prawodawcy zobowiązują zakłady opieki zdrowotnej do opracowywania wewnętrznych systemów kontroli jakości. Powinny one składać się z nadrzędnej grupy sterującej jakością („pełnomocnik do spraw jakości") i zdecentralizowanych grup roboczych w poszczególnych obszarach działania („krąg jakości"). Celem jest stały rozwój metod poprawy jakości struktury, procesu i efektu działania, jak również rozpoznawanie pojawiających się błędów i ich systematyczne zwalczanie.

Równolegle do tego coraz bardziej na znaczeniu zyskuje proces certyfikowania zarządzania jakością przez akredytowane, zewnętrzne instytucje, wydające odpowiednie certyfikaty (np. certyfikaty dla ośrodków leczenia nowotworów gruczołu piersiowego).

33.2 Wytyczne

Innym narzędziem umożliwiającym realizowanie odpowiednich standardów jakości podczas leczenia są wytyczne. Wytyczne w zakresie diagnostyki i terapii definiują standardy leczenia [18]. Chodzi tu o potwierdzone naukowo, ukierunkowane na działania praktyczne zalecenia w zakresie postępowania oraz wskazówki ułatwiające dokonanie wyboru, które mają za zadanie wartościowanie nieustannie poszerzającej się i zmieniającej wiedzy medycznej, wyjaśnianie sprzecznych stanowisk, jak również określanie sposobów postępowania z wyboru po rozważeniu ich użyteczności i szkodliwości. Parametrami charakteryzującymi osiągnięcie celu są, oprócz chorobowości i śmiertelności, także poziom satysfakcji pacjenta oraz jakość jego życia [1].

W praktyce wytyczne mają na celu stworzenie korytarza terapeutycznego dla wyborów lekarskich, który powinien umożliwić wdrożenie najlepszej terapii. Jeśli wymagają tego indywidualne przypadki, możliwe jest, a niekiedy nawet konieczne, postępowanie niezależnie od zaleceń.

> **! WAŻNE**
>
> Odstępstwa od wytycznych muszą zostać uzasadnione i udokumentowane.

Wspólnota Medycznych Związków Naukowych (Arbeitsgemeinschaft der Wissenschaftlichen Medizinischen Fachgesellschaften – AWMF) zajmuje się opracowywaniem takich wytycznych, które zostały sprawdzone pod względem jakościowym i które można zastosować w praktyce terapeutycznej. Celem tego jest osiągnięcie konsensusu w zakresie diagnostyki i terapii, który może znaleźć zastosowanie w praktyce klinicznej, aby wyeliminować działania lobbystyczne i nawyki zawodowe, uwzględniając praktyczność i korzyści finansowe, jak również możliwe do zaakceptowania przez pacjenta i lekarza ryzyko oraz przepisy prawne wraz z istniejącym orzecznictwem [16]. Opracowywanie wytycznych przebiega zgodnie z **3-stopniowym procesem** [1]:

- **Stopień 1:** Wytyczne zostają opracowane w postaci nieformalnego konsensusu przez reprezentatywną współpracującą grupę ekspertów.
- **Stopień 2:** Istniejące na poziomie stopnia 1 wytyczne zostają omówione podczas usystematyzowanego postępowania mającego na celu poszukiwanie konsensusu (nominalny proces grupowania, konferencje opiniotwórcze lub ustalające wstępne stanowisko) i zostają ustalone jako wytyczne stopnia 2.
- **Stopień 3:** Na podstawie wytycznych stopnia 2 tworzenie nowych wytycznych zostaje poszerzone o 5 dalszych elementów: logikę, współzależność, oparcie na dowodach, analizę różnicową i analizę wyników badań. Podczas tego procesu brane pod uwagę są dane z randomizowanych kontrolowanych badań klinicznych. Wytyczne 3 stopnia stanowią najwyższy poziom w tworzeniu wytycznych. Poprzez połączenie faktów opartych na dowodach naukowych i opinii ekspertów uzyskują one wysoką naukową legitymizację zarówno odnośnie do metody badawczej, jak i zastosowania w praktyce klinicznej.

33.3 Wytyczne w psychoonkologii

Wzrost znaczenia wytycznych dla lekarzy w minionym dziesięcioleciu spowodował również zwiększenie starań narodowych i międzynarodowych psychoonkologicznych stowarzyszeń zawodowych w tym zakresie. Jako **wytyczne instytucji międzynarodowych** można aktualnie wymienić:

- Narodowe standardy psychosocjalne w onkologii dla Kanady, opracowane przez CAPO (1999).
- Praktyczne wytyczne psychosocjalne australijskiego NHMRC (2003).

- Wytyczne leczenia stresu u pacjentów amerykańskiego NCCN (2004).
- Postępowanie wspierające i opieka paliatywna dla dorosłych pacjentów chorych na nowotwory, opracowane przez NICE (Wielka Brytania; National Institute for Clinical Excellence, 2004).
- Wytyczne psychosocjalnych działań wspierających opracowane przez BPOS (Wielka Brytania; dotychczas nieopublikowane).

W Niemczech dostępne są nieliczne standardy postępowania dotyczące poradnictwa i leczenia psychoonkologicznego w postaci zebranych wytycznych odnoszących się do różnych nowotworów złośliwych. Istniejące wytyczne zostały zebrane przez Niemieckie Towarzystwo Onkologiczne (Deutsche Krebsgesellschaft – DKG) we współpracy z AWMF. Psychoonkologia jest reprezentowana w odpowiednim zakresie w ramach Niemieckiego Towarzystwa Psychoonkologicznego dzięki działaniu Grupy Roboczej do spraw Psychoonkologii (PSO) w obrębie Niemieckiego Towarzystwa Onkologicznego. Treść wytycznych została uzgodniona z Niemieckim Towarzystwem Onkologii Psychosocjalnej (Deutsche Arbeitsgemeinschaft für psychosoziale Onkologie – DAPO).

Dotychczas opracowano następujące **wytyczne dla poszczególnych elementów terapeutycznych oraz wytyczne specyficzne dla narządów**:

- Wytyczne S1 – dla placówek zajmujących się ambulatoryjnym poradnictwem psychosocjalnym dla chorych na nowotwory [4].
- Wytyczne S3 – dla chorych na raka gruczołu piersiowego (DKG, 2004).
- Wytyczne S2 – dla chorych na raka jajnika [15].

Obecnie trwają prace z udziałem **Grupy Roboczej do spraw Psychoonkologii (PSO) nad stworzeniem dalszych wytycznych interdyscyplinarnych**:

- Wytyczne S1 – dla chorych na raka prącia.
- Wytyczne S2 – dla chorych na raka szyjki macicy.
- Wytyczne S2 – dla chorych na glejaki.
- Wytyczne S2 – dla chorych na raka oskrzeli.

Samodzielne i właściwe dla psychoonkologii wytyczne, które znajdują zastosowanie wielodyscyplinarne, w Niemczech wciąż nie funkcjonują. Jednak prace w tym zakresie trwają od 2002 r. Jedna grupa składająca się z przedstawicieli różnych stowarzyszeń psychoonkologicznych przygotowała w tym czasie propozycję konsensusu. Pierwszy wniosek dotyczący opracowania wytycznych stopnia 3 w zakresie poradnictwa i leczenia psychoonkologicznego u chorych na raka gruczołu piersiowego został zgłoszony w Niemieckim Towarzystwie Onkologicznym, jednak nie uzyskał jeszcze akceptacji. W tym wniosku zostały sprecyzowane treści wytycznych.

PODSUMOWANIE

Kryteria podziału wytycznych dotyczących postępowania w psychoonkologii
(Protokół inicjatyw służących tworzeniu wytycznych według Weisa, Kocha i Neisesa, 2005)

1. Definicja podstawowych zasad psychoonkologii
- Obszary zadaniowe
- Cele
- Warunki strukturalne i organizacyjne (obszary terapeutyczne: stany ostre, rehabilitacja, ambulatoryjna opieka poszpitalna)

2. Podstawowe zasady postępowania w psychoonkologii
- Wymagania dotyczące pomieszczenia i personelu
- Informacje
- Współdziałanie
- Integracja

3. Podłoże psychogenne
- Podłoże problemów
- Przetwarzanie choroby
- Zaburzenia psychiczne (objawy przeważające, kodowanie według ICD)
- Czynniki wywołujące
- Zaburzenia funkcjonalne

4. Diagnostyka
- Zadania i cechy szczególne
- Obszary sprawdzane (diagnozowane)
- Metody
- Zapotrzebowanie, przyporządkowanie, nieprawidłowości w przyporządkowywaniu metod

5. Interwencje psychoonkologiczne
- Wprowadzenie do założeń i zasad ogólnych
- Interwencje indywidualne ze stawianiem wskazań włącznie
- Interwencje indywidualne (terapia, poradnictwo, interwencje kryzysowe):
  - metody relaksacyjne (trening autogenny, progresywna relaksacja mięśniowa według Jacobsona)
  - metody wyobrażeniowe (terapia poznawczo-behawioralna, wyobrażenia ukierunkowywane, terapia hipnotyczna)
  - terapia grupowa (psychoedukacyjna, wspierająco-ekspresyjna)
  - terapia za pomocą sztuki
  - terapia par/rodzin
  - poradnictwo socjalne
  - opieka duchowa
  - korzystanie z forów internetowych (moderowanych przez eksperta)

6. Sprawdzanie jakości
- Dokumentacja
- Sposób relacjonowania
- Sprawdzanie osiągniętych rezultatów
- Szkolenie:
  - podstawowe umiejętności psychosocjalne dla poszczególnych medycznych grup zawodowych
  - kwalifikacje niezbędne dla grup zawodowych czynnych w zakresie psychoonkologii
  - sprawdzanie umiejętności

7. Wdrażanie i ocena wytycznych (zgodnie z zaleceniami AWMF)
- Ocena stosowania wytycznych
- Wykładniki jakości osiągniętych rezultatów związanych z wdrażaniem wytycznych

W uzupełnieniu do opisanych do tej pory narzędzi zarządzania jakością zostały opracowane zalecenia dotyczące poradnictwa i leczenia psychoonkologicznego w szpitalach zajmujących się stanami nagłymi [10], a ponadto kryteria jakościowe opieki psychoonkologicznej pacjentek chorych na raka gruczołu piersiowego w ramach programu postępowania w stanach chorobowych: „Rak gruczołu piersiowego". Dodatkowo występują ogólne – a więc nieograniczające się jedynie do psychoonkologii – zalecenia dotyczące dyżurów konsultacyjnych

33

i interwencyjnych w obszarze medycyny psychosomatycznej i psychoterapeutycznej w szpitalach zajmujących się stanami nagłymi [5].

33.4 Podsumowanie i perspektywy

Zarówno opracowane przez zespół interdyscyplinarny wytyczne potwierdzone niezbitymi dowodami i ukierunkowane na wyniki aktualnych badań naukowych, jak i zdefiniowane środki kontroli jakości dotyczące organizacji opieki nad pacjentem mogą przyczynić się do tego, że będącemu w potrzebie pacjentowi choremu na nowotwór i jego najbliższym zostanie zaoferowane specjalistyczne i skuteczne wsparcie podczas walki z chorobą.

U pacjentów onkologicznych psychoterapia powinna bezwzględnie stać się integralną częścią leczenia choroby nowotworowej. Powinna być ona oparta na sprawdzonych wytycznych, zawierających odniesienia do podstawowych kwalifikacji lub ewentualnie treści z zakresu dokształcania specjalistycznego psychoonkologów, jak również do organizacji opieki w zakresie wymagań przestrzennych i personalnych. Ogromne znaczenie odgrywa definicja obciążenia, wymagań dotyczących opieki (stawianie wskazań) i sposobu przydzielania odpowiedniej metody. Rodzaj, zakres i rezultat interwencji terapeutycznej należy poddać ocenie i udokumentować. Na zakończenie konieczne jest zapewnienie ciągłości podnoszenia kwalifikacji oraz sprawdzania umiejętności współpracowników [22].

PIŚMIENNICTWO I STRONY INTERNETOWE

1. Arbeitsgemeinschaft der Wissenschaftlichen Medizinischen Fachgesellschaften: Leitlinienmanual. AWMF/ÄZQ (2001). www.awmf-online.de
2. Bultz B, Carlson L: Emotional Distress: The sixth vital sign – future directions in cancer care. Psycho-Oncology 15 (2006) 93–95
3. Canadian Association for Psychosocial Oncology: National Psychosocial Oncology Standards for Canada. CAPO (1999). www.capo.ca
4. Deutsche Arbeitsgemeinschaft für psychosoziale Onkologie: Leitlinien für ambulante psychosoziale Krebsberatungsstellen. Dapo (2004). www.dapo-ev.de/leitlinien_beratungsstellen_juni2004.pdf
5. Deutsche Gesellschaft für Psychotherapeutische Medizin, Deutsche Gesellschaft für Psychoanalyse, Psychotherapie, Psychosomatik und Tiefenpsychologie (DGPT) des Deutschen Kollegiums für Psychosomatische Medizin (DKPM) und der Allgemeinen Ärztlichen Gesellschaft für Psychotherapie (AÄGP): Konsiliar- und Liaisondienste in der Psychosomatischen und Psychotherapeutischen Medizin (psmCL) in Krankenhäusern der Akutversorgung. AWMF (2000). http://www.uni-duesseldorf.de/ awmf/ll-na/051-021.htm
6. Garbe C, Bamberg M: Die Rolle des Informationszentrums für Standards in der Onkologie (ISTO) in der Entwicklung onkologischer Leitlinien. Forum Deutsche Krebsgesellschaft 5 (2006) 35–39
7. Gemeinsamer Bundesausschuss: Vereinbarung gemäß § 137 Abs. 1 Satz 3 Nr. 1 SGB V über die grundsätzlichen Anforderungen an ein einrichtungsinternes Qualitätsmanagement für nach § 108 SGB V zugelassene Krankenhäuser (2005). www.g-ba.de/informationen/richtlinien/39/
8. Heimpel H: Leitlinien in der ärztlichen Praxis: Probleme der Implementation. Forum Deutsche Krebsgesellschaft 5 (2006) 44–48
9. Kolkmann F-W, Seyfahrth-Metzger I, Stobrawa F: Leitfaden Qualitätsmanagement im deutschen Krankenhaus. Zuckschwerdt, München (2001)
10. Mehnert A, Petersen C, Koch U: Empfehlungen zur psychoonkologischen Versorgung im Akutkrankenhaus. Z Med Psychol 2 (2003) 81–84
11. National Comprehensive Cancer Network: Distress Treatment Guidelines. American Cancer Society (2004). www.cancer.org/downloads/CRI/NCCN_distress_05.pdf
12. NHMCR, National Breast Cancer Centre, National Cancer Control Initiative: Clinical practice guidelines for the psychosocial care of adults with cancer. Australian Government (2003). www.nhmrc.gov.au
13. Praetorius F: Leitlinien im Spannungsfeld von Handlungsfreiheit, Unabhängigkeit und Regularisierung. Forum Deutsche Krebsgesellschaft 5 (2006) 52–57
14. Prescher A: Entwicklung von S2- und S3-Leitlinien bis 2008. Forum Deutsche Krebsgesellschaft 5 (2006) 28

15. Schmalfeld B, du Bois A, Burges A et al.: Diagnostik und Therapie maligner Ovarialtumoren 2005: Die Empfehlungen der Kommission Ovar der AGO. Zentralblatt Gynäkologie 128 (2006) 11–17
16. Selbmann H-K, Kopp I: Leitlinien im Gesundheitswesen: Kompetenzen und Zuständigkeiten der AWMF. Forum Deutsche Krebsgesellschaft 5 (2006) 39–42
17. Thielking-Wagner G: Qualitätsstandards in der Psychoonkologie. Berlin (2005). http://opus.kobv. de/tuberlin/volltexte/2006/1234
18. Turner J, Zapart S, Pedersen K, Rankin N, Luxford K, Fletscher J: Clinical Practice guidelines for the psychosocial care of adults with cancer. Psycho--Oncology 14 (2005) 159–173
19. Weis J, Blettner, G, Schwarz R: Psychoonkologische Versorgung in Deutschland. Qualität und Quantität. Z Psychosom Med Psychoth 46 (2000) 4–17
20. Weis J, Mehnert A, Koch U: Entwicklung von Leitlinien und Behandlungsstandards für die Psychoonkologie. Forum Deutsche Krebsgesellschaft 4 (2003) 30–32
21. Weis J: Leitlinien und Qualitätssicherung in der Psychoonkologie. In: Schumacher A, Broeckmann S (red.): Diagnostik und Behandlungsziele in der Psychoonkologie. Dapo Jahrbuch. Pabst Science Publishers, Lengerich (2004) 84–92
22. Weis J, Schumacher A, Blettner G et al.: Psychoonkologie: Konzepte und Aufgaben einer jungen Fachdisziplin. Onkologe 13 (2007) 185–194

34 Informacje z zakresu psycho-onkologii w karcie informacyjnej oraz w karcie konsultacyjnej

34.1 Przeznaczenie karty informacyjnej i karty konsultacyjnej

W starszych wskazówkach dotyczących pisania kart informacyjnych mówiono, że karta informacyjna, jako narzędzie pisemnego porozumiewania się między sobą dwóch lekarzy, powinna zawierać trzy istotne elementy:
1. niezbędne informacje formalne dla adresata,
2. epikryzę,
3. wskazówki dotyczące krytycznej oceny stanu pacjenta, udzielone przez autora karty informacyjnej.

Już w nagłówku karty znajduje swój wyraz kolegialny związek między lekarzami. Celem karty informacyjnej powinno być możliwie dokładne przedstawienie procesu chorobowego pacjenta. Młody lekarz umieszcza w karcie informacyjnej na końcu spostrzeżenia dotyczące jego analizy procesu chorobowego pacjenta, ponieważ jest przyzwyczajony do tego, aby tę część karty informacyjnej nie tylko uporządkować w sposób jasny, ale także aby rozwinąć ją na podstawie swojej wiedzy medyczno-przyrodniczej. Dzięki temu ćwiczy własne myślenie medyczne.

Uexküll wnioskuje logicznie na tej podstawie, że zarówno z powodu złożoności obrazu chorobowego, jak również ze względu na wyjątkowe cechy poszczególnych pacjentów, nawet tak bardzo szczegółowe opisanie chorego zawsze będzie jedynie fragmentaryczne i nigdy nie będzie w pełni odpowiadało rzeczywistości [5]. Jeśli poprosić dziesięciu losowo wybranych lekarzy, żeby napisali niezależnie od siebie kartę informacyjną przedstawiającą ten sam przypadek, to podejście i układ karty będą się od siebie znacznie różnić, a mimo to każda z tych

kart będzie „prawidłowa". Konsultacje lekarskie mogą się od siebie różnić w zależności od doświadczenia i wykształcenia lekarza, podobnie jak obrazy na wystawie. We wcześniejszych wskazówkach wyrażano się z uznaniem o używaniu prawie poetyckiego języka w „pisemnej rozmowie między lekarzami" lub wręcz o „sztuce pisania kart informacyjnych", co, nawiasem mówiąc, także obecnie bywa praktykowane. Warto zauważyć, że właściwie brak jest literatury na temat tworzenia kart informacyjnych, chociaż każdy lekarz dzień w dzień zajmuje się ich pisaniem [1, 4].

34.2 Nowoczesny sposób pisania kart informacyjnych i konsultacji lekarskich

Sposób pisania kart informacyjnych i konsultacji lekarskich w nowoczesnej, działającej w wiecznym pośpiechu codziennej praktyce szpitali i poradni lekarskich został ustalony przez problemy wynikające z ograniczonych zasobów czasu i ludzi. Z tej przyczyny włączenie informacji z zakresu psychoonkologii do karty informacyjnej i karty konsultacyjnej, jako elementu składowego onkologicznej koncepcji terapeutycznej zorientowanej na pacjenta, przedstawia się jako dodatkowe wyzwanie.

Pisanie kart informacyjnych byłoby dziś nie do pomyślenia bez użycia systemów komputerowych. W ramach rozwiniętych i kompleksowych systemów informacji o pacjencie, które w ostatnim czasie stały się dostępne w szpitalach i przychodniach, wdrożono najnowocześniejsze programy do edycji tekstów. Dzięki gotowym blokom tekstowym, jak również dzięki zaprogramowanym wcześniej

34

wzorcom i szablonom w dostępnej bazie danych klinicznych, poprzez niemalże jedno naciśnięcie przycisku możliwe jest błyskawiczne stworzenie całkowicie uporządkowanego projektu karty informacyjnej, który często wymaga jedynie nielicznych poprawek treściowych i formalnych. Im bardziej przy tym udaje się, obok tych wszystkich szablonowych treści, nadać opisowi indywidualny charakter, tak jakby został on właśnie przygotowany dla konkretnego pacjenta, a w szczególności dla konkretnego adresata (a więc charakteru ukierunkowanego zarówno na pacjenta, jak i jego lekarza rodzinnego), tym bardziej będzie prawdopodobne, że ta karta informacyjna spotka się z zainteresowaniem i zwróci uwagę lekarza rodzinnego. Elegancki, płynny i przyjemny język, czy to stylu telegramowego czy prozy, nie stanowi przeszkody, a wręcz ułatwia niebudzący wątpliwości przebieg czytania i sprawia, że jest ono przyjemne. Poza profesjonalnym słownictwem czytelnicy coraz bardziej przyzwyczajają się do bezbłędnego piśmiennictwa, o które w dzisiejszych czasach dbają automatyczne korektory tekstowe.

Jeśli powiedzie się przyuczenie do tej pracy zwykłych sekretarek, to staną się one profesjonalnymi zarządcami biurowymi, a w następstwie tego, dzięki nowoczesnemu systemowi organizacji pracy, uda się osiągnąć znaczne ułatwienia: odbiorca, tzn. przeważnie lekarz rodzinny zajmujący się dalszym leczeniem pacjenta, otrzyma szybko kompetentne i istotne dla niego informacje. W gabinetach lekarskich nie zalegają już stosy dokumentacji medycznej, na podstawie której tworzone są karty informacyjne. Powszechne staje się poczucie satysfakcji. Po obu stronach panuje zadowolenie i wysoka motywacja.

Komputery reagujące na mowę okazały się niezawodne co najwyżej w radiologii przy wielu podobnie brzmiących rozpoznaniach. W przypadku dowolnie formułowanych tekstów okazało się, że automaty reagują na mowę w jeszcze niewystarczającym stopniu, co powoduje, że podczas dyktowania powstają poważne wypaczenia zmieniające sens wypowiedzi.

Niedawno wprowadzony „obowiązek raportowania" doprowadził przede wszystkim do pisania pozbawionych istotnych treści formalnych pism i już od samego początku stawia pod znakiem zapytania rozwijanie się nieocenionej „sztuki pisania kart informacyjnych".

34.3 Wprowadzanie informacji z zakresu psychoonkologii do karty informacyjnej

W chwili obecnej treść szpitalnych kart informacyjnych i kart konsultacyjnych z poradni przeważnie koncentruje się na aspektach czysto medycznych, czyli fizykalnych, i faktach odnoszących się bezpośrednio do choroby pacjenta. W tym kontekście interesujące są w dziedzinie onkologii hematologicznej przede wszystkim wyniki badań laboratoryjnych, wyniki aparaturowych badań dodatkowych (np. endoskopii, badań obrazowych, wyniki histopatologiczne), klasyfikacja stadium zaawansowania choroby i zastosowane metody lecznicze (jak leczenie operacyjne, chemio- lub radioterapia).

Chodzi przy tym o to, aby zapisać wszystko jak najbardziej krótko i zwięźle, przedstawiając dokładne dane w możliwie pełnym zakresie, a jednocześnie używając łatwego do zrozumienia języka, ponieważ w przeciwnym razie odbiorcy zagrażałoby „utonięcie w powodzi papierów", nawet w praktyce lekarskiej funkcjonującej „bez dokumentacji papierowej".

Podczas leczenia pacjentów z chorobami nowotworowymi coraz większego znaczenia nabierają metody oceny jakości życia pacjenta, zależnej od jego stanu zdrowia (rozdz. 12). Dzięki temu podczas przygotowywania karty informacyjnej wzrosła świadomość konieczności zwrócenia uwagi także na ten obszar związany ze stanem pacjenta.

Łatwo się przekonać, że dla lekarza rodzinnego przekazanie istotnych informacji psychoonkologicznych ma olbrzymie znaczenie kliniczne dla dalszej opieki nad jego pacjentem. Ważne jest, aby dowiedział się on, na ile pacjent został poinformowany o przebiegu swojej choroby, jakie jest jego subiektywne samopoczucie pod względem psychicznym, somatycznym i społecznym oraz jak zostało zorganizowane jego zaopatrzenie i opieka w domu, a wreszcie jakie podjęto starania organizacyjne dotyczące dalszego przebiegu choroby (rehabilitacja, kontynuacja leczenia).

Miejsce na informacje z zakresu psychoonkologii najlepiej znaleźć w epikryzie

W karcie informacyjnej z oddziału onkologii hematologicznej informacje z zakresu psychoonkologii, jeśli w ogóle są uwzględnione, umieszcza się raczej w końcowym fragmencie karty, po przedstawieniu rokowania, epikryzy i leczenia.

Stąd wskazane jest, aby, po pierwsze, zastanowić się, jaki ma sens i cel epikryza, a po drugie, wyjaśnić, które szczegóły spośród informacji psychoonkologicznych powinny zostać włączone do karty informacyjnej lub ewentualnie do karty konsultacyjnej.

- W epikryzie autor karty informacyjnej przedstawia własną ocenę procesu chorobowego, jak również ocenę podjętych wysiłków diagnostycznych i terapeutycznych. Im bardziej, obok aspektów patofizjologicznych i rokowniczych, uda się mu wyrazić i uzasadnić podjęte przez siebie wybory medyczne dotyczące wskazań, rozpoznania i leczenia pacjenta, tym bardziej zrozumiała i interesująca będzie epikryza. Na tej podstawie lekarz może dokonać ostatecznego orzeczenia w sprawie procesu chorobowego u pacjenta, którym się opiekuje. Spisuje on całokształt wszystkich podjętych przez siebie wysiłków terapeutycznych u pacjenta. Rezultatem jest coś na kształt dowodu matematycznego, w którym na podstawie przedstawionej dyskusji zostaje odzwierciedlony tok jego rozumowania medycznego. Te wzajemnie ze sobą powiązane medyczno-intelektualne dowody są zawsze bardzo dobrze przyjmowane przez czytelnika.

Ponieważ wszystkie przypadki chorobowe przedstawiają się inaczej, także doświadczony lekarz nabiera wprawy przy kolejnych kartach informacyjnych, gdyż za każdym razem od nowa wdraża się do tego, aby problemy i przebieg choroby u pacjenta jeszcze raz zobaczyć oczyma wyobraźni i ponownie je przemyśleć.

Dzięki efektowi uczenia się pisanie kart informacyjnych nie przestaje być interesujące mimo wszystkich obciążeń. Dlatego należy przyznać rację tym, którzy mówią o „sztuce pisania kart informacyjnych". Dalszym następstwem tego stanu rzeczy jest w sposób oczywisty to, że karta informacyjna staje się czymś na kształt wizytówki szpitala lub praktyki lekarskiej. Albowiem odzwierciedla ona poniekąd procesy związane z wewnętrznym warsztatem intelektualnym, charakterystycznym dla określonego nastawienia do problemów medycznych.

- W epikryzie, w której znajduje się wspomniana wyżej dyskusja i rozważania objaśniające, autor karty informacyjnej, przede wszystkim z dziedziny hematologii i onkologii, napotyka wciąż zagadnienia psychoonkologiczne. Na pytanie, które informacje psychoonkologiczne powinny znaleźć się w karcie informacyjnej lub ewentualnie w karcie konsultacyjnej, powinno się odpowiedzieć, przyjmując punkt widzenia wynikający z ukierunkowanego na pacjenta całokształtu leczenia onkologicznego. Zaliczyć do tego należy wszystko to, co jest ważne i niezbędne dla lekarza rodzinnego, aby mógł on podjąć najlepsze dla chorego dalsze leczenie psychoonkologiczne, innymi słowy, wszystko to, co może się przyczynić do poprawy i optymalizacji jakości życia pacjenta związanej z jego schorzeniem onkologicznym.

Treści psychoonkologiczne w karcie informacyjnej i karcie konsultacyjnej

Naturalnie nie w każdej karcie informacyjnej z oddziału hematologii onkologicznej konieczne jest zagłębianie się w aspekty psychoonkologiczne, zwłaszcza gdy jest wiadomo, że lekarz rodzinny jest dużo lepiej zorientowany w sytuacji domowej pacjenta niż personel szpitala lub praktyki lekarskiej. Wrażliwy i zaangażowany lekarz potrafi rozpoznać, kiedy wskazane jest opisanie aspektów psychoonkologicznych, takich jak stopień zorientowania pacjenta co do swojej choroby, wynik badania psychiatrycznego, możliwość poprawy jakości życia chorego, zaszeregowanie do kategorii potrzeb pielęgnacyjnych, rehabilitacja, rodzaj dalszej opieki itd.

Tak jak w innych dziedzinach, również w psychoonkologii w pełni obowiązuje zachowanie tajemnicy zawodowej. Należy przestrzegać autonomii pacjenta, tzn. w razie przekazywania osobom trzecim osobistych informacji o chorym – przede wszystkim jeśli dotyczą one sfery intymnej – bezwzględnie wymagana jest zgoda pacjenta.

34.4 Postępowanie podczas przygotowywania karty konsultacyjnej w zakresie informacji psychoonkologicznych

W praktyce lekarskiej przygotowanie karty konsultacyjnej w zakresie dotyczącym informacji psychoonkologicznych najlepiej podzielić na trzy etapy:

- **Etap 1**

Na tym etapie wystarczające są informacje służące określeniu minimalnych potrzeb psychosocjalnych, których dotyczą pytania zamieszczone na każdym skierowaniu do ośrodka rehabilitacji schorzeń onkologicznych: Czy pacjent został poinformowany o rozpoznaniu u niego choroby nowotworowej? Czy może zadbać o siebie samodzielnie w swoim domu? Czy jest zdolny do chodzenia i do podróżowania? Czy konieczna jest pomoc opiekuna?

- **Etap 2**

Na tym etapie podaje się lekarzowi rodzinnemu, który będzie zajmował się dalszym leczeniem pacjenta, możliwie najistotniejsze szczegółowe dane psychoonkologiczne, np. w jaki sposób pacjent próbuje pogodzić się z rozpo-

znaniem u niego choroby nowotworowej, czy wykształcił mechanizm wyparcia pozwalający na zachowanie spokoju, jak zabezpieczono jego potrzeby psychosocjalne, jaki jest stosunek jego krewnych do choroby, jakie można przedsięwziąć środki w celu poprawy jakości jego życia (np. leczenie nudności i bólu), czy zorganizowano zabiegi rehabilitacyjne lub zaopatrzenie pacjenta (wózek inwalidzki lub chodzik). Ewentualnie można także przedstawić, w jaką subiektywną teorię na temat nowotworów wierzy pacjent i w jaki sposób wypowiada się o sensie i celu swojej choroby (duchowość). Niekiedy przejście do medycyny paliatywnej jest bardzo płynne. Te informacje są niezmiernie istotne dla lekarza rodzinnego, ponieważ pozwalają na uniknięcie błędów i nieporozumień w kontaktach z pacjentem. Pacjent czuje się najbezpieczniej, kiedy w podobnych kwestiach wszystkie strony porozumiewają się za pomocą tego samego języka.

- **Etap 3**

Wyczerpujący raport psychoonkologiczny może zostać przygotowany jedynie w ramach konsylium lekarskiego przez specjalistów psychoonkologów. Taka możliwość istnieje najczęściej wyłącznie w dużych instytucjach, jak np. ośrodki leczenia raka gruczołu piersiowego, ośrodki leczenia raka jelita grubego, ośrodki leczenia nowotworów innych narządów lub też w ramach naukowych projektów badawczych w dużych ośrodkach klinicznych, które dysponują profesjonalnym zespołem psychoonkologicznym.

Koller i Lorenz opisują np. naukowy projekt badawczy z dziedziny psychoonkologii zrealizowany u chorych na raka gruczołu piersiowego [3]. Wyniki ich badania psychoonkologicznego, bazującego na zadanej skali punktowej, zostały zapisane graficznie w postaci wykresów jakości życia pacjentów, a następnie opracowane dla lekarzy zajmujących się leczeniem tych chorych w postaci wytycznych, dotyczących jakości życia, jako zespołowe zalecenia służące poprawie wyników leczenia. Celem tego postępowania jest, aby pacjentki z ciężkimi i bardzo ciężkimi dolegliwościami poprzez zastosowanie odpowiednich środków, jak np. leczenie przeciwbólowe, fizjoterapia, psychoterapia, doradztwo w zakresie pomocy społecznej i rehabilitacja, jak również poprzez poprawę kondycji fizycznej (właściwe odżywianie i uprawianie sportu) doprowadzić do „zielonego obszaru", czyli powyżej 50 punktów według przyjętej klasyfikacji [3].

Herschbach i jego współpracownicy rozwinęli naukowy projekt badawczy dotyczący podstawowej dokumentacji psychoonkologicznej [2]. Polega ona na zastosowaniu zewnętrznej skali klasyfikacyjnej, za pomocą której możliwe będzie opisanie subiektywnego samopoczucia pacjenta z chorobą nowotworową. Przeżycia pacjenta zostają oszacowane ze zwróceniem uwagi na obciążenia somatyczne, społeczne i psychiczne (12 elementów) w skali pięciopunktowej. W odległej perspektywie badanie to powinno się przyczynić do ujednolicenia nomenklatury dotyczącej podstawowej dokumentacji psychoonkologicznej oraz do większej przejrzystości w tworzeniu sformułowań psychoonkologicznych w onkologicznych pracach naukowych oraz w praktyce klinicznej, aby stały się one częścią składową każdego wywiadu onkologicznego. Mogłoby to – w szczególności ze względu na wątpliwości dotyczące wskazań do leczenia oraz różną ocenę metod terapeutycznych – poprawić jakość opieki nad pacjentem. Ta inicjatywa mieści się w naukowym projekcie badawczym rozwoju podstawowej dokumentacji psychoonkologicznej, który od 2001 r. jest realizowany przez Niemiecką Unię Onkologiczną [2].

34.5 Podsumowanie

W ostatnim dziesięcioleciu nastąpiła zmiana zasad pisania karty informacyjnej: ilość podawanych w niej danych medycznych wzrasta wraz ze znacznym zwiększeniem się liczby klinicznych metod badawczych. W tym samym czasie nastąpiła daleko idąca automatyzacja pisania kart informacyjnych dzięki nowoczesnym systemom komputerowym. Od chwili gdy w hematologii i onkologii zarówno psychoonkologia, jak i medycyna paliatywna zyskały na znaczeniu, zwraca się coraz większą uwagę podczas pisania kart informacyjnych na przedstawianie aspektów psychoonkologicznych, mające na celu przede wszystkim poprawę jakości życia pacjentów.

PIŚMIENNICTWO

1. Heckl RW: Der Arztbrief: eine praktische Anleitung. Georg Thieme Verlag, Stuttgart, 1983
2. Herschbach P, Brandl T, Knight L, Keller M: Einheitliche Beschreibung des subjektiven Befindens von Krebspatienten: Entwicklung einer psychoonkologischen Basisdokumentation (PO-Bado). Dtsch Arztebl 101 (2004) A 799–802
3. Koller M, Lorenz W: Konzeptuelle Grundlagen. FORUM DKG 4/04, 45–47
4. Neumann-Mangoldt P: Der Arztbrief: eine Fibel zum praktischen Gebrauch, 2. wydanie, Urban & Schwarzenberg, München, Berlin, Wien (1970)
5. Uexküll T. von: Geleitwort. In: Neumann-Mangoldt P: Der Arztbrief: eine Fibel zum praktischen Gebrauch, 2. wydanie, Urban & Schwarzenberg, München, Berlin, Wien (1970)

Bernhard Weber, Ralf Wilkowski i Klaus Lang

ROZDZIAŁ 35

Psychospołeczne aspekty chemioterapii, radioterapii, leczenia chirurgicznego oraz leczenia w hipertermii

Dzięki terapeutycznemu wsparciu psychospołecznemu można zmniejszyć **obciążenie psychiczne wynikające z leczenia przeciwnowotworowego** [5]. Mimo to nawet obecnie nie wykorzystuje się wszystkich dostępnych w tej dziedzinie możliwości [1]. U większości pacjentów okresy między pojawieniem się podejrzenia choroby nowotworowej, potwierdzeniem rozpoznania i wdrożeniem leczenia są relatywnie krótkie. W tym niewielkim przedziale czasowym chory informowany jest o konieczności zastosowania niezbędnych procedur leczniczych, o możliwych alternatywach terapeutycznych, jak również o ewentualności wystąpienia efektów ubocznych każdej z tych metod. U chorego, w zależności od jego wcześniejszych indywidualnych doświadczeń albo też zdarzeń występujących w jego rodzinie lub w kręgu znajomych, wykształca się na ich podstawie złożony obraz poznawczo-emocjonalny z różnym nasileniem szoku, pogodzenia się z losem i zrozumienia, zaprzeczania, zmieszania, złości lub depresji. Nie wiedząc o tym, lekarz z trudem może rozpoznać, co naprawdę pochodzi od samego pacjenta [4, 11]. Zwiększający się stale odsetek starszych pacjentów, którzy zasadniczo mają takie same szanse na uzyskanie efektywnego leczenia jak młodzi [9], wymaga od lekarza wykazania się większą elastycznością i cierpliwością podczas przeprowadzania rozmowy wyjaśniającej z chorym. W znacznej części przypadków możliwość stosowania – od strony czysto medycznej – złożonych schematów terapeutycznych jest utrudniona z powodu ograniczonych zdolności poznawczych pacjenta w przypadku rozpoczynającej się demencji [3]. Pacjentowi ciężko jest wyjaśnić koncepcje terapii adjuwantowej i neoadjuwantowej, ponadto wymagają one czasochłonnego objaśniania jako metody postępowania paliatywnego. Złożoność postępowania medycznego może nawet w obrębie jednego szpitala lub oddziału doprowadzić do częstej rotacji wśród lekarzy zajmujących się leczeniem chorego. Pacjenci i ich najbliżsi są wskutek tego dodatkowo wymagający, a niekiedy także mają nadmierne żądania. Odgórne wyznaczanie terapii, które w coraz większym stopniu następuje poprzez interdyscyplinarne konferencje onkologiczne, pozbawia pacjenta bezpośredniego kontaktu z lekarzem. Częściowo wprowadza się obecnie funkcję tzw. specjalisty od określonych przypadków (*case manager*), aby umożliwić pacjentowi zrozumienie przebiegu i celowości leczenia (np. Universitätsfrauenklinik w Heildelbergu). Konserwatywna onkologia jest szczególnie predysponowana do tego zadania. Dla niektórych pacjentów ważną pomocą są grupy wzajemnego wsparcia.

! WAŻNE

W przypadku ograniczonych możliwości czasowych broszury informacyjne [2] mogą przygotować pacjenta do rozmowy z lekarzem lub uzupełnić ją, ale nigdy nie zastąpią kontaktu z lekarzem.

Chemioterapia wywołuje bardzo różne odczucia i reakcje u pacjentów. Niepokój wynikający z możliwości wystąpienia działań ubocznych jest szeroko rozpowszechniony i nie należy jedynie do przeszłości. Ponieważ lista potencjalnych efektów niepożądanych chemioterapii jest bardzo długa, sensownie byłoby rozważyć, jak szeroko i jak szczegółowo powinno się opowiadać o nich choremu. W pojedynczych przypadkach należy z tego zrezygnować, ponieważ niektóre bardzo rzadkie działania uboczne wywołują duże przerażenie u pacjentów, a przez to powodują niepotrzebną niepewność. Niezależnie od tego lekarz ma obowiązek udzielenia pacjentowi na jego życzenie pełnych wyjaśnień. Obawy pacjenta, np. odnośnie do wymiotów – mogące wynikać z wcześniejszych doświadczeń, takich jak choroba lokomocyjna czy wymioty w okresie ciąży – należy usystematyzować i przedstawić choremu zasady leczenia wspomagającego. W tym zakresie oprócz możliwości farmakologicznych należy wykorzystać także techniki zależne od pacjenta (np. trening autogenny) oraz związki społeczne (przyjaciele i rodzina), aż do profesjonalnej pomocy (psychoonkolog) włącznie. Osobiste nastawienie chorego, np. strach przed oszpecającym wypadaniem włosów, mogą silnie wpływać na wybór metody leczenia i powinny być bardzo poważnie brane pod uwagę przez lekarza. Należy zrezygnować z dobrze rozumianych prób uspokajania pacjenta („Ależ włosy odrosną"), ponieważ pacjenci, w ich odczuciu, nie są w tym momencie traktowani poważnie przez terapeutę. Wielu pacjentów – w szczególności kobiety – wskutek wypadania włosów jeszcze raz wyraźnie utwierdza się w przekonaniu, że ich choroba jest zaawansowana, przez co łysienie często ma w ich przypadku takie samo znaczenie emocjonalne jak wstrząs spowodowany rozpoznaniem choroby nowotworowej. Pacjentki, które irytuje gwałtowność ich reakcji emocjonalnej, odnoszą korzyść z krótkich, spokojnych słów zrozumienia („Mogę zrozumieć, że wypadanie włosów będzie dla pani kłopotliwe"), potwierdzających adekwatność ich odczuć. W ramach praktycznego wsparcia chorej można jej doradzić używanie peruk, chustek na głowę i malowanie tuszem brwi. Ogromne znaczenie mają ponadto długotrwałe następstwa terapii, tj. polineuropatia, która w części przypadków może utrzymywać się do końca życia chorego. Wywiad dotyczący życia osobistego musi w tych przypadkach obejmować także codzienne obowiązki i zainteresowania chorego, żeby pacjent w razie wystąpienia

i utrzymywania się zaburzeń czucia nie musiał przystosować się bez przygotowania i niechętnie do znacznego upośledzenia swoich możliwości codziennego funkcjonowania. Niektóre stosowane leki mogą mieć bezpośredni wpływ na psychikę pacjenta. Jako lek przeciwwymiotny często wykorzystywany jest kortyzon, którego typowe działania uboczne obejmują niepokój, bezsenność (często), jak również psychozy afektywne i depresję (rzadko). Zaburzenia stanu świadomości, aż do psychoz włącznie, mogą powodować również: interferon, alkaloidy vinca, prokarbazyna i ifosfamid. Te efekty niepożądane należy różnicować z nowo powstałymi przerzutami do mózgu, zaburzeniami elektrolitowymi (starsi pacjenci) i ewentualnie równocześnie rozpoczynającymi się schorzeniami psychiatrycznymi.

Główna rola **radioterapii** we współczesnym leczeniu chorób nowotworowych wynika z dużej skuteczności leczenia i coraz lepszych metod napromieniania, dzięki którym w znacznym stopniu ograniczono występowanie objawów ubocznych. Obszar jej zastosowania sięga od radykalnego leczenia pierwotnego do paliatywnego leczenia przeciwbólowego. Często pomiędzy nimi znajduje się również leczenie złożone, np. możliwość łączenia z chemioterapią, i leczenie uzupełniające po leczeniu chirurgicznym („technika kanapkowa"). Poprawa techniki napromieniania i planowanie pozwalają na ochronę struktur, które nie powinny być naświetlane, takich jak skóra i przydatki skóry. Specjalne metody, a wśród nich radioterapia stereotaktyczna i tzw. radiochirurgia, umożliwiają wysoką skuteczność leczenia przy jednoczesnym ograniczeniu działań ubocznych. Z drugiej strony pozostaje pewien sceptycyzm odnośnie do szkodliwego działania radioterapii. Strach przed nim jest największy na początku leczenia [8]. Obawa przed działaniami szkodliwymi, takimi jak „oparzenia" czy „nadmierne napromienienie", dotyczy szczególnie napromieniania z dużą liczbą zabiegów. Pacjentom łatwiej jest wyobrazić sobie liczbę poszczególnych zabiegów niż podaną dawkę napromieniania („Miałem 30 naświetleń"). Większa liczba poszczególnych sesji radioterapii zwiększa nie-zawodność i skuteczność leczenia, powoduje jednak konieczność częstszych wizyt ambulatoryjnych lub, w niektórych przypadkach, wydłuża pobyt chorego w szpitalu, co powoduje większe obciążenie dla pacjenta i jego najbliższych oraz konieczność częstszych dojazdów lub wizyt. W szczególności starsi pacjenci wymagają większej pomocy w swoim otoczeniu, ewentualnie także przy udziale pracowników socjalnych, sąsiadów i rodziny, aby wyeliminować ryzyko niedożywienia, izolację i bezradność. Konieczność stosowania wysokospecjalistycznych technik ochronnych w odosobnionej okolicy, takich jak bunkier na 3 poziomie podziemia z wyraźnie widocznymi zabezpieczeniami przed napromieniowaniem środowiska zewnętrznego, nasilają istniejące u chorego uczucie strachu. Dlatego należy pytać pacjenta, czy nie potrzebuje wyjaśnienia lub opieki. Wykazano także, że bardzo pomocne są interwencje wspierające i psychoedukacyjne [6]. Naświetlanie regionu szyi i twarzy również obecnie powoduje w części przypadków objawy uboczne ze strony błon śluzowych. Mimo starannej pielęgnacji błon śluzowych komunikowanie się chorego z otoczeniem jest często utrudnione wskutek wysychania błon śluzowych jamy ustnej i zapalenia błon śluzowych jamy ustnej do tego stopnia, że pacjenci używają tabliczek do pisania. Również ze względu na ślinotok, obrzęki i afonię powstaje niebezpieczeństwo odizolowania pacjenta. Jeśli przed leczeniem konieczne jest usunięcie uszkodzonych zębów, to może to doprowadzić do dodatkowych trudności w komunikacji, a także do upośledzenia odżywiania się chorego, które i tak może mu zagrażać w związku z zaburzeniami odczuwania smaku. Izolacja chorego może występować z różnych powodów, np. jeśli pacjenci cierpią na biegunkę po naświetlaniu w okolicy odbytnicy, a odpowiednia toaleta znajduje się w oddaleniu; w razie kolonizacji szczepami MRSA (gronkowiec złocisty metycylinooporny); w przypadku izolacji profilaktycznej w przebiegu neutropenii lub jeśli wskutek naświetlania rozpadające się powierz-

chownie położone guzy wywołują nieprzyjemny odór. W tej sytuacji zaleca się konsekwentne leczenie ran i antybiotykoterapię z użyciem antybiotyków penetrujących do tkanek. Rzadkim następstwem odległym radioterapii jest znaczne ograniczenie aktywności pacjenta spowodowane zwłóknieniem płuc z odpowiednio nasiloną dusznością. W razie wystąpienia zaburzeń przytomności po radioterapii głowy należy przede wszystkim brać pod uwagę możliwość wystąpienia ostrego obrzęku mózgu, który można opanować za pomocą kortyzonu. Zalecanym rozwiązaniem po zakończeniu radioterapii jest rehabilitacja uzupełniająca i należy ją odpowiednio wcześniej zorganizować.

Chirurgia jest metodą najłatwiejszą do zaakceptowania przez laików, jednak tym bardziej jest ważne, aby zwrócić uwagę odpowiednio wcześnie i ze zrozumieniem, ale konkretnie na okaleczające (np. amputacja piersi) lub powodujące poważne kalectwo następstwa (np. stomia jelitowa, dyspareunia, zaburzenia erekcji, nietrzymanie moczu i/lub stolca). Kontakt z odpowiednią osobą wspierającą, taką jak pielęgniarka stomijna lub grupa wzajemnego wsparcia (stowarzyszenie osób ze stomią), może być bardzo pomocny już przed wykonaniem operacji. Najczęściej pod wpływem wrażenia, jakie powoduje poważne rozpoznanie, znaczenie kalectwa dla normalnego codziennego życia nie zostaje w pierwszym momencie prawidłowo ocenione. Odnosi się to w sposób szczególny do zabiegów wykonywanych na narządach płciowych lub w ich bezpośredniej okolicy. Ważne jest przy tym rozgraniczenie pomiędzy przejściowymi i trwałymi uszkodzeniami. Różnorodne wypowiedzi na temat skutków ubocznych leczenia, ale także dotyczące efektywności leczenia („Usunęliśmy wszystko", ale lekarz ma na myśli tylko widoczny gołym okiem guz) powodują znaczną niepewność u pacjenta i należy ich zaprzestać, jeśli tylko jest to możliwe. Interwencje psychosocjalne, takie jak rozmowy z psychologiem, terapia za pomocą sztuki lub tańca, prowadzą do tego, aby utrata części ciała lub określonej funkcji była w odpowiednim stopniu przez chorego odżałowana, a zmienio-

35

ne ciało zostało przez niego czynnie zaakceptowane.

Leczenie w **hipertermii** postrzegane jest obecnie przez wielu laików jako metoda budząca duże nadzieje, jej skuteczność i przydatność jednak nie jest jeszcze w pełni potwierdzona. Przede wszystkim wśród onkologów panuje ciągle duży sceptycyzm, ponieważ nie są dostępne dotychczas żadne uznane wyniki badań [7, 10]. Obecnie hipertermia w niektórych przypadkach i w wybranych chorobach jest wykorzystywana w obrębie jednej z części ciała, wyłącznie w połączeniu z pełnymi dawkami radioterapii lub chemioterapii. Złagodzenie leczenia, które wydawało się dzięki niej możliwe, pozostaje wciąż niespełnioną nadzieją. Obecnie prowadzi się dokładne monitorowanie temperatury w okolicy guza w czasie terapii wynoszącym jedną godzinę przy temperaturze 42–43°C. Procedura ta oznacza dla pacjenta – oprócz ucisku spowodowanego przez ważący wiele kilogramów sprzęt – unieruchomienie przez około jedną godzinę, przeważnie w pozycji leżącej na plecach, powtarzane 10–16 razy (jeden lub dwa razy w tygodniu). Odczucie klaustrofobii, lęk przed miejscem wykonywania zabiegów i dolegliwości bólowe to najczęstsze przyczyny przerwania leczenia. Na czynniki te mogą mieć wpływ interwencje psychoonkologiczne (a w szczególności strategie relaksacyjne i psychoedukacja), tak że w poszczególnych przypadkach może występować specjalne zapotrzebowanie na odpowiednie wsparcie.

Zastosowanie odpowiednio wcześnie wsparcia interdyscyplinarnego, przy włączeniu wszystkich koniecznych pomocników (członkowie rodziny i przyjaciele, psychoonkolodzy, dietetycy, pracownicy socjalni, pielęgniarki stomijne i pielęgniarki opatrunkowe, grupy wzajemnego wsparcia, fizjoterapeuci i trenerzy sportowi w przypadku zespołu przewlekłego zmęczenia), powinny być obecnie postrzegane jako standard w opiece nad pacjentami.

PIŚMIENNICTWO

1. A prescription for psychosocial cancer care. Lancet 370 (2007) 1522
2. Deutsche Krebshilfe e.V.: Die Blauen Ratgeber z.B. Nr.053: Strahlentherapie: Deutsche Krebshilfe e.V., Bonn (2007)
3. Extermann M, Hurria A: Comprehensive geriatric assessment for older patients with cancer J Clin Oncol 25 (2007) 1824–1831
4. Fallowfield L, Ratcliffe D, Jenkins V, Saul J: Psychiatrics morbidity and its recognition by doctors in patients with cancer. Br J Cancer 84 (2001) 1011–1015
5. Goodwin PJ, Leszcz M, Ennis M et al.: The effect of group psychosocial support on survival in metastatic breast cancer. NEJM 345 (2001) 1719
6. Greer S: Improving quality of life: adjuvant psychological therapy for patients with cancer. Support Care Cancer 3 (1995) 248–151
7. Issels RD, Lindner LH, Wust P et al.: Regional hyperthermia improves response and survival when combined with systemic chemotherapy in the management of locally advanced, high grade soft tissue sarcomas of the extremities, the body wall and the abdomen J Clin Oncol 25 (2007) (Suppl.), ASCO, Abstract 10009
8. Lamzus K, Verres R, Hübener KH: Wie erleben Patienten die Strahlentherapie? Strahlenther Onkol 170 (1994) 162–168
9. Muss HB, Biganzoli L, Sargent DJ, Aapro M: Adjuvant therapy in the elderly: Making the right decision. J Clin Oncol 25 (2007) 1870–1875
10. van der Zee J, Gonzáles Gonzáles D, van Rhoon GC, van Dijk JD, van Dutten WL, Hart AA: Comparison of radiotherapy plus hyperthermia in locally advanced pelvic tumours: a prospective, randomized, multicentre trial. Dutch Deep Hyperthermia Group. Lancet 355 (2000) 1119–1925
11. van Halteren HK: Cancer and psychological distress: frequent companions. Lancet 364 (2004) 824–825

36

Ullrich Mehl

Przegląd metod terapeutycznych

W literaturze fachowej podaje się, że **potrzebę zastosowania leczenia psychoonkologicznego** zgłasza w praktyce klinicznej około 30–40% wszystkich pacjentów z chorobą nowotworową. Wychodząc naprzeciw temu zapotrzebowaniu, rozwinięto szerokie spektrum dostępnych metod terapeutycznych, spośród których kilka najczęściej wykorzystywanych w praktyce klinicznej i sprawdzonych pod względem skuteczności sposobów leczenia zostanie omówionych w dalszej części rozdziału. Ze względu na ograniczoną ilość miejsca nie można w tym rozdziale przedstawić całego spektrum propozycji terapii psychoonkologicznej.

36.1 Interwencje kryzysowe

Jako **sytuację kryzysową** określa się nagle występujące, ograniczone pod względem czasu trwania zaburzenia psychiczne, które pojawiają się jako reakcja na obciążające zdarzenia życiowe i stanowią zagrożenie dla życia człowieka, a w związku z tym wymagają udzielenia natychmiastowej pomocy [2]. Niebezpieczeństwo potencjalnie kryzysorodnego zaostrzenia powstaje nie tylko w związku z powiadomieniem o rozpoznaniu choroby nowotworowej; podczas całego przebiegu choroby może dochodzić do rozwoju sytuacji grożących załamaniem, przy czym każdy czynnik wywołujący implikuje indywidualne możliwości rozwiązania problemu oraz różne strategie dopasowania się do sytuacji i pokonywania trudności u osoby nim dotkniętej. Ważne wydaje się przy tym wczesne wdrożenie interwencji psychoonkologiczno-psychoterapeutycznej, zanim dojdzie do utrwalenia nieprawidłowych form adaptacyjnych [9].

Przy braku leczenia u niektórych pacjentów zwiększa się ryzyko rozwinięcia się zaburzeń związanych ze **stresem pourazowym**. Częstość występowania zaburzeń związanych ze stresem pourazowym jest określana przez średni przedział wynoszący 10–25% [22]. U osób dotkniętych tym problemem pojawiać się mogą stany nadmiernej pobudliwości wegetatywnej (hiperarozal) i nadmiernej lękliwości, jak również bezsenność, a szczególnie częste budzenie się ze snu. Niektórzy funkcjonują w sposób „pusty emocjonalnie" (*numbing*). Inni chorzy opowiadają o natarczywych wspomnieniach związanych z urazem (intruzje) lub o koszmarach na temat choroby nowotworowej.

Bardzo pomocni na gruncie terapeutycznym są terapeuci mający doświadczenie psychoonkologiczne z dodatkowym wykształceniem w zakresie **psychotraumatologii**, dzięki czemu mogą oni wykorzystywać techniki stabilizacji i dystansowania się (np. technika ekranu). Ćwiczenia stabilizujące, jak np. typu „spokojnego wewnętrznego miejsca" czy „wewnętrznego pomocnika" i inne, okazały się w tym zakresie szczególnie efektywne. Ewentualne zmierzenie się z traumą powinno nastąpić dopiero po wystarczającej stabilizacji pacjenta. W dalszej kolejności może nastąpić proces żałoby i odnalezienia siebie na nowo.

W ustalonym schemacie leczenia psychoonkologicznego może być również pomocna technika EMDR (*eye movement desensitization and reprocessing*). Została ona rozwinięta przez Francine Shapiro dla pacjentów po zdarzeniach traumatycznych. Shapiro sama przeszła chorobę nowotworową i odkryła podczas niej, że obciążające myśli nagle stały się dla niej lżejsze, kiedy spontanicznie porusza się oczami wskutek oczopląsu optokinetycznego. Podczas leczenia prowadzonego pod kierunkiem jednego z terapeutów stosujących technikę EMDR dochodzi często do zmiany stosunku pacjenta do wcześniejszych przeżyć i proces przestawienia wydaje się posuwać szybko do przodu [16].

Interwencja kryzysowa stanowi zawsze **pomoc natychmiastową**. Należy sprawdzić, czy pacjent jest gotowy do współdziałania oraz czy istnieje zagrożenie popełnieniem samobójstwa, a także czy wdrożenie pilnych i ochronnych metod jest potrzebne. W pierwszym etapie powinna być zastosowana interwencja raczej o charakterze wspierającym i stabilizującym, a dopiero potem skupiona na sytuacji konfliktowej. Na pierwszym planie znajduje się przezwyciężenie problemu obecnie i w określonym miejscu („tu" i „teraz") [11]. Rozmowa prowadzona w ramach psychoonkologicznej interwencji kryzysowej charakteryzuje się bardzo silną strukturyzacją narzuconą przez terapeutę oraz jego aktywną postawą.

Wyraźnym wskaźnikiem stabilności/niestabilności emocjonalnej pacjenta jest stopień **zaburzenia snu**. Stosownie do tego ważne jest, aby w ciężkich przypadkach zadbać o wystarczającą długość snu, na przykład poprzez krótkotrwałe stosowanie trankwilizerów, np. benzodiazepin, lub leków uspokajających, takich jak zopiklon lub zolpidem. Leki te jednak ze względu na niebezpieczeństwo powstania uzależnienia powinny być stosowane co najwyżej przez kilka dni. W dłuższej perspektywie, w przypadku gdy powszechnie stosowane leki nasenne nie pomagają, w leczeniu nasilonych zaburzeń snu może okazać się niezbędne włączenie leków przeciwdepresyjnych mających komponentę działania nasennego, np. mirtazapina, podawanych na noc. Zaletą regularnego leczenia przeciwdepresyjnego, stosowanego w małych dawkach przede wszystkim w celu poprawy jakości snu, jest brak powstawania zależności lekowej.

Typową **sytuację wyzwalającą** w postępowaniu kryzysorodnym stanowi często konfrontacja z własną śmiertelnością, jak również z obciążającymi psychicznie procedurami związanymi z leczeniem oraz działaniami ubocznymi po chemioterapii lub radioterapii, a ponadto niekiedy bardzo silnym odczuciem, że jest się wydanym na pastwę choroby lub „machiny leczenia", jak również zniszczeniem planów życiowych i utratą celu życia.

📖 PODSUMOWANIE

Postępowanie praktyczne/słowa kluczowe stosowane w interwencjach kryzysowych:

- Szybkie nawiązanie kontaktu.
- Wytworzenie solidnego związku terapeutycznego.
- Opracowanie aktualnego planu postępowania kryzysowego: „Co może pan/pani zrobić, aby uspokoić swoje emocje?"; „Do kogo może pan/pani się zwrócić, jeśli nie będzie mógł Pan/Pani już dłużej w wystarczającym stopniu się uspokoić?".
- Sprawdzenie, czy nie występują u pacjenta myśli samobójcze, a także czy jest on wystarczająco odprężony i wyspany.
- Ewentualne skierowanie chorego do specjalisty psychologa lub lekarza mającego duże doświadczenie psychotraumatologiczne bądź psychoonkologiczne.

❗WAŻNE

Określenie „psychoonkolog" ma niestety bardzo ograniczone znaczenie. Istnieją wprawdzie kursy dokształcające dla „psychoonkologów", jednak nie mogą one zastąpić pełnego kształcenia psychoonkologicznego, a jedynie je sensownie uzupełnić. Tschuschke słusznie zauważa, że tym sposobem także „psychoterapeuci amatorzy" [29] mogą być określani jako psychoonkolodzy.

36.2 Psychoterapia zorientowana psychodynamicznie

Szczególne znaczenie w psychoterapii dynamicznej ma powiązanie między pacjentem i terapeutą. **Budowanie zaufania** i **poczucie bazalnej ufności** są przy tym niezbędne. Istotne jest, aby punkt centralny interwencji nakierować bardzo ściśle na chorobę nowotworową i związane z nią problemy i konflikty emocjonalne. Wyjaśnione muszą zostać także te aspekty przeszłości i teraźniejszości, które utrudniają pacjentowi zaakceptowanie choroby [23]. Wobec tego należy szczególnie skupić się na kluczowych konfliktach w aktualnej sytuacji życiowej pacjenta, biorąc pod uwagę jego historię rodzinną [26].

W ramach terapii z lekarzem lub psychologiem mającym wykształcenie w psychologii dynamicznej lub psychoanalizie można popracować nad nieświadomymi blokadami i często powiązanymi z nimi **nieprawidłowymi adaptacyjnymi reakcjami obronnymi**. Celem jest to, aby w ten sposób niepokój związany z chorobą lub z procesem leczniczym, uczucie uzależnienia od innych oraz wypaczone i nierealne oczekiwania odnieść do rzeczywistości lub je rozwiać. Nie ma jednak w tym względzie żadnego jasno określonego, nadmiernie jawnego (bezpośredniego) sposobu postępowania [20].

Poza wsparciem emocjonalnym chodzi o wiele bardziej o pracę nad skuteczną **elastyczną reakcją obronną** u pacjenta. Oznacza to raczej interwencję opartą na „wewnętrznym ja" pacjenta niż jawną pracę. Jeśli okaże się jednak, że reakcje obronne są nieprawidłowe i wskutek tego zostają przysłonięte ważne efekty leczenia i opieki, wówczas należy uporządkować je tematycznie i ponownie przepracować. Czynniki związane z otoczeniem społecznym pacjenta, takie jak rodzina, przyjaciele, środowisko zawodowe, powinny być zawsze brane pod uwagę podczas pracy z pacjentem. Inne dalsze tematy to realistyczna samoocena obciążenia psychicznego dokonana przez chorego i aspekty związane z rozpoczęciem nowego etapu życia po rozpoznaniu choroby nowotworowej.

Równie często ujawniają się ważne aspekty, które mogą blokować walkę pacjenta z chorobą: niektórzy pacjenci mają skłonność do stanowczego odrzucania swojego realnego upośledzenia wywołanego chorobą nowotworową, np. opiekunki osób starszych, pomimo obrzęku limfatycznego i dolegliwości bólowych w stawie ramiennym po amputacji piersi, często dźwigają swoich podopiecznych, co może prowadzić do nadmiernego przeciążenia. Inni pacjenci cierpią z powodu przedłużonej reakcji żalu lub zachowują się regresywnie, skupiając

się na narzekaniach związanych z chorobą lub związanych z leczeniem, oraz oczekują od swojego otoczenia długotrwałej ochrony i rekompensaty za chorobę nowotworową. Znaczenie **subiektywnych teorii chorobowych** pacjenta jest szczególnie ważne ze względów terapeutycznych. W przypadku gdy te oczekiwania i odczucia oraz wynikające z nich konflikty nie zostaną wzięte pod uwagę i przepracowane, często nie udaje się tym pacjentom na nowo rozpocząć swojego życia.

Dla terapeutów działających w dziedzinie psychoonkologicznej praca z pacjentami, którzy czują egzystencjalne zagrożenie wynikające z choroby nowotworowej, stanowi olbrzymie wyzwanie, ponieważ pacjenci ci stają w obliczu własnej śmiertelności. W takich sytuacjach **własne doświadczenie**, które nabywa się podczas wieloletniego kształcenia dla psychoanalityków, okazuje się konieczną i bardzo cenną podstawą działania.

! **WAŻNE**

Terapeuta/opiekun powinien dysponować umiejętnością wewnętrznego uczuciowego współbrzmienia i okazywania zainteresowania pacjentowi [12]. Wymaga się od niego, aby utrzymywał intensywną bliskość z pacjentem z chorobą nowotworową, równocześnie zważając na zachowanie odpowiednich granic.

36.3 Terapia behawioralna

Diagnostyka behawioralna obejmuje dokładne rozważenie wzorca postępowania, który powinien zostać zmieniony (analiza celu), warunków, w których doszło do wykształcenia tego zachowania i utrwalenia w określonym momencie w przeszłości (analiza problemu), oraz możliwości terapeutycznych, które przyczynią się do pożądanych zmian (zaplanowanie terapii) [10].

Zasadniczo chodzi w terapii behawioralnej o to, aby zmodyfikować dysfunkcjonalne podłoże i dysfunkcjonalne zachowania pacjenta na wszystkich poziomach – obserwowanego postępowania, reakcji fizycznych i odczuć – oraz zmobilizować siły, dzięki którym możliwe będzie odtworzenie **strategii zwalczania** [6]. Szczególną uwagę należy przy tym zwrócić na stabilizację samooceny i wzmocnienie kompetencji społecznych.

Często wdrażane interwencje behawioralne u pacjentów onkologicznych stanowią metody konfrontacyjne, których skuteczność została wykazana szczególnie w leczeniu lęków, jakie mogą wystąpić np. podczas chemioterapii i radioterapii. W ramach układowej desensybilizacji powinno się dążyć w pierwszej kolejności do wytworzenia **stanu odprężenia** (podrozdz. 36.9).

Na kolejnym etapie sporządza się indywidualną **drabinę hierarchiczną strachu**. Następnie pacjentowi w stanie rozluźnienia zostają przedstawione poszczególne elementy, nad którymi można ćwiczyć zarówno w wyobraźni, jak i dodatkowo poprzez wyszukiwanie sytuacji wyzwalających strach (np. przebywanie na oddziale radioterapii). Ekspozycję można rozpoczynać od sytuacji najsilniej wywołujących strach (zalewanie bodźcami) lub też przygotowując się małymi krokami (ekspozycja stopniowana), przy czym autor uważa ten drugi sposób postępowania u pacjentów onkologicznych za właściwy. Czas trwania starannie przygotowanej ekspozycji zależy głównie od tego, jak pacjent przeżywa odwzorowanie swojego strachu. U niektórych pacjentów z depresją wprowadza się metody operacyjne, jak np. pozytywne wzmocnienie i samowzmocnienie.

W poprawianiu **komunikacji** między pacjentem a jego najbliższymi oraz lekarzami wykazano użyteczność zabawy w teatr. W treningu kompetencji społecznych, ewentualnie treningu pewności siebie w grupie, szczególnie przydatne jest przygotowywanie i odgrywanie społecznych scen będących potencjalnie źródłem konfliktu. Możliwość uświadamiania sobie zachowań własnych i zachowań innych ludzi w pełny i adekwatny sposób, ewentualnie wspomagając się przy tym nagraniami wideo albo naśladując innych członków grupy, bądź

też otrzymując wzmocniony przekaz przez terapeutów, powoduje, że modyfikacja zachowania może zostać wypróbowana i opracowana.

Poznawcze przemiany strukturalne mogą być pożyteczne w szczególności u pacjentów onkologicznych z objawami depresyjnymi, którzy często cierpią z powodu subiektywnych przekonań o chorobie jako o czymś, czemu sami zawinili, oraz u osób mających skłonność do nadmiernego generalizowania, pochopnego wyciągania ostatecznych wniosków, rozszczepionego myślenia, personalizacji i selektywnego uogólniania faktów [1]. W przypadku poznawczych przemian strukturalnych chodzi o to, aby rozpoznać dysfunkcjonalny sposób myślenia typowy dla pacjentów z chorobą nowotworową, omówić to i zastąpić prawidłowym sposobem rozumowania. Ponieważ u niektórych pacjentów onkologicznych nie występuje myślenie dysfunkcjonalne, nie u wszystkich pacjentów konieczne jest stosowanie poznawczych przemian strukturalnych.

36.4 Terapia za pomocą sztuki i twórczości artystycznej (arteterapia)

Terapia za pomocą sztuki i twórczości artystycznej jest jedną z metod terapeutycznych o charakterze pogłębionym psychologicznie, jednak jest ona u pacjentów z chorobą nowotworową – co jest typowe dla całej dziedziny psychoonkologii – początkowo stosowana jako skierowana na potencjał wewnętrzny pacjenta i wspieranie jego „ja". Stanowi ona metodę terapeutyczną wykorzystującą działanie i przeżycia, które pogłębiają i różnicują **odczuwanie własnego „ja"** oraz poprawiają umiejętności wyrażania siebie i werbalizowania własnych doznań. Pacjenci często wyrażają swoje życzenia na początku terapii grupowej po odwróceniu uwagi od choroby nowotworowej. Chcą wymienić się doświadczeniami z innymi chorymi oraz wypróbować coś nowego lub też poszukują odprężenia i kontaktu z osobami, które cierpią na tę samą chorobę. Wypróbowywanie na zasadzie zabawy pośredniczy – przede wszystkim u niepewnych i nastawionych sceptycznie pacjentów – w przejściu do działalności twórczej, która umożliwia zilustrowanie wewnętrznych obrazów. Malowanie, szkicowanie i rzeźbienie w modelinie pomaga wyrazić odczucia, nastroje, fantazje, wspomnienia i wyobrażenia w kolorze, z wykorzystaniem glinki i kolażu, często lepiej, niż było to wcześniej możliwe za pomocą słów [7]. Powstające obiekty obrazują przeważnie stan wewnętrzny pacjenta, jego aktualną sytuację życiową oraz obawy i życzenia.

W zależności od potrzeb i gotowości każdego pacjenta, jak również biorąc pod uwagę jego reakcje obronne, można tym „obiektom" podczas końcowych rozważań – najczęściej podczas rozważań nad obrazami, w ramach grupy lub w trakcie terapii indywidualnej – przyjrzeć się i ewentualnie je omówić. Terapia za pomocą twórczości artystycznej, z ewentualnym wykorzystaniem nadzwyczajnych kanałów dostępu, otwiera pacjenta, którego osobiste zaangażowanie było dotychczas odszczepione, oraz pozwala na osiągnięcie lepszych warunków do werbalno-psychoterapeutycznego postępowania z jego problemami [15].

📖 **PODSUMOWANIE**

Postępowanie praktyczne/słowa kluczowe:
Proces pokonywania choroby przebiega u poszczególnych osób z chorobą nowotworową w sposób różnorodny. Poprzez stworzenie obrazu lub rzeźby z gliny i związany z tym wybór materiału oraz zmagania z formą mogą zostać postawione pierwsze kroki w kierunku aktywnego pokonywania choroby. Uwolnione zostają przy tym siły kreatywne, a zdrowe składniki osobowości zostają wzmocnione. Ale należy zachować **ostrożność w przedstawianiu interpretacji**: uważna praca z obrazami powinna być zarezerwowana dla doświadczonych terapeutów! W przebiegu procesu twórczego udaje się bardzo często rozwinąć nowe perspektywy życiowe.

36.5 Terapia zajęciowa

Niektórzy chorzy na raka odczuwają chorobę nowotworową nie tylko jako fizyczne, ale również jako psychiczne uszkodzenie, zwłaszcza gdy zostaje im amputowana jakaś część ciała, np. pierś. Z tym bardzo często związane jest nasilone uczucie niepewności w zakresie poczucia własnej wartości. Twórczy akt osiągnięcia celu i „wyprodukowanie dzieła" jest przeżywane przez wielu pacjentów jako doznanie pocieszające, dodające otuchy i przywracające poczucie własnej wartości. Terapia zajęciowa ponadto ułatwia dotarcie do pacjentów mających zastrzeżenia i odczuwających złość w związku z opieką psychoonkologiczną lub też pacjentów, u których uaktywnił się konflikt związany z ich brakiem zgody na uzależnienie od drugiej osoby. Dzieje się tak m.in. dzięki temu, że godzina rozpoczęcia i zakończenia zajęć w przypadku tego rodzaju leczenia w niektórych ośrodkach może być określana przez samego pacjenta (otwarte atelier). Połączenie czasowej opieki pełnionej przez terapeutów zajęciowych oraz „nienadzorowanego otwartego atelier" pozwala pacjentom na samodzielne sterowanie sprawowania nad nimi opieką. Ta możliwość dokonania wyboru wzmacnia u chorych **poczucie autonomii** – przede wszystkim u ambiwalentnych pacjentów.

36.6 Praca z ukierunkowywanymi wyobrażeniami (ćwiczenia wizualizacyjne)

Każdy człowiek dysponuje pewnymi **zasobami wyobraźni**, do których może uzyskiwać dostęp, np. wskutek urazów lub podczas twórczych procesów artystycznych. Wiele osób opowiada o obrazach, które wyłaniają się u nich z podświadomości, kiedy malują, muzykują lub uprawiają sporty wytrzymałościowe (np. bieg maratoński). Wyobraźnia zyskuje szczególne znaczenie podczas pracy nad stosunkiem pacjenta do choroby i podczas aktywowania zasobów jego podświadomości, ponieważ wspiera ona zarówno symbolikę werbalną, jak i pozawerbalną, a także pozwala na zagospodarowanie obszarów tabu [17].

Zdolność do posługiwania się wyobraźnią może zostać wyćwiczona w grupie jako element pomocniczy w przypadku stanów napięcia i niepokoju psychiczno-duchowego. **Sugestie** dotyczące czynników bezpośrednio wpływających na rozwój guza – jak to zostało zaproponowane przez Carla Simontona – powinny zostać potraktowane krytycznie, ponieważ wyobrażenie, że możliwy jest bezpośredni wpływ chorego na guza, budzi u pacjentów nierealne oczekiwania, a do tego może podsycać wspaniałe i nadzwyczajne fantazje dotyczące leczenia. Skutkiem tego jest często u pacjenta poczucie winy, że ćwiczenia nie były wystarczająco często podejmowane lub że nie były prawidłowo wykonywane, co stało się przyczyną ewentualnego dalszego postępu choroby.

Wielu pacjentów czuje się mniej bezradnie, jeśli uda im się wykształcić zdolność do realizowania swoich wyobrażeń we własnym umyśle. Doświadczenia z tym związane można gromadzić szczególnie podczas terapii **pourazowych zaburzeń reaktywnych**. Nasuwające się przy tym obrazy (intruzyjne) prowadzą do rozchwiania się psychicznych mechanizmów obronnych. Dlatego wykorzystywane powinny być jedynie ćwiczenia wyobrażeniowe nakierowane na zasoby pacjenta, jak np. ćwiczenie „bezpiecznego wewnętrznego miejsca" lub „wewnętrznego pomocnika", ponieważ to one często działają stabilizująco na psychikę. Doświadczenia nabyte podczas terapii pourazowej są użyteczne w zakresie dotyczącym pracy nad zagrażającymi „projekcjami wewnętrznymi", jak również nad ukrywanymi w podświadomości zewnętrznymi czynnikami stresowymi [4]. Aby przeciwdziałać uczuciu bezradności, jakie pojawia się u niektórych osób chorych na nowotwory, należy w znacznym stopniu ograniczyć obce interwencje sugestywne lub ewentualnie prowadzić je w sposób bardzo wyważony. Używane motywy z wyobraźni powinny być na tyle szerokie i otwarte, żeby pacjent mógł odnaleźć dostęp do swych własnych **pokładów podświadomości**.

Jako przykład zajęć sięgających do wyobraźni można wymienić psychoterapię katatymicz-no-imaginacyjną [8] oraz zajęcia z wykorzystaniem wyobrażeń [13] w ramach psychodynamicznej pourazowej terapii imaginacyjnej [14], podczas której u pacjentów z chorobą nowotworową przeważnie pracuje się z motywami pomagającymi odzyskiwać stabilizację i siłę wewnętrzną.

PODSUMOWANIE

Postępowanie praktyczne/słowa kluczowe:
W psychoonkologii należy zwracać szczególną uwagę na mechanizmy obronne pacjenta. W związku z tym żaden pacjent nie powinien być zmuszany do tego, aby zamykać oczy, kłaść się lub sięgać do swojej wyobraźni, jeśli nie jest na to gotowy lub jest zbyt niestabilny. Celem wykorzystywania wyobrażeń, czerpiących z **zasobów wewnętrznych pacjenta** przy udziale terapeuty mającego doświadczenie psychoterapeutyczne, jest pokonanie obciążających obrazów wewnętrznych i zachowanie do nich dystansu.

36.7 Psychodrama

W psychodramie chodzi o to, aby **przedstawić zewnętrznie obrazy wewnętrzne** (wyobrażenia) za pomocą prostych środków scenicznych. Daje to pacjentowi możliwość przekazania innym swoich duchowych przeżyć, dostrzeżenia ich i zastanowienia się nad nimi (refleksji), a w ostatecznym rozrachunku wprowadzenia zmian w swoim postępowaniu.

Psychodrama może być wprowadzona w celu odegrania różnych scenariuszy, jak np. strach przed następstwami operacji, śmierć jako następstwo zabiegów medycznych lub perspektywa wyzdrowienia. Psychodramatyczne antycypowanie mających nastąpić wydarzeń życiowych poszerza repertuar ról oraz umożliwia zdystansowanie się i **odzyskanie możliwości kontroli** w przypadku odczuwanych jako traumatyczne wydarzeń związanych z chorobą lub leczeniem [3].

Przykładami technik psychodramatycznych są: wczuwanie się w rolę i zamienianie się rolami, naśladowanie oraz tworzenie rzeźby. Wyjaśnienie zasad poszczególnych technik przekracza jednak ramy tego rozdziału. Psychodrama stwarza możliwość przepracowania możliwie najbardziej prawdopodobnych wydarzeń i sytuacji, jako wartościowego uzupełnienia werbalnych metod pracy psychoterapeutycznej.

36.8 Muzykoterapia

Wyróżnia się muzykoterapię bierną (odbiorczą) i muzykoterapię czynną. W ramach opieki psychoonkologicznej wykorzystywana jest przeważnie **muzykoterapia odbiorcza**. Słuchanie uspokajającej muzyki pozytywnie wpływa na fizjologiczne wykładniki stresu, takie jak ciśnienie tętnicze krwi, tętno i oddech [24].

Istnieją dowody świadczące o tym, że dzięki temu rodzajowi terapii zmniejsza się wydzielanie **„hormonów stresowych"** i dlatego można mówić o jego pozytywnym wpływie na samopoczucie pacjentów. Wielu pacjentów zgłasza, że czują się bardziej odprężeni dzięki muzyce, odczuwają mniejszy strach oraz częściowo także rejestrują mniejsze dolegliwości bólowe. Te pozytywne efekty mogą zostać wykorzystane przez pacjenta i terapeutę między innymi przed rozpoczęciem, jak i w trakcie chemioterapii, radioterapii lub innej uciążliwej metody leczenia.

Muzykoterapia okazała się niezawodna również w warunkach ambulatoryjnych i podczas zajęć rehabilitacyjnych. W ustalonym programie długo przebywającej ze sobą grupy pacjentów lub podczas zajęć indywidualnych także **czynna muzykoterapia** – w trakcie której pacjenci pod kierunkiem opiekuna samodzielnie eksperymentują z instrumentami muzycznymi – może dostarczać pacjentom bardzo pozytywnych doznań. Czynna muzykoterapia może dzięki interakcji pacjenta z innymi członkami grupy w znacznym stopniu poprawić kontakty międzyludzkie. Improwizacje są często przeżywane przez chorych jako coś bardzo wyzwalającego; mogą działać wzmacniająco na poczucie własnego „ja", poprawiać umiejętność wyrażania siebie i poszerzać pole wyobraźni.

Niektórzy pacjenci jednak w ten sposób wyrażają swoje wewnętrzne napięcia i swoją agresję, co tłumaczy, dlaczego aktywna muzykoterapia rzadziej i z dużą ostrożnością jest wykorzystywana u pacjentów z chorobą nowotworową – część chorych irytują doznawane silne emocje i mogą się oni poczuć zagrożeni.

Jeśli muzykoterapia jest odpowiednio stosowana, wielu pacjentów czuje po zajęciach znaczne odprężenie i wdzięczność. Pokrywa się to z relacjami innych pacjentów, którzy doświadczali uczucia nadziei i optymizmu co do własnej przyszłości [30].

36.9 Techniki relaksacyjne

Liczne doświadczenia z technikami relaksacyjnymi dotyczą głównie treningu autogennego, progresywnej relaksacji mięśni według Jacobsona i metody Qigong.

Trening autogenny

Treningu autogennego [18] najłatwiej jest się nauczyć dzięki sugestiom wypowiadanym przez terapeutę. Podczas treningu przećwiczone zostaje między innymi odczuwania ciężaru i ciepła („ręce i nogi są ciężkie – ręce i nogi są gorące – jestem całkiem spokojny", co pozwala pacjentowi na stopniowe osiągnięcie przestawienia psychowegetatywnego. Dodatkowe elementy (ćwiczenia narządowe) pogłębiają świadome odczuwanie własnego ciała przez pacjenta [15]. Celem treningu jest nauczenie pacjenta, jak samodzielnie przeprowadzić zapoczątkowany przez terapeutę proces sugestii w postaci autosugestii, ewentualnie autohipnozy. Niektórzy pacjenci mogą w późniejszym okresie z łatwością samodzielnie kontynuować trening autogenny za pomocą magnetofonu (płyty z muzyką).

Progresywna relaksacja mięśni według Jacobsona

Skuteczność tej metody udowodniono naukowo na podstawie najbardziej niezawodnych empirycznych dowodów, szczególnie w przypadku leków, napięcia psychicznego, bólów głowy i zaburzeń snu [5]. Pacjent uczy się pod kierunkiem terapeuty na krótko (5–10 sekund) napinać określone grupy mięśniowe, a następnie je rozluźniać (około 30 sekund). Uwaga chorego zostaje przy tym skupiona na różnicy pomiędzy rozluźnianiem i napinaniem mięśni. Poprzez taki indukowany kontrast osiąga się przeważnie dość wcześnie pierwsze doświadczenie relaksujące, które wielu pacjentom – szczególnie tym niecierpliwym – ułatwia poczynienie dalszych postępów z tą metodą. Zarówno badania naukowe, jak i doświadczenia kliniczne potwierdziły działanie wspierające relaksacji, głównie w przypadku stosowania chemioterapii, jak też redukcję dolegliwości bólowych i stanów napięcia emocjonalnego [27].

Metoda Qigong

Metoda Qigong wywodzi się z medycyny chińskiej. W trakcie kierowanych przez terapeutę ćwiczeń przeprowadza się łatwe, odciążające stawy ćwiczenia oddechowe, ćwiczenia postawy ciała i ćwiczenia ruchowe. Ta metoda wymaga określonej minimalnej wydolności fizycznej pacjenta, wskutek czego wydaje się szczególnie użyteczna w zakresie opieki rehabilitacyjnej i ambulatoryjnej. Z praktycznego doświadczenia autora wynika, że metoda Idogo Qigong (z drążkiem) jest szczególnie dobra dla pacjentów z chorobą nowotworową i prowadzi do poprawy utrzymania równowagi i wydolności oddechowej.

📖 **PODSUMOWANIE**

Postępowanie praktyczne/słowa kluczowe dotyczące technik relaksacyjnych:
Wszystkie techniki relaksacyjne wprowadzane w sposób ostrożny wywierają stabilizujący wpływ na pacjentów z chorobą nowotworową, zwłaszcza że dzięki nim pacjenci czują, że mogą zrobić coś dla siebie i nie muszą się czuć bezradni i wyeksploatowani. Ważne jest, aby zwrócić pacjentom uwagę na

to, że oni sami mogą dokonywać wyboru, czy podczas ćwiczeń chcą mieć otwarte oczy czy też chcą je zamknąć. Niektórzy pacjenci niezrównoważeni emocjonalnie lub po traumatycznych przeżyciach potrzebują wzmocnionego sprowadzenia do rzeczywistości poprzez utrzymanie otwartych oczu, aby zachować wystarczającą kontrolę nad otoczeniem. W przypadku tych pacjentów preferuje się nastawienie ograniczające regresywnie, pozostawanie w pozycji siedzącej, w czym szczególnie użyteczna jest progresywna relaksacja mięśniowa.

36.10 Terapia par i terapia rodzinna

Zgodnie ze współczesną wiedzą psychoterapeutyczną praca nad stosunkiem pacjenta do swojej choroby nie jest spostrzegana jedynie w kategoriach czystego mechanizmu wewnątrzpsychicznego, lecz rozumiana raczej jako **„proces pracy systemowej"**, w który zaangażowane są liczne osoby spełniające różne role [31].

Wskutek choroby nowotworowej dochodzi często do występowania obciążeń emocjonalnych w układach partnerskich i rodzinnych. Osoba chora na raka musi się nauczyć, jak przyjąć **rolę pacjenta**, podczas gdy członkowie rodziny powinni w pewnych okolicznościach przejąć zadania wspierające chorego, jednocześnie nie pomijając jego autonomii ani nie ubezwłasnowolniając go całkowicie. Często pacjenci z chorobą nowotworową czują, że nie powinni obciążać swojego otoczenia, co może doprowadzić do ich wycofania się ze wszystkich układów i więzi społecznych. Olbrzymią rolę odgrywają także konflikty pomiędzy partnerami czy w rodzinie, jak i stosunki panujące między pacjentem i jego dziećmi.

Terapia partnerska i terapia rodzin powinna być prowadzona przez psychoterapeutów szczególnie doświadczonych w tym zakresie, ponieważ w trakcie jej trwania należy brać pod uwagę równocześnie wiele różnych aspektów. Stosowane metody terapii wspomagają chorego na raka i pozwalają mu w wyjaśnieniu nieporozumień z członkami rodziny, w rozwinięciu indywidualnego stylu porozumiewania się i odnalezieniu się na nowo w życiu codziennym. W przypadku niepomyślnego przebiegu choroby dużą rolę odgrywa **terapia dla członków rodziny chorego** w okresie żałoby po jego śmierci. Jest wskazane, aby wszystkie osoby chore dopasowały styl komunikowania się, który opiera się na ostrożnej szczerości i jest dostosowany do możliwości i stanu psychicznego osoby z chorobą nowotworową.

Jeśli pacjent osiągnie stabilizację somatyczną i psychiczną, powinien powrócić do swojego **środowiska pracy**, otrzymując odpowiednie wsparcie. Wczesne kierowanie na rentę jest najczęściej katastrofą finansową i psychiczną dla chorych i dlatego w określonych przypadkach powinno być odkładane możliwie najdłużej [19].

U dzieci osób chorych na raka czasami pojawia się **myślenie magiczne**, co oznacza, że walczą one z wyobrażeniami, że poprzez „złe pragnienia" lub ataki fizyczne wywołały chorobę nowotworową u jednego z rodziców. Także w tym przypadku sposób komunikowania się z dzieckiem powinien być uzależniony od stopnia jego dojrzałości psychicznej i wieku. Wskazówki dotyczące sposobu podchodzenia do tematu choroby i śmierci można znaleźć w specjalnych książkach dla dzieci [28] oraz u doświadczonych psychoterapeutów.

📖 **PODSUMOWANIE**

Postępowanie praktyczne/słowa kluczowe:
Pacjent zaczyna komunikować się w stylu, który opiera się na szczerości, jednak należy pamiętać o zachowaniu stabilizacji psychicznej oraz odpowiednich mechanizmów obronnych pacjenta z chorobą nowotworową, a także członków jego rodziny.

36.11 Terapia indywidualna i terapia grupowa

Spotkanie w ramach terapii indywidualnej jest wskazane wówczas, gdy pacjent jest słaby

psychicznie i do tego ma nastawienie pesymistyczne, dolegliwości i cierpienia innych przyjmuje bezkrytycznie, a także nie może się w wystarczającym stopniu do nich zdystansować. Również postawy socjofobiczne oraz konieczność przekazania bardzo wstydliwych treści, a także wyrażone przez pacjenta z chorobą nowotworową życzenie przemawiają z reguły za prowadzeniem terapii indywidualnej.

Psychoanalityk grupowy i psychiatra Yalom przedstawił swoje długoletnie doświadczenia z pracy z chorymi na raka zarówno w postaci prac naukowych [32], jak i książek z gatunku literatury pięknej [33]. Omówił w nich liczne **czynniki wpływające na psychoterapię grupową**, wśród których doświadczane jako szczególnie pomocne są: poczucie przynależności do grupy (identyfikacja z grupą) i uczucie akceptacji ze strony grupy, akceptacja okoliczności dotychczas wypieranych ze świadomości, uczenie się, możliwość wyrażania swoich odczuć i krytyki oraz wypróbowywanie określonych sposobów zachowania [21]. Pacjentowi z chorobą nowotworową należy również zaproponować, aby po zakończeniu opieki i leczenia terapeutycznego w przypadku ponownego wystąpienia problemów raz jeszcze zgłosił się do terapeuty. Ta możliwość działa przeważnie stabilizująco i uspokajająco na chorego.

📖 **PODSUMOWANIE**

Postępowanie praktyczne/słowa kluczowe:
Terapeuta powinien w ramach nabywania własnego doświadczenia nauczyć się, jak wytłumaczyć kwestie związane z własną śmiertelnością, radzeniem sobie z uczuciami braku wsparcia ze strony innych osób, a także bezradnością i lękami egzystencjalnymi, które pojawiają się podczas pracy z pacjentami chorymi na raka. Aby wyeliminować zjawisko wtórnej traumatyzacji chorego przez terapeutę i zapewnić prawidłowy stan spokoju emocjonalnego, należy zadbać o regularne kontrole psychoonkologiczno-psychotraumatologiczne ze strony przełożonych [25].

PIŚMIENNICTWO

1. Beck AT, Rush AJ, Shaw BF et al.: Kognitive Therapie der Depression. Beltz, Weinheim, Basel (1999)
2. Ermann M: Psychosomatische Medizin und Psychotherapie, 4. Aufl. Kohlhammer, Stuttgart (2004)
3. Frick E, Mehl U: Psychodrama. In: Sellschopp A (red.): Psychoonkologie. Zuckschwerdt, München, Wien, New York (2005) 63–67
4. Frick E, Weber S: Imagination. In: Sellschopp A (red.): Psychoonkologie. Zuckschwerdt, München, Wien, New York (2005) 57–62
5. Grawe K et al.: Psychotherapie im Wandel. Hogrefe, Göttingen (1994)
6. Härtel K, Schreiner M: Verhaltenstherapie. In: Sellschopp A (red.): Psychoonkologie. Zuckschwerdt, München, Wien, New York (2005) 50–56
7. Hagenheimer G, Mehl U, Kohls D: Kunst- und Gestaltungstherapie. In: Sellschopp A (Hrsg.): Psychoonkologie. Zuckschwerdt, München, Wien, New York (2005) 72–74
8. Hartmann M: Die Fenster der Seele öffnen. Zur Katathym- imaginativen Psychotherapie Krebskranker. In: Kottje-Birnbacher L, Sachsse U, Willke E (red.): Imagination in der Psychotherapie. Huber, Basel, Bern (1997) 168–174
9. Hofmann A: EMDR in der Therapie posttraumatischer Belastungssyndrome. Thieme, Stuttgart (1999)
10. Kanfer FH, Reinecker H, Schmelzer D: Selbstmanagement- Therapie: Ein Lehrbuch für die klinische Praxis. Springer, Berlin (2000)
11. Loscalzo M, Brintzenhofeszoc K: Brief crisis counseling. In: Holland IC (ed.): Psychooncology. Oxford University Press, New York (1998) 662–675
12. Pouget-Schors D: Tiefenpsychologisch fundierte Psychotherapie. In: Sellschopp A (red.): Psychoonkologie. Zuckschwerdt, München, Wien, New York (2005) 46–49
13. Reddemann L: Imagination als heilsame Kraft. Pfeiffer, Stuttgart (2004)
14. Reddemann L: Psychodynamisch imaginative Traumatherapie. Pfeiffer, Stuttgart (2004)
15. Rudolf G: Psychotherapeutische Medizin und Psychosomatik. Thieme, Stuttgart (2000)
16. Sachsse U: Traumazentrierte Psychotherapie. Schattauer, Stuttgart (2004)
17. Schlömer-Doll U: Entspannung, Imagination und Kreativität. In: Verres R, Klusmann D (red.): Strahlentherapie im Erleben des Patienten. Barth, Heidelberg, Leipzig (1997) 205–224
18. Schultz JH. Das Autogene Training. Thieme, Stuttgart (1987)
19. Schulz KH, Schulz H, Schulz O et al.: Krebspatienten und ihre Familien. Schattauer, Stuttgart (1998)
20. Schwarz R: Psychotherapeutische Grundlagen der psychosozialen Onkologie. Psychotherapeut 40 (1995) 313–323
21. Senf W, Broda M (Hrsg.): Praxis der Psychotherapie. Thieme, Stuttgart (2000)
22. Smith MY, Redd WH, Peyser C, Vogl D: Post-traumatic stress disorder in cancer: a review. Psychooncology 8 (1999) 521–537
23. Sourkes MS, Massie MJ, Holland IC et al.: Psychotherapeutic issues. In: Holland JC (ed): Psychooncology. Oxford Universities Press, New York (1998) 694–700
24. Spintge R: Musik in Anästhesie und Schmerztherapie. Anästhesiol Intensivmed. Notfallmed Schmerzther 35 (2000) 254–261
25. Stamm H: Sekundäre Traumastörungen. Junfermann, Paderborn (2002)
26. Straker N: Psychodynamic psychotherapy for cancer patients. J Psychother Pract Res 7 (1998) 1–9
27. Syrjala KL: Relaxation and imagery and cognitive behavioral training reduce pain during cancer treatment. Pain 63 (1995) 189–198
28. Tausch-Flamer D: Wenn Kinder nach dem Sterben fragen. Herder, Freiburg (2001)
29. Tschuschke S: Psychoonkologie. Schattauer, Stuttgart (2006)
30. Weber S: Vergessen wo ich bin ... – Musiktherapie mit Krebspatienten während der Chemotherapie. In: Kraus W (red.): Die Heilkraft der Musik – Einführung in die Musiktherapie. Beck, München (1998) 186–193
31. Wibmer W, Rechenberg-Winter P: Paar- und Familientherapie. In: Sellschopp A (red.): Psychoonkologie. Zuckschwerdt, München, Wien, New York (2005) 84–87
32. Yalom I: Theory and practice of group psychotherapy. Basic books, New York (1985)
33. Yalom I. Die Reise mit Paula. btb – Goldmann-Verlag, München (2000)

36

Pia Heußner

37

Aspekty związane z farmakoterapią zaburzeń psychicznych w onkologii

! WAŻNE

Co najmniej jedna czwarta wszystkich pacjentów z chorobą nowotworową cierpi w przebiegu schorzenia na istotne klinicznie zaburzenia psychiczne. Wśród nich znajdują się – oprócz schorzeń psychiatrycznych niezwiązanych z chorobą nowotworową, występujących jeszcze przed rozpoznaniem raka – przede wszystkim: stres psychospołeczny, zaburzenia adaptacyjne, stany depresyjne, zaburzenia lękowe i zaburzenia świadomości (rozdz. 9–11).

Obok specjalistycznej opieki psychoonkologicznej i interwencji kryzysowych farmakoterapia zaburzeń psychicznych u osób chorych na raka stanowi pod wieloma różnymi względami olbrzymie wyzwanie [3, 6, 8].

37.1 Wpływ farmakoterapii na relacje między lekarzem/ /terapeutą a pacjentem

Wdrożenie farmakoterapii psychiatrycznej zawsze oddziałuje na relacje pomiędzy pacjentem i lekarzem lub terapeutą. Zalecenie „proszków" w celu poprawy samopoczucia psychicznego może zatem wpływać na **regulację poczucia własnej wartości i niezależności** pacjenta. Te aspekty należy rozważyć na spotkaniach zespołów psychoterapeutycznych, zanim wpłynie na podejście do pacjenta i przypisywanie pozostałych znaczeń. Farmakoterapię zaburzeń psychicznych mogą wspierać magiczne fantazje o jej wszechmocy lub osłabiać ogromne lęki przed jej niekorzystnym wpływem [7], co sprawia, że ocena leczenia za pomocą zaleconego preparatu waha się nieustan-

nie pomiędzy sukcesem a porażką. Z drugiej strony, zalecenie leku przeciwdepresyjnego lub uspokajającego nie powinno zastępować empatycznej rozmowy z pacjentem, podczas której chory może wyjaśnić i opowiedzieć swojemu lekarzowi lub terapeucie o uczuciach strachu, wściekłości i żalu.

W szczególnych okolicznościach, jakie występują w onkologii, w których od pacjentów w sytuacjach zagrożenia egzystencjalnego często wymaga się szybkiego podejmowania racjonalnych decyzji o dużym znaczeniu, ogromną rolę odgrywa szybsze farmakologiczne **zwalczanie objawów**: zmniejszenie stanów napięcia afektywnego, ograniczenie dręczących zaburzeń myślenia (myśli natrętnych), redukcja zaburzeń napędu. W tym przypadku zastosowanie wyłącznie psychoterapii z jej opóźnionym, ale dłużej utrzymującym się efektem działania jest mniej właściwe.

37.2 Interakcje lekowe i pacjenci z licznymi schorzeniami

Oddziaływanie na pracę różnych narządów oraz upośledzenie funkcji związanych z przemianą materii w obrębie wątroby i nerek wskutek polekowych działań ubocznych i niepożądanych, jak również *de facto* nieprzewidywalność interakcji farmakologicznych (tab. 37.1; zob. także niżej zamieszczony przegląd) w przypadku niezbędnej polifarmakoterapii onkologicznej powodują u lekarza i pacjenta nadmierną ostrożność w stosowaniu leków, która może doprowadzić do wdrożenia **niedostatecznego leczenia psychofarmakologicznego**.

37

⃞PODSUMOWANIE

Czynniki zwiększające ryzyko wystąpienia interakcji lekowych:
- Duże powinowactwo do wiązania się leku z białkami.
- Metabolizm zależny od cytochromu P 450.
- Wąski zakres stężeń terapeutycznych leku.

Mimo to, przy zachowaniu ostrożności, możliwe jest wybranie w sposób sensowny **odpowiednich preparatów**. Zaleca się, żeby każdy internista i lekarz działający w obszarze psychoonkologii zdobył doświadczenie z 1–2 lekami stosowanymi z różnych wskazań, aby móc je zalecać swoim pacjentom (tab. 37.2; zob. także niżej zamieszczony przegląd). Jeśli te lekarstwa mimo prawidłowego dawkowania nie wywołują oczekiwanego efektu, należy skonsultować się ze specjalistą z dziedziny psychiatrii [8].

Tab. 37.1 Ilościowe i jakościowe zmiany w działaniu preparatów farmakologicznych wywołane przez inny preparat.

Parametr	Zmiany
Farmako-dynamika	• Podobny mechanizm działania • Inny mechanizm działania
Farmako-kinetyka	• Absorpcja • Penetracja do tkanek • Metabolizm • Wydalanie
Efekt działania	• Wzmocnienie działania • Osłabienie działania • Uzupełnienie działania • Zmiana działania
Działania uboczne	• Nasilenie działań ubocznych • Osłabienie działań ubocznych • Zmiana działań ubocznych

⃞PODSUMOWANIE

Zalecenia dotyczące dawkowania leków psychotropowych u pacjentów z licznymi schorzeniami:
- Niskie dawki początkowe.
- Powolne zwiększanie dawki.
- Często niskie dawki podtrzymujące.
- Dłuższe przerwy w przypadku zmian w leczeniu.
- Unikanie polifarmakoterapii.

37.3 Leki przeciwdepresyjne

W razie wystąpienia wskazań do **wdrożenia leczenia famakologicznego zaburzeń depresyjnych w onkologii** konieczne jest różnicowanie pomiędzy przejściowymi adekwatnymi reakcjami depresyjnymi związanymi z procesem chorobowym, zespołami demoralizacyjnymi, zespołem przewlekłego zmęczenia spowodowanym przez nowotwór i prawdziwymi ciężkimi epizodami depresyjnymi (rozdz. 9–11, 13). Ten ostatni rodzaj depresji stanowi dla pacjenta męczące, często wcześniej nierozpoznane i nieleczone schorzenie towarzyszące. Leczenie farmakologiczne jednak należy w tym przypadku zawsze tylko do metod uzupełniających w całej koncepcji relacji empatii i akceptacji pomiędzy lekarzem i pacjentem oraz psychoonkologicznych interwencji kryzysowych [2, 4–6, 8, 9].

Podczas **wybierania właściwego leku przeciwdepresyjnego** należy przede wszystkim zdecydować, czy pożądany efekt działania leku powinien być aktywująco-niesedacyjny czy sedacyjno-nasenny (por. tab. 37.2). Nowoczesne leki z grupy inhibitorów zwrotnego wychwytu neuroprzekaźników (selektywne inhibitory zwrotnego wychwytu serotoniny oraz selektywne inhibitory zwrotnego wychwytu serotoniny i noradrenaliny) wykazują liczne zalety w porównaniu do tradycyjnych leków trójcyklicznych: są łatwiejsze w stosowaniu, rzadziej wywołują działania niepożądane i dają lepsze efekty terapeutyczne, co wydaje się bardzo korzystne, jeśli uwzględni się aspekty związane z interakcjami lekowymi i polekowym upośledzeniem funkcji narządów u pacjentów onkologicznych cierpiących z powodu wielu schorzeń.

Mimo koniecznej ostrożności wynikającej z interakcji lekowych, przemiany materii i współistnienia licznych schorzeń u pacjenta, należy również przestrzegać przed skutkami **stosowania zbyt niskich dawek leku**: powoduje to bowiem wydłużenie czasu cierpienia na depresję, ograniczenie odsetka pozytywnych odpowiedzi na leczenie, zmniejszenia odsetka remisji choroby i zwiększoną częstość nawrotów depresji [3].

! WAŻNE

W przypadku zastosowania leków przeciwdepresyjnych w onkologii należy także przestrzegać takich zasad, jak latencja działania, dopasowywanie dawki i zmiana leków, które obowiązują w przypadku klasycznych wskazań psychiatrycznych [2, 3, 5].

Latencja działania (opóźnione wystąpienie efektu terapeutycznego) wynosi w przypadku wszystkich leków przeciwdepresyjnych 2–3 tygodnie, nawet jeśli w stosunku do mirtazapiny pojawiły się liczne doniesienia o pojedynczych przypadkach natychmiastowego wystąpienia działania nasennego. Natomiast działania uboczne mogą pojawić się w przypadku wszystkich preparatów natychmiast.

W porównaniu z trójcyklicznymi lekami przeciwdepresyjnymi selektywne inhibitory zwrotnego wychwytu serotoniny i selektywne inhibitory zwrotnego wychwytu serotoniny i noradrenaliny, które są stosowane u pacjentów z myślami samobójczymi, wykazują korzystniejszy **współczynnik latencji**. Mimo to

należy rozważyć, czy pojawiająca się nierzadko na początku leczenia niekontrolowana aktywizacja, która może być odbierana przez pacjenta jako lęk i niepokój, nie wymaga uzupełnienia leczenia benzodiazepiną [3, 6].

W przypadku depresji rozumianej jako psychiatryczne schorzenie towarzyszące, będące „wyrazem obciążenia pacjenta chorobą nowotworową i zastosowanym leczeniem”, chorzy mają jeszcze częściej skłonność do tego, aby odstawić skuteczne leczenie przeciwdepresyjne po zakończeniu hospitalizacji lub leczenia przeciwnowotworowego. Jednak także w tej sytuacji – podobnie jak w terapii psychiatrycznej – obowiązuje ogólna zasada **długotrwałej perspektywy terapeutycznej**, która nakazuje, aby po uzyskaniu remisji objawów chorobowych wdrożyć leczenie podtrzymujące przeciwdepresyjne na 4–9 miesięcy.

Preparaty z **dziurawca pospolitego** należą do najczęściej stosowanych samodzielnie przez wielu chorych, także pacjentów onkologicznych, preparatów poprawiających jakość życia. W razie odpowiedniego dawkowania wynoszącego 900 mg/dobę (przygotowanie zgodnie z ustaloną zasadą) nadają się one do

Tab. 37.2 Przykłady szczególnie użytecznych leków przeciwdepresyjnych stosowanych w onkologii.

Lek	Działania pożądane	Dawkowanie w onkologii (mg)	Działania niepożądane
Mirtazapina	• Sedacyjno-nasenne	15–30 (–45)	• Wzrost masy ciała • Zmęczenie
Citalopram	• Aktywująco-niesedacyjne • Anksjolityczne	20–40 (–60)	• Działania niepożądane ze strony przewodu pokarmowego (początkowo nudności, biegunka) • Splątanie i początkowo niepokój • Niewielkie zmiany w EKG
Escitalopram	• Aktywująco-niesedacyjne • Anksjolityczne	10–20	• Działania niepożądane ze strony przewodu pokarmowego (początkowo nudności) • Splątanie i początkowo niepokój
Wenlafaksyna	• Aktywująco-niesedacyjne • Anksjolityczne	75–150	• Nadciśnienie tętnicze • Tachykardia • Niewielkie zmiany w EKG • Bóle głowy

leczenia łagodnych i średniociężkich zaburzeń depresyjnych [3, 7]. Charakteryzują się jednak znacznym zaangażowaniem cytochromu P 450 i niosą niebezpieczeństwo wywołania fotosensybilizacji. Ponadto mogą u pacjentów po radioterapii prowadzić do zapalenia skóry. Z tego powodu należy zapytać pacjentów onkologicznych, czy nie zażywają preparatów dziurawca pospolitego, a także rozważyć korzyści i niebezpieczeństwa związane z jego stosowaniem.

37.4 Leki uspokajające

Leki uspokajające znajdują zastosowanie jako preparaty pomocnicze na początku terapii przeciwdepresyjnej, natomiast średniodługo działające benzodiazepiny zajmują ważną pozycję w onkologii w leczeniu ostrych stanów napięcia i lęku. Dla wielu pacjentów okazują się niesłychanie pomocne, np. aby w kilka dni po ostrej sytuacji stresowej związanej z ustaleniem rozpoznania choroby nowotworowej uzyskać odprężenie (przykładowe dawkowanie: Lorazepam 1,5–3 mg/dobę *per os*, podzielone na 3 dawki).

Także przed obciążającymi emocjonalnie zabiegami lub **badaniami diagnostycznymi**, przede wszystkim tomografią rezonansu magnetycznego, która ze względu na duży poziom hałasu i zamknięcie w wąskiej rurze aparatu do MR może wywołać lęki klaustrofobiczne lub napady paniki, podawanie benzodiazepin jest wskazane.

Naturalnie nie należy zapominać o **potencjale uzależniającym** tej grupy leków. Warto też pamiętać, że zastosowanie opioidów u pacjentów z chorobą nowotworową daje porównywalne efekty. Krótkotrwałe, dostosowane do sytuacji, wpisane w całokształt koncepcji terapeutycznej, uzasadnione zastosowanie benzodiazepin nie prowadzi jednak do zależności, lecz bardziej ogranicza traumatyczne rozmyślanie na temat stosowanych metod diagnostycznych i terapeutycznych.

W **postępowaniu paliatywnym** aspekt związany z potencjałem uzależniającym jest

sam w sobie bardzo relatywny. Dlatego szybko działające benzodiazepiny (Lorazepam, 1 mg, np. Tavor® expidet) należą do standardowo używanych leków u pacjentów, którzy ze względu na lokalizację guza cierpią z powodu ostrej duszności (np. w przypadku raka oskrzeli) lub którzy mają skłonność do wywoływanej lękiem hiperwentylacji.

W razie **zaburzeń świadomości** spowodowanych lekami lub chorobą nowotworową (rozdz. 9, 43 i 44) zalecane jest stosowanie oprócz neuroleptyków mających działanie przeciwpsychotyczne (np. Haloperidol, 2 do 3 razy dziennie 0,5–5 mg/dobę) także benzodiazepin, nawet w bardzo wysokich dawkach (np. midazolam, do 1 mg/godzinę), a w stanach pobudzenia w okresie terminalnym aż do 10 mg/godzinę *i.v.* [1, 8].

Właściwie w odniesieniu do starszych pacjentów, narażonych na znaczne ryzyko wystąpienia reakcji paradoksalnych na benzodiazepiny, zaleca się zmianę grupy preparatów na **słabiej działające neuroleptyki** (np. melperon, 50 mg), które mogą być także stosowane jako środki nasenne. Charakteryzują się one bardzo nieznacznym odsetkiem występowania pozapiramidowych działań ubocznych, przy równoczesnym wysokim potencjale sedacyjnym [7, 8].

PIŚMIENNICTWO

1. Bausewein C, Roller S, Voltz R (red.): Leitfaden Palliativmedizin. Urban und Fischer, München (2004)
2. Brent D, Emslie G, Clarke G. et al.: Switching to another SSRI or to Venlafaxine with or without cognitive behavioral therapy for adolescents with SSRI-resistant depression. The TORDIA Randomized Controlled Trial. JAMA 299 (2008) 901–913
3. Kapfhammer HP: Depressive Störungen. Eine diagnostische und therapeutische Herausforderung auch in der Primärversorgung. Internist (Berl) 48 (2007) 173–186; Quiz: 187–188
4. Kirsch I, Deacon B, Huldo-Medina J, Scoboria A, Moore TJ, Johnson BT et al.: Initial severity and antidepressant benefits: A meta-analysis of data submitted to the Food and Drug Administration. Plos Medicine 5 (2008) 260–268
5. Rodin G, Lloyd N, Katz M, Green E, Mackay JA, Wong RK et al.: The treatment of depression in

cancer patients: a systematic review. Support Care Cancer 15 (2007) 123–136

6. Schäfer M: Depressionen bei Tumorpatienten. Best Practice Onkologie 6 (2007) 50–58

7. Schlagmann C, Rentrop M, Mirisch S: Psychopharmakotherapie. Manual Psychoonkologie by TZM und W. Zuckschwerdt, München (2002)

8. Stiefel F: Depression und Verwirrtheit bei Krebs. Im Focus Onkologie 11 (2004) 51–54

9. Wilson KG, Chochinov HM, Skirko MG et al.: Depression and anxiety disorders in palliative cancer care. J Pain Symptom Manage 33 (2007) 118–129

37

Monika Dorfmüller

38 Czynniki umożliwiające pokonanie choroby nowotworowej i sytuacja rodzin pacjentów z chorobą nowotworową

38.1 Spektrum zasobów umożliwiających pokonanie choroby nowotworowej

Pacjenci z hematologicznymi schorzeniami onkologicznymi muszą nauczyć się żyć nie tylko ze świadomością stanu zagrożenia życia wynikającego z zachorowania na nowotwór złośliwy, ale także z dużym wachlarzem obciążeń psychospołecznych: muszą się do nich dostosować i odnaleźć się w nowej sytuacji życiowej. Zachowanie otoczenia odgrywa bardzo ważną rolę w ramach wsparcia emocjonalnego i praktycznego pacjentów.

Jako inne istotne elementy należy rozważyć: przebieg choroby, rodzaj zastosowanych metod leczniczych, każdorazową ocenę stadium zaawansowania choroby nowotworowej, stopień subiektywnego odczuwania nasilenia dolegliwości przez chorego oraz wolę pacjenta w zakresie wyboru terapii.

Po wycofaniu się z wcześniej często propagowanych modeli deficytów w zakresie medycyny od dłuższego czasu na pierwszy plan wysuwa się model zasobów z płaszczyzny psychicznej, emocjonalno-społecznej i poznawczej. Potencjał osobowościowy i czynnościowa sieć zależności społecznych pozostają ze sobą w ścisłym związku (zob. także rozdz. 29), podobnie jak wola walki z nowotworem i aktywacja zasobów chorego.

Denk [10] dzieli te zasoby na „wewnętrzne i zewnętrzne". Do „zasobów wewnętrznych lub, inaczej mówiąc, zasobów związanych z pacjentem" autorka zalicza:

- zasoby osobowościowe,
- motywację,
- doświadczenie,
- umiejętności,
- siły do walki,
- stosunek do własnej osoby i samoocenę,
- poczucie własnej instancji kontrolującej,
- prowokowanie przez nową sytuację.

Jako „zasoby zewnętrzne – zasoby społeczne" określa ona:

- rodzinę, sąsiadów, przyjaciół;
- środowisko pracy, czynności wykonywane w czasie wolnym;
- instytucje doradcze, grupy wzajemnego wsparcia;
- osoby pomagające ambulatoryjnie (np. wolontariusze hospicyjni);
- zasoby materialne (majątek własny, ubezpieczenia) i związana z nimi wyjściowa pozycja socjoekonomiczna.

Jako dalsze czynniki zostają przez Denk wymienione:

- zasoby kulturowe;
- systemy światopoglądowe, prezentowany obraz świata;
- religijne związki wyznaniowe.

Denk [10] pisze również, że: „zasoby i postawy walki znajdują się w ścisłym związku".

Ten repertuar obciążających zasobów może, ale nie musi, przyczyniać się do konstruktywnego radzenia sobie ze stresem (*coping*).

Zasoby duchowe

Ciężkie wypadki oraz poważne, szczególnie przewlekłe i nieuleczalne choroby skłaniają do stawiania elementarnych pytań dotyczących sensu życia i wiary, częściowo przypominających starotestamentowe hipotezy o winie, pokucie, karze i wątpliwościach. Potrzeby duchowe są obecne w każdym człowieku, niezależnie od jego wieku, pochodzenia i kręgu kulturowego, z jakiego się wywodzi, w indywidualnie wyrażającej się postaci i nasileniu. Frick (rozdz. 18) nazywa „duchowość antropologiczną, podstawową stałą, to znaczy cechą systemu ludzi żyjących". Dalej autor pisze: „Duchowość może być pojmowana i mierzona jako część składowa jakości życia, radzenia sobie z chorobą, wsparcia społecznego i subiektywnych teorii dotyczących etiopatogenezy choroby lub także jako niezależna konstrukcja". Psychoonkologiczna praca poglądowa Fricka zawiera pogląd, „że pozycje religijności i onkologii nie zostały jeszcze ostatecznie ocenione". Według Fricka „opieka duchowa jest zadaniem wielodyscyplinarnym", które można precyzyjnie podzielić na cztery punkty.

!WAŻNE

Zaleca się, aby z pacjentami onkologicznymi i członkami ich rodzin bardzo ostrożnie omawiać aspekty duchowe, delikatnie zadawać pytania i wyrażać rodzące się w tym zakresie wątpliwości, a także z wyczuciem mobilizować zasoby duchowe. Odnosi się to nie tylko do przypadków określonych jako paliatywne.

Propozycja opieki duchowej powinna jednak być spokojnie przemyślana i zaproponowana choremu z dużym wyczuciem. W przeciwnym razie relatywnie szybko może się u niego nasilić lęk i uczucie zagrożenia, że, na przykład, nie został powiadomiony o wszystkich rozpoznaniach i związanym z nimi rokowaniu oraz że jest skazany na szybką śmierć.

⬛ OPIS PRZYPADKU

25-letniemu pacjentowi z chorobą nowotworową we wczesnym stadium choroby dającym szansę na wyleczenie zaproponowano w zróżnicowany sposób i ostrożnie skorzystanie z uzupełniającej opieki duchowej, ponieważ zgłaszał on szereg pytań egzystencjalnych. Na tę propozycję pacjent zerwał się z łóżka i zupełnie spanikowany zapytał, czy oznacza to, że wkrótce umrze, i dlaczego dotychczas nikt nie wyjaśnił mu, jaki jest jego rzeczywisty stan. Pacjent uspokoił się dopiero po przeprowadzonej rozmowie z psychoonkologiem, a w końcu poprosił o wizytę duchownego.

Kompetentna opieka duchowa w szpitalu lub realizowana przez duszpasterza z właściwej parafii bądź wspólnoty wyznaniowej może stanowić wzmocnienie emocjonalne dla pacjenta i jego najbliższych, podtrzymując w nich realistyczne nadzieje, dając poczucie pewności, jak również dostarczając od strony duchowej wyjaśnień i porad w nierzadko przeżywanych jako beznadziejne i wyczerpujące sytuacjach kryzysowych.

Uzupełniające informacje można znaleźć także w rozdz. 41–45, 48, 49 i 68–71.

38.2 Pary dotknięte chorobą nowotworową, czynniki obciążające i zasoby związane z radzeniem sobie ze stresem (*coping*)

Podejrzenie choroby nowotworowej, potwierdzenie rozpoznania, leczenie i rokowanie dotykają nie tylko samego pacjenta, ale również jego partnera życiowego, rodzinę, przyjaciół, sąsiadów i kolegów z pracy. Konieczne jest przy tym uwzględnianie różnic społeczno-kulturowych. Szczególnie delikatna sytuacja powstaje w przypadku wystąpienia u chorego powikłań lub w razie postępu choroby nowotworowej. Struktura wzajemnych powiązań i stopień obciążenia emocjonalnego zmieniają się w każdym przypadku (zob. także rozdz. 39).

Życie w rodzinie lub w związku partnerskim nie oznacza samo w sobie, że chory znajdzie zrozumienie i głębokie wsparcie w sytuacji obciążenia emocjonalnego. Niezawodni, „wypróbowani" przyjaciele, zachowujący wyraźny dystans emocjonalny do pacjenta mogą w sytuacjach znacznego obciążenia psychicznego i w sytuacjach kryzysowych w niektórych przypadkach okazać większe wsparcie niż bezpośrednio zaangażowany partner lub rodzina.

Również powstałe jeszcze przed zachorowaniem nierozwiązane lub niezapomniane konflikty mogą wskutek zadziałania efektu synergicznego doprowadzić do ogromnych napięć pomiędzy członkami rodziny.

Istnieje także ewentualność, że w obliczu sytuacji kryzysowej dojdzie do otwarcia się partnera osoby chorej, do wyrażania różnorodnych odczuć i pragnień: od radości do rozczarowania, od gniewu, złości i agresji do fantazjowania i nadziei. Porozumiewanie się pomiędzy zaangażowanymi osobami ma fundamentalne znaczenie dla radzenia sobie z chorobą i następstwami zastosowanego leczenia, dla dostosowania się i zaakceptowania nowej sytuacji życiowej. Nierzadko praktykowane pomiędzy partnerami lub pomiędzy członkami rodziny wzajemne ochranianie się prowadzi przeważnie do wyobcowania, izolacji i utraty sił.

! WAŻNE

Sieć występujących wcześniej i obecnych powiązań rodzinnych, przyjacielskich i innych u każdego pacjenta może prezentować się wielopłaszczyznowo, obejmując postawy ambiwalentne pomiędzy akceptacją a odrzuceniem, między nadzieją, rozczarowaniem i uczuciem straty a prawdziwym wsparciem. Wsparcie powinno zawierać aspekty emocjonalne i praktyczne.

Na szczególną uwagę zasługują rodziny lub związki partnerskie, w których pacjentka lub pacjent są młodzi lub młodsi od innych członków rodziny, mają liczne i uzasadnione oczekiwania od życia, u których ważne kroki dotyczące planów życiowych lub rodzinnych jeszcze nie zostały podjęte lub zostały zrealizowane tylko częściowo. Problemy te zostały poruszone w rozdz. 40 przez P. Heußner.

Szczególny, długotrwale utrzymujący się problem pojawia się u dorosłych chorych na raka samodzielnie wychowujących potomstwo oraz u ich dziecka lub dzieci.

A. Zimmermann [23] wyraziła pogląd dotyczący tej sprawy, że „dla bliskich pacjenta z chorobą nowotworową zachorowanie na raka jednego z członków rodziny oznacza przeważnie olbrzymie obciążenie emocjonalne, zwłaszcza wówczas, gdy ich wyobrażenia, przesądy i doświadczenia zostaną pobudzone i skonfrontowane ze strachem przed zachorowaniem i śmiercią. Wskutek tego u współmałżonka osoby chorej częściej dochodzi do pojawienia się dolegliwości fizycznych i depresji niż u współmałżonków osoby zdrowej".

T. Zimmermann i Heinrichs [24] omówili szeroko zagadnienie choroby partnera w pracy: *Pokonywanie przewlekłych problemów zdrowotnych i partnerstwo*, uwzględniającej także schorzenia nowotworowe. Napisali oni, że „u partnerów pacjenta z chorobą nowotworową również mogą wystąpić obciążenia emocjonalne i trudności w dostosowaniu się. Gdy tak się stanie, główne troski chorego kierują się przede wszystkim po pierwsze na samą chorobę, a po drugie na przeżycie partnera. W przypadku choroby nowotworowej, która dotyczy narządów płciowych, powstają często problemy dotyczące widzenia swojego ciała przez chorego i jego identyfikacji płciowej". Podobne zagadnienia omówione są w rozdz. 24.

W dalszej części swojej pracy Zimmermann i Heinrichs piszą, że „przewlekłe choroby często doprowadzają do zamiany ról i przyjęcia nowych ról w rodzinie (nowa orientacja chorego), ponieważ chory partner nie może przez krótszy lub dłuższy czas wypełniać określonych zadań i spraw, za które odpowiadał. Często te nowe role mogą znaleźć się poza podziałem funkcji typowych dla każdej płci, np. mężowie często przejmują liczne obowiązki chorej żony w gospodarstwie domowym, a żony mające chorych mężów znajdują taką posadę, dzięki której będą mogły utrzymać rodzinę [24]. Proces nowej strukturalizacji rodziny i nowego podziału ról może przebiegać bezproblemowo, ale także mogą mu towarzyszyć takie trudności, jak depresja, nadpobudliwość nerwowa, niezadowolenie".

Zimmermann i Heinrichs [24] wspominają jeszcze o innym, opisywanym przeważnie w odnoszącej się to tego tematu literaturze fachowej, czynniku obciążającym, a mianowicie „obciążeniu socjalnym wskutek ograniczenia możliwości pracy zawodowej i sposobów spędzania wolnego czasu oraz wynikających z tego strat".

Nierzadko w związku z zachorowaniem na nowotwór złośliwy i wystąpieniem odpowiadających mu objawów pojawia się zagrożenie mniej lub bardziej nasiloną degradacją społeczną, która wymaga we właściwym czasie interwencji psychologa społecznego.

Zimmermann i Heinrichs stwierdzają w podsumowaniu, że „przewlekłe choroby stanowią długotrwały czynnik stresowy w związku partnerskim". „Ograniczone kompetencje pacjenta, jego uzależnienie od wsparcia przez partnera, wymienienie się rolami lub ich zmiana, jak również zmniejszenie okazji do podejmowania wspólnych aktywności w dużym stopniu zmieniają wygląd dnia codziennego pod każdym względem". Dotyczy to w szczególności przypadków postępującej choroby nowotworowej.

W dalszej części Zimmermann i Heinrichs kładą nacisk na to, że „dla pacjentów, którzy trwają w bardzo bliskich związkach partnerskich, partner (współmałżonek) stanowi najważniejsze źródło wsparcia emocjonalnego i praktycznego".

W rozdz. 39 Heußer pisze, że także „osoby pomagające potrzebują pomocy". Oznacza to, że również zdrowy partner czy zdrowi członkowie rodziny powinni otrzymać wsparcie w pokonywaniu czynników stresowych spowodowanych chorobą.

Krótszy przebieg choroby, bez wyraźnego uzależnienia chorego partnera, nadwerę-

że różnorodne zasoby psychiczne w wyraźnie mniejszym stopniu niż choroba trwająca długo, a zwłaszcza mająca postępujący przebieg, w przypadku której może dojść do zbliżenia się lub nawet przekroczenia granicy indywidualnego potencjału radzenia sobie z problemami.

! WAŻNE

Stabilna, dająca oparcie, odciążająca sieć powiązań społecznych doprowadza w sytuacjach kryzysowych i podczas pokonywania problemów do emocjonalnej stabilizacji. Dysfunkcjonalne układy rodzinne i partnerskie mogą nie stanowić prawie żadnego wsparcia. Dzieci są nadmiernie obciążane rolą „partnera i pocieszyciela".

Choroba nowotworowa u obu partnerów

Szczególna, wielopłaszczyznowa sytuacja obciążająca psychicznie, która niekiedy może przyjmować bardzo dramatyczny obrót, pojawia się w przypadku występowania choroby nowotworowej u obu partnerów. Odnosi się to także do związków partnerskich osób tej samej płci.

Różnice, jakie mogą się tu pojawić, wynikają z odstępu czasowego, tzn. czy partnerka lub partner zachorowali prawie równocześnie albo czy rozpoznanie zostało postawione u jednego z nich wówczas, gdy drugi już był poddawany leczeniu.

Taki układ wymaga od wszystkich osób biorących w nim udział, a przede wszystkim od zespołu leczącego, zachowania maksymalnej ostrożności oraz zapewnienia rozległego repertuaru fachowej pomocy i zaoferowania opieki psycho-społecznej i duchowej.

Wibmer i Rechenberg-Winter [22] piszą, że „terapia rodzinna pacjentów i ich rodzin powinna wspierać zmianę celów życiowych". Podobne zasady odnoszą się do zorientowanej psychoonkologicznie terapii par.

OPIS PRZYPADKU

45-letnia bezdzietna pacjentka została zoperowana z powodu raka jajnika i po zabiegu powracała prawidłowo do zdrowia pod względem czysto somatycznym. Dzięki rozpoznaniu choroby we wczesnym stadium rokowanie było u niej pomyślne. Cały personel oddziału zwrócił jednak uwagę, że pacjentka jest ponura, zachowuje się nerwowo, często wypowiada zarzuty w różnych kwestiach. Podczas wizyt męża zachowuje się niezwykle lekceważąco, chłodno i całą winę przypisuje jemu. Psychoonkologowi powiedziała rozgoryczona, że jej mąż ponosi cała winę za to, iż zachorowała ona na raka. Pięć lat wcześniej miał on bowiem krótkotrwały romans z koleżanką z pracy. Wkrótce potem poinformował żonę o „skoku w bok", a pozamałżeński związek został definitywnie zakończony. Nigdy jednak nie doszło do wyjaśnienia przyczyn ewentualnego narastającego między partnerami konfliktu. U żony jeszcze w okresie przed zachorowaniem przeważyło całkowite przypisanie winy mężowi. Sytuacja zaostrzyła się wraz z rozpoznaniem choroby nowotworowej i operacją, co poza wszystkimi innymi czynnikami obciążającymi w jeszcze większym stopniu nadszarpnęło poczucie kobiecości pacjentki. Ze strony psychoonkologicznej przeprowadzono indywidualne rozmowy z pacjentką i osobno z jej mężem, a także rozmowę z udziałem obojga małżonków. Mąż wykazywał motywację do zażegnania konfliktu i próby nowego określenia celów życiowych. Żona jednak pozostała dalej głęboko dotknięta i pełna wyrzutów oraz definitywnie odrzuciła jakiekolwiek inne propozycje pomocy, takie jak terapia par.

PIŚMIENNICTWO

1. Amir M, Ramati A: Post-traumatic symptoms, emotional stress and quality of life in long-term survivors of breast cancer. A preliminary research. Anxiety Disorders 16 (2002) 191–206
2. Baum A, Andersen BL: Psychosocial interventions for cancer (decade of behavior). American Psychological Association, Washington D.C .(2002)
3. Baumeister SE, Alte D, John U: Inanspruchnahme medizinischer Leistungen: Welche Rolle spielt die soziale Unterstützung? Ergebnisse der Study of Health in Pomerania (SHIP). Das Gesundheitswesen 66 (2004) 175–179
4. Beier KM, Bosinski H, Loewit K: Sexualmedizin. 2. Aufl., Urban & Fischer, München (2005)
5. Bengel J, Beutel M, Broda M, Haag G, Härter M, Lucius- Hoene G, Muthny FA, Potreck-Rose F, Stegie R, Weis J: Chronische Erkrankungen, psychische Belastungen und Krankheitsbewältigung. Psychotherapie, Psychologie, Medizin 53 (2003) 83–96
6. Bucher T, Hornung R, Buddeberg C: Sexualität der zweiten Lebenshälfte. Zeitschrift für Sexualforschung 16 (2003) 249–271
7. Clement U: Systemische Paartherapie. Klett-Cotta, Stuttgart (2004)
8. D'Ardenne P: The couple sharing long-term illness. Sexual and Relationship Therapy 19 (2004) 291–308
9. Dinkel A, Balck F: Krankheit, Rehabilitation und Familie. Praxis Klinische Verhaltenstherapie und Rehabilitation 62 (2003) 116–121
10. Denk A: Ressourcen. In: Manual Psychoonkologie. Tumorzentrum und W. Zuckschwerdt Verlag München (2005) 9–10
11. Dorfmüller M: Psychosoziale Aspekte des Mammakarzinoms und das Aufklärungsgespräch bei onkologischen Patientinnen aus psychologischer Sicht. In: Wischnik A: Kompendium Gynäkologie und Geburtshilfe, 10. Ergänzungslieferung. Ecomed Verlagsgesellschaft, Landsberg (2006) III-6.2, 1–34
12. Fisher R, Weihs K: Can addressing family relationships improve outcomes in chronic disease? Report of the National Working Group on Family--Based Interventions in Chronic Disease. Journal of Familiy Practise 49(2000) 561–566
13. Frick E: Spiritualität: Religion und Glauben. In: Dorfmüller M, Dietzfelbinger H (red.): Psychoonkologie. Elsevier, Urban & Fischer, München (2009) Rozdział 18
14. Hermelink K: Mein wunderschöner Schutzengel. Als Nellys Mama Krebs bekam. Deutsche Brustkrebshilfe e.V. Diametric Verlag, Würzburg (2005)
15. Heußner P: Wie sag ich's meinem Kinde? – spezifische Herausforderungen im Umgang mit den Kindern krebskranker Erwachsener. In: Dorfmüller M, Dietzfelbinger H (red.): Psychoonkologie. Elsevier, Urban & Fischer, München (2009), rozdział 40
16. Kepplinger J: Krebskrankheit und Partnerschaft – Eine Übersicht: Partner und Partnerschaft als Ressource für den Patienten. In: Koch U, Weis J (red.): Krankheitsbewältigung bei Krebs und Möglichkeiten der Unterstützung. Schattauer, Stuttgart, New York (1998)
17. Lutz W (red.): Lehrbuch der Paartherapie. UTB 8340. Ernst Reinhardt Verlag, München (2006)

18. Manne S, Ostroff J, Sherman M, Glassman M, Ross S, Goldstein L, Fox K: Buffering effects of family and friend support on associations between partner unsupportive behaviors and coping among women with breast cancer. Journal of Social and Personal Relationships 20 (2003) 771–792

19. Martire LM, Lustig AP, Schulz R, Miller GE, Helgeson VS: Is it beneficial to involve a family member? A meta-analysis of psychosocial interventions for chronic illness. Health Psychology 23 (2004) 599–611

20. Neff LA, Karney BR: Gender Differences in Social Support: A Question of Skill or Responsiveness? Journal of Personality and Social Psychology 88 (2005) 79–90

21. Schönberger C, von Kardoff E: Mit dem kranken Partner leben. Anforderungen, Belastungen und Leistungen von Angehörigen Krebskranker. Leske und Budrich, Opladen (2004)

22. Wibmer W, Rechenberg-Winter P: Paar- und Familientherapie. In: Manual Psychoonkologie. Tumorzentrum und W. Zuckschwerdt Verlag, München (2005) 84–-87

23. Zimmermann A: Krankheitsverarbeitung und psychosoziales Umfeld. In: Manual Psychoonkologie. Tumorzentrum und W. Zuckschwerdt Verlag, München (2005) 11– 13

24. Zimmermann T, Heinrichs N: Die Bewältigung chronischer gesundheitlicher Probleme und Partnerschaft. In: Lutz W (red.): Lehrbuch der Paartherapie. UTB 8340. Ernst Reinhardt Verlag, München (2006) 119–143

25. Zimmermann T, Heinrichs N: Seite an Seite – eine gynäkologische Krebserkrankung in der Partnerschaft gemeinsam bewältigen. Hogrefe Verlag, Göttingen (2008)

Pia Heußner

39

Osoba pomagająca czy osoba potrzebująca pomocy – psychoonkologiczne aspekty postępowania z członkami rodziny pacjenta z chorobą nowotworową

Rola członków rodziny pacjenta z chorobą nowotworową jest złożona i w poszczególnych przypadkach inna, tak jak inny jest każdy człowiek i pacjent. Terapeuta przed pierwszym spotkaniem musi się zorientować, których członków rodziny uznać za osoby pomagające i/lub osoby potrzebujące pomocy. Poza uszanowaniem prawa do adekwatnego respektowania ich potrzeb, należałoby także odpowiedzieć na pytanie, jak członkowie rodziny mogą wzajemnie się wspierać w radzeniu sobie z chorobą. Liczne badania wykazały, że **wspierające powiązania rodzinne** w sposób miarodajny przyczyniają się do poprawy jakości życia pacjenta z chorobą nowotworową i mogą zmniejszyć stres psychospołeczny, jak również strach i depresję u osoby chorej oraz u członków rodziny [1–4]. Podczas kontaktu z rodziną i osobą chorą trzeba odpowiedzieć na 10 kluczowych pytań.

Przede wszystkim należy wyjaśnić, o kim mówimy, kiedy rozmawiamy o **rodzinie i krewnych**. Nie zawsze automatycznie współmałżonek, dzieci i rodzice są najbliższymi zaufanymi osobami. Zachowując ciepłą, wypełnioną szacunkiem postawę w stosunku do pacjenta, należy uważnie się przysłuchiwać, kto zostanie przez niego przedstawiony jako partner lub członek rodziny. Może się zdarzyć tak, że występuje aktualnie jeszcze niewyjaśniony pod względem prawnym stan separacji współmałżonków, rozwinął się nowy, jeszcze niecałko-wicie oficjalny związek, partner tej samej płci jest najbardziej zaufaną osobą lub występują konflikty rodzinne, a doświadczenia dotyczące chorób we wcześniejszych pokoleniach rodziny wymagają ostrożnego, zróżnicowanego postępowania, jeśli chodzi o przekazywanie informacji.

Pytanie 1: Kogo należy zaliczyć do najbliższych członków rodziny chorego?

Po stwierdzeniu, które osoby są uważane przez pacjenta za jego najbliższych, trzeba w dalszej kolejności wyjaśnić, kto i jakie informacje może lub powinien uzyskać oraz kto może udzielić informacji o chorym.

Pytanie 2: Kto i jakie informacje powinien uzyskać?

Należy ustalić, czy pacjent chce samodzielnie wyjaśniać wszystko swoim najbliższym czy też życzy sobie wsparcia ze strony profesjonalnego pomocnika podczas przekazywania informacji? Udział członka rodziny w rozmowie wyjaśniającej może tam, gdzie jest to możliwe, spełnić szereg funkcji, m.in. wsparcie pacjenta i równoczesne przekazanie informacji osobie opiekującej się chorym przez lekarza prowadzącego.

Pytanie 3: Kto powinien informować członków rodziny?

Nie tylko pacjent ma swoje wyobrażenia i życzenia o tym, kto powinien zostać powiadomiony o stanie jego zdrowia, także jego najbliżsi wykazują potrzebę otrzymywania wiadomości o pacjencie, często nawet wiadomości tylko na wyłączność. Niektórym członkom rodziny nie wystarcza wysłuchanie informacji od osoby chorej lub wzajemne przekazywanie sobie wiadomości pomiędzy krewnymi, lecz przychodzą oni jeden po drugim do lekarzy, aby móc przeprowadzić rozmowę, powołując się przy tym na swój szczególny związek z chorym. Również u podłoża takich wzorców zachowań leżą często różne mechanizmy radzenia sobie z chorobą i konflikty, jednak zespół leczący nie ma możliwości dotarcia do tych wszystkich osób indywidualnie.

przez chorego zadziałanie mechanizmu wyparcia z własnej świadomości, prowadząc z drugiej strony do izolacji partnera rozmowy. Jeśli system częściowego przekazywania informacji spowodował, że w układzie rodzinnym każdy dysponuje innym zakresem wiedzy, to w pewnym momencie nikt już nie wie, z kim i o czym może rozmawiać, i każdy pozostaje sam ze swoimi lękami. W ekstremalnych przypadkach spotyka się rodziny, w których każdy dysponuje inną wiedzą i rozmawiają oni ze sobą tylko o błahostkach i pogodzie. Respektując życzenie ochrony chorego, upośledza się jednocześnie konieczne procesy adaptacji do nowej sytuacji życiowej i pogodzenie się z chorobą.

! WAŻNE

Im bardziej różnorodnie i indywidualnie prezentuje się rodzina chorego, tym bardziej ważne jest, aby, jeśli to możliwe, już na samym początku rozwoju relacji lekarz–pacjent jasno określić strukturę rodziny i osiągnąć porozumienie w kwestii postępowania z informacjami o pacjencie.

! WAŻNE

Bardzo pomocne jest w tym zakresie poznanie struktury powiązań rodzinnych pacjenta i wypracowanie wspólnie z nim sposobu powiadamiania bliskich o jego chorobie i dyskutowania z rodziną.

Pytanie 4: W jaki sposób osoby zajmujące się leczeniem pacjenta mogą zaspokoić potrzebę uzyskiwania informacji przez członków rodziny chorego?

Poza pragnieniem wyłącznego otrzymywania informacji o chorym rodziny wyrażają czasami żądanie ochrony pacjenta poprzez **niewiedzę** (niemówienie mu prawdy). Wielu onkologów zna na pamięć zdanie wypowiadane przez zatroskane partnerki: „Proszę nie mówić mojemu mężowi, że on ma raka, ponieważ nie zniósłby tego", a podczas kolejnej rozmowy następującą wypowiedź: „Proszę nie mówić mojej żonie, że mam raka, ponieważ nie wytrzymałaby tego". Temu wypowiadanemu w dobrej wierze **pragnieniu wzajemnego ochraniania się** przez osobę chorą i jej najbliższych należy się ostrożnie przeciwstawiać. Należy to zrobić także wówczas, gdy uczynienie tematu tabu z istniejącego zagrożenia mogłoby otworzyć przestrzeń ochronną i spowodować pożądane

Raczej rzadkim, ale tym bardziej niebezpiecznym zjawiskiem jest układ rodzinny, w którym pacjentowi utrudnia się walkę z chorobą, jak również ewentualną dyskusję na temat progresji choroby i nieuchronnej śmierci. Najbliżsi członkowie rodziny uznają, że „muszą" zaprzeczać niepodważalnym faktom i zwracając się do chorego słowami: „Teraz nie patrz tak czarno na przyszłość", „Nie możesz podchodzić do tego tak pesymistycznie" lub „Musisz myśleć pozytywnie", utrudniają komunikowanie się z nim.

Pytanie 5: Czy komunikacja w rodzinie nie została upośledzona przez mechanizmy obronne, takie jak zaprzeczanie?

W tym przypadku terapeuci mogą być zmuszeni do interweniowania w sposób, który umożliwi skonfrontowanie negujących członków rodziny z realną sytuacją i potrzebami pacjenta.

W niektórych rodzinach lub wspólnotach powiązanych ze sobą osób wystąpienie schorzenia stanowiącego zagrożenie życia chorego jest pierwszym kryzysem życiowym, który musi zostać przez tę wspólnotę pokonany. Tym samym pojawiają się pytania o wcześniejsze postępowanie mające na celu rozwiązanie problemów i o wypracowane strategie, po które można sięgnąć w przypadku przeżywania sytuacji stanowiących zagrożenie egzystencjalne. Strategie te spełniają ważne funkcje, gdyż uprzytomniają choremu i jego bliskim tkwiący w nich potencjał emocjonalny.

Pytanie 6: Jakie wzorce postępowania były w przeszłości wykorzystywane do pokonania sytuacji kryzysowych i z jakim skutkiem?

Przede wszystkim należy być przygotowanym na to, że można spotkać się z **dysfunkcjonalnymi układami rodzinnymi**, w których konflikty dotychczas powodowały zamknięcie się w sobie, milczenie i wrogość lub były rozwiązywane w sposób destruktywny. Kissane wyraża pogląd [2], że takie wzorce reakcji występują w około 15% dotkniętych chorobą nowotworową rodzin; w przeciwieństwie do tego 50–60% rodzin jest w stanie reagować w sytuacjach kryzysowych postawą wspierającą i mającą na celu rozwiązanie konfliktu.

Pytanie 7: W jakim typie rodziny żyje pacjent?

Obecnie wiele chorób nowotworowych ma przewlekły przebieg, dlatego lekarzowi i osobie chorej przeważnie wystarcza czasu, aby w trakcie prowadzonych rozmów zastanowić się dokładnie nad realną sytuacją, rozpoznać czynniki stabilizujące i rozwinąć konstruktywne mechanizmy godzenia się z chorobą.

! WAŻNE

Im bardziej pacjenci i członkowie ich rodzin czują się przytłoczeni zaistniałą sytuacją, tym bardziej konieczne jest podzielenie się zadaniami i wypróbowanie różnych propozycji pomocy zewnętrznej.

Pytanie 8: Kto może przejąć jakie zadania?

Przede wszystkim należy mieć na względzie, że nie wszyscy ludzie są przygotowani na sytuacje kryzysowe i są w stanie zaoferować pomoc. Tym samym niepowodzeniem kończą się liczne życzliwe oferty pomocy lub stają się one zaczątkiem nowych konfliktów.

Jeśli **tradycyjne role** w obrębie struktury powiązań wskutek choroby muszą zostać na nowo rozdzielone, stanowi to dodatkowe wyzwanie (czynnik prowokujący konflikty).

Pytanie 9: Jak podział ról zmieni się wskutek wystąpienia choroby nowotworowej w rodzinie?

Jeśli gospodyni domowa i matka musi przyglądać się, jak inne osoby, nawet całkiem obce, zarządzają jej gospodarstwem domowym i dbają o jej dzieci lub jeśli wszystkie dochody rodziny opierają się na pieniądzach z renty (zasiłku zdrowotnego) przyznanej pacjentowi i partnerka nagle zostaje zmuszona do pokonywania licznych problemów, takich jak zarabianie pieniędzy, prowadzenie gospodarstwa domowego, wychowanie dzieci i opieka nad osobą chorą, można spodziewać się wystąpienia uczucia nadmiernego przeciążenia psychicznego, ale również winy i wstydu.

Do tego w wielu przypadkach dochodzą pojawiające się nowe trudności w artykułowaniu własnych potrzeb (porozumiewaniu się) pomiędzy bliskimi sobie członkami rodziny w zakresie dotyczącym ich lęków i nowych odczuć, którym towarzyszy poczucie bezradności. Często także pacjenci oraz członkowie ich rodzin znajdują się w takim położeniu, że konieczna jest refleksja z udziałem profesjonalnego pomocnika nad tym, czego wzajemnie od siebie oczekują, co byłoby dla nich pomocne i co w chwili obecnej jest doświadczane przez nich jako bardziej szkodliwe lub nieprzyjemne, ale o czym dotychczas nie odważyli się powiedzieć.

Pytanie 10: Kto wie, co jest pomocne?

39.1 Wniosek

Choroba nowotworowa dotyka oprócz pacjenta także wszystkich członków jego rodziny, z którymi stale się on styka. Tylko znajomość struktury rodziny i typowych dla niej strategii pozwala na właściwe ukierunkowanie wspierania pacjenta w walce z chorobą. W pojedynczych przypadkach konieczne mogą być interwencje w ramach terapii rodzin, aby umożliwić przezwyciężenie trudności w artykułowaniu własnych potrzeb i konstruktywne podejście do sytuacji związanej z chorobą oraz zapewnić pacjentowi wsparcie prawidłowo funkcjonującej psychospołecznej sieci powiązanych z nim osób.

PIŚMIENNICTWO

1. Edwards B, Clarke V: The psychological impact of a cancer diagnosis on families: The influence of family functioningand patients' illness characteristics on depressionand anxiety. Psycho-Oncology 13 (2004) 562–576

2. Kissane D, Bloch S, Burns WI et al.: Perceptions of family functioning and cancer. Psycho-Oncology 3 (1994) 259–269

3. Kissane D, McKenzie M, Bloch S et al.: Family Focused Grief Therapy: A randomised, controlled trial in palliative care and bereavement. Am J Psychiatry 163 (2006) 1208–1218

4. Kuijer RG, Buunk BP, De Jang GM et al.: Effects of a brief intervention program for patients with cancer and their partners on feelings of inequity, relationship quality and psychological distress. Psycho-Oncology 13 (2004) 321–334

INNE ARTYKUŁY FACHOWE
I POZYCJE BELETRYSTYCZNE

Peneder P: Wie ein kalter Griff an mein Herz – Tagebuch einer Leukämiekranken. Droemersche Verlagsanstalt, T. Knaur Nachf., München (1996)

Schnurre M: Sprich mit mir, damit ich mich fühle. Wie Krebskranke und Angehörige eine neue Beziehung finden können. Herder, Freiburg (1991)

Schmidt E-E: Oskar und die Dame in Rosa. Fischer TB-Verlag, Frankfurt a.M. (2005)

Zachert I, Zachert C: Wir sehen uns wieder in meinem Paradies. Gustav Lübbe, Bergisch Gladbach (1993)

Pia Heußner

40

Jak mam powiedzieć o tym mojemu dziecku? Postępowanie z dziećmi osób dorosłych chorych na nowotwór

40.1 Wprowadzenie

Dzieci ciężko chorych osób dorosłych cierpią przeważnie w ukryciu. Reagują one cicho i z właściwym sobie wycofaniem, ponieważ ze względu na wyraźne kłopoty, wylęknienie i zagrożenie są przemęczone, co łatwo mogłoby przyczynić się do ich destabilizacji.

Dzieci, które nie mogą już dłużej zaprzeczać wszystkim oznakom zmian, niepewności i zagrażającej straty, reagują **„niemym wołaniem o pomoc"** swojej duszy pod postacią somatyzacji zaburzeń psychicznych, zmian w zachowaniu i postawą cofania się w rozwoju.

Istnieją również dzieci, które w odpowiedzi na takie obciążenia emocjonalne w rodzinie dojrzewają i uczą się lub ujawniają niezwykłe zdolności społeczne, ponosząc jednak ryzyko parentyzacji (zamiana ról pomiędzy rodzicami i dziećmi, przypisanie nieodpowiedniej dla dziecka, nadmiernie obciążającej „roli rodzica").

Związane z tym jest pytanie, czy zagrażające życiu schorzenie lub strata jednego z rodziców musi być przeżywana koniecznie jako **uraz emocjonalny** (trauma) z odpowiednimi późniejszymi następstwami dla zdrowia psychicznego. Co w postępowaniu z dzieckiem lub nastolatkiem jest pomocne, żeby nie przeciążyć go emocjonalnie i nie pozostawić samemu sobie w sytuacji duchowego kryzysu dojrzewania.

40.2 „Ale przynajmniej naszym dzieciom jest dobrze!"

!WAŻNE

Tylko w odniesieniu do Niemiec Instytut Roberta Kocha w Berlinie wyliczył, że co roku pojawia się około 150 000 dzieci, których rodzice zostają dotknięci chorobą nowotworową. Blisko połowa z nich wykazuje zaburzenia zachowania, które wymagają interwencji [8]. U ponad 30% występują wyraźne zespoły lękowe, postawy depresyjne i dolegliwości psychosomatyczne [9].

Ważnym czynnikiem wywołującym także późniejsze zaburzenia psychiczne jest często utrzymywany przez dłuższy czas rozdźwięk pomiędzy obserwowaną świadomie przez dziecko rzeczywistością i czynionymi w dobrej wierze kłamstwami dorosłych [7].

OPIS PRZYPADKU

Mały Lukas miał 4 lata, kiedy jego ojciec z powodu utrzymujących się od dłuższego czasu bólów głowy i zaburzeń widzenia zgłosił się do lekarza. Po wykonaniu pierwszych badań w warunkach ambulatoryjnych ojciec trafił na kilka dni do szpitala w celu wykonania biopsji mózgu. Rozpoznany został złośliwy, nieoperacyjny guz mózgu – gwiaździak anaplastyczny. Rodzice Lukasa zareagowali na tę wiadomość z przerażeniem i trudnościami w porozumiewaniu się, a następnie zamknęli się w sobie ze swoimi lękami i potrzebami. Lukasowi powiedzieli tylko: „Tatuś ma w głowie aua i potrzebuje teraz dużo spokoju".

Rzeczywistość była zbyt przytłaczająca, żeby rodzice mogli na ten temat powiedzieć coś więcej. Byli oni także niezdecydowani, czy przekazanie

40

większej ilości informacji wyszłoby w ogóle Lukasowi na dobre. Najchętniej pozwoliliby mu na zachowanie niezakłóconego dzieciństwa.

W przedszkolu nie zaobserwowano prawie wcale, żeby cokolwiek zmieniło się w życiu Lukasa. Bawił się on radośnie i beztrosko z innymi dziećmi. Jednak w miarę upływu czasu reagował w kontaktach z innymi dziećmi coraz częściej agresywnie i oziębie, a nieraz przesiadywał smutny i samotny w jednym z kątów.

Podczas kontaktów z ojcem Lukas wściekał się, ponieważ nagle ojciec zaczął przebywać cały czas w domu, ale nie chciał się z nim bawić, a przede wszystkim nie chciał kopać z nim piłki. Mamusia natomiast powtarzała, że nie dzieje się nic złego, a tatuś wkrótce będzie znowu zdrowy. Lukas w końcu stwierdził, że tatuś nie chce się z nim bawić i że już go nie kocha.

Rodzicom jest ciężko rozstrzygnąć, czy zmiany, które spostrzegają u swoich dzieci, są właściwe, niepokojące czy wręcz alarmujące. Po pierwsze, rodzice znajdują się w ostrej fazie zagrażającego życiu procesu chorobowego, który wywrócił życie wszystkich członków rodziny do góry nogami, powodując zderzenie z tak wieloma problemami, że właśnie spokojnie żyjące dzieci najmniej zwracają na siebie uwagę. Po drugie stawiają oni także pytanie, na ile powinni wtajemniczać obcych ludzi w swoją sytuację życiową, która często jest odczuwana jako stygmatyzująca. Na samym końcu niebezpieczeństwo stanowi **własne pragnienie wyparcia**, sprawiające, że rodzice sami muszą się ponownie zmierzyć z zagrożeniem spowodowanym przez chorobę nowotworową, kiedy zaczynają dostrzegać zmiany u swoich dzieci. Wszystko to sprawia, że wiele dzieci nie jest informowanych o ciężkości choroby i mającej niebawem nastąpić śmierci rodzica. Stąd tym ważniejsze jest czynne poruszanie tej tematyki zarówno w pracach onkologicznych, jak i psychiatrycznych i ostrożne naświetlanie tego tematu powszechnie uznawanego za tabu [3].

OPIS PRZYPADKU

Pani P. zachorowała na raka gruczołu piersiowego, gdy jej dzieci miały: Jakob 3 lata, Nadine 7 lat, a Sebastian 9 lat. Z pomocą dziadków udało się podczas operacji, naświetlania i chemioterapii matki utrzymać pozornie właściwie niezmieniony przebieg dnia dla dzieci. Po roku „widmo śmierci" zostało pokonane, pierwotne leczenie choroby zakończyło się.

Po dziesięciu latach pojawiły się w przebiegu choroby mnogie przerzuty odległe (wątroba, płuca, mózg). Pani P. musiała zostać przyjęta do szpitala na Oddział Intensywnej Terapii. Często wykonywane punkcje płynu puchlinowego i płynu w jamie opłucnowej wykonywane ambulatoryjnie stały się zbyt uciążliwe. Liczne stosowane ambulatoryjnie schematy chemioterapii zawiodły. Według informacji przekazanej przez lekarza prowadzącego choroba osiągnęła punkt, w którym w każdym momencie należało się liczyć ze śmiercią pani P. Nie istniały już żadne opcje terapeutyczne, które mogłyby powstrzymać dalszy postęp nowotworu. Po optymalizacji leczenia podtrzymującego i zmniejszeniu objawów wywołanych przez przerzuty nowotworowe pacjentka miała rozstrzygnąć, gdzie chciałaby spędzić ostatni etap swojego życia.

Pacjentka poprosiła lekarza oddziałowego o konsultację psychoonkologiczną, ponieważ miała pytania o sposób postępowania ze swoimi dziećmi. Podczas rozmowy z psychoonkologiem powtórzyła swoje zatroskanie i spytała, jak mogłaby wyjaśnić dzieciom, że prawdopodobnie już nie wyzdrowieje, ale chce, żeby z dziećmi było wszystko w porządku. Dzieci nie miały pojęcia o tym, że matka wkrótce umrze. 13-letni Jakob był bardzo spokojny i pilny w szkole i często zastanawiał się, jak mógłby pomóc. Wyszukiwał samodzielnie oferty promocyjne w gazetach, a potem jechał na rowerze zrobić zakupy. 17-letnia Nadine pomagała trochę w domu i często kłóciła się z braćmi, co miało miejsce dopiero po raz pierwszy w ciągu ostatnich tygodni. 19-letni Sebastian przysparzał matce zmartwień, ponieważ miał niebawem zdawać maturę, a w ostatnim czasie nagle zaczął mieć kłopoty z nauką i opuścił się w wielu przedmiotach. Nie chciała, żeby dzieci odwiedzały ją w szpitalu, ponieważ byłoby to dla nich zbyt obciążające. Z tego samego powodu nie chciała także wrócić do domu. Do dzieci nie mogliby przychodzić wówczas żadni znajomi. Opieka nad dziećmi spoczywała teraz w przeważającej mierze w rękach dziadków, a wieczorem, po pracy i po wizycie w szpitalu, wracał do domu ich ojciec.

Tab. 40.1 Zmiany w zachowaniu i objawy występujące u dzieci, które cierpią w milczeniu (według [1, 4–6]).

Zmiana w zachowaniu	Przykłady
Cofanie się w rozwoju	• Ssanie kciuka. • Strach przed rozstaniem, ewentualnie przywieranie do rodzica. • Mimowolne moczenie się (niezwyczajne moczenie się, częstsze niż 2 razy w miesiącu, powyżej 5 roku życia). • Trudności w zasypianiu.
Agresja	• Agresja w stosunku do innych dzieci. • Agresja w stosunku do chorego, „ograniczonego", rodzica. • Agresja w stosunku do innych dorosłych opiekunów pragnących chronić chorą osobę.
Somatyzacja zaburzeń psychicznych	• Ból głowy. • Ból brzucha. • Nudności, np. występujące zawsze rano, kiedy dziecko powinno „opuścić" chorego rodzica. • Zaburzenia snu.
Trudności w szkole	• Zaburzenia koncentracji uwagi. • Trudności w nauce. • Pogorszenie wyników nauki szkolnej.
Wycofanie się społeczne	• Zrezygnowanie z kontaktu z przyjaciółmi i z hobby. • Zaniedbanie swojego wyglądu zewnętrznego.
Nadmierne dostosowywanie się/patologiczna dyskrecja	• Negowanie stresu szkolnego oraz unikanie dyskusji z kolegami. • Przejmowanie odpowiedzialności za innych członków rodziny. • Całkowite przejęcie prowadzenia domu.

Większość rodziców chce wiedzieć, jak powinna wyglądać komunikacja pomiędzy rodzicami i dziećmi w podobnych sytuacjach kryzysowych [8]. Niektórzy próbują także utrzymać co najmniej jeden z obszarów życia – ten, który jest związany z dzieckiem – jako „normalny" i niezagrożony katastrofą, i dlatego mogą nie dostrzegać zmian lub lekceważyć ich przejawy w zachowaniu dzieci (tab. 40.1).

40.3 Co może być pomocne dla dzieci i młodzieży?

Nawet jeśli rodzicom z trudem przychodzi ujawnienie swojej sytuacji życiowej, zmienionej wskutek śmiertelnej choroby w rodzinie, powinni oni na bieżąco informować **osoby opiekujące się ich dziećmi** (wychowawca, na-

uczyciel, ewentualnie trener sportowy) o zaistniałej sytuacji. Dzięki temu rodzice mogą podzielić się obserwowaniem zachowania dziecka z kilkoma osobami, a ponadto zarówno profesjonalni opiekunowie, jak i krewni i przyjaciele, do których dzieci żywią zaufanie, mogą zostać zaangażowani w pomoc przy przekazywaniu dzieciom informacji o chorobie.

Ale również w codziennym postępowaniu z chorobą w rodzinie należy stosować zasadę, że **informacja umożliwia prawidłową komunikację** (zob. rozdz. 39). Do dzieci trzeba docierać, używając odpowiedniego do wieku języka oraz w odpowiedniej do wieku sytuacji. Niesłusznie zakłada się, że zmiany, niepewność i smutek rodziców można ukryć przed dziećmi. Często dzieci nie potrafią bez czyjejś pomocy uporządkować swoich spostrzeżeń i reagują przypisywaniem sobie winy lub fantazjami, które mogą być jeszcze gorsze od rzeczywistości. Należy także

Tab. 40.2 Co ułatwia dzieciom ustosunkowanie się do choroby jednego z rodziców (według [2, 3, 5, 6]).

Metody	Spostrzeżenia
Szczere komunikowanie się w rodzinie	• Zawsze prowadzone językiem odpowiednim do wieku. • Możliwie podobny zakres informacji dla wszystkich uczestników. • Unikanie problemów z porozumiewaniem się.
Wyjaśnianie objawów	Im bardziej przerażający jest objaw, tym więcej wyjaśnień jest koniecznych (np. pozostające blizny, niedowłady, napady padaczkowe, kacheksja, żółtaczka).
Rozmawianie z przyjaciółmi o chorobie rodzica	Pomocne w celu uniknięcia izolacji społecznej.
Utrzymywanie niezaburzonych obszarów życia w sposób odpowiedni do wieku	W celu postawienia naturalnych granic rozmiarowi „katastrofy" i przeciwdziałania izolacji społecznej.
Jasne przypisywanie odpowiedzialności w rodzinie	• Stwierdzenie „mogę pomóc" zapobiega występowaniu uczucia bezradności i niemocy. • Jasno określone granice zapobiegają nadmiernemu przeciążeniu.
Solidne relacje	Jeśli chory rodzic nie ma szans na wyzdrowienie, bardzo pomocne jest odpowiednio wczesne zbudowanie stabilnych relacji z godną zaufania osobą (dziadkowie, rodzice chrzestni, przyjaciele, ewentualnie profesjonalni opiekunowie).
Odpowiednio wczesne przygotowanie na progresję/przebieg choroby	• Im więcej dzieci może obserwować i zrozumieć przebieg choroby i utratę sił przez chorego, tym lepiej mogą się wzajemnie wspierać w tej sytuacji. • Szczególnie pomocne jest ostrożne przybliżenie tematu „Choroba, umieranie, śmierć" poprzez odpowiednie książki dla dzieci.
W razie zbliżającej się śmierci umożliwienie dziecku pożegnania	• Im młodsze jest dziecko, tym silniejsza jest skłonność, aby trzymać je z daleka od łoża śmierci lub uroczystości żałobnych. Pomocne jest jednak zapewnienie dziecku możliwości kreatywnego pożegnania, np. poprzez malowanie obrazków „podróży", ofiarowanie zabawkowych zwierzątek lub pomalowanie trumny dla rodzica. • Czynne pożegnanie zapobiega wystąpieniu odczucia „bycia porzuconym" lub „bycia pozostawionym na łasce losu".

starać się nie zniszczyć zaufania dzieci przez niepoważne traktowanie ich obaw i osądów lub zupełne nieliczenie się z nimi – np. należy oszczędzać im zapewnień, że „wszystko będzie znowu dobrze".

Coraz częściej pojawiają się konkretne **propozycje poradnictwa lub terapii** dla dzieci rodziców chorych na nowotwór, podczas których przede wszystkim rodzicom udziela się porad i pomocy, a dzieci w razie potrzeby obejmuje się opieką lub leczeniem psychoterapeutycznym (por. tab. 40.2).

PIŚMIENNICTWO

1. Faulkner RA, Davey M: Children and adolescents of cancer patients: The impact of cancer on the family. Am J Fam Therapy 30 (2002) 63–72
2. Muriel AC, Rauch PK: Suggestions for patients how to talk with children about a parent's cancer. J Support Oncol 1 (2003) 143–145
3. Rauch PK, Muriel AC: The importance of parenting concerns among patients with cancer. Critical Rev Oncol Hematol 49 (2004) 37–42
4. Rauch PK, Muriel AC, Cassem NH: Parents with Cancer: Who's looking after the children? J Clin Oncol 20 (2002) 4399–4402

5. Riedesser P, Schulte-Markwort M: Kinder körperlich kranker Eltern – Psychische Folgen und Möglichkeiten der Prävention. Dtsch Ärztebl 96 (1999) A2353–A2357

6. Romer G, Haagen M: Kinder körperlich kranker Eltern. Hogrefe, Göttingen (2007)

7. Siegel K, Raveis V, Karus D et al.: Pattern of communication with children when a parent has cancer. In: Baider L, Cooper GL, Kaplan De-Nour A (eds.): Cancer and the family. Wiley & Sons, Chichester (1996) 109–128

8. Trabert G, Axmann J, Rösch M et al.: Studie zur Situation krebskranker Eltern in Deutschland, Georg-Simon-Ohm Fachhochschule Nürnberg. Dtsch Ärztebl 104 (2007) B1525–B1526

9. Watson M, James-Roberts S, Ashley S et al.: Factors associated with emotional and behavioral problems among school age children of breast cancer patients. Brit J Cancer 94 (2006) 43–50

INNE POZYCJE LITERATURY SPECJALISTYCZNEJ

Broeckmann S: Und plötzlich ist alles ganz anders – wenn Eltern an Krebs erkranken. Kinder fordern uns heraus. Klett Cotta, Stuttgart (2002)

Leist M: Kinder begegnen dem Tod. GTB Siebenstern, Gütersloh (1987)

Romer G, Haagen M: Kinder körperlich kranker Eltern. Hogrefe, Göttingen (2007)

Senf B, Rak M: Mit Kindern über Krebs sprechen. Kostenfreie Informationsbroschüre des Vereins „Hilfe für Kinder krebskranker Eltern e.V." Frankfurt

KSIĄŻKI DLA DZIECI I KOMIKSY

Abedi I, Cordes M: Abschied von Opa. Elefant, Verlag Ellermann Hamburg (2006)

Erlbruch W: Ente, Tod und Tulpe. Kunstmann, München (2007)

Gaarder J: Das Orangenmädchen. Hanser, München (2003)

Hermelink K: Mein wunderschöner Schutzengel – Als Nellys Mama Krebs bekam. Eine Erzählung für Mütter und Kinder. Diametric, Würzburg (2005)

Hennuy M: Wann kommst Du wieder, Mama? – Ein Bilderbuch über Krebs. Patmos, Düsseldorf (2007)

Herbold M: Papi, wir vergessen Dich nicht. Nord-Süd, Gossau (2002)

Höschl E: Paul hat Krebs. edition buntehunde, Regensburg (2006)

Motzfeldt H: Der Chemo-Kasper und seine Jagd auf die bösen Krebszellen. Kinderkrebsstiftung und Deutsche Leukämie- Forschungshilfe, Bonn (2003)

Nilsson U, Tidholm A-C: Adieu, Herr Muffin. Moritz, Frankfurt a.M. (2003)

Sommer-Bodenburg A, Khing TT: Julia bei den Lebenslichtern. Bertelsmann, München (1989)

Trabert G, Krisam R: Als der Mond vor die Sonne trat. Editions Mathieu, Heidelberg (2001)

van den Heuvel B, Pahl P: Radio-Robby und sein Kampf gegen die bösen Krebszellen. Kinderkrebsstiftung und Deutsche Leukämie-Forschungshilfe, Bonn (2003)

Verein Komen Deutschland e.V.: Die Papierkette. Broschüre des Vereins Komen Deutschland e.V. Bad Homburg v. d. Höhe (dla młodszych dzieci)

Weigelt U, Kadmon C: Der alte Bär muss Abschied nehmen. Nord-Süd, Gossau (2003)

40

41

Susanne Roller

Opieka paliatywna i opieka hospicyjna w warunkach ambulatoryjnych i stacjonarnych

41.1 Definicja

Medycyna paliatywna to aktywne, wszechstronne leczenie pacjentów z zaawansowaną, ciągle postępującą chorobą i ograniczonym czasem oczekiwanego przeżycia chorego w okresie, gdy choroba nie odpowiada już na leczenie stosowane z zamiarem wyleczenia oraz gdy głównym priorytetem staje się opanowywanie dolegliwości bólowych, a także innych dolegliwości chorobowych, jak również problemów psychologicznych, socjalnych i duchowych (definicja WHO).

Głównym celem opieki jest zapewnienie pacjentowi dobrej jakości życia. Medycyna paliatywna nie ogranicza się przy tym tylko do ostatniej fazy życia. Wiele zasad medycyny paliatywnej wprowadza się również we wcześniejszych stadiach choroby, łącznie z leczeniem przyczynowym (paliatywna terapia nowotworów).

Medycyna paliatywna jest także ważną częścią składową onkologii; zaznaczyć przy tym należy, że również pacjentów nieonkologicznych obejmuje się opieką paliatywną, gdy celem leczenia jest zapewnienie możliwie najlepszej jakości życia pacjenta. Dotyczy to przede wszystkim pacjentów z przewlekłymi chorobami płuc, niewydolnością serca, schorzeniami nerek (np. pacjenci dializowani) i schorzeniami neurologicznymi (np. stwardnienie zanikowe boczne, SLA).

Cicely Saunders, twórczyni współczesnej medycyny paliatywnej, powiedziała o celu opieki paliatywnej: „Nie dodanie życiu kolejnych dni, ale dodanie dniom więcej życia". Angielskie określenie *paliative care* opisuje bardzo dobrze jej zadanie obejmujące dogłębną, wszechstronną opiekę nad ciężko chorymi, umierającymi pacjentami oraz nad ich bliskimi.

Opieka paliatywna jest realizowana zarówno w trybie ambulatoryjnym, jak i stacjonarnym. Coraz więcej pielęgniarek ambulatoryjnych nabywa umiejętności w zakresie pielęgnacji paliatywnej i opieki. Również pomoc specjalnie przeszkolonych wolontariuszy jest w wielu sprawach organizacyjnych ważnym czynnikiem, bez którego opieka paliatywna nie przynosiłaby dobrych efektów.

41.2 Formy organizacyjne

Opieka stacjonarna

Oddziały paliatywne i hospicja stacjonarne umożliwiają leczenie pacjentów, którzy nie mogą być w odpowiedni sposób leczeni w trybie ambulatoryjnym lub nie mogą być już dłużej w ten sposób zaopatrywani. Hospicja dzienne oferują przede wszystkim opiekę psychosocjalną, ale w pojedynczych przypadkach mogą tam zostać wdrożone także metody postępowania medycznego i pielęgnacyjnego (np. zmiana opatrunków, przetaczanie płynów, podawanie zastrzyków).

Oddziały paliatywne to samodzielne oddziały, powiązane lub zintegrowane w obrębie jednego szpitala. Przyjmowani są na nie pacjenci z nieuleczalną, postępującą chorobą i objawami, takimi jak duszność, nudności, żółtaczka, niepokój, stany lękowe i bóle, oraz z problemami psychospołecznymi, które wymagają leczenia w warunkach szpitalnych. Okres pobytu jest uzależniony od czasu, w którym zostanie zrealizowane stacjonarne leczenie szpitalne (średnio 12–14 dni). Celem leczenia jest stabilizacja, a następnie wypisanie pacjenta do domu lub do innego stacjonarnego ośrodka opiekuńczego. Koszty są pokrywane ze środków pochodzących z kas chorych.

41

Hospicja są samodzielnymi domami, kierowanymi przez specjalistyczny personel realizujący opiekę paliatywną. Przyjmowani do nich są ciężko chorzy i umierający ludzie, z szybko postępującym nieuleczalnym procesem chorobowym i z ograniczonym przewidywanym okresem przeżycia (według pomiarów lekarskich mniej niż 4–6 miesięcy), w przypadku których leczenie stacjonarne w szpitalu nie jest konieczne, a opieka w trybie ambulatoryjnym nie jest możliwa. Głównym celem opieki jest pielęgnacja paliatywna i kontrolowanie objawów klinicznych aż do momentu śmierci pacjenta (średnio 3–4 tygodnie). Opieka lekarska jest realizowana przez przygotowanych do tego lekarzy. Koszty są ponoszone przez kasę chorych, kasę opiekuńczą i pacjenta.

Umrzeć w domu to życzenie większości ludzi, a umożliwienie tego jest naczelnym celem opieki paliatywnej. Przez określenia „ambulatoryjna i stacjonarna" rozumie się instytucje związane ze stacjonarną opieką paliatywną jako uzupełnienie ambulatoryjnej opieki paliatywnej.

Opieka ambulatoryjna

W centrum zainteresowania opieki paliatywnej znajdują się ciężko chorzy ludzie i członkowie ich rodzin funkcjonujący w środowisku domowym. W coraz większym stopniu opieka paliatywna i hospicyjna zostaje włączona do stacjonarnych instytucji opiekuńczych. Od czasu powstania „ruchu hospicyjnego" w Niemczech (około 1980 r.) stworzono liczne różnorodne formy organizacyjne opieki paliatywnej. Oprócz ośrodków opierających się całkowicie na pracy wolontariuszy powstają w coraz większej liczbie profesjonalne ośrodki pełniące dyżury w zakresie opieki paliatywnej.

Naczelną organizacją zajmującą się ambulatoryjnymi instytucjami hospicyjnymi jest Państwowe Towarzystwo Hospicyjne (Bundesarbeitsgemeinschaft Hospiz – BAG). Dokonało ono przeglądu różnorodnych propozycji ambulatoryjnej opieki paliatywnej. W wyniku tego stworzono **model wielopoziomowy**, według którego – w zależności od oferowanego spektrum działalności informacyjnej i promocyjnej w środowisku społecznym, opieki w okresie umierania, żałoby i opieki dla członków rodziny chorego, jak również poradnictwa i pielęgnacji paliatywnej – zostały opisane:

- **Poziom 1:**
  - ambulatoryjne indywidualne inicjatywy hospicyjne i grupy hospicyjne, jak również ambulatoryjna działalność promocyjna w środowisku społecznym i/lub
  - wsparcie psychospołeczne poprzez przeszkolonych wolontariuszy hospicyjnych;
  - wsparcie w okresie żałoby.
- **Poziom 2 – ambulatoryjne dyżury w zakresie opieki paliatywnej:**
  - poradnictwo psychospołeczne;
  - wsparcie w okresie umierania, żałoby i dla członków rodziny chorego;
  - prowadzenie, ewentualnie pośredniczenie w organizacji szkoleń dla osób pomagających w pracy hospicyjnej;
  - działalność promocyjna w środowisku społecznym;
  - plus działalność jak w poziomie 1.
- **Poziom 3 – ambulatoryjne dyżury w zakresie poradnictwa hospicyjnego i paliatywnego:**
  - poradnictwo odnośnie do metod pielęgnacji paliatywnej w porozumieniu z prowadzącym lekarzem i personelem pielęgniarskim zajmującym się pacjentem;
  - pośrednictwo w uzyskaniu dalszej pomocy;
  - plus działalność jak w poziomie 1 i 2.
- **Poziom 4 – ambulatoryjne dyżury w zakresie opieki hospicyjnej i paliatywnej:**
  - zaopatrzenie w zakresie opieki paliatywnej w porozumieniu z prowadzącym lekarzem, w razie potrzeby objęcie pełną opieką pielęgniarską;
  - wskazówki dla członków rodziny chorego w zakresie przeprowadzania zadań z zakresu pielęgnacji paliatywnej;
  - plus działalność jak w poziomie 1–3.

41.3 Zadania instytucji zajmujących się medycyną paliatywną

Wśród zadań tych należy wymienić:
- Leczenie pacjenta zgodnie z zasadą: „High--Person-Low-Technology" (więcej osób, mniej technologii).
- Zaopatrzenie przez wielospecjalistyczny zespół w celu zapewnienia ciągłości opieki pacjentowi i jego najbliższym.
- Działalność badawcza, prowadzenie dokumentacji i ocena wyników leczenia.
- Szkolenia i kształcenie lekarzy, personelu pielęgniarskiego, pracowników socjalnych i opiekunów duchowych.

41.4 Sieć wzajemnych powiązań w medycynie paliatywnej

W centrum zainteresowania opieki paliatywnej znajduje się umierający człowiek i członkowie jego rodziny ze swoimi potrzebami i prawami. Medycyna paliatywna skupia się przede wszystkim na leczeniu objawów wywołanych przez chorobę, na opiece mającej na celu zmniejszenie dolegliwości i na wsparciu pacjenta. Miarodajna przy tym jest wola pacjenta: należy mu umożliwić życie zgodne z jego pragnieniami aż do śmierci. Bardzo ważną rolę odgrywa w tym lekarz rodzinny. Zna on pacjenta i jego rodzinę, historię choroby, a często także system wartości prezentowany przez pacjenta. W idealnym przypadku przeprowadza on już wcześniej szczegółową rozmowę z pacjentem na temat rozpoznania, rokowania i możliwości terapeutycznych i wspólnie z pacjentem dokonuje rozporządzeń dotyczących chorego. Nawiązuje on również kontakt z zespołem opieki paliatywnej w razie wystąpienia objawów klinicznych wymagających leczenia.

Pełna opieka paliatywna nad pacjentem i członkami jego rodziny wymaga współpracy wielospecjalistycznego zespołu, składającego się z personelu pielęgniarskiego, lekarzy, pracowników socjalnych, psychologów, opiekunów duchowych, fizjoterapeutów, innych terapeutów (np. w zakresie muzykoterapii, terapii oddechowej, terapii za pomocą sztuki) i współpracowników-wolontariuszy (ryc. 41.1). W wielu instytucjach proponuje się uczestnictwo w „grupach żałobnych". Zespół jest regularnie nadzorowany i moderowany przez koordynatora. Rytuały związane z pożegnaniem i regularne dokształcanie się ułatwiają radzenie sobie z obciążeniem psychicznym.

Medycyna paliatywna oznacza wszechstronną opiekę i wsparcie oraz ma na uwadze bardzo szczegółowo wszystkie potrzeby ciężko chorej osoby i członków jej rodziny (ryc. 41.2):
- **Potrzeby psychiczne:** medycyna paliatywna pomaga w pogodzeniu się z odczuciami, które pojawiają się podczas zmagania się ze zbliżającą się nieubłaganie śmiercią. Obejmuje ona emocjonalnym wsparciem zarówno umierającego i członków jego rodziny, jak i osoby zajmujące się pacjentem.
- **Potrzeby socjalne:** medycyna paliatywna pomaga w pokonywaniu trudności organizacyjnych i socjalnych (zorganizowanie opieki, stworzenie domowej sieci zaopatrzenia pacjenta, wyjaśnianie pytań dotyczących aspektów finansowych i prawnych).
- **Potrzeby duchowe:** medycyna paliatywna towarzyszy umierającemu do końca życia. Na tym etapie pojawiają się często pytania natury egzystencjalnej. Zrozumieć śmierci nie sposób, można jednak spróbować sprostać temu wyzwaniu. Do opieki w okresie umierania należy w niezbędnym zakresie także opieka w okresie żałoby dla członków rodziny pacjenta.
- **Potrzeby fizyczne:** medycyna paliatywna i opieka paliatywna zmniejszają dolegliwości fizyczne, które mogą się pojawić w ostatnim etapie życia, i poprawiają dzięki temu jakość życia umierającego człowieka.

Warunkiem dobrze prowadzonej opieki paliatywnej jest bardzo ścisła współpraca wszystkich osób wchodzących w skład zespołu, zawsze mających na uwadze pacjenta i jego najbliższych. Pacjent wskazuje drogę, w której zespół ma mu towarzyszyć: „Chcemy, aby czas, jaki pozostał mu ze względu na chorobę, został wykorzystany możliwie najlepiej. Nie możemy go wydłużyć ani skrócić, ale możemy go polepszyć".

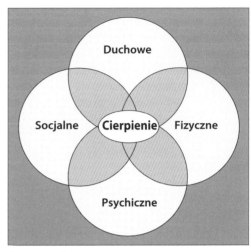

Ryc. 41.2 Cztery wymiary cierpienia.

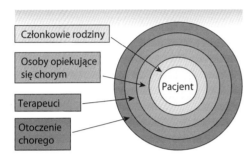

Ryc. 41.1 Zespół wielospecjalistyczny.

PIŚMIENNICTWO I STRONY INTERNETOWE

Tak jak w rozdziale 45.

42

Susanne Roller

Terapia paliatywna w końcowym stadium choroby nowotworowej

42.1 Płynne przejście od paliatywnej terapii przeciwnowotworowej do ukierunkowanej na zwalczanie objawów klinicznych medycyny paliatywnej (ryc. 42.1)

Rozpoznanie raka jest na początku dla każdego pacjenta i członków jego rodziny dużym szokiem. Po pierwszych informacjach o chorobie następuje z reguły szczegółowa rozmowa z lekarzem na temat istniejących opcji terapeutycznych. W ciągu ostatnich 20 lat zostały udoskonalone możliwości terapeutyczne w onkologii, a więc metody stosowane z zamiarem wyleczenia chorego, wciąż jednak pozostaje znaczna liczba osób, które od początku lub od czasu wystąpienia pierwszej wznowy mogą mieć nadzieję jedynie na „przedłużające okres przeżycia", to znaczy paliatywne leczenie przeciwnowotworowe. Na szczęście od tego czasu pojawiło się wiele metod specyficznych dla określonych nowotworów, które zapewniają istotne przedłużenie okresu przeżycia, przy równoczesnym zagwarantowaniu dobrej jakości życia. Wymaga to troskliwego, otwartego

porozumiewania się z pacjentem i stałej kontroli skutków leczenia. Jeśli występujące skutki uboczne terapii nie przewyższają jej pozytywnych efektów, trzeba rozważyć wskazania do wdrożenia leczenia specyficznego dla określonego nowotworu.

Coraz więcej pacjentów życzy sobie już podczas pobytu w szpitalu albo później, kiedy leczenie przeciwnowotworowe silnie upośledza jakość ich życia (zob. niżej), aby zakończyć specyficzną dla określonego nowotworu terapię mającą na celu przedłużenie ich życia. Wówczas na pierwszy plan wysuwa się ukierunkowana na zwalczanie objawów klinicznych terapia paliatywna w rozumieniu wszechstronnego zaopatrzenia w zakresie medycyny paliatywnej. W ostatnich dniach i godzinach życia (okres terminalny) zostaje to leczenie jeszcze zintensyfikowane (opieka terminalna, zob. rozdz. 45).

Zadaniem lekarza jest towarzyszenie pacjentowi w kolejnych etapach choroby, proponowanie różnych opcji terapeutycznych w zależności od wskazań medycznych (rozdz. 45) i ułatwianie pacjentowi, dzięki otwartemu objaśnianiu, dokonania wyboru najlepszej dla niego metody terapeutycznej. W centrum zainteresowania powinny znajdować się zawsze życzenia pacjenta. Nie należy kierować się zasadą: „Co jest możliwe do wykonania, zostanie wykonane", lecz: „Chcemy wspólnie wybrać najlepszy rodzaj leczenia". Aby to osiągnąć, należy najpierw ustalić, jaki jest **pożądany przez pacjenta cel terapii**, pytając:

- „Co jest dla pani/pana najważniejsze w okresie życia, który pani/panu pozostał?"
- „Jak ocenia pan/pani dotychczas stosowane metody terapeutyczne?"
- „Co chciałby pan/pani zrealizować, jeśli starczy panu/pani sił?"

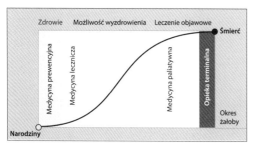

Ryc. 42.1 Przejście od terapii leczniczej do paliatywnej.

Empatycznie nastawiony lekarz może za pacjenta w tym okresie życia tak sformułować jego nadzieje: „Czas, który pozostał – nikt nie wie, jak długi on będzie – powinien być przeżyty jak najlepiej. Możemy poprzez nasze leczenie zmniejszyć dolegliwości i w ten sposób poprawić jakość życia". Nierzadko pacjent zgłasza, że w żadnym wypadku nie życzy sobie przedłużania jego życia. Jeśli zostanie wyrażone takie życzenie, rozumiane jako ustne wyrażenie woli, powinno ono zostać pisemnie udokumentowane.

Ważne w takich rozmowach jest zachowanie otwartej, pełnej zaufania relacji pomiędzy lekarzem i pacjentem. Jeśli jest to możliwe, członkowie rodziny powinni zostać również włączeni do tych rozmów. Całemu zespołowi z zakresu medycyny paliatywnej należy zakomunikować, jaki jest cel terapii.

PODSUMOWANIE

Różne definicje
- **Wskazanie:**
  - podstawa nakazująca zastosowanie określonej metody leczniczej w konkretnym przypadku chorobowym (leksykon Pschyrembla);
  - specjalistyczna ocena korzyści lub braku korzyści z zastosowania medycznej metody leczenia w konkretnym przypadku (słownik Dudena i Sąd Najwyższy Niemiec 2003).
- **Jakość życia:** obiegowa i potocznie używana definicja jakości życia wyraża się sumą celów, wartości i zasad życiowych, które człowiek może zrealizować w ciągu swojego życia. Poczucie bezpieczeństwa, długość życia, zdrowie, dobro-

byt i uznanie społeczne to tylko niektóre przykłady. W kontekście opieki paliatywnej chodzi o to, aby ustalić, czego życzy sobie pacjent, nie tylko z punktu widzenia medyczno-technicznego, ale również pod względem jego wyobrażeń dotyczących treści życia, celów życiowych, radości, cierpienia i śmierci. Celem jest dojście wspólnie z pacjentem do subiektywnego określenia tych elementów, niezależnie od kryteriów technicznych, ekonomicznych lub politycznych.
- **Okres terminalny:** „okres terminalny może być zdefiniowany jako ta faza choroby, w której codziennie następuje pogorszenie stanu zdrowia pacjenta, a jego stan kliniczny musi być oceniany z dnia na dzień na nowo. Występuje osłabienie (czasami bardzo nasilone), senność, przykucie do łóżka, utrata łaknienia, niewydolność narządów i na końcu sinica obwodowa. Jest niezmiernie trudno przewidzieć, kiedy rozpocznie się faza terminalna. W tych ostatnich dniach życia 'komfort' stanowi najwyższy priorytet" [1].

Rozporządzenia woli uczynione przez pacjenta: jest to pisemne i aktualne wyrażenie woli pacjenta zdolnego do świadomego decydowania o sobie w kwestii przyszłego ogólnomedycznego leczenia lub zastosowania określonej terapii w konkretnych przypadkach chorobowych, w sytuacji gdy (późniejsze) wyrażenie świadomej decyzji nie będzie możliwe.

PIŚMIENNICTWO

1. Kaye N: Medical managed care looking forward back. National Academy for State Health Policy, Portland ME (2005)

43

Medycyna paliatywna i paliatywna kontrola objawów klinicznych

Dolegliwości bólowe skłaniają większość ludzi do udania się do lekarza, ponieważ zawsze są traktowane jako sygnał alarmowy. Ból jest „objawem uprawniającym" do tego, aby się zwrócić o pomoc. U około 70% pacjentów z chorobą nowotworową dochodzi w przebiegu choroby do występowania dolegliwości bólowych. Niekiedy oprócz zgłaszanego bólu pojawiają się inne dolegliwości:

- osłabienie (90%),
- utrata masy ciała (80%),
- niedożywienie (75%),
- duszność (50%),
- zaparcia (50%),
- kaszel (45%),
- nudności (45%),
- trudności w połykaniu (25%),
- zaburzenia snu (25%).

43.1 „Rozstanie boli" – leczenie bólu w stanach paliatywnych

W stanach paliatywnych ból traci swoją funkcję ostrzegawczą i staje się „przewlekły", to znaczy utrzymuje się przez dłuższy czas bez szans na ustąpienie. Przypomina ciągle o nieuleczalnej chorobie i wskazuje na bezradność chorego. Ponadto nasila utratę sił spowodowaną przez chorobę nowotworową. Przyczyna bólu jest przeważnie znana.

📖 **PODSUMOWANIE**

Przyczyny bólu:
- Psychiczne (strach, wściekłość, depresja).
- Socjalne (samotność, niepewność).
- Duchowe (niezałatwione sprawy, pytania o sens życia).
- Somatyczne (choroba nowotworowa, stosowane leczenie, niezależne od choroby i leczenia).

Wieloskładnikowa terapia przeciwbólowa jest skuteczna w > 90% przypadków. Jeśli udało się określić przyczynę bólu, powinna ona być leczona, jeśli tylko jest to możliwe (np. naświetlanie złamania patologicznego). W każdym przypadku pacjent musi zostać powiadomiony o przyczynie bólu i stosowanej u niego terapii. Postępowanie terapeutyczne powinno być przygotowywane indywidualnie i regularnie sprawdzane. W razie potrzeby konieczne jest dopasowanie dawki. Regularne doustne, samodzielne zażywanie odpowiednich środków „na żądanie" (szybko działające, nieodkładające się preparaty) pobudza niezależność pacjenta. Przy złożonych zespołach bólowych (bóle całego ciała, bóle neuropatyczne) wskazane jest wprowadzenie leków wspomagających (ko-analgetyków). Często pomagają także inne metody (np. techniki relaksacyjne). Nie wszyscy pacjenci wymagają w stanach paliatywnych silnych środków przeciwbólowych (stopień 3 według WHO, zob. niżej, podrozdz. 43.2). Jeśli jednak nie osiąga się ustąpienia dolegliwości bólowych lub co najmniej poprawy w ciągu kilku dni, należy zwrócić się o poradę i pomoc do specjalisty (np. do najbliżej położonego ośrodka medycyny paliatywnej).

43.2 Plan stopniowego leczenia przeciwbólowego

Stopień 1

Stosowane jest leczenie z wykorzystaniem obwodowo działających analgetyków, np.:
- paracetamol,
- ibuprofen,
- diklofenak (Voltaren®),
- fluprytyna (Katadolon®),
- metamizol (Novalgin®).

Stopień 2

Na tym etapie wprowadza się leczenie złożone z preparatów 1 stopnia oraz z opioidu o średniej sile działania, np.:

- kodeina,
- dihydrokodeina (DHC®),
- tramadol (Tramal®),
- tilidyna-Nalokson (Valoron N®).

Stopień 3

Leczenie 3 stopnia wdraża się wówczas, gdy leczenie 2 stopnia staje się niewystarczające. W tym przypadku są stosowane silnie działające opioidy (przepisywane na podstawie ustawy o środkach narkotycznych), przeważnie w połączeniu z preparatami stopnia 1:

- morfina,
- fentanyl podawany przezskórnie (np. Durogesic TTS®),
- hydromorfon (Dialudid®, Palladon®),
- metadon (Polamiodon®),
- buprenorfina (np. Temgesic®).

Stosowanie połączenia dwóch lub więcej leków stopnia 3 jest z reguły pozbawione sensu; lepsze efekty daje przemyślane zastosowanie leku wspomagającego (ko-analgetyka):

- Neuroleptyki (ośrodkowe wzmocnienie działania, efekt przeciwwymiotny):
  - haloperidol (Halodol®);
  - lewomepromazyna (Neurocil®).
- Leki przeciwdepresyjne (np. w przypadku bólów neuropatycznych):
  - amitryptylina (np. Saroten®) – działanie sedacyjne, anksjolityczne;
  - imipramina (Tofranil®) – działanie poprawiające nastrój.
- Leki przeciwpadaczkowe (w bólach neuropatycznych):
  - gabapentyna (np. Neurontin®);
  - pregabalina (np. Lyrica®).
- Kortykosteroidy (komponenta zapalna, w przypadku objawów wzmożonego ciśnienia wewnątrzczaszkowego):
  - deksametazon (np. Fortecortin®).

43.3 Leczenie działań ubocznych

> **! WAŻNE**
>
> Zaparcia powinny być leczone profilaktycznie. Koszty środków przeczyszczających są pokrywane przez kasę chorych.

Nudności i wymioty występują rzadko i przeważnie tylko w pierwszych dniach leczenia. Środkiem z wyboru jest haloperidol (stosowany w bardzo niskich dawkach, raz dziennie po 0,5 mg). Początkowo występująca nieznaczna senność lub splątanie ustępuje po 2–3 dniach, w przeciwnym razie jest zawsze oznaką przedawkowania.

Do depresji oddechowej dochodzi jedynie w przypadku szybkiego zwiększania dawki i przedawkowania. Rzadko na początku terapii może pojawiać się zatrzymanie moczu. Sporadycznie skarżą się pacjenci na świąd, nadmierną potliwość lub suchość w jamie ustnej. W takich przypadkach można zmienić lek na inny preparat haloperidolu lub inną substancję. Zasadniczo wszystkie objawy uboczne zalecanej terapii opioidami są w dalszym przebiegu możliwe do opanowania. W przypadku powolnego zwiększania dawki rzadziej dochodzi do występowania objawów ubocznych.

Stosowanie jedynie farmakologicznego leczenia przeciwbólowego nie jest wystarczające. Inne dolegliwości powinny być u chorego monitorowane i w razie potrzeby leczone. Należy zwracać uwagę także na aspekty psychospołeczne. Pacjent nie powinien czuć się pozostawiony sam sobie (np. wskutek długiego czasu oczekiwania na leczenie). Musi mieć czas na wyjaśnienie spraw osobistych. W tym zakresie działanie terapeutyczne lekarza nie powinno być pomijane.

> **📖 PODSUMOWANIE**
>
> **Zwiększanie progu bólowego:**
> - wystarczająca ilość snu;
> - rozeznanie w sytuacji;
> - utrzymanie samodzielności pacjenta (tak długo, jak będzie to możliwe);

- wzmacnianie nadziei;
- odwrócenie uwagi od choroby;
- okazanie zainteresowania (współczucia);
- zrealizowanie „niezałatwionych spraw" i rozwiązanie problemów, które wydawały się nie do przezwyciężenia;
- poczucie, że nie jest się samemu;
- zapewnienie bezpieczeństwa.

43.4 „Przez żołądek do serca" – trudności związane z odżywianiem chorych

Silny strach u wielu członków rodziny i pacjentów jest spowodowany obawą, że chory umrze z głodu. W tym momencie w stanach paliatywnych stawiane jest pytanie: „Dla kogo jest ważne, czy pacjent je?". Większość ciężko chorych i umierających ludzi w ogóle nie odczuwa głodu. Jednak najbliżsi nie mogą tego zrozumieć. Szczegółowe wyjaśnienia są nieodzowne: żywienie parenteralne nie jest niezawodnym sposobem na przyrost masy ciała chorego, zwiększenie jego siły i poprawienie jakości jego życia – zamiast tego może spowodować takie problemy, jak przekarmienie, wzrost ciśnienia wewnątrzczaszkowego, nadmierne pobudzenie układu pokarmowego z wymiotami i nadmierne dostarczanie płynów z koniecznością założenia cewnika moczowego na dłuższy czas. Założenie sondy odżywczej do żołądka (przezskórna gastrostomia endoskopowa) nie jest wskazane w okresie terminalnym.

Rozmowa na temat żywienia jest dobrą okazją, aby porozmawiać o chorobie i przewidywanym rokowaniu. Podczas niej można wskazać członkom rodziny chorego na inne możliwości wspierania pacjenta, np. pielęgnację jamy ustnej (zob. niżej), masaże, nacieranie, czytanie na głos, wspólne oglądanie albumów ze zdjęciami, słuchanie muzyki lub malowanie.

Ciężko chory człowiek, który prawie cały czas leży w łóżku, ma bardziej ograniczone podstawowe zapotrzebowania odżywcze niż samodzielnie poruszający się zdrowy człowiek.

Do tego dochodzi zmiana procesów przemiany materii spowodowana kacheksją nowotworową, tak że codzienne spożycie 400–500 kcal jest wystarczające, aby zmniejszyć uczucie głodu. Najlepsze są miękkie, owocowe, schłodzone posiłki (lody, pudding, mus owocowy). Wielu pacjentów może ponadto zupełnie sprawnie popijać płyny (soki, zupę, mleko), przyjmując w ten sposób wystarczającą porcję kalorii.

Jeśli nie jest możliwe przyjmowanie żadnych posiłków doustnie lub jeśli jest taka potrzeba, należy zadbać o **staranną pielęgnację jamy ustnej**. Do tego celu powinny być wybierane przede wszystkim płyny, które smakują pacjentowi (piwo, szampan, sok, herbata, kostki lodu).

Wiele osób nie potrafi sobie wyobrazić, że można wytrzymać choćby jeden dzień bez płynów. Podawanie płynów na oddziałach szpitalnych jest odruchem. Nadmierne pojenie może jednak pogorszyć jakość życia pacjenta i przedłużyć umieranie w ogromnych cierpieniach.

Powolne, stopniowe zmniejszanie podaży wody i soli w okresie umierania (odwodnienie w okresie terminalnym) jest postrzegane jako „fizjologiczne", a więc naturalnie przypisane do procesu umierania i dlatego pożądane. W ten sposób zmniejsza się wydzielanie jelitowe, wydzielanie oskrzelowe, ciśnienie wewnątrzczaszkowe, zbiorniki płynowe (wodobrzusze, płyn w jamie opłucnowej) i obrzęki (zaburzenie odpływu z dolnych części ciała). Odpowiednio wczesne wyjaśnienie tego procesu pacjentowi i członkom jego rodziny może przezwyciężyć strach przed umieraniem z pragnienia; istnieje wiele pozytywnych doświadczeń mówiących o spokojnym umieraniu w stanie odwodnienia w okresie terminalnym.

W przypadku pragnienia można bez trudu podać dziennie do 1000 ml roztworu 0,9% NaCl podskórnie. Także większość leków w przypadku niemożności przełykania może być aplikowana podskórnie lub dorektalnie. Unika się w ten sposób terapii dożylnej, zapewniając bardziej fizjologiczne (opóźnione) wchłanianie i ułatwiając sprawowanie opieki nad chorym w warunkach domowych.

43

Odżywianie przez gastrostomię nie jest wskazane w przypadku utrzymanej zdolności do połykania (i braku uczucia głodu). Założenie sondy żołądkowej lub stałego cewnika do żyły centralnej jest zabiegiem cielesnym, który wymaga pisemnej zgody (pacjenta lub jego przedstawiciela prawnego). Bez tej zgody każdy zabieg stanowi uszkodzenie ciała.

Obecnie dostępne sondy żołądkowe (gastrostomia) lub stałe cewniki do żył centralnych (porty) mogą być wykorzystane w celu prowadzenia terapii ukierunkowanej na objawy kliniczne (podawanie środków przeciwbólowych, płynów itd.). Obowiązuje zasada: „lepiej mieć jeden smakołyk w ustach niż zwymiotować 500 ml żywienia przez sondę".

43.5 „Ponieważ nie mogę złapać tchu" – duszność i kaszel

Strach przed uduszeniem się pacjenta jest jednym z najczęstszych lęków zgłaszanych przez chorych, ich najbliższych, a nawet przez lekarzy prowadzących! Strach nasila duszność, a duszność nasila strach (ryc. 43.1).

Bez oddychania nie można żyć. Zatrzymanie oddechu uznawano we wcześniejszych wiekach za pewną oznakę śmierci. Oddychanie jest ściśle powiązane z życiem, odczuciami i lękami. Bóg tchnął duszę w Adama poprzez swój oddech.

Przyczyny duszności są wieloczynnikowe i można je rozważać na czterech płaszczyznach (fizycznej, psychicznej, socjalnej i duchowej). W przypadku predysponującej choroby podstawowej (np. guz w obrębie przestrzeni gardłowo-nosowo-usznej, rak płuc, stwardnienie zanikowe boczne) można spodziewać się w przyszłości zagrażających trudności w oddychaniu. Zadaniem zespołu opieki paliatywnej jest odpowiednio wczesne rozpoznanie występowania duszności i zmniejszenie jej nasilenia, tak aby nie wystąpiła ona w sposób nieoczekiwany jako napad, czyli żeby nie pojawiła się u nieprzygotowanego na nią pacjenta.

Przewlekłe niedotlenienie (niekoniecznie z towarzyszącą mu dusznością!) prowadzi do – pożądanego w okresie terminalnym – narastającego zmęczenia i łagodnej śpiączki wywołanej zwiększeniem ciśnienia parcjalnego dwutlenku węgla. Duszność jest wówczas świadomie doświadczana w mniejszym stopniu.

Ważne jest, aby wyczerpująco omówić temat duszności i ciągle podkreślać, że pomoc jest możliwa. Niezbędne leki (zob. niżej) powinny stać przygotowane do użycia przy łóżku pacjenta i w razie potrzeby należy je niezwłocznie podać. Żaden człowiek nie musi w dzisiejszych czasach „dusić się w męczarniach", lecz może być w niezbędnym stopniu leczony objawowo, np. za pomocą hamującego oddychanie, przeciwlękowego, usypiającego preparatu (Tavor) lub morfiny (hamuje ośrodek oddechowy). Ostatnią możliwością ratunku w przypadku ciężkiej duszności jest po uzgodnieniu z pacjentem paliatywna sedacja. Występujący w **okresie terminalnym oddech rzężący** jest objawem klinicznym, który wywołuje strach przede wszystkim u członków rodziny chorego. Sam umierający człowiek przeważnie nie cierpi z tego powodu. Zmniejszenie podaży płynów w odpowiednim czasie może zapobiec występowaniu oddechu rzężącego, a podskórne podanie N-butyloskopolaminy może go zmniejszyć.

Każdemu pacjentowi mogącemu w przyszłości cierpieć z powodu duszności należy zalecić odpowiednie **leki stosowane w stanach nagłych**, które powinny być trzymane „w pogotowiu", np.:

- w przypadku lęku: lorazepam (Tavor expidet®; 1–2 mg podjęzykowo);
- w przypadku duszności: morfina (5–10 mg, ewentualnie 20–50% dobowego zapotrzebowania podskórnie);
- w przypadku oddechu rzężącego: N-butyloskopolamina (20 mg podskórnie, w zależności od potrzeby stosowana maksymalnie co 4 godziny).

Dotyczy to zarówno opieki prowadzonej w warunkach stacjonarnych, jak i w warunkach ambulatoryjnych. Właściwie opieka nad

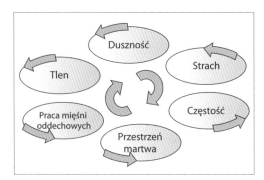

Ryc. 43.1 Błędny krąg duszności i strachu.

ciężko chorymi osobami z dusznością w warunkach domowych wymaga troskliwego, wielospecjalistycznego leczenia z zakresu medycyny paliatywnej. Ponieważ zaburzenia oddychania występują prawie zawsze w przebiegu procesu umierania, należy wcześniej zapewnić choremu odpowiednie zaopatrzenie w przypadku umierania w środowisku domowym.

PIŚMIENNICTWO I STRONY INTERNETOWE

Tak jak w rozdziale 45.

44

Psychoonkologia w medycynie paliatywnej

44.1 Prowadzenie rozmowy

Rozmowa i inne sposoby komunikowania się z pacjentem są bardzo ważną częścią opieki nad osobami ciężko chorymi i umierającymi. Rozmowy i wymiana informacji powinny odbywać się w sposób ciągły. W odróżnieniu od wielu innych sytuacji medycznych porozumiewanie się rzadko obejmuje coś, co dotyczy tylko lekarza i pacjenta – cały zespół terapeutyczny bierze udział w tym procesie, przy czym poszczególni uczestnicy rozmowy za każdym razem dążą do osiągnięcia innego celu. Każdy uczestnik ma określoną rolę w komunikacji z pacjentem, realizuje własne zadanie i podejmuje specyficzną problematykę.

Większość pacjentów przeważnie ma już więcej lub mniej dobrych doświadczeń w zakresie komunikacji w stanach paliatywnych. Stąd ważnym warunkiem dobrej opieki jest dobre porozumiewanie się z chorym od samego początku. Oznacza to empatyczne, aktywne słuchanie oraz otwarte rozmawianie, na które poświęca się wystarczającą ilość czasu i które prowadzone jest w sprzyjającym otoczeniu (*setting*).

Oprócz kilku mniej istotnych faktów, które mają znaczenie dla pacjenta, rozmowa jest przeważnie ukształtowana przez emocjonalne treści. Pacjent nie potrafi na początku ich określić. Lekarz musi dać mu okazję, aby je rozpoznał. Właściwą techniką jest metoda stawiania „otwartych pytań" z zaproszeniem do rozmowy („Co przez to pan/pani rozumie? Proszę mi o tym opowiedzieć"), a ponadto technika lustrzanego odbicia. W powiązaniu z postawą „aktywnego przysłuchiwania się" lekarz może zwrotnie przekazywać pacjentowi, co usłyszał i jak to zrozumiał. Wzajemne oddziaływanie poprzez pełne zrozumienia przysłuchiwanie się i okazywanie pacjentowi zrozumienia po-

suwa rozmowę do przodu. Pacjent czuje, że jest akceptowany i że nie jest oceniany. Doświadcza on partnerstwa i tolerancji, dzięki czemu może swoje wewnętrzne przeżycia, jak również swoje uczucia, nastawienia, postawy, życzenia i cele wyraźnie ogarnąć oraz łatwiej uporządkować (autoeksploracja). Lekarzowi technika lustrzanego odbicia umożliwia nawiązanie emocjonalnej bliskości z pacjentem przy równoczesnym zachowaniu stosownego dystansu (neutralności).

> **PODSUMOWANIE**
>
> **Właściwe sformułowania podczas stosowania techniki lustrzanego odbicia**
> - „Chciałbym zapytać, co to dla pana/pani oznacza".
> - „Zastanawia mnie, co się dzieje w pana/pani wnętrzu".
> - „Ma pan/pani odczucie, że...".
> - „Chciałbym pana/panią lepiej zrozumieć. Czy jest tak, że...?".

44.2 Duchowość

Definicja: łacińskie słowo *spiritus* oznaczające „ducha, tchnienie" wskazuje na rodzaj duchowości będącej przeciwieństwem racjonalnego myślenia i cielesności. Duchowość pozostaje w żywym związku z boskością i transcendencją oraz oznacza wiarę, że dusza ludzka ma swoje pochodzenie w sile boskiej lub transcendentnej. Własna duchowość wskazuje równocześnie na osobiste podejście człowieka do boskości, widoczne w jego zachowaniu, postawie i sposobie wyrażania się.

W czasie ciężkiej choroby wiara jest dla wielu ludzi istotną pomocą w radzeniu sobie ze stresem (*coping*). Badania naukowe wykazały, że postawy duchowe, ewentualnie praktyki religijne, mają korzystny wpływ na podejście do choroby. Wiele osób cierpiących na zagrażające życiu choroby poszukuje oparcia i pomocy w powrocie do swoich tradycji religijnych. Inni chorzy przeżywają wątpliwości dotyczące wiary, gdy ich prośby i życzenia nie zostają spełnione.

W opiece paliatywnej wątpliwości duchowe wciąż odgrywają niezmiernie istotną rolę. Pacjenci i ich najbliżsi za każdym razem poszukują w ten sposób odpowiedniego partnera do rozmowy. Nie zawsze jest to osoba duchowna. Każdy z członków zespołu terapeutycznego może zostać zapytany o swoją duchowość i swój profesjonalizm. Podobne pytania o sens, o to „dlaczego" i „dokąd" stawiają ludzie wywodzący się z różnych kręgów religijnych. Nawet osoby chore, które „w czasach, gdy były zdrowe" miały mało do czynienia z religią, ewentualnie nie czuły się związane z żadną religią, potrzebują w egzystencjalnej sytuacji kryzysowej, wynikającej z choroby prowadzącej nieuchronnie do śmierci, rozumiejącego ich położenie partnera do rozmowy. Jego zadaniem jest aktywne przysłuchiwanie się, empatyczne współodczuwanie i współmyślenie. Nie oczekuje się przy tym niezawodnych patentów i gotowych rozwiązań, a nawet nie pomagają one w późniejszym okresie. Chodzi o gotowość do dialogu, obejmującą osobistą bliskość członka zespołu terapeutycznego. Stąd w opiece paliatywnej niezastąpione jest regularne dokonywanie refleksji i dialog na temat duchowości, jak również nastawienia do życia, umierania, śmierci i „tego, co następuje potem". Rozmowa pomaga osobie chorej czynić postępy w swojej własnej pracy umysłowej.

📖 **PODSUMOWANIE**

Właściwe pytania na temat duchowości
- „Co pan/pani sam myśli na ten temat? Proszę mi o tym opowiedzieć coś więcej".
- „Co każe panu/pani stawiać w tym momencie pytania o to, dlaczego, dokąd i o sens życia?".
- „Kiedy właściwie po raz pierwszy zadał pan/pani sobie to pytanie?".
- „W jaki sposób odpowiadał sobie pan/pani na to pytanie podczas wcześniejszych sytuacji kryzysowych?".

Często gesty pomagają bardziej niż słowa: mały prezent (anioł, krzyż, gwiazda, kartka pocztowa, kwiat), wspólna modlitwa, ładna muzyka medytacyjna, płonąca świeca lub wiersz, który skłania do refleksji.

Nie należą do mnie lata, które zabrał mi czas.
Nie należą do mnie lata, które jeszcze mogą nadejść.
Moja jest chwila. I mam na nią baczenie,
Ponieważ należy do mnie to, co składa się na rok i na wieczność.

Andreas Gryphius

PIŚMIENNICTWO I STRONY INTERNETOWE

Tak jak w rozdziale 45.

45

Susanne Roller
Opieka w okresie umierania

45.1 Leczenie objawów klinicznych w fazie terminalnej

Okres terminalny można zdefiniować jako każdą fazę, w której codziennie występuje pogorszenie stanu ogólnego pacjenta, a jego stan kliniczny każdego dnia ocenia się od nowa. Dochodzi do osłabienia (niekiedy bardzo nasilonego), senności, unieruchomienia w łóżku, utraty łaknienia i niewydolności narządów, a na koniec do sinicy obwodowej. Jest bardzo trudno przewidzieć, kiedy rozpocznie się okres terminalny. W ostatnich dniach życia głównym priorytetem jest zapewnienie pacjentowi „komfortu" (w rozumieniu wygody, zadowolenia i ulgi) (Kaye, 1996).

Opieka paliatywna w okresie terminalnym jest ukierunkowana – niezależnie od rodzaju schorzenia podstawowego – na objawy kliniczne, które są uciążliwe dla pacjenta. Opieka jest łatwiejsza, kiedy zespół leczący wie, jakich powikłań należy się spodziewać w związku z mogącą je wywołać chorobą zdiagnozowaną u pacjenta. Często także osoby chore i członkowie ich rodziny pytają, co jeszcze może je spotkać. Odpowiedź na to pytanie powinna być pełna zrozumienia i spokojna, niewywołująca niepotrzebnego strachu, nierzadko wielokrotnie powtarzana.

📖 PODSUMOWANIE

Objawy kliniczne w okresie terminalnym
- Osłabienie fizyczne (83%)
- Objawy neuropsychiatryczne (58%)
- Dolegliwości bólowe (42%)
- Objawy ze strony przewodu pokarmowego (38%)
- Objawy ze strony układu oddechowego (36%)
- Krwawienie z guza (3%)

Tab. 45.1 Typowy przebieg kliniczny okresu umierania.

Uszkodzony narząd	Przebieg kliniczny	Specyficzne powikłania
Wątroba	Nasilające się objawy niewydolności wątroby, śpiączka	Zaburzenia psychiczne, świąd, skłonność do krwotoków
Nerki, wyprowadzające drogi moczowe	Mocznica, śpiączka	Niepokój, stany majaczeniowe
Przewód pokarmowy	Niedrożność przewodu pokarmowego (ileus), krwawienie z przewodu pokarmowego	Nudności, wymioty, dolegliwości bólowe, krwiste wymioty
Płuca	Wzrost ciśnienia parcjalnego dwutlenku węgla, narkoza wywołana dwutlenkiem węgla, śpiączka	Duszność, rzadziej krwotok z dróg oddechowych
Szpik kostny	Sepsa	Skłonność do krwawień
Ośrodkowy układ nerwowy	Wzrost ciśnienia wewnątrzczaszkowego, śpiączka	Bóle głowy, rzadziej napady padaczkowe
Obszar nosowo--gardłowo-uszny	Miejscowe nacieki, niekiedy nadżerki naczyń krwionośnych	Rozrost na zewnątrz ciała, silne dolegliwości bólowe, krwotoki

Typowy przebieg fazy terminalnej choroby jest uzależniony od najciężej uszkodzonego narządu (tab. 45.1).

Z reguły sposób postępowania terapeutycznego w okresie terminalnym musi być wielokrotnie zmieniany, niekiedy nawet w odstępie kilku godzin (tab. 45.2):

Odstawianie: odstawionych może zostać wiele leków, wlewów dożylnych, środków profilaktycznych i badań kontrolnych. Zredukowanie podaży płynów w odpowiednim czasie („terminalne odwodnienie") jest najlepszą metodą uniknięcia oddechu rzężącego (rzężenia przedśmiertnego), typowego dla okresu terminalnego.

Przestawienie: niezbędne leki zaczyna się podawać drogą parenteralną, zazwyczaj podskórną, wówczas gdy przełykanie u pacjenta jest utrudnione. Należy we właściwym momencie założyć kaniulę dożylną typu motylek. W razie potrzeby można zastosować podawanie leków we wlewie 24-godzinnym przez pompę (np. leki poprawiające krążenie krwi przez tkanki). W tej sytuacji można bez problemu mieszać ze sobą wiele leków w jednej strzykawce. Ważne jest to, żeby w ciągu kilku minut można było zareagować na nową sytuację, np. nagłe silne dolegliwości bólowe lub przedawkowanie leku. Do tego celu powinien zostać wykorzystany założony wcześniej u pacjenta port do podawania leków lub funkcjonujący dostęp dożylny.

Bezpieczeństwo: należy przewidzieć i przygotować leki stosowane w stanach nagłych, w razie wystąpienia powikłań. Personel pielęgniarski powinien zostać wcześniej poinstruowany o wystarczającym przedziale dawek terapeutycznych, aby wyeliminować niepotrzebne wątpliwości i umożliwić szybkie wdrożenie leczenia. Dotyczy to także opieki nad umierającymi w warunkach domowych. W farmakoterapii najczęstszych objawów klinicznych w okresie terminalnym wystarczające jest zastosowanie zaledwie kilku leków. Powinny one być dostępne do podawania w różnych postaciach. W przypadku większości preparatów stosuje się próbnie podawanie podskórne; z reguły substancje czynne wymagają rozpuszczenia w 0,9% roztworze NaCl. Opóźnione wchłanianie w przypadku podawania podskórnego jest w tych przypadkach szczególnie pożądane. Ostatnią dopuszczalną możliwością – kotwicą bezpieczeństwa dla pacjenta i jego najbliższych, jeśli nic innego już nie pomaga – jest „paliatywna sedacja", czyli pozwolenie pacjentowi na „przespanie" objawów klinicznych występujących w ostatnich godzinach życia.

Jeśli proces umierania w środowisku domowym (z powodów medycznych lub socjalnych) nie jest możliwy, zespół opieki paliatywnej powinien zadbać o to, aby umierający i członkowie rodziny poczuli się „jak u siebie w domu". Pod tym względem pomocne są przestrzenne lub organizacyjne struktury oddziału medycyny paliatywnej lub stacjonarnego hospicjum.

Opieka nad osobami ciężko chorymi w warunkach domowych wymaga udzielania bardzo szczegółowych informacji, koordynacji działań, odpowiedniego przygotowania i wsparcia dla

Tab. 45.2 Najważniejsze leki w ostatnich godzinach życia pacjenta.

Objawy kliniczne	Leki
Dolegliwości bólowe	Morfina (podskórnie)
Niepokój, lęk, napady padaczkowe	Midazolam (podskórnie)
Stany majaczeniowe	Haloperidol (podskórnie)
Nudności, wymioty	Metoclopramid, haloperidol
Duszność	Morfina, lorazepam
Oddech rzężący w okresie terminalnym	N-butyloskopolamina (podskórnie)
Krwawienie/stany nagłe	Morfina, midazolam aż do wystąpienia sedacji pacjenta

członków rodziny chorego i opiekującego się nim personelu. Nieodzowna jest 24-godzinna dostępność lekarzy przeszkolonych w dziedzinie medycyny paliatywnej lub personelu pielęgniarskiego wyspecjalizowanego w opiece paliatywnej oraz przekazywanie rzetelnych informacji od pacjenta i jego najbliższych o rzeczywistym przebiegu procesu umierania. Dodatkowo zaleca się:

- Poczynienie wcześniejszych ustaleń w zakresie zastosowania leków w stanach nagłych (oraz przygotowanie sprzętu do podskórnego podawania leków).
- Przyuczenie większej liczby osób opiekujących się chorym do podskórnego podawania leków.
- Sporządzenie pisemnego „planu postępowania w stanach nagłych" z zaleceniami dla lekarzy pogotowia ratunkowego (rozporządzenie woli pacjenta co do jego leczenia).
- Przygotowanie zestawu numerów telefonów (dostępnych przez 24 godziny na dobę).

45.2 Opieka nad członkami rodziny pacjenta w okresie żałoby

!WAŻNE

Opieka paliatywna oznacza również opiekę nad członkami rodziny chorego po jego śmierci poprzez pomoc w radzeniu sobie z różnymi problemami w kolejnych dniach oraz w okresie żałoby.

Nawet jeśli śmierć bliskiego członka rodziny była spodziewana od dawna, przeważnie bezpośrednio po jej nastąpieniu ludzie doznają pewnego rodzaju szoku. Wielu z nich przeżywa po raz pierwszy śmierć bliskiej osoby i nie wiedzą, co powinni teraz zrobić. Oprócz przeprowadzenia szczegółowej, spokojnej rozmowy, bardzo pomocne jest np. wręczenie pisemnego wykazu spraw do załatwienia, ponieważ w takich wyjątkowych sytuacjach często tylko połowa informacji zostaje usłyszana i zrozu-

miana. Na tym wykazie powinny znaleźć się informacje organizacyjne (sposób wystawienia zwłok, zorganizowanie pogrzebu) i informacje specjalne (adresy grup wsparcia dla osób będących w żałobie). Dla członków rodziny i osób z zespołu opiekującego się pacjentem bardzo ważne jest zachowanie przewidzianych na ten czas **rytuałów**:

- przygotowanie i wystawienie zwłok na marach,
- przestrzeń i czas na pożegnanie,
- świece, kwiaty, muzyka, modlitwa i rozmowa przy łożu osoby zmarłej,
- księga kondolencyjna,
- okresowe wspomnienia o zmarłym (np. regularne msze za zmarłego).

Wspieranie członków rodziny chorego w okresie żałoby jest składową częścią medycyny paliatywnej i dlatego należy do zadań całego zespołu leczącego pacjenta. Nie wszyscy krewni zmarłego chcą skorzystać z takiej możliwości. Istotne jest jednak, żeby wszyscy najbliżsi chorego otrzymali taką propozycję. Bardzo pomocne są:

- Indywidualne rozmowy z członkami zespołu leczącego pacjenta lub z terapeutami zajmującymi się osobami w okresie żałoby.
- Grupy wzajemnego wsparcia dla osób będących w żałobie (otwarte lub zamknięte).
- Oferty nieformalne, np. wspominanie zmarłego przy kawie, wspominanie zmarłego podczas spaceru, uroczystości ku pamięci zmarłego.
- Żałoba sama w sobie nie jest chorobą; w pojedynczych przypadkach może jednak dojść do powikłań, które przyjmują przebieg patologiczny i wówczas potrzebna jest pomoc terapeuty. Patologiczny rozwój sytuacji, który w niektórych przypadkach jest prawie możliwy do przewidzenia, może zostać zatrzymany przez przeprowadzenie we właściwym momencie interwencji terapeutycznej.

45

Czynniki ryzyka utrudnionego lub patologicznie przebiegającego okresu żałoby:

- Ambiwalentne lub patologiczne relacje z osobą zmarłą.
- Dramatyczne okoliczności śmierci (wypadek, ciężkie okaleczenie, śmierć w wyniku zbrodni).
- Nieobecność w czasie śmierci.
- Wcześnie występujące fizyczne lub psychiczne schorzenia u krewnego osoby zmarłej.
- Nieprawidłowa struktura rodziny.
- Trudna sytuacja socjalna.

Dzięki wspieraniu członków rodziny podczas choroby oraz w okresie umierania pacjenta można zastosować zapobiegawcze leczenie patologicznych reakcji występujących w okresie żałoby. Niezwykle pomocne w tym zakresie są dokładne informacje i otwarty sposób porozumiewania się. Członkowie rodziny zmarłego wymagają wsparcia, aby móc wyrazić swoje uczucia i żal, oraz potrzebują indywidualnych możliwości towarzyszenia umierającemu i prowadzenia z nim rozmów. Pojednanie się z umierającym we właściwym czasie i wyjaśnienie istniejących wątpliwości może wyeliminować występowanie później poczucia winy. Uczestniczenie w pielęgnacji chorego pomaga także bez prowadzenia rozmów uzyskać bliskość z chorym i rozwiązać konflikty.

Podczas **przekazywania informacji o śmierci członka rodziny** konieczna jest postawa empatyczna ze strony personelu medycznego. Na tę rozmowę należy przygotować odpowiednie pomieszczenie i poświęcić na nią właściwy czas. Na końcu rozmowy konieczne jest przedstawienie propozycji przeprowadzenia kolejnych rozmów.

45.3 Dzieci jako członkowie rodziny umierającego

Małe dzieci już podczas choroby członka rodziny powinny mieć do swojej dyspozycji stabilnego emocjonalnie opiekuna, z którym mo-

głyby dokazywać i bawić się i który dałby im poczucie bezpieczeństwa i pewności. Na pytania dzieci należy odpowiadać szczerze i w sposób dostosowany do ich możliwości intelektualnych. Dziecko nie powinno odnieść wrażenia, że jego zachowanie jest powiązane przyczynowo z chorobą członka rodziny („Musisz się teraz zachowywać cicho, w przeciwnym razie mama nigdy nie wyzdrowieje"). Powinno ono w sposób naturalny mieć zapewniony regularny kontakt z osobą chorą, ponieważ w innym wypadku może rozwinąć fantazje, które w późniejszym okresie bywają bardziej szkodliwe niż każda rzeczywistość.

Dotyczy to w szczególności dzieci w wieku przedszkolnym. Żyją one w świecie pełnym fantazji i magii oraz wierzą w związek między życzeniami i uczynkami. Śmierć jest dla nich zupełnie inną formą egzystencjalną, którą podczas zabaw często sami „przeżywają". Dobrym środkiem komunikacyjnym jest malowanie obrazów. Dzieci malują przy tym swoje własne wyobrażenia na temat życia i śmierci. Także w wielu książkach dla dzieci podejmowana jest tematyka „umierania i śmierci" i mogą one okazać się w takich sytuacjach bardzo pomocne.

W wieku szkolnym dzieci nabywają podstawową wiedzę na temat śmierci i przemijania. W tym wieku często rozwija się u nich ogromny strach przed zmianami cielesnymi (okaleczeniem), mimo że nie dysponują one jeszcze w tym okresie realistycznym obrazem śmierci. Staje się on jednak wraz z rozwojem dziecka (przeciętnie od około 13 roku życia) coraz bardziej realny. Równocześnie zmniejsza się tendencja do prowadzenia rozmów z „obcymi", ponieważ dla młodzieży w okresie dojrzewania niezmiernie ważna jest możliwość otwartego porozumiewania się i wykształcenie stabilnych relacji. W tym momencie znalezienie równowagi pomiędzy byciem dzieckiem i młodym dorosłym jest dla obu stron (opiekuna i młodzieży) bardzo trudne.

Zasadniczo dzieci okazują uczucia w sposób bardziej niehamowany i otwarty niż dorośli i przeważnie poprzez swoje zachowanie, a w mniejszym stopniu przez wypowiadane słowa. Solidne relacje są warunkiem prawidłowego przebiegu okresu żałoby. Pomocne jest dla dzieci utrzymanie „normalnego" rytmu zwyczajnego dnia, akceptowanie wahań nastroju i empatyczne wspieranie, jak również szczere odpowiadanie na pytania na temat śmierci i choroby oraz na inne „trudne" pytania.

Trudności w szkole, zaburzenia snu, zaburzenia jedzenia i inne zmiany w zachowaniu mogą u dzieci być pierwszymi oznakami patologicznego przebiegu okresu żałoby. W takim przypadku należy niezwłocznie zasięgnąć profesjonalnej porady specjalisty.

OPIS PRZYPADKU

Lekarz rodzinny skierował 44-letniego pacjenta na leczenie szpitalne. Rozpoznanie brzmiało: rak oskrzeli z dusznością i dolegliwościami bólowymi. W czasie przyjmowania do szpitala pacjent nie był w stanie mówić, zaś jego żona powiedziała, że od 2 dni nasila się u niego duszność. Ich dwoje dzieci (w wieku 6 i 9 lat) wyjechało przed 5 dniami na urlop ze znajomymi, ponieważ rodzice „nie chcieli, żeby dzieci czuły się nieswojo przy chorym ojcu".

Rzekomo nie wiedziały one nic na temat ciężkości choroby ojca. Podczas pożegnania wyraził on obawę, że „nie będzie już żył, kiedy wrócą". Od tej pory skarżył się na duszność i dolegliwości bólowe w lewej połowie klatki piersiowej i prawie w ogóle nie jadł, tylko odrobinę pił, ponadto nie spał już od 3 dni. Obydwoje z żoną byli „zupełnie gotowi". W badaniu fizykalnym zwracała uwagę rozwijająca się u pacjenta kacheksja, obwodowa sinica, a także objawy odwodnienia i niedokrwistości. Natychmiastowe podanie szybkowchłanialnej morfiny (20% dawki dobowej) i lorazepamu (1 mg) przyniosły choremu znaczną ulgę. Pacjent spał przez około godzinę, a później możliwe było nawet przeprowadzenie z nim krótkiej rozmowy, podczas której nie występowała duszność; dolegliwości bólowe zmniejszyły się. W kolejnych dniach przeprowadzono z pacjentem kilka rozmów na temat walki z chorobą. Ciągle dochodziło przy tym do ataków paniki i duszności oraz nasilania się dolegliwości bólowych. Płyn w jamie opłucnowej został spunktowany, co doprowadziło do krótkotrwałej poprawy czynności oddechowej. Dawka morfiny podczas hospitalizacji została zwiększona z 60 mg do dawki dobowej wynoszącej 300 mg. Krótkotrwałe poda-

wanie wysokich dawek deksametazonu doprowadziło do zwiększenia łaknienia u chorego. Noce dzięki stosowaniu lorazepamu mijały coraz spokojniej. Cały czas pacjent zgłaszał strach, że nie zobaczy już nigdy więcej swoich dzieci. Częściowo podczas wspólnej, a częściowo w trakcie indywidualnej rozmowy pacjent i jego żona wyrazili swoje obawy, co wydarzy się, kiedy dzieci dowiedzą się, jak poważnie chory jest ich ojciec. Po tygodniu para doszła do wniosku, że należy przywieźć dzieci z wakacji. Zespół opiekujący się chorym w trakcie rozmów umocnił ich w tej decyzji. Dzieci zostały poproszone, aby jako prezent z wakacji dla ojca przywiozły namalowany przez siebie obrazek z urlopu. 6-letnia córka namalowała olbrzymie drzewo, z którego odlatywał czarny ptak „aż do samego nieba". Syn namalował nurka otoczonego przez kolorowe „rajskie ryby". Podczas spotkania z ojcem dzieci były bardzo pogodne i stawiały wiele pytań. Rozmowa „objaśniająca" okazała się niepotrzebna, ponieważ same odpowiedziały one na pytanie, co stanie się w najbliższym czasie: „Kiedy tatuś umrze, będziemy musieli go pogrzebać jak Sepperla (psa, który zdechł rok wcześniej), a potem będziemy musieli pomagać mamusi, żeby tyle nie płakała".

Pacjent i jego żona w tym momencie zdecydowali, że możliwa będzie opieka domowa z pomocą ambulatoryjnego personelu w zakresie medycyny paliatywnej i tydzień później po przejściu gruntownego przygotowania przenieśli się do domu. Pacjent spędził jeszcze 4 tygodnie w domu, choć czasami konieczne było podawanie dodatkowych dużych dawek morfiny i lorazepamu. Na cztery dni przed śmiercią przestał przyjmować cokolwiek doustnie i wszystkie leki były podawane podskórnie przez żonę. Osoba pomagająca z hospicjum spędzała wiele godzin z tą rodziną. Dzieci przebywały często u ojca, malowały jeszcze inne obrazki i skonstruowały dla niego statek, którym „będzie on mógł jeszcze kiedyś podróżować". Pacjent zmarł w nocy w obecności swojej żony, bez duszności. Rodzina mogła jeszcze przez dwa dni w spokoju pożegnać zmarłego, zanim zwłoki zostały zabrane przez pracowników zakładu pogrzebowego. Podczas wizyty na oddziale medycyny paliatywnej 4 tygodnie później dzieci jeszcze raz odwiedziły pokój, w którym leżał ich ojciec, i stwierdziły: „Tutaj tatusiowi było dobrze, ale w domu było mu o wiele lepiej, ponieważ mogliśmy go odwiedzać każdego ranka".

45.4 Rola zwierząt w opiece paliatywnej

W niektórych hospicjach stacjonarnych i na oddziałach medycyny paliatywnej zezwala się na przyprowadzanie zwierząt domowych w odwiedziny. Mogą one przebywać w szpitalu w godzinach odwiedzin; pacjent może z nimi rozmawiać, bawić się, tarmosić je i całować.

W ambulatoryjnej opiece paliatywnej należy zadbać o to, żeby kontakt z oswojonym domowym zwierzątkiem pozostał niezmieniony (przede wszystkim z psem lub kotem). Nie wiąże się to z występowaniem zagrożenia higienicznego czy medycznego. Obserwuje się, że na pacjentów splątanych, majaczących lub psychotycznych zwierzęta domowe mogą oddziaływać w sposób stabilizujący. Są one często „członkami rodziny", spełniającymi takie funkcje społeczne, jak partner do rozmowy, towarzysz zabaw i przyjaciel, i pomagają w ten sposób pacjentowi odnaleźć normalność.

Dla członków rodziny pacjenta towarzystwo oswojonego domowego zwierzaka stanowi odciążenie emocjonalne. Od zwierząt otrzymują oni to, czego prawie wcale lub wcale nie dostają od pacjenta:

- czułość,
- wsparcie,
- (niewerbalne) uznanie,
- wdzięczność,
- pocieszenie.

Po śmierci pacjenta zwierzę pozostaje często łącznikiem ze zmarłym i dla wielu jedynym „partnerem do rozmowy". Troska o zwierzę również przeżywające okres żałoby pomaga przezwyciężyć własny żal. Przede wszystkim w przypadku psów, które codziennie muszą być wyprowadzane na dwór, te spacery ułatwiają człowiekowi odnalezienie na nowo sensu życia. Zwierzęta domowe stanowią w ten sposób niezawodną ochronę przed rozwinięciem się patologicznej reakcji żałoby.

45.5 Wnioski

> **! WAŻNE**
>
> Wyleczyć – rzadko.
> Uśmierzyć dolegliwości – czasami.
> Towarzyszyć – zawsze.

PIŚMIENNICTWO I STRONY INTERNETOWE

1. Aulbert E, Nauck F, Radbruch L (red.): Lehrbuch der Palliativmedizin, Aufl. Schattauer, Stuttgart (2005)
2. Bausewein C, Roller S, Voltz R (red.): Leitfaden Palliativmedizin, Aufl. Urban & Fischer, München (2007)
3. Doyle D, Hanks GW, MacDonald N (red.): Oxford textbook of palliative medicine, 3rd edn. Oxford Medical Publications, Oxford
4. Everding G, Westrich A: Würdig leben bis zum letzten Augenblick. Beck, München (2000)
5. Husebo S, Klaschik E: Palliativmedizin – Grundlagen und Praxis, 3. wydanie, Springer, Berlin, Heidelberg (2003)
6. Müller M: Dem Sterben Leben geben. Gütersloher Verlagshaus, Gütersloh (2004)
7. Twycross R, Wilcock A: Symptom management in advanced cancer, 3rd ed. Radcliffe Medical Press, Oxford (2001)
8. www.dgpalliativmedizin.de
9. www.wegweiser-hospiz-palliativmedizin.de

46

Hermann Dietzfelbinger i Monika Dorfmüller
Współpraca interdyscyplinarna

Największym błędem podczas leczenia choroby jest to, że istnieją lekarze ciała i lekarze duszy, podczas gdy obie te sprawy nie mogą być traktowane oddzielnie.

Platon (427–347 p.n.e.)

Bez współpracy interdyscyplinarnej nie można obecnie myśleć o nowoczesnym leczeniu przeciwnowotworowym. Od wielu dziesięcioleci następuje podział medycyny na szereg coraz bardziej wyspecjalizowanych dziedzin, jednak w onkologii szybko uzyskał przewagę pogląd, że ze względu na złożoność choroby nowotworowej w różnych obszarach – w zakresie kliniki, nauczania i badań doświadczalnych – szybki postęp w opracowaniu najlepszych metod leczenia pacjenta można uzyskać jedynie poprzez współpracę.

Współdziałanie interdyscyplinarne w dziedzinie hematologii onkologicznej zostało wprowadzone stosunkowo wcześnie i w sposób wzorcowy w obrębie pediatrii. W krajach wysokouprzemysłowionych 70–80% dzieci, które zapadają na choroby nowotworowe, zostaje wyleczonych, podczas gdy w krajach rozwijających się – zaledwie 20%. Ten ogromny sukces w zakresie leczenia nowotworów w bogatych krajach należy zawdzięczać przede wszystkim możliwości szeroko zakrojonej współpracy interdyscyplinarnej na poziomie narodowym i międzynarodowym [14]. W przypadku pacjentek chorych na raka gruczołu piersiowego wykazano w wielopłaszczyznowych epidemiologicznych badaniach onkologicznych spadek śmiertelności aż do 18% dzięki współpracy interdyscyplinarnej [15].

46.1 Postępy w onkologii dzięki współpracy interdyscyplinarnej

! WAŻNE

Szybkie postępy w jeszcze młodych dyscyplinach, jakimi są hematologia i onkologia, dokonały się w ostatnich trzech dziesięcioleciach przede wszystkim wskutek poprawienia się komunikacji i współpracy we wszystkich istotnych dziedzinach na poziomie regionalnym, narodowym i międzynarodowym, a także dzięki globalizacji.

W badaniach interdyscyplinarnych, w których dzięki połączeniu wszystkich dostępnych zasobów zostają wykorzystane synergiczne efekty współpracy, już nawet w przypadku rzadkich obrazów chorobowych osiągnięto w konkretnych przedziałach czasowych decydujące postępowe odkrycia, które wywierają wpływ na codzienną praktykę kliniczną. Na przykład od samego początku było oczywiste, że w spotkaniach komisji etycznych powinni uczestniczyć teologowie i duchowni. Są oni powoływani w skład tych komisji jako pewnego rodzaju strażnicy w zakresie dylematów etycznych w medycznych badaniach naukowych. W miarę upływu lat coraz większe znaczenie w badaniach doświadczalnych zyskują także badania jakości życia (rozdz. 66) i związanych z tym aspektów psychoonkologicznych i psychospołecznych, do których należy również duchowość oraz pytania o granice medycyny. W związku z tym dyskutuje się na temat interdyscyplinarnych kompetencji zarówno psychoonkologów, jak i teologów.

W codziennej praktyce onkologicznej można dziś znaleźć bardzo liczne przykłady współpracy, np. dokładnie uzgodniona interdyscyplinarnie technika kanapkowa leczenia (*sandwich*), czyli ustalony sposób postępowania terapeutycznego w raku odbytnicy, zgodnie z którym bezpośrednio przy łóżku chorego onkolog, radioterapeuta i chirurg dokonują precyzyjnych ustaleń i podają sobie ręce: neoadjuwantowa chemioradioterapia → leczenie operacyjne → adjuwantowa chemioterapia. Podobne, częściowo bardzo skomplikowane protokoły wprowadza się dla nowotworów głowy i szyi, dla raka gruczołu piersiowego i przede wszystkim dla oszczędzającego leczenia guzów kończyn w ortopedii [4, 10, 12]. Nowym zjawiskiem jest obecnie zwrócenie uwagi na interdyscyplinarną kooperację w rozwijaniu „onkologii młodzieńczej", a więc dotyczącej pacjentów onkologicznych, którzy znajdują się w „zapomnianym wieku", tzn. ze względu na powszechnie panujące tendencje nie są przyporządkowani do pediatrii, ponieważ są za starzy, a jednocześnie nie należą do onkologii osób dorosłych, ponieważ są jeszcze za młodzi [5]. Pacjenci onkologiczni w tym przedziale wiekowym nie byli dotychczas traktowani jako grupa o szczególnych potrzebach. W przypadku tych chorych, którzy w związku z chorobą nowotworową pojawiającą się w okresie ich dojrzewania i rozwoju muszą pokonać ciężkie obciążenie psychiczne, psychoonkologia ze swoimi specjalnymi możliwościami wsparcia psychosocjalnego staje przed szczególnym wyzwaniem, któremu może podołać jedynie dzięki współdziałaniu interdyscyplinarnemu.

46.2 Onkologiczne panele ekspertów i ośrodki onkologiczne

Interdyscyplinarne posiedzenia onkologiczne

Interdyscyplinarne posiedzenia onkologiczne, podczas których lekarze z ośrodków klinicznych i spoza ośrodków klinicznych ze wszystkich ważnych dyscyplin, w idealnym układzie od patologów przez chirurgów, radiologów, onkologów, ginekologów, gastroenterologów,

ortopedów, laryngologów, neurologów i neurochirurgów aż do radioterapeutów, regularnie się spotykają oraz omawiają i poddają dyskusji wszystkie istotne aspekty onkologiczne występujące u poszczególnych pacjentów, należą w dzisiejszych czasach – w większych, ale i w mniejszych ośrodkach onkologicznych – do rutynowego postępowania (stało się ono wymagane w ramach uzyskania certyfikatu jakości leczenia). Specjaliści wypracowują ukierunkowane na pacjenta, tzn. indywidualnie opracowane dla każdego chorego i ewentualnie wieloelementowe koncepcje terapeutyczne na podstawie najnowocześniejszych odkryć międzynarodowych, które potem przekazywane są w sposób udokumentowany lekarzowi zajmującemu się dalszym leczeniem pacjenta, włączając w to lekarza rodzinnego. Wszystkie te zasady postępowania (*know-how*) opracowane przez onkologiczny panel ekspertów zostają następnie wprowadzone w życie dla dobra pacjentów. Posiedzenia onkologiczne lub „panele onkologiczne" są otwarte także dla lekarzy z zewnątrz, dzięki czemu komunikacja interdyscyplinarna może mieć szerokie oddziaływanie. Współczesna technika pozwala nawet na nawiązywanie kontaktu poprzez teleinformatykę i wideokonferencje z kolegami z odległych regionów. Ta możliwość wydaje się wykorzystywana częściej w dużych krajach Europy północnej niż w krajach Europy południowej [8, 10].

!WAŻNE

Podczas posiedzeń onkologicznych współpraca interdyscyplinarna, dzięki obecności przedstawicieli wszystkich ważnych dyscyplin medycznych, pozwala na prawidłową ocenę złożoności problemów związanych z pojawieniem się nowotworu.

Do tego dochodzi jeszcze konfrontacja z licznymi nieuleczalnymi przypadkami chorobowymi, czyniąc nieodzownym we współpracy interdyscyplinarnej udział zespołu oddziału medycyny paliatywnej. Właśnie w tym obszarze podczas posiedzeń onkologicznych także psychoonkolodzy mogą w decydujący sposób wzbogacić współdziałanie interdyscyplinarne.

Interdyscyplinarne ośrodki onkologiczne

Dzięki komunikacji i współdziałaniu interdyscyplinarnemu na wszystkich płaszczyznach rozwinęły się w ostatnich latach w klinikach uniwersyteckich w większych szpitalach zarówno ośrodki onkologiczne, jak i ośrodki narządowe, szczególnie ośrodki leczenia nowotworów gruczołu piersiowego, ośrodki leczenia nowotworów jelita grubego, ośrodki urologiczne i inne, w których przestrzegane są wszystkie certyfikowane zalecenia medyczne i w których także psychoonkologia została w pełni zintegrowana.

Ale również w obrębie samej psychoonkologii dużo czasu poświęca się współpracy zarówno intradyscyplinarnej, jak i interdyscyplinarnej, w celu osiągnięcia mniej lub bardziej ciągłych zmian i poszerzenia wiedzy. Niemieckie Towarzystwo Onkologii Psychosocjalnej (Deutsche Arbeitsgemeinschaft für Psychosoziale Onkologie GmbH) podejmuje w tym zakresie olbrzymie wysiłki [2]. Przykładem jest „Sieć Onkologii Psychosocjalnej w Monachium", której celem jest to, aby otworzyć przed pacjentami potrzebującymi opieki interdyscyplinarnej możliwości psychoonkologii w sposób modelowy i możliwie przystępny [9].

Polityka zdrowotna państwa

Od czasów reformy służby zdrowia [w Niemczech – przyp. red.] również współpraca interdyscyplinarna jest jasnym celem polityki zdrowotnej państwa. Od wielu lat na różnych płaszczyznach dąży się do zjednoczenia i powiązania ze sobą możliwie jak największej liczby instytucji działających w zakresie onkologii i promowanie ich z pomocą odpowiednich sposobów finansowania. Do chwili obecnej skorzystała na tym głównie medycyna paliatywna, w której psychoonkologia uzy-

skała swoją domenę. Także wspomniane wyżej ośrodki onkologiczne (ośrodki onkologiczne, ośrodki leczenia nowotworów gruczołu piersiowego, ośrodki leczenia nowotworów jelita grubego) stanowią priorytetowe projekty polityki zdrowotnej państwa.

Od 1999 r. Ministerstwo Szkolnictwa i Nauki Niemiec powołało do życia sieci kompetencyjne [6] dla chłoniaków złośliwych, ostrych i przewlekłych białaczek, jak również dla hematologii dziecięcej i onkologii. Ich zadaniem jest stworzenie ponadregionalnych interdyscyplinarnych sieci roboczych zajmujących się tymi schorzeniami, które charakteryzują się wysoką zachorowalnością i śmiertelnością. W tę współpracę, która powinna stanowić pomost pomiędzy siecią naukową i siecią leczenia, została również włączona w sposób interdyscyplinarny psychoonkologia.

Pod każdym politycznym zarządzeniem dotyczącym zjednoczenia i współpracy kryje się wskutek presji ekonomii także polityczny zamiar zaoszczędzenia pieniędzy, którego ofiarami, w związku z dyktatem współzawodnictwa, padają niekiedy także dobre i wysoko oceniane instytucje, takie jak „nierentowne" indywidualne praktyki lub szpitale. Obszar ten wskutek pewnej nadmiernej aktywności będzie świadkiem jeszcze wielu eksperymentów. Nie zawsze jest to działanie całkowicie prawidłowe pod względem organizacyjnym. Przykładem takiego nieszczęśliwego projektu współpracy interdyscyplinarnej w onkologii stał się „Program Leczenia Raka Gruczołu Piersiowego" (Disease Management Program Mammakarzinom – DMP): okazało się, że pacjentki z rakiem gruczołu piersiowego częściej i chętniej korzystają z opieki mającego doświadczenie zawodowe personelu niż z „leczenia" przy „zielonym stoliku" przez referenta kasy chorych z bardzo biurokratycznym podejściem do sprawy. Dlatego w najbliższych latach projekt ten prawdopodobnie zostanie zakończony [3, 3a–h].

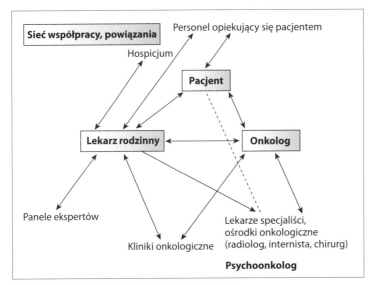

Ryc. 46.1 Sieć współpracy [na podstawie 7].

46.3 Współpraca interdyscyplinarna w praktyce lekarskiej i w klinice

Życzenia pacjenta dotyczące leczenia i łagodzenia objawów klinicznych zawierają także pragnienie utrzymania możliwie najlepszej jakości życia oraz otrzymania wsparcia w zakresie problemów psychicznych. Zrozumiałe jest, że w związku z szerokim zakresem działalności lekarzy rodzinnych ich szczegółowa specjalizacja w dziedzinie onkologii nie jest możliwa. W tym zakresie wsparcie lekarzom rodzinnym oferują indywidualne praktyki lekarzy onkologów oraz poradnie onkologiczne w dużych szpitalach. Pod względem strukturalnym konieczne jest wzajemne powiązanie, tak jak to przedstawiono na ryc. 46.1.

W codziennej pracy przychodni lekarskich oraz klinik hematologicznych i onkologicznych, w bezpośrednim postępowaniu z pacjentem w celu zapewnienia mu możliwie najlepszego leczenia, przydatne są określone rodzaje współpracy interdyscyplinarnej, które w tym miejscu w znacznej części będą cytowane na podstawie opracowania Manza i Themla [7]:

- Linearna kooperacja (kooperacja pomiędzy specjalistami), w której lekarz rodzinny działa w roli koordynatora wspólnie z lekarzami specjalistami z praktyk lekarskich i klinik onkologicznych.

- Kooperacja ukierunkowana na zespół (kooperacja pomiędzy specjalistami), w której podstawową zasadą jest wymiana informacji pomiędzy wszystkimi osobami zajmującymi się leczeniem pacjenta: lekarzem, personelem pielęgniarskim i personelem opiekuńczym, rehabilitantami, zespołem opieki hospicyjnej, psychoonkologiem i osobą duchowną. Nie można również nie docenić znaczenia pierwszego kontaktu, który pacjent nawiązuje z osobą dyżurującą pod telefonem i z sekretarką jako pierwszymi osobami, do których dociera chory.

- Kooperacja ukierunkowana na pacjenta, w której pacjent stoi pod względem tematycznym na pierwszym miejscu, a więc jest bezpośrednio obecny podczas rozmowy i czynnie się w nią włącza. Zachodzenie na siebie poszczególnych rodzajów współdziałania jest oczywiście możliwe.

W tym względzie wymiana informacji jako zasadnicza część składowa współdziałania na płaszczyźnie linearnej i ukierunkowanej na zespół jest realizowana za pomocą wszystkich dostępnych mediów (bezpośrednio osobiście lub przez kartę informacyjną [skierowanie], telefonicznie, przez faks, przez e-mail, teleinformatycznie itd.). Ważny jest szybki, nieskomplikowany i w pełni zrozumiały przepływ informacji.

Sposoby współdziałania uzależnione od fazy postępowania diagnostyczno--terapeutycznego

Współdziałanie w wyżej omówionych dyscyplinach medycznych rozwija się w przypadku pozytywnego przebiegu przeważnie w następujących formach:

Faza początkowa

Lekarz rodzinny i/lub lekarz specjalista (np. ginekolog, otolaryngolog, ortopeda) to przeważnie pierwsze osoby, które najczęściej wykrywają u pacjenta pierwotną chorobę onkologiczną. Ponieważ lekarz specjalista został już wspomniany we wcześniejszym miejscu, od autonomicznej decyzji pacjenta zależy, czy w zależności od obrazu klinicznego sam poszuka właściwego lekarza specjalisty oraz czy będzie polegał na jego szerokiej kompetencji.

!WAŻNE

Wydaje się, że należy dążyć do utrzymania i wzmocnienia funkcji lekarza rodzinnego ze względu na możliwość zniechęcenia się pacjenta na złożonej drodze nowoczesnego postępowania diagnostycznego.

Lekarz rodzinny dostosowuje się razem z lekarzem onkologiem lub lekarzem specjalistą z dziedziny onkologii do wcześniej ustalonego planu postępowania diagnostycznego. Także osobiste zarezerwowanie terminów przez lekarza jest w tym przypadku dużą pomocą.

Faza dalszej diagnostyki

W zależności od pierwotnej sytuacji chorobowej powstaje w tym momencie potrzeba włączenia do dalszego postępowania diagnostycznego kolejnych specjalistów, takich jak radiolog, chirurg, gastroenterolog, hematolog i inni. W określonej sytuacji nierzadko stosowne jest także wczesne objęcie pacjenta opieką psychoterapeuty. Faza dalszego prowadzenia postępowania diagnostycznego jest okresem szczególnego niepokoju dla pacjenta i jego najbliższych. W tym zakresie pożądane jest wprowadzanie i wyjaśnianie efektów postępowania diagnostycznego i wyników badań przez lekarza rodzinnego oraz zaangażowanego przez niego onkologa. Ten podział ról wymaga ścisłego i harmonijnego uzgodnienia i współdziałania.

Faza ustalenia rozpoznania i planowania leczenia

Faza ustalenia rozpoznania i planowania leczenia wymaga, aby została określona kompetentna instancja oraz związany z nią rozmówca, który wyjaśni choremu sytuację. Codzienne doświadczenia pokazują, że praktycznym i powszechnym postępowaniem już w fazie diagnostyki jest zaangażowanie lekarza onkologa przez lekarza rodzinnego lub udanie się pacjenta z wszystkimi wynikami badań do instytucji onkologicznej, którą sam wybierze (praktyka indywidualna związana z ośrodkiem onkologicznym lub poradnia przy klinice onkologicznej). Jest to bardziej odpowiednie niż jednoczesne poznanie diagnozy i wynikającej z niej propozycji leczenia. Te odnoszące się do sytuacji chorobowej propozycje terapeutyczne należy bezpośrednio przekazać lekarzowi rodzinnemu, o ile ten widzi obowiązek i możliwość – w nawiązanym na nowo dialogu z pacjentem – omówienia z nim dalszych perspektyw związanych z chorobą.

Faza leczenia

Faza leczenia wymaga szczególnie dobrze ustalonej współpracy pomiędzy różnymi strona-

46

mi. Leczący onkolog i lekarz rodzinny powinni uzgadniać każdy krok. W tym okresie należy ponownie sprawdzić ewentualną potrzebę objęcia pacjenta dodatkową opieką psychoterapeutyczną.

Faza opieki poszpitalnej

W tej fazie ujawniają się przeważnie na nowo stare troski i wątpliwości. Pozytywne dyskusje pomiędzy lekarzem rodzinnym i lekarzem specjalistą są pomocne, ponieważ nie każda wątpliwość diagnostyczna stanowi realne zagrożenie dla pacjenta.

Faza progresji i leczenia paliatywnego

W tym czasie lekarz rodzinny i onkolog, po uzgodnieniu włączają do procesu terapeutycznego inne instancje, jak pielęgniarkę środowiskową, psychoterapeutę i hospicjum.

Metody współpracy i transfer danych

W tym miejscu tylko pokrótce podsumowano znane metody, aby ocenić ich znaczenie i wartość. Rozmowa telefoniczna pomiędzy członkami zespołu interdyscyplinarnego jest wciąż najlepszym sposobem porozumiewania się; należy przy tym udokumentować, co zostało uzgodnione.

„Paszporty nowotworowe" pacjentów są idealnym nośnikiem informacji na temat współpracy i powinny być wykorzystywane uważnie i bez ograniczeń. Mogą one służyć także jako planer terminów i nośnik interdyscyplinarnych informacji.

!WAŻNE

Rozmowa telefoniczna lub odręczna notatka pomiędzy zajmującymi się leczeniem pacjenta lekarzami może dostarczyć choremu więcej poczucia bezpieczeństwa i pewności niż wynik tomografii komputerowej lub badań laboratoryjnych.

Wnioski

Psychoonkologia jest coraz częściej uznawana jako istotne ogniwo w łańcuszku współpracy interdyscyplinarnej, jednak nie będzie to jeszcze przez długi czas ustalone w sposób zadowalający. Na różnych płaszczyznach, jak np. ośrodki onkologiczne i nowe projekty (onkologia wieku młodzieńczego, gerontoonkologia [1, 5, 13]), pojawiają się pozytywne sygnały dalszej ukierunkowanej na cel integracji psychoonkologii w ramach współpracy interdyscyplinarnej dla pacjentów, którzy w okresie leczenia ostrej fazy choroby, rehabilitacji i opieki poszpitalnej wymagają wdrożenia opieki psychoonkologicznej w rozumieniu poprawy jakości życia [11]. Współpraca interdyscyplinarna ma także na celu realizację myśli Platona, aby „nie rozdzielać ciała i ducha", lecz traktować oba te elementy jako całość, tzn. leczyć pacjenta holistycznie.

PIŚMIENNICTWO I STRONY INTERNETOWE

1. de Vries M, van Weert JC, Jansen J, Lemmens VE, Maas HA: Step by step development of clinical care pathways for older cancer patients: necessary or desirable? Eur J Cancer. 43 (2007) 2170–2178
2. Deutsche Arbeitsgemeinschaft für psychosoziale Onkologie GmbH. http://www.dapo-ev.de/ (data dostępu: 06.08.2008)
3. Engel, J, Schubert-Fritschle, G, Sauer, H, Hölzel, D: Disease-Management und Qualitätssicherung beim Mammakarzinom. Gynäkologe 35 (2002) 1094–1104 http://www.tumorregister-muenchen. de/literature/2002_dmpbrustkrebs. pdf (data dostępu: 06.08.08)
a. Dazugehörige Leserbriefe: http://www.tumorregistermuenchen.de/literature/2004_leserbriefe.pdf (data dostępu: 06.08.08)
b. Steigerwald, U: Das Konzept wird sich als untauglich erweisen. Dtsch Ärztebl 101 (2004) A3320–A3325
c. Peters H: Erkrankung oft unbeeinflussbar. Dtsch Ärztebl 101 (2004) A3320–A3325
d. Schaude H: Ökonomischer Unsinn. Dtsch Ärztebl 101 (2004) A3320–A3321
e. Hässler F: Ergebnisorientiertes Handeln fördern. Dtsch Ärztebl 101 (2004) A3321

f. Krämer M: Öffentlichkeit verstärken. Dtsch Ärztebl 101 (2004) A3321

g. Petschow D: Verzweiflungsaktion. Dtsch Ärztebl 101 (2004) A3321

h. Hölzel D, Engel J, Schubert-Fritschle G: Schlusswort. Dtsch Ärztebl 2004; 101(49): A-3324

4. Gradinger R: Lebensqualität verbessern, Tumor-chirurgie und Revisionschirurgie in der Klinik für Orthopädie und Unfallchirurgie des Klinikums rechts der Isar der Technischen Universität München. Südd. Zeitung, Forum Spitzenmedizin. Artykuł z 24.07.2008

5. Interdisziplinäre Onkologie am Frankfurter Universitätsklinikum. http://idw-online.de/pages/de/news246659 (data dostępu: 06.08.08)

6. Kompetenznetze in der Medizin. http://www.kompetenznetze-medizin.de/_html/_ns/_start_nn.htm (data dostępu: 06.08.2008)

7. Manz A, Theml H: Interdisziplinäre Kooperation als psychoonkologische Kategorie. In: Sellschopp A, Fegg N, Frick E, Gruber U, Pouget-Schors D, Theml H, Vodermaier A, Vollmer, T (Hrsg.): Manual Tumorzentrum München: Psychoonkologie, 2. wydanie, W. Zuckschwerdt Verlag, München, Wien, New York (2005) 37–39

8. Mohr M. Telemedicine in oncology: European perspective. Stud Health Technol Inform 131 (2008) 255–261

9. Netzwerk Psychosoziale Onkologie München (N-PSOM). http://www.n-psom.de/ (data dostępu: 06.08.2008)

10. Niemeyer P, Delling G, Werner M, Simank HG, Bernd L: Telekommunikation und Telepathologie in der orthopädischen Onkologie – Möglichkeiten bei Diagnostik und Therapie primär maligner Knochentumore. Der Orthopäde 32 (2004) 949–954

11. Schumacher A. Psychoonkologie im Akutkrankenhaus. Zentralbl Chir 133 (2008) 35–38

12. Steinau HU, Clasbrummel B, Josten C, Homann HH, Lehnhardt M, Druecke D: Operative Interdisziplinarität – Extremitäten, aus der Sicht des plastischen Chirurgen. Chirurg. 75 (2004) 390–398

13. Terret C, Zulian GB, Naiem A, Albrand G: Multidisciplinary approach to the geriatric oncology patient. J Clin Oncol 25 (2007) 1876–1881

14. Wagner HP, Antic V: The problem of pediatric malignancies in the developing world. Ann N Y Acad Sci 824 (1997) 193–204

15. Wallwiener, D. Wywiad z dnia 27.06.07. http://www.curado. de/krebs/brustkrebs/news/interview-mit-professordiethelm- wallwiener/ (data dostępu: 06.08.08)

47

Hermann-Josef Schmitt

Case management w medycynie paliatywnej

47.1 Uwagi ogólne

Pacjenci przebywający na oddziale medycyny paliatywnej oraz związane z nimi osoby (członkowie rodziny, dalsi krewni) przeżywają bardzo trudną sytuację życiową. Charakteryzuje się ona troską o chorego człowieka, żalem spowodowanym bliskim końcem jego życia, doznawanym doświadczeniem straty oraz zagęszczeniem uczuć i emocji. Ze względu na podłoże tego wyjątkowego stanu duchowego należy wprowadzić aktywnie *case management*.

Moi podopieczni znajdują się w trakcie procesu przechodzenia – od intensywnego leczenia szpitalnego lub domowego do oddziału medycyny paliatywnej oraz przechodzenia z oddziału medycyny paliatywnej do domu, hospicjum lub domu opiekuńczego. W typowych sytuacjach rozpoczyna się konkretne planowanie przeniesienia pacjenta na początku drugiego tygodnia pobytu w szpitalu. W pierwszym tygodniu cała uwaga jest skupiona na leczeniu paliatywnym. *Case management* wprowadza się stopniowo wówczas, gdy pacjent został skutecznie podleczony pod względem występujących u niego objawów klinicznych lub jeśli farmakoterapia została ustalona w sposób gwarantujący opanowanie dolegliwości – czyli wtedy, gdy u pacjenta nie występują dolegliwości bólowe, duszność, nudności i wymioty lub też inne objawy kliniczne.

47.2 Co należy rozumieć przez pojęcie *case management*?

Zgodnie z definicją przedstawioną przez Katolicką Szkołę Wyższą w Moguncji w 2004 r., chodzi o **postępowanie wspierające w ramach pomocy** w poszczególnych przypadkach. *Case manager* próbuje, biorąc pod uwagę złożo-

ne uwarunkowania, ustalić możliwości pomocy oraz zaangażować w sposób skoordynowany dostępne zasoby instytucjonalne i osobowe bądź udzielić informacji na ten temat. *Case management* jest nastawiony każdorazowo na konkretną potrzebę wsparcia pacjenta. Osoba chora i/lub jej krewni biorą w tym aktywny udział. *Case manager* to „moderator ponoszący ostateczną odpowiedzialność za oszacowanie potrzeb swoich podopiecznych podlegających procesowi pomocy, co obejmuje skoordynowanie planowania, zapewnienia i przygotowania usług medycznych (pielęgniarskich) oraz socjalnych..." (definicja Katolickiej Szkoły Wyższej w Moguncji z 2004 r.). W *case management* chodzi o połączenie działalności opiekuńczej i koordynacyjnej, jak również systematyczne postępowanie w związku z planowaniem pomocy.

Case management
- Jest ukierunkowany na podopiecznego i dostępne zasoby.
- Uwzględnia kompetencje osoby chorej i jej zdolność do samodzielnego radzenia sobie.
- Aktywuje i motywuje osobę chorą i jej krewnych.
- Jest zależny od ich zdolności i gotowości do współdziałania.

Najważniejsze z punktu widzenia autora treści zawarte w tej definicji zostaną szerzej przedstawione w dalszej części tego rozdziału.

47.3 *Case management* w domu opiekuńczym

OPIS PRZYPADKU

72-letnia Elisabeth M. została przyjęta z powodu znacznej nocnej nadpobudliwości i odmawiania przyjmowania pokarmów stałych i płynnych. Od wielu lat choruje na raka gruczołu piersiowego oraz dodatkowo na ciężką demencję typu choroba Alzheimera. Dotychczas w domu opiekował się nią mąż. Niepokój i lęk są powiązane przyczynowo z progresją demencji, a nie z obecnością przerzutów do mózgu. Mąż jest już na granicy wytrzymałości fizycznej i psychicznej, sprawia wrażenie bardzo roztargnionego, nerwowego i częściowo zdezorientowanego. Zarówno jego własne dzieci, jak i krewni są gotowi do odciążenia go. Obecnie pacjentka wykazuje znaczny niepokój i nadpobudliwość, przez co lekarz rodzinny skierował ją na oddział medycyny paliatywnej w celu ustawienia odpowiedniego leczenia farmakologicznego i rozważenia wskazań do założenia sondy żołądkowej.

Systemowy plan pomocy: podczas pierwszej rozmowy spotkałem całkowicie bezradnego i zupełnie przytłoczonego nadmiarem obowiązków pana M. Nie może on już sobie poradzić w związku ze zmianą sytuacji chorobowej żony i czuje się bezradny. Jego możliwości opieki nad nią wyczerpały się. Przyjęcie jego żony do szpitala zapewniło mu właściwie stan odprężenia emocjonalnego. Jednak dostrzega on, że w obecnej sytuacji nie jest w stanie w dalszym ciągu opiekować się żoną w domu. Jak powinno się właściwie postąpić w tym przypadku? Ponieważ nie progresja choroby nowotworowej, lecz demencja znajduje się na pierwszym planie, pani M. jest typową pacjentką, którą należałoby pokierować na oddział gerontopsychiatryczny.

Na ryc. 47.1 przedstawiono dalszy sposób postępowania.

47.4 *Case management* w opiece w warunkach domowych

OPIS PRZYPADKU

Peter S., rok urodzenia 1940, został przekazany na oddział medycyny paliatywnej. Cierpi on na zaawansowany nowotwór przewodu pokarmowego. Powodem przyjęcia były silne dolegliwości bólowe, olbrzymi obrzęk twarzy, infekcja ran w obrębie owrzodzeń na kończynach dolnych i pogorszenie stanu ogólnego.

W związku z tym załamała się struktura opieki domowej nad nim. Ponieważ pacjent może przełykać jedynie płyny, została u niego już kilka tygodni wcześniej założona przezskórna gastrostomia endoskopowa (PEG). Pan S. zdaje sobie sprawę, że znajduje się w stadium terminalnym choroby.

Układ rodzinny: żona pacjenta cierpi od wielu lat na przewlekłe zaburzenia psychotyczne z zakresu zaburzeń schizofrenicznych i potrzebuje pomocy podczas wykonywania wielu czynności codziennych. Dotychczas to pacjent troszczył się o wszystkie potrzeby żony. Para ma 23-letniego syna, który studiuje w innym mieście i sprawia wrażenie nadmiernie roztargnionego i przeciążonego obowiązkami, ma również skłonność do nadużywania alkoholu. Możliwości finansowe rodziny są ograniczone. Pan S. jasno wyraził życzenie, że chce zostać wypisany do domu.

Systemowy plan pomocy został przedstawiony na ryc. 47.2.

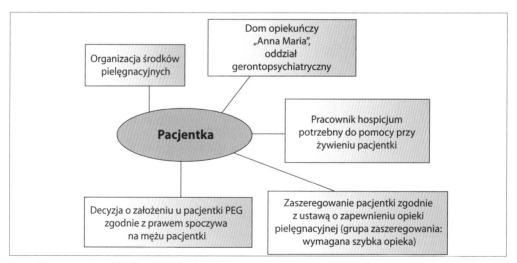

Ryc. 47.1 Program opieki dla Elisabeth M. PEG: przezskórna gastrostomia endoskopowa.

47.5 Użyteczność prowadzenia *case management* w stacjonarnych instytucjach klinicznych

W napiętych sytuacjach życiowych lub w stanach załamania nerwowego często traci się kontrolę nad swoim życiem. Jeśli ludzie są owładnięci strachem, często popadają w chaos wewnętrzny. Z dużą trudnością porządkują swoje myśli, nie dostrzegają związków przyczynowo-skutkowych oraz bardzo słabo lub w ogóle nie przyjmują informacji w sposób wybiórczy i nie przetwarzają ich. Stąd jest bardzo ważne dla doradcy/*case managera*, aby prowadzić rozmowy w sposób uporządkowany i aby skupiać się na poszczególnych tematach, uwzględniając ich istotność/znaczenie. W rękach kompetentnej osoby prowadzącej rozmowę spoczywa okazanie empatii i współczucia, z zachowaniem rzeczowego planu i organizacji. *Case manager* ponosi w związku z procesem doradczym ostateczną odpowiedzialność za to, żeby nie

zostały zaniedbane sprawy związane z organizacją programu opieki domowej i przygotowaniem przekazania pacjenta z instytucji klinicznej do domu. Podczas poszukiwania miejsca w domu opieki jest odpowiedzialny za to, żeby to miejsce zostało znalezione. Pełni funkcję pośrednika i „tłumacza" między stronami, jeśli pacjent powinien zostać umieszczony w hospicjum stacjonarnym.

Wielu pacjentów i ich krewnych odczuwa zwątpienie w kontakcie z machiną szpitalną. W związku z tym do zadań zespołu opieki – w nawiązaniu do definicji *case management* – należy dodanie otuchy i siły ludziom, aby spróbowali oni jeszcze raz realizować zadania opiekuńcze i pielęgnacyjne wobec pacjenta w warunkach domowych, jeśli pacjent sobie tego życzy. Jeśli chory ma krewnych, po których można się spodziewać, że poradzą sobie z zaistniałą sytuacją – przy zaangażowaniu doraźnej ambulatoryjnej pomocy pielęgniarskiej, wolontariuszy i dzięki kontaktowi z punktami pomocy hospicyjnej i paliatywnej – można

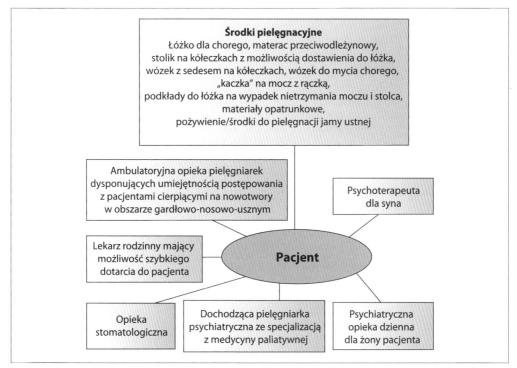

Ryc. 47.2 Program opieki w warunkach domowych dla Petera S.

zdecydować się na to, żeby chory mógł umrzeć w domu. Zadaniem zespołu opieki jest zachęcenie ludzi do tego oraz zaproponowanie im możliwości nauczenia się zabiegów/chwytów pielęgnacyjnych na oddziale medycyny paliatywnej. Opieka domowa jest możliwa nawet w razie wystąpienia bardzo ciężkich problemów medyczno-pielęgnacyjnych, o ile istnieje dobra sieć wsparcia w warunkach domowych lub też zostanie ona w odpowiedni sposób zorganizowana, a także jeśli członkowie są w pełni stabilni psychicznie i chcą sami włączyć się do pielęgnacji chorego. Wciąż jednak istnieją problemy pielęgniarsko-medyczne, które wymagają leczenia w trybie stacjonarnym.

W instytucji takiej jak oddział medycyny paliatywnej zarówno pacjenci, jak i członkowie ich rodziny doświadczają uczucia bezpieczeństwa i ochrony. Ludzie znajdujący się u kresu życia mają bardzo ograniczone potrzeby. Znajdują się oni w chronionej przestrzeni, w której mogą zostać zaspokojone ich potrzeby w zakresie medycznym, pielęgniarskim, psychicznym i religijno-duchowym. Na tak intensywną opiekę może sobie pozwolić jedynie zespół wielospecjalistyczny. Tego silnego wsparcia przez zespół interdyscyplinarny nie można jednak zabrać ze sobą do domu lub do domu opieki. Zdaje sobie sprawę z tego również pacjent. I właśnie dlatego, że osoba chora o tym wie,

dochodzi często w okresie poprzedzającym wypisanie ze szpitala do nasilenia lub ponownego wystąpienia objawów klinicznych. Chory sygnalizuje w ten sposób, że nie chce stracić tej „sieci ratunkowej" i że się boi. Z tego powodu tym ważniejsza jest problematyka związana ze spokojnym i troskliwym wypisaniem pacjenta ze szpitala. Nie bez powodu radzimy krewnym, żeby w pierwszych dniach po wypisaniu ze szpitala nocowali w domu u pacjenta. Właśnie w tym okresie potrzebuje on – aby móc pokonać strach – nie tylko leczenia farmakologicznego w odpowiednim zakresie, lecz także możliwości osobistego wsparcia i troskliwości.

PIŚMIENNICTWO I STRONY INTERNETOWE

1. Bausewein C, Roller S, Voltz R: Leitfaden Palliativmedizin. Elsevier, München (2007)
2. Student J-C, Mühlum A, Student U: Soziale Arbeit in Hospiz und Palliative Care. Reinhardt, München (2004)
3. Löcherbach P, Klug W, Remmel-Faßbender R, Wendt WR (red.): Case Management – Fall- und Systemsteuerung in der Sozialen Arbeit. Luchterhand, München (2005)
4. www.case-manager.de
5. www.kompetenzagenturen.de
6. www.sozialagenturen.nrw.de
7. www.Case-Management.info/hauptseite.htm
8. www.monzer.de/case.htm
9. www.dbsh.de/html/foren.html

Elisabeth Wesselman

ROZDZIAŁ 48

Opieka psychoonkologiczna nad emigrantami i członkami ich rodzin

19% społeczeństwa Niemiec wywodzi się od emigrantów. Znaczenie tego faktu można uzasadnić, przytaczając kilka danych. Zgodnie z badaniem przeprowadzonym przez Główny Urząd Statystyczny w 2006 r., 7,3 mln (8,8%) obywateli Niemiec ma zagraniczne obywatelstwo; 15,3 mln ludzi może się wykazać pochodzeniem od emigrantów [1]. Najnowsze obliczenia statystyczne [2] wykazały, że „obcokrajowcy-staruszkowie" stanowią już blisko jedną trzecią wszystkich osób po 60 roku życia. Dlatego w przyszłości należy się liczyć także ze wzrostem odsetka chorych onkologicznych spoza Niemiec w całej grupie pacjentów z nowotworami. Dotyczy to przede wszystkim starszych ludzi, którzy najczęściej wywodzą się z terenów wiejskich i dysponują niepełnym wykształceniem szkolnym w zakresie podstawowym (niekiedy są to analfabeci) oraz mają rozbudowane struktury rodzinne. Dla tej grupy charakterystyczne są przełomy w życiorysie oraz wysoce ambiwalentny stosunek do ich pobytu w Niemczech [3].

48.1 Niedostateczna opieka zdrowotna nad emigrantami

Struktury służby zdrowia są w każdym przypadku dostosowane do większości społeczeństwa. Zaopatrzenie zdrowotne emigrantów jako mniejszości stanowi szczególne wyzwanie dla zespołu terapeutycznego, przede wszystkim ze względu na występujące trudności w porozumiewaniu się, rozpowszechnione w niektórych kręgach kulturowych poglądy na temat choroby i specyficzne doświadczenia związane z emigracją. Brak zrozumienia językowego i kulturowego prowadzi do deficytów informacyjnych podczas profilaktyki, rozpo-znawania chorób, diagnostyki, leczenia, opieki pielęgniarskiej i rehabilitacji. Najczęstszymi następstwami tego są niedostateczne, nadmierne i nieprawidłowe zaopatrzenie pacjentów.

Dlatego konieczne jest zastosowanie szczególnych starań i środków, aby zapewnić tym pacjentom równy dostęp do opieki medycznej w zakresie profilaktyki, poradnictwa i zaopatrzenia medycznego.

48.2 Kompetencje interkulturowe i postępowanie uwzględniające uwarunkowania kulturowe – nieosiągalny cel?

Kompetentna opieka medyczna dla emigrantów jest dużym wyzwaniem dla służby zdrowia. W obszarze tym pomocna jest wiedza o innych kulturach oraz znajomość systemów opieki zdrowotnej w innych krajach, a także znajomość języków obcych. Użyteczne jest zaangażowanie tłumacza problemów medycznych oraz zapewnienie środków organizacyjnych i instytucjonalnych (materiały informacyjne w językach obcych, dokształcanie, dyżury tłumaczy, pomieszczenia modlitwy). Niezbędna jest wewnętrzna postawa empatyczna, dowartościowywanie, tolerancja i wsparcie, szczególnie w postępowaniu z pacjentami, którzy zachowują się w niezwykły i „obcy" sposób.

Autorka tego rozdziału pracuje od ponad 13 lat na dyżurach psychoonkologicznych w Klinice Schwabing (Szpital Miejski w Monachium) i bardzo dobrze zna codzienność oddziałów szpitalnych ze wszystkimi jej problemami.

W dalszej części rozdziału na podstawie kilku opisów przypadków zostaną wskazane krytyczne obszary w opiece nad emigrantami i członkami ich rodzin w zakresie onkologii. Należy jednak uważać, aby opisy z codziennej praktyki klinicznej nie stwarzały nowych stereotypów i rutynowego sposobu podejścia do problemu.

48.3 Rak – kulturowe wzorce interpretacyjne

Podejście medycyny ludowej do złożoności objawów klinicznych i obrazów chorobowych odbiega często bardzo znacznie od ukierunkowanej przyrodniczo medycyny świata Zachodu. Jest ono przepełnione magicznymi i religijnymi wzorcami znaczeniowymi, znajdują się w nim także mechaniczne i naturalistyczne wzorce interpretacyjne. Choroba nie jest najczęściej procesem czysto fizycznym, lecz ingerencją „z zewnątrz", którą należy traktować jako szczególny rodzaj egzaminu i próby wykazania swojej wartości (aby zyskać w przyszłości lepsze życie), lub też karą. Z takiego podejścia do choroby wynika pasywność pacjenta, na którą często uskarża się personel medyczny. Tej uwarunkowanej kulturowo postawie cierpliwego znoszenia dolegliwości jest nieznane i obce aktywne stosowanie metod terapeutycznych i prewencyjnych.

OPIS PRZYPADKU 1

Młodej osobie chorej na chłoniaka, u której przeprowadzono bez powikłań bardzo intensywną i obciążającą chemioterapię, w trakcie badania kontrolnego po leczeniu zakomunikowano, że jest w okresie pełnej remisji, to znaczy, że ustąpiły wszystkie objawy kliniczne choroby. Pacjent w całym okresie leczenia zachowywał się bardzo depresyjnie, a jego zachowanie nie zmieniło się w najmniejszym stopniu, tak jakby nie zrozumiał pozytywnego wyniku badania. Tego samego dnia pacjentowi wytłumaczono ponownie te informacje, jednak mimo to pozostał on w dalszym ciągu bardzo smutny. Lekarze postanowili wezwać turecką tłumaczkę, pełniącą dyżur wewnętrzny dla szpitala, aby po raz trzeci powtórzyć mu wynik badania, tym razem

po turecku. To samo zachowanie powtórzyło się. Przygnębienie pacjenta cały czas się utrzymywało. Tłumaczka, zapytana w końcu, czy potrafi wyjaśnić zachowanie pacjenta, które jest niezrozumiałe dla wszystkich pracowników oddziału, odpowiedziała w sposób następujący: Pacjent bardzo się ucieszył, kiedy ją zobaczył. Po tym jak przetłumaczyła wyniki badań i ich interpretację przez lekarzy, stwierdził, że dokładnie to samo usłyszał już dziś dwukrotnie. „I – dodał – nic się nie zmieni w moim położeniu. Allah podarował mi tę chorobę i na nią umrę. Ale tego nie musisz tłumaczyć 'białym fartuchom', bo i tak tego nie zrozumieją" [5].

48.4 Przekazywanie informacji o rozpoznaniu i wynikach badań – chronienie chorego

Podopieczni mający zagraniczne korzenie ciągle skarżą się na bezwzględność i chłód, z jakimi ich ziomkom udzielane są przez personel medyczny wyjaśnienia. Nie jest typowe dla ich kręgów kulturowych, aby pacjentów tak bezlitośnie konfrontować z obecnością prawdopodobnie nieuleczalnej choroby. Zdarzyło się, że nawet dyplomowany rosyjski tłumacz zakończył przed upływem umowy swoją współpracę z ośrodkiem, ponieważ musiał przekazywać pacjentom informacje o stadium paliatywnym ich choroby.

W związku z tym przydatna wydaje się wskazówka tureckiej psycholog oddziału onkologii dziecięcej w Berlinie, że duża część jej rodaków preferuje walkę z chorobą pod postacią jej bagatelizowania i negowania i dla wielu z nich – nieodzowne z niemieckiego punktu widzenia – informacje o chorobie są zbyt przytłaczające.

Poniżej zamieszczono opis przypadku, który pokazuje, jak tragiczne w skutkach może być przeprowadzenie rozmowy objaśniającej.

OPIS PRZYPADKU 2

Sycylijczyk mieszkający od dłuższego czasu w Monachium umierał z powodu białaczki, której leczenie zakończyło się niepowodzeniem. W odpowiednim czasie zarówno jego, jak i jego żonę powiadomiono, że niestety nie uda się zahamować postępu choroby. Kiedy żona, przywołana telefonicznie wiadomością o zgonie męża, zobaczyła go zmarłego, wybiegła z pokoju, następnie biegała całkiem splątana w tę i z powrotem po długim szpitalnym korytarzu, krzycząc wniebogłosy: „wy mordercy, wy mordercy", za każdym razem dodając potok głośnych włoskich przekleństw. Zszokowany personel medyczny, pacjenci, którzy wyszli z pokojów, oraz osoby odwiedzające – nikt nie mógł uspokoić kobiety. W końcu dotarła do niej mówiąca po włosku psycholog. Wyjaśnienie zaistniałej sytuacji było dla wszystkich zdumiewające: z punktu widzenia Sycylijki jej mąż nie umarł z powodu choroby, ale z powodu zachowania lekarzy. Przekazanie mu wyniku badania i oświadczenie, że choroba jest nieuleczalna, pozbawiły go niezbędnych sił życiowych, aby wyzdrowieć.

48.5 „Tak, panie doktorze, czuję się dobrze"

Dla emigrantów w pierwszym pokoleniu lekarz często jeszcze posiada status uzdrowiciela, dysponuje nieograniczonym autorytetem, wzbudza respekt i gotowość do podporządkowania się jego zaleceniom.

Dlatego lekarskie starania, aby wspólnie podejmować decyzje terapeutyczne w ramach uzyskiwania „świadomej zgody", prowadzą w konsekwencji u pacjenta do olbrzymiej nieufności.

Nakaz bycia uprzejmym powoduje czasami także, że na zapytanie lekarza o samopoczucie pacjent przemilcza objawy chorobowe, aby potwierdzić pozytywny wynik jego starań.

Powszechnie wiadomo, że wskutek wzbraniania się przed udzielaniem zgodnych z rzeczywistością odpowiedzi oraz wskutek świadomego udzielenia fałszywych informacji sztuka badania lekarskiego idzie na marne.

„Zgoda na nieporozumienia" pomiędzy pacjentem i terapeutą powstaje nie tylko w wyniku kulturowo zróżnicowanych wyobrażeń na temat choroby i oceny choroby, ale często także

że dlatego, że lekarze w swoich staraniach podczas kontaktów z pacjentami słabo posługującymi się językiem niemieckim sięgają po zbyt sugerujące pytania.

Niestety także pytanie – szczególnie w trakcie objaśniania pacjentowi postępowania medycznego – czy chory wszystko zrozumiał, prowadzi do równie uprzejmego potwierdzenia, niezależnie od tego, czy objaśnienia te nie dotarły czy dotarły jedynie częściowo do świadomości pacjenta.

48.6 Aspekty społeczne – rozterki i ojczyzna

Znaczenie rodziny emigranta jako decydującej instancji w procesie zdrowienia jest wystarczająco dobrze poznane. Przykre jest to, że często na oddziale dokonuje się proces, którego ostateczne niepomyślne zakończenie można przewidzieć: im ciężej chory jest pacjent onkologiczny, im bliżej okresu umierania się on znajduje, tym bardziej bolesne i ciężkie jest dla zrozpaczonych członków jego rodziny przyjmowanie do świadomości realiów i wynikających z nich, jeden po drugim, problemów. Dochodzi do rozwoju zachowania unikającego i do rezygnacji z kontaktu z lekarzami i personelem pielęgniarskim. Także lekarz, czujący się dodatkowo niepewnie wskutek wymaganego oficjalnie zachowania dystansu, trzyma się z dala od rodziny pacjenta. Rozmawianie z ludźmi innych kultur i języków, obcych rytuałów i religii o stratach egzystencjalnych, takich jak mająca niebawem nastąpić śmierć bliskiego członka rodziny, jest dla personelu medycznego szczególnie nieprzyjemne. Jeśli dochodzi wówczas – bez spokojnego wzajemnego zrozumienia – do (spodziewanego) pozornie nieoczekiwanego końca, często wybucha konflikt, na którym cierpi i upada na duchu cały oddział wskutek nasilonych reakcji zwątpienia i żalu, ale także przypisywania sobie winy. W takich sytuacjach pojawiają się u członków rodziny rozterki – przeważnie spowodowane związanym z emigracją załamaniem się dalszego ciągu życia – o określonej dynamice przebiegu.

OPIS PRZYPADKU 3

Do oddziału hematologii onkologicznej zostaje przekazany pochodzący z byłej Jugosławii młody mężczyzna, w bardzo ciężkim stanie. Potrafił on powiedzieć jedynie kilka słów po niemiecku. Wizyty jego mieszkającego w Monachium ojca i ciotki zdarzały się rzadko. Codziennie odwiedzała go jednak przyjaciółka, która dobrze mówiła po niemiecku i uregulowała wszystkie jego sprawy. Po kilku tygodniach intensywnego leczenia stan zdrowia pacjenta pogorszył się dramatycznie. Im gorzej się on czuł, tym krótsze były odwiedziny jego przyjaciółki. Pewnego ranka, kiedy chciała wyjść po krótkiej wizycie, psycholog, z którą była w bardzo dobrych stosunkach, powiedziała jej, że dobrze by było, gdyby została trochę dłużej. „On czuje się bardzo źle, jest taki samotny i prawdopodobnie wkrótce umrze". Te słowa wywołały u młodej kobiety wyraźną panikę, tak że wybiegła, głośno szlochając. Późnym popołudniem pojawiła się ponownie, tym razem z ojcem i ciotką pacjenta, aby na miejscu rozpocząć bardzo staranną pielęgnację i opiekę nad pacjentem. Przez cały tydzień nie pozostawiali oni młodego mężczyzny samego nawet przez godzinę. Chory, otoczony wsparciem i troskliwością, zaczął stopniowo okazywać zainteresowanie swoim otoczeniem i odzyskiwał siły. Terapia mogła być kontynuowana i po wielu tygodniach pacjent, już zdrowy, opuścił szpital. Młoda kobieta, zapytana, opowiedziała następującą historię: pacjent miał bardzo nieszczęśliwe dzieciństwo, które spędził u swojego wuja w byłej Jugosławii, podczas gdy jego rodzice pracowali w Niemczech. Był często bity i rzadko kiedy dostawał coś do jedzenia, musiał biegać na boso po śniegu itd. Gdy dorósł, postanowił przyjechać za swoimi rodzicami, którzy w tym czasie się rozwiedli, do Niemiec. Z ojcem, który był dla niego najbliższą osobą, nie potrafił jednak zbudować dobrych relacji. Ojciec płacił swojemu bratu w Jugosławii dużo pieniędzy, żeby ten zapewnił jego synowi przytulny dom, i nic nie wiedział o złym traktowaniu chłopca. Na krótko przed przybyciem do Niemiec młody człowiek zachorował. Jego krewni przygotowali tak zwaną Muska, mały woreczek zawierający wybrane wersety z Koranu, które odwracają „złe uroki" lub ewentualnie mogą zmienić pełne cierpienia życie w coś dobrego. Przestraszona słowem „umrzeć" i zatroskana tym, że nie wie, co powinna zrobić zgodnie z obyczajami muzułmańskimi, młoda kobieta zadzwoniła do ciotki chorego. Ta przyjechała natychmiast i przywiozła ze sobą jego ojca. I w ten sposób zagubiony syn odnalazł swoją rodzinę – i wyzdrowiał.

48.7 Zrozumieć ból i znieść widok człowieka cierpiącego

Właściwy dla każdego człowieka sposób pokazywania bólu jest nabyty i określony kulturowo. Pojęcia takie jak „tureckie bóle całego ciała" i „zespół mamma-mia" pokazują, z jakim trudem przychodzi nam zaakceptować głośne okazywanie dolegliwości bólowych. Ale również pacjenci, którzy wyraźnie cierpią w milczeniu i unikają przyjmowania leków przeciwbólowych, a także ci, którzy mimo stosowania wysokich dawek leków w dalszym ciągu skarżą się na dolegliwości bólowe, często wywołują u lekarzy i pielęgniarek ogromne poczucie bezradności i wynikającą z tego agresję. Kryterium braku bólu przypisuje się w medycynie wysoki priorytet. W innych kulturach odnoszą się do tego zagadnienia częściowo zupełnie odmienne normy. Poniżej są one przedstawione jedynie w zarysie.

Eksperci [6] wyróżniają następujące **strategie pokonywania bólu**:

- **Religijna:** Bóg pomaga człowiekowi i doświadcza człowieka, dlatego ból trzeba przyjmować i znosić. Okazywanie cierpienia jest dozwolone, przyjmowanie leków przeciwbólowych – nie (żydowska).
- **Zależna od woli:** „Mogę pokonać ból". Przekonanie odnoszące się do samodzielnego zwalczenia bólu przy udziale samokontroli i odwracania uwagi (irlandzka).
- **Rodzinna:** tylko temu można pomóc, kto wyraźnie pokazuje swoje dolegliwości bólowe. Zezwala się na ból, szczególnie ważne jest wsparcie społeczne (włoska).
- **Racjonalna:** precyzyjne obserwowanie i opisywanie, poszukiwanie przyczyny, skutecznego leczenia i fachowej porady to najważniejsze elementy charakteryzujące

tę strategię. Sposób obserwacji jest bardzo trzeźwy (północnoamerykańska).

- **Fatalistyczna:** „Tylko Bóg może pomóc". Pacjenci muszą poddawać się bólowi i skarżą się na swój los. Nieobecna jest lub występuje w znikomym stopniu inicjatywa samodzielnego przezwyciężenia bólu. W niektórych przypadkach stosowane są magiczne sposoby leczenia (filipińska).

> **! WAŻNE**
>
> Także w przypadku opieki z zakresu medycyny paliatywnej należy respektować podawany przez pacjenta sposób rozumienia bólu i upewnić się, czy chory dąży do uwolnienia go od bólu lub zmniejszenia intensywności jego odczuwania.

48.8 Zapewnienie opieki przez osoby tej samej płci co pacjent

Uczucie wstydu przeważnie nie jest należycie respektowane podczas opieki szpitalnej. Częstokroć brakuje personelu, żeby zadośćuczynić wyrażanemu przez pacjentów w wielu kulturach pragnieniu bycia pielęgnowanym przez osobę tej samej płci. Jednocześnie niekiedy nie dostrzega się, że z tego powodu rejestrowane przez chorego objawy kliniczne nie są zgłaszane lub chory rezygnuje z zaleconych badań.

OPIS PRZYPADKU 4

Pracownica hospicjum ambulatoryjnego opowiedziała o starszym, chorym na raka człowieku pochodzenia tureckiego, którym zajmowała się w jego domu. „Najgorsze było to, że nie pozwalał mi wykonywać mojej pracy". Przyczyna jej oburzenia tkwiła w wyraźnym odrzuceniu przez pacjenta akceptacji obecności młodej pielęgniarki podczas korzystania przez niego z toalety. Chory uparł się, żeby pielęgniarka czekała na niego przed drzwiami. Bardzo zdenerwowana przedstawiła następstwa jego niesamodzielności: upadł na twardą podłogę w łazience. Nie spostrzegła przy tym związku pomiędzy zachowaniem pacjenta a jego pochodzeniem kulturowym.

48.9 Konflikty

Nie wszystkie konflikty są możliwe do zrozumienia i rozwiązania. Pod uwagę należy brać konflikty w zakresie norm i ról pomiędzy członkami rodziny, rozluźnienie więzów rodzinnych, doznawane upokorzenia wskutek dyskryminacji i nienawiści do obcokrajowców, obciążenia socjalne, takie jak osamotnienie i bezrobocie, a także złe doświadczenia z instytucjami opieki zdrowotnej. Konflikty te nie są bezpośrednio związane z podejmowanymi wysiłkami pielęgnacyjno-medycznymi.

Wydawanie leków z powodu bezradności pacjentów, namawianie do poprawienia swoich umiejętności posługiwania się językiem niemieckim, akceptacja, a czasami także obojętność na zjawisko „drzwi obrotowych" i „Doctor-Shopping" nie są żadnym rozwiązaniem.

48.10 Wnioski

Leczenie emigrantów przebiega w sposób szczególny i w zasadniczej części jako sztuka uzgodnienia planu postępowania terapeutycznego odpowiadającego indywidualnym potrzebom pacjenta oraz dostrzegania i respektowania jego ciała, umysłu i duszy jako całości. Zadanie psychoonkologii polega przede wszystkim na tym, żeby osiągnąć konieczne warunki i zainicjować proces wyjaśniania, że specyficzne kulturowo potrzeby i osobliwości pacjentów powinny być dostrzegane i przestrzegane w procesie leczenia w należyty sposób przez cały zespół leczący.

PIŚMIENNICTWO

1. Migration Research Group (MRG) c/o Hamburgisches WeltWirtschaftsInstitut gemeinnützige GmbH (HWWI) (red.): Migration und Bevölkerung, Newsletter: Deutschland: 15 Mio. Einwohner mit „Migrationshintergrund". Hamburg, Ausgabe 5 (2006)
2. Kuhrt N: Mein Kopf ist erkältet. Wenn Einwanderer ihr Leid klagen, stoßen sie bei deutschen

Ärzten auf Unverständnis. Süddeutsche Zeitung, 27.02.2007, 16

3. Anderson P: Ein Bisschen dort, ein Bisschen hier... Eine Studie über ältere Migrantinnen und Migranten in München. Landeshauptstadt München, opracowanie badań społecznych, manuskrypt nieopublikowany (2007)

4. Von der Beauftragten der Bundesregierung für Migration, Flüchtlinge und Integration (red.): Religion – Migration – Integration in Wissenschaft, Politik und Gesellschaft. Dokumentacja z obrad z dnia 22.04.2004 w Berlinie, Bonn. Verlag Remid e.V., Marburg (2004)

5. Wesselman E, Lindemeyer T, Lorenz A: Wenn wir uns nicht verstehen, verstehen wir nichts. Mabuse Verlag, Frankfurt/M. (2004)

6. Kohnen N: Von der Schmerzlichkeit des Schmerzerlebens. Wie fremde Kulturen Schmerzen wahrnehmen, erleben und bewältigen. PVV, Ratingen (2003)

Herbert W. Kappauf

49 Samoistne remisje, cudowne ozdrowienia i wpływ duchowości

49.1 Pojęcie „cudu"

Według badania przeprowadzonego na reprezentatywnej grupie osób w 2006 r. przez Instytut Demoskopii Allensbach znaczna większość niemieckiego społeczeństwa wierzy, że cuda się zdarzają – wiara ta ma tendencję wzrastającą i nie wykazuje proporcjonalnej zależności od stopnia wykształcenia, wieku i przynależności religijnej. Często **wiara w cuda** rozciąga się na obszar związany ze zdrowiem [6].

W medycynie pojęcie „cudu" jest rozumiane jako nadzwyczajnie pomyślny, a więc **„cudowny" przebieg choroby**, który odpiera „niepomyślne" obawy występujące po stronie pacjenta i terapeutów często w różnym zakresie. Takim przykładem jest przeżycie przez 1,2% pacjentów ponad 10 lat po postawieniu nierzadkiego rozpoznania zaawansowanego drobnokomórkowego raka oskrzeli, który jest związany – mimo częstej dobrej odpowiedzi na chemioterapię – ze średnim czasem przeżycia wynoszącym 8–11 miesięcy [5].

„Medyczne cuda" w przypadku chorób nowotworowych polegają często na tym, że lekarz po postawieniu diagnozy na podstawie niewielkiej liczby badań w sposób autorytatywny „daje" pacjentowi tylko tyle a tyle miesięcy życia. Nierzadko także pacjenci i ich otoczenie nie doceniają potencjału leczniczego lub paliatywnego różnych onkologicznych metod terapeutycznych i dlatego w przypadku korzystnego, „cudownego", przebiegu choroby szukają objaśnienia wykraczającego poza rezultat wynikający z medycznego postępowania terapeutycznego.

49.2 Cud – samoistna remisja

Jednak w rzadkich przypadkach, w których zaawansowana choroba nowotworowa wycofuje się bez jakiejkolwiek specyficznej dla nowotworu terapii, zarówno ozdrowieńcy i ich otoczenie, jak również terapeuci zgadzają się, że wydarzyło się coś, co „właściwie nie było możliwe", **„prawdziwy cud"**. W tym przypadku pojęcie „cud" jest inaczej rozumiane w mowie potocznej niż w teologii, która wiąże go z biblijnymi cudami z historii kultury Europy Zachodniej i w związku z tym – w niejednolity sposób – implikuje dogmatyczny model wyjaśniania [9, 10]. W związku z tym naukowcy, którzy chcą bez uprzedzeń zbadać rzadki fenomen niewyjaśnionego z punktu widzenia medycznego wycofania się choroby nowotworowej lub nawet całkowitego wyzdrowienia, czują się pewniej, używając pojęcia „samoistna remisja", „samoistne wyzdrowienie", nawet jeśli to semantyczne ograniczenie nie eliminuje innej implikacji podstawowych założeń.

Opierając się na definicji Eversona i Cole'a [1], przez pojęcie **samoistnej remisji** choroby nowotworowej rozumie się całkowite lub częściowe, przejściowe lub trwałe wycofanie się wszystkich lub co najmniej kilku najistotniejszych czynników aktywności złośliwej choroby nowotworowej, które występują albo bez jakiegokolwiek postępowania medycznego, albo po zastosowaniu środków, które zgodnie z wiedzą onkologiczną nie mogą doprowadzić do wycofania się choroby. W tym ostatnim przypadku rozgraniczenie pomiędzy samoistną remisją i rzadko występującym sukcesem terapeutycznym może być niekiedy bardzo trudne. Dlatego określenie remisji jako spontanicznej musi poruszać pytania natury epistemologicznej (poznawczo-teoretycznej) o definicję leczenia i właściwości przyczynowe.

Występowanie rzadkich przypadków samoistnej remisji w odniesieniu do chorób nowotworowych traktuje się pod względem naukowym jako potwierdzone. Patofizjologiczne modele wyjaśniające zjawisko samoistnej remisji opierają się na procesach immunologicznych, endokrynnej regulacji przebiegu czynności i mechanizmie przeciwdziałającym tworzeniu się naczyń krwionośnych, które ostatecznie indukują **apoptozę komórek nowotworowych** i wskutek tego regresję guza.

49.3 Przyczyny samoistnych remisji

Jest trudne pod względem metodologicznym odgraniczenie przyczynowego lub sprzyjającego wpływu czynników psychicznych, psychologicznych i duchowych na wystąpienie stanu samoistnej remisji. Zostało udokumentowanych kilka przypadków samoistnej remisji, które były powiązane z podłożem religijnym i silnymi przekonaniami w zakresie wiary [8]. Pozostaje jednak niejasne, czy mamy w tym przypadku do czynienia z powiązaniem przyczynowym czy z **powiązaniem przypadkowym**.

W wielu autobiograficznych opisach przebiegu choroby i artykułach na temat wyzdrowienia z choroby nowotworowej oraz w filmach propaguje się znaczenie **określonych cech osobowości, sposobów postępowania oraz czynników psychiczno-duchowych** w procesie ozdrowienia. Heterogenność chorób nowotworowych i wpływ biologicznych czynników rokowniczych, jak również dobrze dobranej terapii onkologicznej na pozytywny przebieg choroby nowotworowej są przy tym często ignorowane.

Subiektywne teorie na temat choroby, przekonanie o możliwości jej kontrolowania i inne **aspekty psychosocjalne** mają duże znaczenie dla przebiegu choroby, adaptacji do choroby i tym samym dla jakości życia osoby chorej podczas i po przebyciu choroby nowotworowej.

Ludzie, którzy zostali wyleczeni z nowotworu złośliwego, zyskują często dzięki swojemu starciu ze stanem zagrożenia egzystencjalnego bardziej spokojne i bardziej optymistyczne spojrzenie na życie [4].

Dotyczy to zarówno ludzi, którzy swoje wyzdrowienie zawdzięczają właściwemu leczeniu onkologicznemu, jak i tych, którzy doświadczyli samoistnej remisji. Zalecana jest ostrożność w podejściu do modelu wyjaśniającego, że do samoistnej remisji doprowadzają określone cechy osobowości, siła woli lub inne **specyficzne zachowania związane z walką z chorobą**. Dostępna epidemiologia remisji samoistnych i dotychczasowe wyniki badań nie pozwalają na postulowanie dominującej roli przyczynowej czynników psychicznych, psychospołecznych i psychiczno-duchowych w wycofywaniu się choroby nowotworowej. Analiza przypadków samoistnych remisji nie potwierdziła w żaden sposób często propagowanego zastosowania środków medycznych i psychoterapeutycznych, które przestawiają leczenie przeciwnowotworowe w kierunku „wzmacniania układu odpornościowego".

49.4 Cztery typy walki z chorobą

Opierając się na kilku wywiadach z chorymi na nowotwory osobami, które prawdopodobnie doświadczyły remisji samoistnej swojej choroby [3], oraz na innych pracach naukowych, w szczególności Hiroshi Oda [7], można w uproszczeniu zaszeregować tych pacjentów pod względem sposobu radzenia sobie z chorobą do jednej z czterech grup:
- „czynna walka",
- „zmiana egzystencjalna",
- „objaśnienie religijne",
- „uwikłany obserwator".

„Czynni wojownicy" traktują swoje zachorowanie na nowotwór jako pochodzące z zewnątrz zagrożenie ich życia, z którym należy aktywnie walczyć. Dlatego na pierwszym planie znajdują się cały czas środki „obrony przed nowotworem" i „nasilenie obrony" oraz czynne podejście do choroby. Pytanie: „Dlaczego ja?" nie odgrywa żadnej roli. Samoistna remisja jest doświadczana jako „zwycięstwo" i potwierdzenie skuteczności własnej strategii walki, co umożliwia kontynuowanie zasadniczo takiego życia, jak przed zachorowaniem. Nierzadko te właściwe, „uwieńczone sukcesem" postawy wobec choroby są propagowane przez media jako ogólna strategia walki z chorobą nowotworową. Większość książek na temat nieoczekiwanych wyzdrowień z choroby nowotworowej dotyczy takich „czynnych wojowników" lub została napisana przez nich samych.

Pacjenci zaklasyfikowani do typu **„zmiana egzystencjalna"** w przeciwieństwie do tego widzą w chorobie nowotworowej wiadomość od swojego ciała, że nie może ono już dłużej żyć. Pytanie: „Dlaczego ja?" jest dla tych ludzi kluczowe. Zmieniają oni całkowicie swoje życie, godząc się przeważnie z możliwością śmierci. Samoistną remisję traktują nie jako cel, lecz jako „produkt uboczny" ich przemiany egzystencjalnej. Opisują oni znaczny kontrast, jakim charakteryzuje się ich życie przed chorobą i po chorobie nowotworowej.

Część ludzi objaśnia swoją przemianę egzystencjalną kontekstem religijnym, z którym identyfikują się pod względem światopoglądowym lub który odkryli dla siebie w czasie choroby. Samoistną remisję wyjaśniają jako **„wolę"** bożą i jako „cud", który im się przydarzył. Ich modlitwy lub prośby składane za nich przez innych ludzi zostały wysłuchane.

Czwarta grupa pacjentów nie potrafi lub nie chce zmierzyć się gruntownie ze swoją chorobą. Zdarza się, że są oni ograniczeni w swoich możliwościach poznawczych dotyczących walki z chorobą lub też że – sparaliżowani strachem – swoją chorobę i wynikające z niej zagrożenie chcą wyprzeć ze świadomości. Może być też tak, że w związku z postawą stoicką nie poświęcają chorobie zbyt dużo miejsca, ponieważ przyszłość „tak czy siak jest niepewna". Przyjmują oni to, co na nich spada, a więc będzie lepiej, jeśli zajmą się w danym momencie tym, co jest **„tu i teraz"**. Doświadczają oni czasami swojej choroby tak, jakby oglądali film, w czasie

którego nagle spostrzegają, że sami w nim grają. Czują się, jakby zostali umieszczeni w obco wyglądającej historii, którą, jeśli w ogóle mają tego świadomość, rejestrują jako obserwatorzy. Remisja spontaniczna nie zmienia więc zasadniczo ich życia. Mówiąc obrazowo, mniej lub bardziej odprężeni i zadumani opuszczają kino, w którym była pokazywana historia ich choroby. Fenomen ich samoistnej remisji nie jest dla nich – dokładnie tak samo jak choroba, którą przebyli – żadną istotną sprawą.

Te 4 sposoby walczenia z chorobą nowotworową nie są charakterystyczne dla chorych na nowotwór, u których wystąpiła remisja spontaniczna. Podobne wzorce zachowań można znaleźć również u chorych na raka, którzy dzięki odpowiedniemu leczeniu przeciwnowotworowemu osiągnęli remisję lub też całkowicie wyzdrowieli ze swojej choroby, ale także u pacjentów, których choroba postępuje i którzy umrą z jej powodu.

Duchowość nie oznacza wyższego poziomu religijności, lecz samodzielną koncepcję czystości duchowej i poszukiwania sensu życia, niezależnie od przynależności do którejś z grup religijnych. Duchowe pokonywanie choroby występuje u większości pacjentów z chorobą nowotworową i jest dzięki temu skuteczną strategią radzenia sobie z konfrontacją stresową (*coping*). Duchowość, tak samo jak religijność, nie powinna być – także w odniesieniu do badań o wątpliwej wartości – fundamentalnie źle rozumiana jako gwarancja przeżycia i traktowana instrumentalnie [2, 11].

> **! WAŻNE**
>
> Tak jak opisywana od bardzo wielu lat „osobowość nowotworowa" nie została potwierdzona przez solidne badania psychoonkologiczne, tak samo nie istnieją wystarczające dowody na „osobowość związaną z samoistną remisją".

Chorzy na raka, którzy uzyskują remisję samoistną lub nawet samoistne wyleczenie, są jako ludzie oraz w swym podejściu do choroby tak różni, jak wszystkie inne osoby cierpiące na nowotwory złośliwe. Powinno dodawać odwagi pacjentom onkologicznym to, że są traktowani poważnie w swojej wyjątkowości, ze wszystkimi swoimi indywidualnymi siłami i nadziejami, i że nie muszą zakładać butów, które nosili już inni.

PIŚMIENNICTWO

1. Cole WH: Efforts to explain spontaneous regression of cancer. J Surgical Oncol 7 (1981) 201–209
2. Holland J, Passik S, Kash KM et al.: The role of religious and spiritual beliefs in coping with malignant melanoma. Psycho-Oncology 8 (1999) 14–26
3. Kappauf H: Wunder sind möglich. Spontanheilung bei Krebs. Herder, Freiburg i.B. (2003)
4. Kennedy BJ: Psychological response of patients cured of advanced cancer. Cancer 38 (1976) 2184–2191
5. Lassen U, Osterlind K, Hansen M et al. Long-term survival in small-cell lung cancer: posttreatment characteristics in patients surviving 5 to 18 + years – An analysis of 1,714 consecutive patients. J Clin Oncol 13 (1995) 1215–1220
6. Noelle E, Petersen T: Wer glaubt an Wunder? Westdeutsche mehr als Ostdeutsche. Frankfurter Allgemeine Zeitung z dnia 20.09.2006, Nr 219, s. 5
7. Oda H: Spontanremissionen bei Krebserkrankungen aus der Sicht des Erlebenden. Beltz Psychologische Verlags Union, Weinheim (2001)
8. O'Regan B, Hirshberg C. Spontaneous Remission. An Annotated Bibliography. Institute of Noetic Sciences. Sausolito (1993)
9. Ritter WH, Albrecht M (red.): Zeichen und Wunder. Vanderhoek & Ruprecht, Göttingen (2007)
10. W Schamoni: Wunder sind Tatsachen. Eine Dokumentation aus Heiligsprechungsakten. J.W. Naumann Verlag, Würzburg (1977)
11. Sloan RP, Bagiella E, VandeCreek L et al.: Should physicians prescribe religious attitudes? N Engl J Med 342 (2000) 1913–1916

Herbert W. Kappauf

50 Komplementarne terapie alternatywne i psychoonkologia

50.1 Definicja komplementarnych metod alternatywnych

Niekonwencjonalne metody w medycynie nowotworów, analogicznie do angielskiego terminu *complementary and alternative medicine*, są coraz częściej zbiorczo określane w niemieckojęzycznej literaturze fachowej jako „komplementarne metody alternatywne". Powinno to wyjaśnić zamieszanie, jakie wywołują takie określenia jak „medycyna doświadczalna", „medycyna holistyczna", „medycyna łagodna", „naturalne metody leczenia", „medycyna tradycyjna", „medycyna biologiczna", „medycyna komplementarna", „medycyna alternatywna", „leczenie nieortodoksyjne", „medycyna autsajderów" i „paramedycyna", ponieważ w żadnym razie nie są one równoznaczne, ale częściowo są terminami nadrzędnymi, częściowo równoznacznymi, a częściowo określającymi różne kategorie. Z drugiej strony, są one używane po prostu tylko do nieostrego opisywania i polaryzującego wartościowania.

Metody niekonwencjonalne lub alternatywne charakteryzuje to, że przypisywana im skuteczność terapeutyczna (lub pewność wyników diagnostycznych), mająca duży wpływ na ich rozpowszechnienie i używanie, nie została dowiedziona lub została dowiedziona w sposób niedostateczny [3]. Zgodnie z tą definicją, w mniejszym stopniu od rodzaju metody zależy, czy zostanie ona określona jako niekonwencjonalna, ale bardziej od autorytarnego **przypisywania jej skuteczności**, na podstawie czego jest stosowana bez logicznego potwierdzenia tego faktu lub – w odróżnieniu od terapii eksperymentalnych – bez sprawdzenia tego jako hipotezy na podstawie o badań klinicznych [4].

W szerokim spektrum metod niekonwencjonalnych **znaczenie poszczególnych metod** jest bardzo zróżnicowane regionalnie, a także zależne od czasu. Metody te opierają się na stosowaniu diet, witamin i suplementów diety, różnorodnych fitoterapeutyków (leków roślinnych), wyciągów z narządów zwierzęcych, środków technicznych i biotechnologicznych, niekonwencjonalnym stosowaniu leków chemioterapeutycznych, takich jak terapia cytokinami, terapia komórkowa, immunoterapia z wykorzystaniem przeciwciał, stosowaniu metod psychologicznych, psychologiczno-ezoterycznych, magiczno-szamańskich lub duchowych, aż do wdrażania złożonego postępowania leczniczego, zaczerpniętego z obcych kultur.

W ostatnich latach, dzięki debatom rozgraniczającym, podkreśla się w długo poszukiwanych relacjach pomiędzy „medycyną niekonwencjonalną" i „alopatią" **łączące je aspekty znaczeniowe**, używając takich określeń, jak postępowanie „integracyjne" lub „holistyczne", postępowanie, które zamyka „lukę terapeutyczną" lub powinno „w sposób sensowny uzupełnić alopatię". W ten sposób istniejące konceptualne różnice i konflikty są przeważnie jedynie ukrywane.

Niekonwencjonalne stosowanie **metod psychologicznych** – z powszechnym roszczeniem do wywołania remisji nowotworu, uzdrowienia lub przedłużenia okresu przeżycia – znajduje uznanie przeważnie z powodu najróżniejszych psychogenetycznych teorii rozwoju raka, jakie zostały opublikowane w licznych książkach, wydanych w dużym nakładzie i rozpowszechnianych przez media, również nastawione na zwiększanie nakładu i udziału w rynku [1, 8].

50.2 Obrona przed bezradnością i uczuciem bezsilności

Nowotwory złośliwe, niezależnie od związanego z ich wystąpieniem stopnia zagrożenia życia, są inaczej doświadczane niż częstsze choroby nieonkologiczne. Opis przypadku z praktyki klinicznej uczyni to bardziej zrozumiałym.

OPIS PRZYPADKU

82-letni mężczyzna został przyjęty do ośrodka kardiologicznego celem wykonania operacji zastawek serca. Podczas rozmowy z lekarzem operującym na temat schorzeń współistniejących oraz przebiegu operacji i ryzyka okołooperacyjnego pacjent przerwał, mówiąc: „Panie doktorze, ja nie jestem chory, to tylko naprawa". Kilka miesięcy po udanej operacji rozpoznano u tego mężczyzny skąpoobjawową przewlekłą białaczkę, która nie wymagała leczenia. Wówczas pacjent stał się bardzo niespokojny i nerwowy. Podczas badań kontrolnych, które potwierdzały stabilny przebieg choroby, wręczał regularnie artykuły z gazet, które propagowały rzekomo „nowe", przeważnie niekonwencjonalne metody terapeutyczne. Z jednej strony, był zadowolony, że czuje się dobrze, ale z drugiej, „nie mógł wytrzymać, żeby nie zrobić czegoś ze zdiagnozowaną chorobą krwi".

Ten przypadek pokazuje, jak bardzo **pokonywanie choroby** jest zależne od subiektywnych wyobrażeń o niej i jak bardzo zawodzi w przypadku schorzeń onkologicznych prosty model usterka–naprawa, który jako koncepcja kontroli (ochronna) wiąże początkowo strach. Wynikające z tego uczucie bezsilności obciąża wówczas człowieka szczególnie mocno, ponieważ choroba nowotworowa jest silnie powiązana z utratą kontroli. „Co mógłbym/mogłabym (jeszcze) zrobić?" jest codziennym pytaniem pacjentów w praktyce onkologicznej.

Czynne podejście do choroby i działanie terapeutyczne zmniejszają tym samym – niezależnie od tego, czy rzeczywiście wpłyną korzystnie na przebieg choroby – przynajmniej na krótko uczucie bezradności lub nawet beznadziei po stronie pacjenta oraz uczucie tera-

peutycznej bezsilności po stronie osób leczących. Jeśli po rozpoczęciu komplementarnego leczenia alternatywnego osoba chora na nowotwór chociaż przejściowo stwierdza poprawę samopoczucia psychicznego, to staje się ona dzięki temu bardziej motywowana i utwierdza terapeutów w ich działaniach. Stwierdzenie patologicznego stanu, bez podjęcia jego leczenia, zagraża wówczas tożsamości zawodowej wielu terapeutów z różnych dziedzin i prowadzi – nierzadko również w przypadku konwencjonalnej medycyny – do leczenia, którego długotrwałe stosowanie nie zostało potwierdzone lub nawet jest przeciwwskazane.

50.3 Aktywność jako indywidualne suwerenne postępowanie

Metody niekonwencjonalne nakłaniają za pomocą bardzo różnych modeli chorobowych do **kontrolowania poprzez określone aktywne postawy w stosunku do choroby**, co osiąga się dzięki komplementarnym lekom, suplementom dietetycznym, zmianie miejsca do spania lub wysiłkom psychicznym (sile woli). Samo bycie aktywnym i możliwość przyczynienia się do wyzdrowienia lub niedopuszczenia do nawrotu choroby jest w istocie ważnym motywem skłaniającym osoby chore do zwracania się w kierunku niekonwencjonalnych metod leczenia. Ponadto w naszej kulturze wzrastającą wartością społeczną staje się indywidualność, pozwalająca na kierowanie przebiegiem swojego życia. Ta suwerenność postępowania może być z trudem całkowicie przekazana na ekspertów w razie choroby, szczególnie jeśli zachowują się oni w sposób protekcjonalny i – w rozumieniu pacjenta – dostrzegają tylko jego chorobę, a nie jego jako chorą jednostkę. Badania naukowe wykazały, że im młodsi, lepiej zarabiający i wykształceni są pacjenci – a więc grupa społeczna, dla której indywidualizm odgrywa bardzo dużą rolę – tym częściej skłaniają się oni w kierunku niekonwencjonalnych metod leczenia nowotworów. Przy tym, wbrew szeroko rozpowszechnionym twierdzeniom, nie przeważają wcale chorzy ze znacznie zaawansowaną chorobą i niepomyślnym rokowaniem [9]. Właśnie dopiero po uwieńczonym sukcesem leczeniu onkologicznym, a więc gdy leczący do tej pory lekarze nie stwierdzają już oznak choroby i nie widzą potrzeby dalszego leczenia, a równocześnie odpadają napawające lękiem schematy lecznicze, wielu chorym „zespół Damoklesa", wywołany strachem przed nawrotem choroby, każe rozpocząć leczenie niekonwencjonalne. Często tylko hasło zamierzonego „wzmocnienia naturalnych sił obronnych organizmu" wskazuje na przeżywane przez nich uczucie zagrożenia.

50.4 Granice racjonalizmu w starciu ze śmiertelnością

Choroby onkologiczne wywołują u większości chorych zależną od rokowania **niepewność egzystencjalną**. Z powodu związanych ze „złośliwym" schorzeniem wyobrażeń i kontekstów dochodzi do nieuniknionej konfrontacji z ludzkim „wszechobecnym lękiem życiowym" [2]. Podważana jest przy tym wartość racjonalizmu w dokonywaniu wyborów życiowych, szczególnie jeśli „rozsądne" prowadzenie życia ze zdrowym odżywianiem się i regularnym korzystaniem z programu badań profilaktycznych nie zapobiegło aktualnej chorobie. W związku z tym w odczuciu pacjenta ulega relatywizacji także dotychczasowa wartość – związana z poczuciem wysoce utrzymanej kontroli – racjonalnego postępowania w okresie zdrowia i choroby. W wątpliwość zostaje podane alopatyczne podejście do samostanowienia o racjonalizmie i potwierdzeniu naukowym zalecanych opcji terapeutycznych. Obowiązuje to zwłaszcza w przypadku paliatywnego, a więc nieuleczalnego stadium choroby. Dlatego fakt nieuleczalności i śmiertelności nie pozwala się prawie wcale uporządkować racjonalnie ani racjonalnie rozwiązać.

50.5 Polaryzacja jako nieunikniony składnik zjawiska

Przy omawianiu tematu środków medycyny niekonwencjonalnej zwraca uwagę, właśnie w zakresie onkologii, znaczna liczba i szybkość emocjonalnych polaryzacji pomiędzy ich zwolennikami i krytykami, która w przypadku pozostałych dyskusji o problemach medycznych prawie w ogóle nie ma miejsca. W rozumieniu zwolenników komplementarnych metod alternatywnych „czysta medycyna holistyczna" alopatii przeciwstawiana jest często „agresywnej medycynie naprawczej" w znaczeniu redukcjonistycznym, określanym jako „stal, naświetlanie i chemia". Także podczas polemiki z odbijanymi nieprzychylnymi obrazami odnajduje się dyskusyjne przeciąganie granicy pomiędzy „dobrem" i „złem". Odzwierciedla to w zaskakujący sposób stale obecne w onkologii przesuwanie granicy między „łagodnym" i „złośliwym".

W przypadku psychoonkologicznej opieki nad pacjentami z chorobą nowotworową jest sprawą zasadniczą, aby rozpoznać, że w temacie „terapia alternatywna i niekonwencjonalna" często występująca polaryzacja pomiędzy zawsze „dobrą" i „złą" medycyną – pomimo przemawiającym za tym, ukształtowanym, realnym doświadczeniem – która nie odpowiada medycznej rzeczywistości prezentowanej po obu stronach, lecz raczej wewnętrznemu odczuciu pacjenta („wewnętrzne stopniowanie", rozszczepienie wcześniej niezaburzonego obrazu siebie w aktualnie zdrowej i chorej, dotkniętej pojawieniem się nowotworu, a więc „złośliwej" części ciała), rzutuje na „czystą medycynę opartą na własnych siłach pozwalających na powrót do zdrowia" i „agresywną medycynę uszkadzającą ciało". Zgłaszanie **życzenia „całościowości"** pokazuje, jak bardzo pacjent pragnie zniesienia zagrażającego mu wewnętrznego rozbicia obrazu samego siebie [5]. Profesjonalna pomoc psychoonkologiczna skupia się wobec tego nie na tym, aby stworzyć porozumienie z pacjentem podczas poszukiwania „holistycznych metod terapeutycznych", ale na tym, aby pomóc mu w jego reintegracji – żeby w trudnej sytuacji życiowej ponownie poczuł się jako jednostka mająca pozytywny obraz siebie i pomocne zasoby psychiczne.

50.6 Poszukiwanie informacji jako propozycja nawiązania relacji

Osoby chore na nowotwór w czasie rozmowy onkologicznej lub psychoonkologicznej często poszukują informacji na temat komplementarnych metod leczenia alternatywnego. Informacja stanowi podłoże możliwych decyzji, które wprawdzie nie eliminują poczucia ambiwalencji, ale eliminują bezradność. Decyzje te oznaczają **suwerenność w wyborze postępowania terapeutycznego**. Ale ani życzenie uzyskania większej ilości informacji, ani samo pomnażanie wiedzy nie służą temu, aby chorzy opierali swoje decyzje za lub przeciw leczeniu na abstrakcyjnych, „obiektywnych" kryteriach. Kierują się oni wieloma subiektywnymi czynnikami: swoim własnym systemem wartości, wcześniejszym sposobem rozwiązywania problemów, jak również aspektami związanymi z przeżyciami i odczuciami, łącznie z uczuciem, „że wszystko już zrobili", albo postępowaniem zgodnym z samym sobą [6, 7]. Pacjenci wybierają w takim rozumieniu zawsze osobiste rozstrzygnięcia. Osobista i subiektywna ocena użyteczności terapii jest przy tym często znacznie bardziej decydująca niż obiektywne dane.

PIŚMIENNICTWO

1. Horneber M, Büschel G, Kaiser G, Kappauf H, Wilhelm M, Gallmeier WM: Unkonventionelle Verfahren – Chancen für die Arzt-Patient-Beziehung. Onkologe 9 (2003) 1335–1342
2. Kaiser G, Birkmann J, Büschel G, Horneber M, Kappauf H, Gallmeier WM: Unkonventionelle, alternative Therapieverfahren in der Onkologie. Internist 39 (1998) 1159–1167
3. Dalton SO, Boesen EH, Ross L, Schapiro IR, Johansen C: Mind and cancer. Do psychological factors cause cancer? Eur J Cancer 38 (2002) 1313–1323
4. Newell SA, Sanson-Fisher RW, Savolainen NJ: Systematic review of psychological therapies for cancer patients: overview and recommendations for future research. J Natl Cancer Inst 94 (2002) 558–584
5. Verhoef MJ, Balneaves LG, Boon HS, Vroegindewey A: Reasons for and characteristics associated with complementary and alternative medicine use among adult cancer patients: a systematic review. Integr Cancer Ther 4 (2005) 274–286
6. Gadamer HG: Über die Verborgenheit der Gesundheit. Suhrkamp, Frankfurt a.M. (1993)
7. Kappauf H, Leykauf-Ammon D, Bruntsch U et al.: Use of and attitudes held towards unconventional medicine by patients in a department of internal medicine /oncology & haematology. Support Care Cancer 8 (2000) 314–322
8. Kaptchuk TJ, Eisenberg DM: The persuasive appeal of alternative medicine. Ann Intern Med 129 (1998) 1061–1065
9. Moschen R, Kemmler G, Schweigkofler H et al.: Use of alternative/complementary therapy in breast cancer patients – a psychological perspective. Support Care Cancer 9 (2001) 267–274

VI Aspekty psychoonkologii w wybranych specjalnościach

51
Birte Hesselbarth i Ulrike Graubner
Psychoonkologia
w pediatrii

51.1 Podstawy medyczne

Rak u dzieci i młodzieży występuje stosunkowo rzadko. Ze wszystkich nowotworów złośliwych onkologia pediatryczna obejmuje zaledwie 1%. W Niemczech na raka zapada co roku około 1800 dzieci przy średniej rocznej populacji liczącej około 12,3 miliona [12].

Nowotwory wieku dziecięcego różnią się znacznie od nowotworów u dorosłych pod względem histologii i lokalizacji guzów. Między urodzeniem a 14 rokiem życia najczęstsze są białaczki (33,9%), na drugim miejscu występują guzy centralnego układu nerwowego (22,2%). Na rycinie 51.1 pokazano procentowo występowanie różnych chorób nowotworowych wieku dziecięcego.

W różnych grupach wiekowych obserwuje się różną zachorowalność i śmiertelność. Białaczki najczęściej rozpoznawane są poniżej 4 roku życia, natomiast kostniakomięsaki i mięsaki Ewinga należą do typowych chorób wieku młodzieńczego.

Terapie medyczne prowadzone są na podstawie standardowych protokołów leczenia dla onkologii i hematologii dziecięcej. Wykorzystuje się w nich złożone sposoby terapii obejmujące połączenie radio- i chemioterapii, jak również zabiegi operacyjne. W razie potrzeby wykonuje się także autologiczny lub allogeniczny przeszczep komórek macierzystych krwi. W konkretnych sytuacjach prowadzona terapia dopasowywana jest indywidualnie, zgodnie z wynikami badań [8]. Czas trwania terapii jest różny i wynosi od kilku tygodni do kilku lat.

Mimo ogromnego postępu w leczeniu, jaki się dokonał w ciągu ostatnich 30 lat, nowotwory złośliwe nadal pozostają drugą co do częstości przyczyną śmierci dzieci i młodzieży [7].

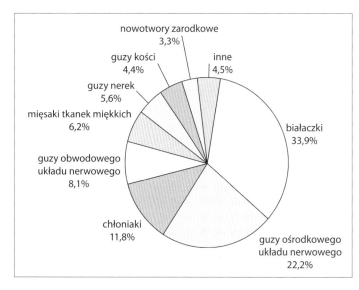

Ryc. 51.1 Względna częstość występowania różnych nowotworów u dzieci od 0 do 14 lat (1996–2005) zgodnie z danymi z Rejestru Nowotworów Dziecięcych 2006.

51

❗WAŻNE

Prawdopodobieństwo pięcioletniego przeżycia we wszystkich chorobach złośliwych u dzieci poniżej 15 roku życia, zgodnie z Rejestrem Nowotworów Dziecięcych, wynosi obecnie 76% [12].

Mimo poprawy rokowania chorym i ich rodzinom w czasie leczenia i często wiele lat po jego zakończeniu nadal towarzyszy niepewność co do pełnego wyzdrowienia.

51.2 Sytuacja psychospołeczna chorych dzieci i ich rodzin

Choroba nowotworowa u dziecka stanowi obciążenie zarówno dla całej rodziny jako systemu, jak i dla każdego jej członka z osobna. Konieczność poznania medycznych aspektów choroby jest głównym czynnikiem obciążają-

cym, jakiemu muszą sprostać zainteresowane osoby. Rodzina, która przechodzi etapy stawiania diagnozy, przeżywa równocześnie kryzys egzystencjalny, sytuację wyjątkową pod względem emocjonalnym [15]. Zostaje skonfrontowana z chorobą zagrażającą życiu, z wiedzą, iż wyleczenie jest możliwe tylko dzięki długiej terapii wymagającej stosowania agresywnych leków, która wywołuje wiele krótko- i długotrwałych skutków ubocznych i związana jest z licznymi pobytami w szpitalu. Codzienne życie całej rodziny zostaje podporządkowane chorobie. Długi czas trwania terapii, życie w ciągłym lęku i niepewności, różnorodne wymagania związane z organizacją codziennego życia i opieki nad chorym dzieckiem często doprowadzają rodzinę do granicy wytrzymałości. Odporność na stres i reakcja na nowe obciążenia różnią się w zależności od rodziny. W tab. 51.5 pokazano stresory psychospołeczne i wymagania, jakim podlega chore dziecko, jego rodzice i rodzeństwo.

Tab. 51.1 Wymagania i problemy psychospołeczne związane z chorobą, dotyczące dzieci/młodzieży, rodziców i rodzeństwa.

Stresory i problemy psychospołeczne		
Chore dziecko/nastolatek	**Rodzice**	**Rodzeństwo**
Życie w dwóch światach (sytuacjach życiowych)		• Utrata jednego z rodziców.
• Utrata integralności fizycznej.	• Wstrząs emocjonalny: doświadczenie lęku, niepewności, ogłuszenie, uczucie przeciążenia, poczucie winy.	• Oddzielenie od rodzeństwa.
• Doświadczanie choroby i skutków leczenia: nudności, wymiotów, bólu, reakcji alergicznych.		• Zmiana w trybie życia: rezygnacja z rozrywek, doświadczenie nieprzewidywalności losu: szybkie i nagłe rozstania.
• Doświadczanie zmian zachodzących w ciele i skutków choroby.	• Reorganizacja codziennego życia: praca, opieka nad rodzeństwem, opieka nad chorym dzieckiem.	• Konieczność współpracy z obcymi osobami, np. pomocą domową.
• Konieczność dyscypliny i współpracy w fazie diagnostyki i terapii: przyjmowanie leków, przestrzeganie zaleceń.	• Zaburzenia w postrzeganiu siebie jako rodzica: np. przeświadczenie, że nie potrafi się wystarczająco chronić dziecka.	• Problemy emocjonalne z powodu choroby brata/siostry: doświadczenie lęku, smutku, poczucia winy.
• Utrata prywatności.	• Współpraca i komunikacja z lekarzami oraz personelem medycznym.	• Utrata części uwagi ze strony rodziców: uczucie bycia na drugiej pozycji.
• Czas trwania leczenia.		
• Pobyty w szpitalu.	• Niepewność co do edukacji.	• Brak lub niewielki bezpośredni kontakt ze środowiskiem szpitala, mimo iż choroba wywiera ciągły wpływ na całe życie.
• Straty w środowisku społecznym: częściowa izolacja społeczna.	• Utrzymywanie rodzeństwa z dala od problemu.	

Tab. 51.1 (cd.)

Stresory i problemy psychospołeczne		
Chore dziecko/nastolatek	**Rodzice**	**Rodzeństwo**
• Radzenie sobie z mniej lub bardziej adekwatnymi reakcjami (bagatelizowanie, czarnowidztwo) przyjaciół, znajomych, kolegów. • Opuszczanie codziennych zajęć: w szkole, przedszkolu; ograniczenie form spędzania wolnego czasu. • Życie w świecie dorosłych: narastająca częstość kontaktów z dorosłymi. • Utrata/ograniczenie kontaktów z rówieśnikami. • Ograniczenie autonomii: wzrost zależności od rodziców, pielęgniarek. • Psychiczne radzenie sobie z chorobą, zagrożenie egzystencjalne, utrata autonomii i kontroli, poczucie winy i wstydu, lęk, smutek, konieczność zmiany planów na przyszłość. • Utrata poczucia sensu i kryzys wiary.	• Radzenie sobie z reakcją psychiczną chorego dziecka. • Pomoc i wsparcie dla chorego dziecka. • Smutek z powodu cierpienia dziecka. • Problemy finansowe. • Konflikty partnerskie, np. z powodu rozbieżności w radzeniu sobie z chorobą. • Kontakty i komunikacja z otoczeniem, m.in. z rodziną, przyjaciółmi, szkołą. • Życie pod presją: strach przed nawrotem choroby, utrzymujące się zagrożenie życia, myśli intruzyjne, lęk przed przyszłością. • Utrata poczucia sensu i kryzys wiary.	

Pacjenci

U chorego dziecka czy nastolatka rozpoznanie nowotworu wywołuje głęboki szok: traci fizyczną integralność, pewność, że będzie znów całkowicie zdrowy, stabilność emocjonalną, codzienne życie i kontakty społeczne. Plany na przyszłość, system wartości, poczucie sensu, jak również schematy poznawcze (np. schemat ciała) stoją ze względu na chorobę pod znakiem zapytania. To nie są typowe problemy, które dziecko może skonfrontować ze swoimi doświadczeniami, nieodpowiednimi do jego wieku i stadium rozwoju. Zmiany psychiczne, poznawcze, emocjonalne i społeczne, które zachodzą w trakcie rozwoju dziecka, pozostają w interakcji ze zmianami fizycznymi i psychicznymi, jakie są skutkami choroby [18].

Fakt, że zdiagnozowano raka, może z jednej strony utrudniać osiąganie kolejnych etapów rozwojowych, ale z drugiej – przyczyniać się do szybszego rozwoju [17]. Żeby zrozumieć, jakie społeczne i psychologiczne skutki wywiera choroba na poszczególne dzieci, należy wziąć pod uwagę ich zaawansowanie w rozwoju w stosunku do odpowiedniej grupy wiekowej.

Na przykład rozwój autonomii jest jednym z istotnych czynników całego okresu rozwoju dziecka. Na każdym etapie rozwoju jest przepracowywany i rozwiązywany inny aspekt. W związku z tym ograniczenia, jakie narzuca choroba, będą doświadczane w różny sposób. Małe dziecko zaczyna zwiększać swoją autonomię poprzez opuszczanie bezpiecznych ramion rodziców i eksplorowanie otaczającego świata.

51

W związku z tym małym dzieciom trudno jest zaakceptować konieczność unieruchomienia, np. w czasie podawania kroplówki. Młodzież określa swoją autonomię poprzez większe zwrócenie się w kierunku grupy rówieśniczej i poszukiwanie w niej swojej pozycji. Dla takich dzieci utrata kontaktów społecznych i zależność od rodziców są szczególnie trudne do zniesienia.

!WAŻNE

Zarówno badania z dziedziny psychoonkologii pediatrycznej, jak i doświadczenia kliniczne w okresie remisji wskazują, że chore dzieci zmagają się także z długoterminowymi skutkami psychospołecznymi [15].

Uszczerbku doznaje ich zadowolenie z życia i funkcjonowanie. Pytani o życie w tak obciążającej sytuacji, jeszcze wiele lat po zakończeniu terapii, młodzi ludzie mówią o utrudnieniach specyficznych dla choroby i leczenia [2].

Rodzice

Gdy dziecko zachoruje na raka, u rodziców pojawia się reakcja szokowa z towarzyszącym lękiem, uczuciem odrętwienia i nierealności oraz wygórowanymi żądaniami. Nagle zaczynają sobie zadawać wiele pytań i nie są w stanie zebrać myśli.

Ta gwałtowna reakcja na szok jest spowodowana przede wszystkim faktem zakwestionowania funkcji rodzicielskiej, poprzez doświadczenie całkowitej bezradności i niemożności zapewnienia dziecku ochrony. Rodzice stają przed wyzwaniem, muszą na nowo zdefiniować swoją rolę. Wielu wybiera model zastępczy, w którym stają się adwokatami swojego dziecka przeciwko lekarzom i środowisku społecznemu. Niektórzy rodzice przejawiają na tyle silną potrzebę chronienia dziecka, że, szczególnie na początku, tylko okresowo dopuszczają do dziecka lekarzy i pielęgniarki i kwestionują każdą procedurę medyczną. Inni poszukują częstego kontaktu z lekarzem.

Strach sprawia, że wciąż zadają te same pytania, mimo iż doskonale znają już na nie odpowiedzi. Oczekiwanie w napięciu na każdy wynik badania pozostaje w rodzicach przez cały czas trwania terapii [17].

Dodatkowym utrudnieniem dla rodziców jest fakt, że terapia dziecka rozpoczyna się w chwili, gdy oni jeszcze są w stanie szoku, a ponadto mieli mało czasu na podejmowanie złożonych decyzji dotyczących leczenia [16]. Wynikająca ze względów medycznych konieczność szybkiego rozpoczęcia terapii, po długim i niespokojnym oczekiwaniu na diagnozę, stanowi dla rodziców, głównie ze względu na obciążenie emocjonalne, kolejne doświadczenie utraty poczucia kontroli.

!WAŻNE

Oprócz problemu radzenia sobie z własnymi emocjami rodzice muszą sprostać wielu wymaganiom codziennego życia, takim jak: opieka nad chorym dzieckiem, praca zawodowa, opieka nad rodzeństwem, kontakty ze środowiskiem społecznym i zabezpieczenie stabilności finansowej.

W czasie terapii pojawiają się często problemy partnerskie, problemy edukacyjne i inne napięcia w rodzinie.

Podobnie jak dzieci, również rodzice cierpią z powodu odległych konsekwencji psychospołecznych, takich jak lęk przed nawrotem choroby, lęk o przyszłość, powtarzające się natrętne myśli intruzyjne. Są one zarówno przez same ofiary, jak i środowisko społeczne niedoceniane i przy dłuższym trwaniu terapii zostają praktycznie pominięte.

Rodzeństwo

Rodzeństwo to członkowie rodziny, którzy nierzadko bywają zaangażowani w działania rodziców, środowiska społecznego i personelu medycznego.

!WAŻNE

Podstawowym problemem rodzeństwa jest fakt, że, mimo iż całe ich życie uległo zmianie wraz z chorobą brata lub siostry, większość rzeczy widzą i doznają tylko w sposób pośredni (np. poprzez opowiadanie), co znacznie ogranicza ich możliwości rozumienia sytuacji. Stanowi to dużą przeszkodę szczególnie dla małych dzieci. Doświadczają ekstremalnego napięcia rodziców, które także ich niepokoi, ale nie są w stanie zrozumieć przyczyny, w związku z czym często tworzą swoje własne wytłumaczenia.

Dzieci reagują bardzo różnie. Niektóre zajmują się same sobą, wspierając i zapewniając komfort rodzicom. Część z tych dzieci przejmuje takie cechy na stałe i po zakończeniu terapii przejawia problemy emocjonalne. Inne dzieci okazują trudności z przystosowaniem się poprzez zachowania, które wymuszają uwagę i opiekę ze strony rodziców. Małe dzieci na przykład symulują chorobę. Powracają do odruchu ssania lub cofają się w rozwoju. Dzieci w wieku szkolnym czasem marzą o tym, by być chore, podobnie jak rodzeństwo. Reagują na sytuację problemami w szkole lub zaburzeniami odżywiania.

W czasie trwania terapii wielu rodzinom i dzieciom udaje się przezwyciężyć tego typu problemy. Wykazują oni dużą adaptację do życia w cieniu potencjalnie śmiertelnej choroby, co jest efektem ciężkiej pracy nad radzeniem sobie ze skutkami stresu. W praktyce klinicznej – szczególnie w sytuacji, gdy terapia trwa dłużej – od razu widać, na jakim etapie radzenia sobie ze stresem znajduje się rodzina. W ramach kompleksowej opieki psychospołecznej dla chorych dzieci i ich rodzin koniecznie należy brać pod uwagę obciążenia, jakim podlegają, a także ich reakcje na sytuacje trudne. Jest to ważne szczególnie w sytuacjach kryzysowych.

51.3 Radzenie sobie z chorobą

Przepracowanie problemu choroby i związanych z nią wymagań można osiągnąć po-

przez długotrwały złożony proces psychiczny, tzw. *coping process* (proces radzenia sobie). Jego efektem jest wypracowanie odpowiednich zachowań oraz reakcji emocjonalnych u dzieci i rodziców w czasie trwania leczenia. Wgląd w różne czynniki, takie jak procesy psychiczne i mechanizmy radzenia sobie z chorobą, stanowi ważny punkt wyjścia do ukierunkowanych działań mających na celu wsparcie osób dotkniętych chorobą.

!WAŻNE

Pod pojęciem radzenia sobie z chorobą należy rozumieć poznawcze, emocjonalne i behawioralne działania podejmowane zarówno przez jednostki, jak i całą rodzinę w celu sprostania wszelkim wymaganiom związanym z chorobą i procesem leczenia [10].

Jest to ciągły proces, który ma miejsce zarówno w czasie leczenia, jak i później. Jakie czynniki, jakie mechanizmy wewnętrzne i zachowania zaangażowane są w ten proces, wskazuje przykładowo rysunek 51.2, przedstawiający skrócony i zmodyfikowany model uwarunkowań radzenia sobie z chorobą u dzieci i młodzieży Petermanna i in., 1998, który opiera się na modelu transakcyjnym radzenia sobie ze stresem Lazarusa [16]. Wiele aspektów radzenia sobie ze stresem dzieci przejmują od rodziców.

Wymagania, jakie się pojawiają podczas procesu radzenia sobie ze stresem, wynikające bezpośrednio z choroby, jak i poszczególnych zadań rozwojowych, najpierw rozpatrywane są pod względem ich ważności. Następnie pacjent ocenia, jakie możliwości i sposoby działania są dla niego dostępne. Reakcje, jakie podejmie, zależą od tej oceny, wcześniejszych doświadczeń, koncepcji poznawczej oraz czynników ryzyka i czynników ochronnych, jakimi dysponują dziecko i rodzina. Po wykonaniu działania dokonywana jest kolejna ocena, która ma na celu znalezienie odpowiedzi, czy sytuacja została opanowana, czyli czy dziecko doświadcza złagodzenia napięcia, czy też wręcz przeciwnie

51

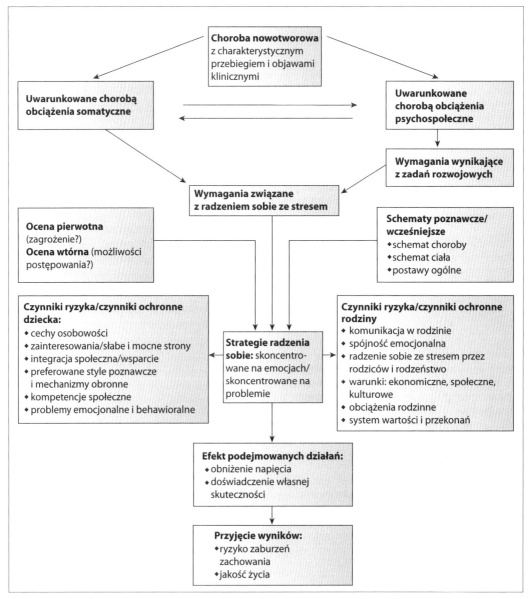

Ryc. 51.2 Model radzenia sobie ze stresem, jaki wywołuje choroba nowotworowa u dzieci i młodzieży. Zmodyfikowany model uwarunkowań Petermanna i in., 1998.

– ma poczucie zupełnej utraty kontroli. Jeśli wynikiem tego bilansu będzie adaptacja, wówczas u dziecka wrasta poczucie kontroli nad sytuacją, maleje ryzyko rozwoju zaburzeń zachowania i wzrasta poczucie jakości życia.

Indywidualne i rodzinne schematy poznawcze zdrowia i choroby są ważnym punktem odniesienia w procesie radzenia sobie z chorobą. Rodzina interpretuje swoje przeżycia przez pryzmat wcześniejszych doświadczeń życiowych i preferencji, które wytworzyły się w trakcie radzenia sobie ze stresem w sytuacjach kryzysowych, oraz wcześniejszych przeżyć związanych ze zdrowiem i chorobą. W praktyce klinicznej osoby udzielającej profesjonalnej pomocy często są konfrontowane z krytycznymi uwagami na temat medycyny konwencjonalnej i lękiem, wynikającymi z tworzenia z własnych hipotez co do powstawania choroby. Rodzice często, niezależnie od poziomu wykształcenia, pytają o swoją współwinę i przyczyny choroby. Równie często występuje myślenie nierealne.

Rodzicielskie rozumienie choroby istotnie wpływa na możliwość dialogu między dziećmi a rodzicami [4]. Dlatego ważne jest, aby rozpocząć od ustalenia i zrozumienia postaw i hipotez choroby, jakie ma rodzina, by w razie konieczności móc je zmienić.

Koncepcja choroby, jaką ma dziecko, jest dodatkowo zależna od jego poziomu rozwoju. Teoria Piageta pomaga w takiej sytuacji określić, jaki sposób przedstawienia choroby charakterystyczny jest dla dzieci w różnym wieku.

Podczas fazy sensomotorycznej (0–3 lata) dziecko poznaje świat za pomocą narządów zmysłów. Choroba, poprzez dostrzegane bodźce, występuje tylko tu i teraz.

Od około 3 roku życia rozwój poznawczy dziecka zachodzi w trzech fazach.

Między 3 a 6 rokiem życia dziecko osiąga fazę przedoperacyjną. Percepcja jest ograniczona tylko do rzeczy i zdarzeń bezpośrednich. Dziecko widzi świat wyłącznie ze swojej perspektywy. Nie rozwinęło się jeszcze myślenie przyczynowo-skutkowe, podstawą jest myślenie magiczne – to siły magiczne są odpowiedzialne za to, co się stało. Dziecko interpretuje chorobę jako efekt nieposłuszeństwa i w związku z tym może mieć poczucie winy. W kolejnym etapie rozwoju (6–12 lat) dziecko zaczyna myśleć w kategoriach prostych związków przyczynowo-skutkowych. Choroba interpretowana jest jako wynik działania czynników zewnętrznych, np. bakterii. W tym wieku dzieci mogą być zmotywowane do współpracy w terapii, ponieważ są w stanie wczuć się poznawczo w punkt widzenia lekarza. Dzieci rozwijają fantazje poprzez doświadczenia. W związku z tym brak informacji lub niedokładne wyjaśnienie dziecku pewnych zależności może prowadzić do negatywnych konsekwencji.

Od około 12 roku życia dziecko osiąga fazę operacji formalnych, w której zaczyna myśleć w sposób podobny do osób dorosłych. Charakteryzuje się ona rozwojem zdolności myślenia hipotetycznego i abstrakcyjnego. W tym wieku dziecko jest w stanie pojąć chorobę jako zjawisko wieloczynnikowe i wziąć większą odpowiedzialność za siebie; w związku z tym chce brać udział w podejmowaniu decyzji.

Oprócz schematów poznawczych na zachowania dziecka mające na celu radzenie sobie ze stresem bardzo ważny wpływ mają występujące w rodzinie czynniki ryzyka i czynniki ochronne. Do czynników ochronnych występujących u dziecka można zaliczyć takie cechy osobowości, jak niska lękliwość i umiejętność wykorzystania mechanizmów obronnych. Do innych przydatnych zasobów należą: optymistyczne nastawienie z nadzieją na pozytywne perspektywy na życie, aktywne i zorientowane na problem strategie przetwarzania, wysokie kompetencje społeczne i łatwość nawiązywania kontaktu [6].

> **! WAŻNE**
>
> Główną rolę w radzeniu sobie ze stresem przez dziecko i rodzinę odgrywa środowisko społeczne [14].

Brak wsparcia społecznego, postawy pesymistyczne i strategie unikające są czynnikami ryzyka zarówno dla całej rodziny, jak i chorego dziecka.

Istotnymi czynnikami rodzinnymi są: emocjonalny klimat panujący w rodzinie, komunikacja wewnątrzrodzinna, utrzymanie władzy rodzicielskiej i kontekst społeczno-kulturowy. Atmosfera zaufania, otwarta komunikacja, jasny, bezpieczny i kochający styl rodzicielski wspomagają radzenie sobie ze stresem wywołanym chorobą.

51.4 Wsparcie psychiczne w trakcie leczenia

Punktem wyjścia dla wsparcia społecznego w procesie radzenia sobie z chorobą są wszystkie prezentowane do tej pory czynniki.

Faza diagnozy

Fazę diagnozy na początku charakteryzuje niepewność i oczekiwanie. Wraz z postawieniem ostatecznego rozpoznania to, czego obawiali się rodzice, staje się rzeczywistością. Ta pewność, mimo że bolesna, daje rodzinie podstawę do działania. Głównym warunkiem jest jednak uzyskanie stabilizacji po reakcji szoku. To ona jest podstawowym celem w tej fazie.

Najważniejsza jest teraz rozmowa wyjaśniająca kwestie medyczne [11, 15]. Musi ona uwzględniać fakt, że rodzina doświadcza sytuacji ekstremalnego stresu, a rodzice często są zdominowani przez strach przed ewentualną śmiercią dziecka. W związku z tym ich zdolności poznawcze i emocjonalne mogą być ograniczone. Rozmowa powinna zostać przeprowadzona bez pośpiechu, w takich warunkach, by nic jej nie zakłócało. Wymagane jest udzielenie wsparcia psychologicznego i takie pokierowanie rozmową przez lekarza, by rodzina odczuła to wsparcie. Rodzina potrzebuje odpowiednich informacji, ale należy uważać, żeby nie było ich zbyt dużo. Komunikaty powinna charakteryzować otwartość, jasność i przejrzystość.

! WAŻNE

Przed lekarzem, który przeprowadza rozmowę, stoi trudne zadanie znalezienia równowagi między zachowaniem pozytywnego nastawienia rodziców a realnymi możliwościami leczenia. Lekarz nie może bagatelizować rokowania i powinien poważnie potraktować obawy rodziny [15].

Oprócz udzielenia wyjaśnień rodzicom bardzo ważne jest poinformowanie dziecka. Obserwując reakcje rodziców, jest ono w stanie zrozumieć powagę sytuacji. Jest bardzo zaniepokojone, ale ze względu na etap rozwoju poznawczego zwykle nie rozumie sytuacji do końca.

Aby nie zostawić dzieci samym sobie z ich obawami i myślami, być może nierealnymi, w rodzinie powinien być prowadzony otwarty dialog dotyczący choroby. Przykłady takich rozmów powinny pochodzić od personelu medycznego. W czasie rozmowy o diagnozie rodzicom powinien zostać przedstawiony sposób przekazania informacji dziecku, w zależności od jego wieku. Istotne jest także zapewnienie w tej sytuacji wsparcia ze strony personelu medycznego i pomocy psychologa.

! WAŻNE

W przypadku starszych dzieci i młodzieży wskazane jest, aby były one obecne w czasie informowania o diagnozie, dzięki czemu będą mogły uzyskać odpowiedź na swoje pytania i mieć poczucie, że traktuje się je poważnie.

Rolą pracowników psychospołecznych w tej fazie, oprócz wspierania procesu edukowania dzieci, jest uczestniczenie w rozmowie dotyczącej diagnozy w celu ujawnienia treści, które zostały pominięte lub niezrozumiane, a ponadto udzielenie odpowiedzi na pojawiające się pierwsze pytania dotyczące kwestii psychospołecznych. W tym przypadku do osiągnięcia stabilizacji wystarczą już krótkie wyjaśnienia.

Intensywna terapia

Celem pomocy w tym okresie jest uporanie się z fizycznymi i psychicznymi trudnościami wynikającymi z leczenia, mające zapobiec odmowie udziału w terapii. Szczegółowe rozmowy na temat choroby, leczenia, koniecznych badań oraz własnych doświadczeń z rodzicami, pracownikami i innymi chorymi dla wielu dzieci stanowią istotny czynnik pozwalający rozpocząć i przetrwać intensywny okres terapii. Młodszym dzieciom w wyrażaniu wewnętrznych przeżyć pomaga udział w grach lub własna twórczość. Także starsze dzieci, które wykorzystują już poznawcze strategie radzenia sobie, mogą korzystać z twórczego wyrażania siebie. Muzyko- i arteterapia rozwijają zdolności tego rodzaju i mogą być wykorzystywane w codziennej praktyce szpitalnej.

!WAŻNE

Interwencje psychologiczne mają na celu utrzymanie współpracy dziecka w czasie długotrwałego leczenia i polegają na uzyskaniu ogólnej aprobaty oraz na wzmocnieniu współodpowiedzialności i współdziałania w trakcie poszczególnych interwencji medycznych. Taka współpraca redukuje u dziecka poczucie utraty kontroli oraz autonomii, a także subiektywnie obniża poziom stresu.

Indywidualne i odpowiednie do wieku przygotowanie dziecka do procedur medycznych i pielęgniarskich (szczególnie bolesnych lub inwazyjnych, jak np. punkcji) ma na celu ograniczenia cierpienia i zapobieżenie ewentualnej traumie [13]. Pomocne w takiej sytuacji okazują się metody behawioralne (informacja, modelowanie, ukierunkowane wykorzystanie technik relaksacyjnych).

Konieczność przestrzegania zasad wynikających z procesu leczenia często prowadzi do konfliktów między rodzicami a dzieckiem. Szczególnie na linii młodzież–rodzice pojawiają się, wynikające z wieku, konflikty dotyczące autonomii. Wsparcie psychologiczne towarzyszące procesowi leczenia powinno uwzględniać istnienie tego typu konfliktów, aby możliwe było udzielanie odpowiednio ukierunkowanej pomocy.

OPIS PRZYPADKU

12-latka miała problemy z połknięciem „obrzydliwej" w smaku tabletki i często opóźniała czas jej przyjęcia. Matka dziewczynki czuła się odpowiedzialna za tę sytuację i pilnowała, by córka przyjmowała leki punktualnie. Dziewczynka była zirytowana i czuła się traktowana protekcjonalnie, mocniej akcentowała opór i w ten sposób wywierała presję na matkę. W celu lepszej motywacji dziewczynki należałoby uwypuklić jej współodpowiedzialność za proces leczenia i zaproponować metodę wsparcia w postaci dziennika przyjmowania tabletek. W tej sytuacji konieczna jest mediacja łagodząca konflikt matka–córka.

!WAŻNE

Ze względu na chorobę i konieczność terapii przed rodziną stoi wyzwanie w postaci prowadzenia życia w dwóch światach, co często odbierane jest jako rozdarcie między leczeniem a codziennością, między chorobą a normalnością.

W czasie fazy intensywnej terapii podejmowane są próby odzyskania części normalnego życia po fazie szoku i utrzymania jej przez cały czas trwania leczenia. Obejmują one – mimo ograniczeń, jakie narzuca terapia – powrót do życia społecznego, do kontaktów z przyjaciółmi i kolegami z klasy, a także wznowienie zajęć szkolnych. Wiele dzieci potrzebuje w takiej sytuacji motywacji i zachęty ze strony innych. Pomocne są lekcje prowadzone w szpitalu i praca z nauczycielem w domu, wspólne uczenie się z kolegami z klasy, możliwość udziału w zajęciach klasy przez internet i zaangażowanie odwiedzających przyjaciół w życie szpitalne.

W pierwszych tygodniach intensywnego leczenia rodzice znajdują się w wyjątkowym stanie emocjonalnym i powoli odzyskują równowagę. Pomoc psychologiczna jest ukierunkowana na stabilizację i pracę z emocjami. Prowadzone rozmowy powinny zapewnić wystarczającą przestrzeń do wyrażania własnych uczuć i odczuć. Zwłaszcza w pierwszych dniach wielu rodziców potrzebuje potwierdzenia, że ich zachowanie jest zupełnie normalne w tej nienormalnej sytuacji.

Aby pomóc rodzicom sprostać wielu nowym wymaganiom, opiekunowie socjalni oferują konkretną pomoc dotyczącą organizacji życia codziennego i wiadomości z zakresu pomocy społecznej.

Niektórzy rodzice nie są pewni, jak powinni się zachować w trakcie leczenia dziecka. Zdarza się, że trudno im ustalić granice. Mają problemy z utrzymaniem dotychczasowego stylu rodzicielskiego. Spotkanie konsultacyjne z personelem psychologicznym może im ułatwić przystosowanie się do nowej sytuacji i adaptację do nowej roli rodzicielskiej, szczególnie gdy podkreśli się, jak ważne dla dziecka jest utrzymanie dotychczasowej relacji z rodzicami.

51

W czasie fazy intensywnego leczenia często pojawia się brak zrozumienia ze strony współmałżonka, co może prowadzić do konfliktów w małżeństwie. Powodem zwykle są różnice doświadczeń oraz różne sposoby reagowania i radzenia sobie ze stresem. Dyskusja na temat choroby powinna, w miarę możliwości, obejmować wszystkich członków rodziny [19]. Spójność rodzinna i otwarta komunikacja odgrywają ważną rolę w psychicznej stabilizacji systemu rodzinnego.

Rodzeństwo chorego dziecka także wymaga wsparcia i opieki, ponieważ w czasie trwania leczenia przeżywa powtarzające się rozstania i związane z tym cierpienie [3].

Rehabilitacja i powrót do zdrowia

Długo oczekiwane przez wszystkich zakończenie leczenia także może prowadzić do kryzysu. Przerwanie terapii może wywoływać poczucie, że nie prowadzi się już aktywnej walki z chorobą. Rodzina na nowo musi radzić sobie z poczuciem braku kontroli nad chorobą. Narasta obawa przed jej nawrotem.

Podczas tej fazy ujawniają się skutki długotrwałego stresu. Rodzice reagują napięciem i rozdrażnieniem.

Dla dzieci jest to czas oceny szkód. Podczas okresu intensywnego leczenia nie miały do tego okazji, ponieważ wszystkie siły angażowały w przetrwanie terapii. Zmierzenie się z chorobą – nieraz opóźnione o kilka miesięcy – staje się możliwe w momencie zakończenia terapii, ponieważ osłabieniu ulegają mechanizmy obronne i do głosu dochodzą wyparte do tej pory obawy. Dla rodziców jest to często przerażająca sytuacja.

! WAŻNE

Podczas powrotu do normalnego życia istotne jest wspieranie dziecka w wychodzeniu z roli osoby chorej, np. poprzez przejście rytuału, jak również zachęcanie rodziców do zmiany pewnych zachowań, np. zmniejszenia nadopiekuńczości [16].

Zjawisko to jest pogłębiane przez regularne wizyty kontrolne. Dają one z jednej strony pewne poczucie bezpieczeństwa, ale wiążą się także z możliwością uzyskania negatywnych wiadomości. Dzieci mogą mieć odczucie, że mimo lekarskich zapewnień o tym, iż wszystko jest w porządku, konieczność odbywania tych wizyt czyni je nadal w jakimś stopniu chorymi.

W okresie stabilizacji konieczne jest zaplanowanie, wspólnie z personelem medycznym, fazy rehabilitacji, a z punktu widzenia psychospołecznego – spojrzenie wstecz i uświadomienie sobie, jak wielkie osiągnięcia stały się udziałem rodziny w tym trudnym okresie, który właśnie minął. Istotne jest także wskazanie źródeł wsparcia na czas powrotu do domu, takich jak ośrodki doradcze oraz grupy wsparcia dla dzieci i dla rodziców.

Aby ułatwić powrót do normalnego życia szkolnego, część szpitali oferuje możliwość zajęć szkolnych w domu, prowadzonych wspólnie przez nauczyciela ze szkoły w szpitalu i personel medyczny lub opiekuna psychospołecznego. Na łatwiejszy powrót do codziennego życia wpływa także wzmocnienie umiejętności społecznych [20].

Ważną rolę w reintegracji po leczeniu onkologicznym u dzieci, a w szczególności w przepracowaniu problemów, z jakimi zmaga się rodzeństwo, pełni program rehabilitacji zorientowanej na rodzinę [9].

51.5 Podsumowanie

Opieka psychospołeczna nad dziećmi z chorobą nowotworową i ich rodzinami powinna uwzględniać zarówno kontekst pacjenta, jak i całej rodziny. Praca polega na uświadomieniu im posiadanych przez nich zasobów, rozwinięciu umiejętności samopomocy, a także na nadzorowaniu, by prezentowane reakcje nie uległy patologizacji. Udzielane wsparcie jest zorientowane na proces i w trakcie leczenia jego priorytety ulegają zmianie. Ostateczny sukces można osiągnąć jedynie dzięki ścisłej współpracy zespołu interdyscyplinarnego z dzieckiem i jego rodzicami.

PIŚMIENNICTWO

1. Barrera M, D'Agostino NM, Gibson J et al.: Predic-tors and mediators of psychological adjustment in mothers of children newly diagnosed with cancer. Psychooncology 13 (2004) 630–641
2. Bull B A, Drotar D: Coping with cancer in remis-sion: stressors and strategies reported by children and adolescents. Journal of Pediatric Psychology 16 (1991) 767–782
3. Carpenter PJ, Levant CS: Sibling adaptation to the family crisis of childhood cancer. In: Bearison D J, Mulhern, R K (Hrsg.) Pediatric psychooncology: Psy-chological Perspec-tives on children with cancer, Oxford University Press, London (1994) 122–142
4. Clarke SA, Davies H, Jenney M et al.: Parental com-munication and children´s behaviour following diagnosis of childhood leukaemia. Psychooncolo-gy 14 (2005) 274–281
5. Dejong M, Fombonne E: Depression in paediatric cancer: An Overview. Psychooncology 15 (2006) 553–566
6. Grootenhuis M, Last B F: Children with cancer with different survival perspectives: defensiveness, controll strategies, and psychological adjustment, Psychooncology 10 (2001) 305–314
7. Gutjahr P: Krebs bei Kindern und Jugendlichen. Klinik und Praxis der Pädiatrischen Onkologie. 4. Aufl., Deutscher Ärzte Verlag, Köln (1999)
8. Gutjahr P: Krebs? Mein Kind? Leukämie und bösar-tige Tumore bei Kindern. Hirzel Verlag, Stuttgart, Leipzig (2000)
9. Häberle H, Schwarz R, Mathes L: Familienorien-tierte Rehabilitation bei krebskranken Kindern und Jugendlichen. Praxis der Kinderpsychologie und Kinderpsychiatrie 46 (1997) 405–419
10. Heim E: Coping und Adaptivität: Gibt es ein ge-eignetes und ungeeignetes Coping? Psychothera-pie, Psychosomatik, Medizinische Psychologie 48 (1988) 321–337
11. Hertl M: Psychosoziale Probleme und ihre Bewälti-gung. In: Gutjahr P (Hrsg.): Krebs bei Kindern und Jugendlichen. Klinik und Praxis der Pädiatrischen Onkologie. 4. Aufl., Deutscher Ärzte Verlag, Köln (1999) 525–555

12. Kaatsch, P: Deutsches Kinderkrebsregister. Jahres-berichte und Methodik, Auswertung 2006. www.kinderkrebsregister. de
13. Kusch M, Petermann F, Bode U: Verhaltensmedizi-nische Schmerzbehandlung in der Pädiatrischen Onkologie. In: Schwarz R, Zettel S (Hrsg.): Praxis der psychosozialen Onkologie. Versorgungsange-bote für Klinik, Praxis und häusliche Pflege. Verlag für Medizin Dr. Ewald Fischer, Heidelberg (1993) 367–380
14. Kyngäs H, Mikkonen R, Nousiainen EM et al.: Co-ping with the onset of cancer: coping strategies and resources of young people with cancer. Euro-pean Journal of Cancer Care 10 (2001) 6–11
15. Labouvie H, Bode G: Psychosoziale Unterstützung von Patienten und ihren Angehörigen. In: Gadner H, Gaedicke G, Niemeyer Ch. (Hrsg.): Pädiatrische Hämatologie und Onkologie. Springer, Heidelberg (2006) 1070–1076
16. Noeker M, Petermann F: Körperlich chronisch kranke Kinder: Psychosoziale Belastungen und Krankheitsbewältigung. In: Petermann F (Hrsg.): Lehrbuch der klinischen Kinderpsychologie. 3. Aufl., Hogrefe, Göttingen, Bern, Toronto, Seattle (1998) 517–554
17. Patterson JM, Holm KE, Gurney JG: The impact of childhood cancer on the family: a qualitative ana-lysis of strains, resources, and coping behaviours. Psychooncology 13 (2004) 390–407
18. Rowland JH: Developmental stage and adapta-tion: child and adolescent model. In: Holland J, Rowland JH (Hrsg.): Handbook of psychooncolo-gy. Psychological care of the patient with cancer. Oxford University Press, New York, Oxford (1989) 519–543
19. Schreiber-Gollwitzer BM, Schröder HM, Nietham-mer D: Psychosoziale Begleitung von Kindern und Jugendlichen mit malignen Erkrankungen. Mo-natsschrift Kinderheilkunde 8 (2002) 954–965
20. Varni JW, Katz ER, Colegrove R Jr et al.: The impact of social skills training on the adjustment of chil-dren newly diagnosed cancer. Journal of Pediatric Psychology (1993) 18 (6) 751–767

Eva-Maria Grischke

52 Psychoonkologia w chorobach kobiecych z uwzględnieniem aspektów psychosomatycznych

Rozpoznanie nowotworu narządów kobiecych stanowi dla pacjentek sytuację wyjątkową i wymaga od lekarzy wzięcia pod uwagę także pewnych szczególnych aspektów. Nowotwory kobiece można podzielić na dwie duże grupy:
- rak sutka,
- nowotwory narządu rodnego, takie jak rak jajnika, rak szyjki macicy, rak trzonu macicy, rak jajowodu.

Wszystkie powyższe nowotwory cechuje, oprócz zagrożenia wynikającego z samej choroby i lęku przed śmiercią, także obawa przed utratą kobiecości. Jest to szczególnie widoczne w raku piersi, w przypadku gdy choroba może doprowadzić do utraty widocznych atrybutów kobiecości. W razie utraty narządów, które są istotne ze względów reprodukcyjnych, nowotwór oznacza także utratę możliwości spłodzenia potomstwa i zniszczenie marzeń o posiadaniu dzieci. Prowadzi to często u chorych kobiet do rozwoju poczucia niższości, a także do powstania konfliktów partnerskich w sferze seksualnej, które mogą zakończyć się porzuceniem przez partnera. Są to, oprócz zagrożenia chorobą, bardzo istotne kwestie wpływające drastycznie na całe życie kobiety.

Poza samą chorobą należy uwzględnić wpływ i skutki prowadzonej terapii, np.
- operacji onkochirurgicznych,
- radioterapii,
- chemioterapii,
- hormonoterapii (trwającej wiele lat).

Leczenie endokrynologiczne obejmuje hormonalną ablację jajników i inne formy terapii antyestrogenowej. W czasie przebiegu terapii, oprócz skutków będących bezpośrednim efektem choroby, mogą pojawić się powikłania leczenia, które także będą wpływały na aspekty psychosomatyczne.

Skrótowo przedstawiona złożoność chorób ginekologicznych jest czynnikiem, który musi być brany pod uwagę w czasie całego procesu leczenia i który nakłada na prowadzących lekarzy szczególne obowiązki. W leczeniu pacjentek z nowotworem piersi, mimo podstawowego leczenia ginekologicznego, szczególnie ważne jest podejście interdyscyplinarne. U chorych kobiet w starszym wieku ważną rolę spełnia lekarz pierwszego kontaktu.

52.1 Charakterystyczne problemy związane z rakiem piersi

W czasie terapii pacjentek z rakiem piersi pojawiają się specyficzne trudności związane z kolejnymi etapami leczenia. Wątpliwości dotyczą m.in.:
- zakresu zabiegu operacyjnego (leczenie oszczędzające pierś, odjęcie piersi, odjęcie piersi z równoczesną rekonstrukcją);
- rodzaju chemioterapii (terapia konwencjonalna, terapia „gęstą" dawką);
- terapii endokrynologicznej, jak ablacja jajnika u kobiet w okresie przedmenopauzalnym lub doprowadzenie do hipoestrogenizmu poprzez stosowanie antyestrogenów i inhibitorów aromatazy.

52.2 Zagadnienia dotyczące operacyjnego leczenia raka piersi

Istnieje wiele aspektów wynikających z leczenia pierwotnego, które należy wziąć pod uwagę u chorych na raka piersi, także w zależności od etapu terapii. W leczeniu operacyjnym istotne jest zachowanie piersi (procedura taka jest możliwa w około 70% przypadków) i uniknięcie konieczności odjęcia gruczołu. Leczenie oszczędzające związane jest z dobrym efektem kosmetycznym i szeroką akceptacją ze strony pacjentek. Natomiast w sytuacji odjęcia piersi oprócz rozległości zabiegu dochodzi jeszcze obciążenie psychiczne w postaci poczucia utraty kobiecości. Dlatego też możliwości rekonstrukcji powinny być omawiane już na etapie planowania pierwszej operacji. W zależności od zaawansowania nowotworu (w ramach tzw. lokalnej kontroli guza) należy rozważyć, czy z onkologicznego punktu widzenia możliwe jest równoczesne przeprowadzenie zabiegu rekonstrukcji. Często – a w przypadku radioterapii zawsze – wskazana jest rekonstrukcja w późniejszym terminie, po zakończeniu terapii uzupełniających. Ważne jest, by z każdą pacjentką w czasie planowania pierwszego zabiegu poruszyć temat rekonstrukcji piersi i określić moment, kiedy będzie to możliwe. Pacjentka, w porozumieniu z onkologiem, powinna sama zadecydować, którą procedurę wybiera. Przy planowaniu zabiegu istotny jest wynik histopatologiczny z biopsji gruboigłowej.

Wybór zabiegu operacyjnego ma znaczący wpływ na jakość życia, poczucie integralności ciała i zachowania seksualne. U pacjentek, które przeszły zabieg oszczędzający – w porównaniu do pacjentek po mastektomii lub mastektomii z rekonstrukcją – wykazano najmniejsze ograniczenia w sferze seksualności. Badania porównawcze Rowland i in. wykazały, że u 30% pacjentek po zabiegu oszczędzającym, u 45,4% kobiet po mastektomii i rekonstrukcji i 41,3% kobiet tylko po mastektomii doszło do zaburzeń w sferze seksualnej [1]. Należy dodać, że w tym badaniu średnia wieku kobiet po mastektomii z rekonstrukcją wynosiła 50,3 lat, w porównaniu do 55,9 lat w grupie po zabiegu oszczędzającym i do 58,9 lat u pacjentek po ablacji. Istotne wydaje się, że oprócz rodzaju zabiegu na jakość życia wpływa także wiek pacjentki i rodzaj leczenia uzupełniającego. W innym badaniu Yurek i in. stwierdzili znacznie wyższy poziom stresu i zaburzeń sytuacyjnych u kobiet po ablacji niż u kobiet po leczeniu oszczędzającym [2].

52.3 Aspekty psychoonkologiczne chemioterapii

Praktycznie każda pacjentka z nowo rozpoznanym rakiem piersi otrzymuje chemioterapię indukcyjną. Odstępstwa zdarzają się rzadko i tylko w sytuacji niskiego ryzyka, zgodnie z konsensusem ustalonym na konferencji w St. Gallen [3]. Inne przyczyny rezygnacji to odmowa ze strony pacjenta i starszy wiek, przy czym u pacjentek z wiekiem metrykalnym wyższym od wieku biologicznego także należy spodziewać się wprowadzenia chemioterapii. Jednak wiek często jest niezależnym czynnikiem ryzyka, który uniemożliwia adekwatne leczenie [4].

Zgodnie z założeniami chemioterapia uzupełniająca powinna być prowadzona w sposób intensywny, natomiast na etapie przerzutów stanowi leczenie paliatywne. Informacja, że chemioterapia ma na celu doprowadzenie do całkowitego wyleczenia może stanowić dla pacjentki ważny czynnik motywacyjny.

Najbardziej widoczne są **skutki uboczne terapii**. Prowadzone obecnie schematy leczenia w prawie wszystkich przypadkach powodują łysienie, a często także wypadanie brwi i rzęs oraz, rzadziej, zmiany paznokci. W związku z tym bardzo ważne jest wsparcie wielokierunkowe. Oznacza to np. akceptowanie subiektywnie postrzeganych skutków ubocznych, takich jak złe samopoczucie, bóle kości, ogólne poczucie bycia chorym [5]. Już samo zarejestrowanie tego typu dolegliwości może stanowić wsparcie.

Istotne jest także zwrócenie uwagi na zaburzenia poznawcze [6], które często pojawiają się w trakcie chemioterapii, a których nie da się jednolicie zaklasyfikować (zob. rozdz. 15). Pomocne są dodatkowe kursy kosmetyczne, które pod opieką fachowego personelu pozwalają zniwelować część wyżej wymienionych problemów, a ponadto przyczyniają się do ogólnej poprawy samopoczucia kobiet i wzrostu poczucia własnej wartości. Z tego powodu wiele szpitali na stałe współpracuje z DKMS Life (Niemieckie Stowarzyszenie Dawców Szpiku Kostnego), które regularnie prowadzi tego typu kursy.

! **WAŻNE**

W każdym przypadku w ramach podstawowego leczenia pacjent powinien mieć zapewnioną opiekę psychologiczną. Choremu należy zaproponować co najmniej jedną konsultację psychoonkologiczną, na której powinien poznać możliwości dalszej opieki i jej dopasowania do jego indywidualnych potrzeb.

52.4 Sytuacje szczególne w przebiegu hormonoterapii (ablacji hormonalnej)

Hormonoterapia w ramach podstawowego leczenia raka suka obejmuje zawsze zahamowanie wytwarzania hormonów płciowych (ablację) lub ograniczenie ich oddziaływania na komórki. U kobiet, które miesiączkują, stosowane są zastrzyki powodujące stan sztucznej menopauzy. U kobiet po przejściu menopauzy stosuje się preparaty antyestrogenowe. Należą do nich tamoksifen i inhibitory aromatazy. Jeśli pacjentka do tej pory stosowała hormonalną terapię zastępczą, to przyjmowanie antyestrogenów będzie się u niej wiązało z gwałtownym nasileniem objawów menopauzalnych. Oprócz typowych dolegliwości, jak np. zwiększona aż do 85% częstość występowania uderzeń gorąca, pacjentki doświadczają przede wszystkim problemów w **sferze psychicznej** [7]:

- zaburzeń snu (55%),
- skłonności do depresji,
- labilności nastroju.

W niektórych przypadkach dolegliwości są na tyle nasilone, że pacjentka nie jest w stanie zaakceptować dalszego leczenia. Z tego powodu proponowane leczenie zostaje odroczone o co najmniej 5 lat. Jeśli zapadnie decyzja o kontynuowaniu leczenia, konieczne jest zaplanowanie długotrwałej opieki i doradztwa dla pacjentki. Oprócz dolegliwości pojawiających się ze względu na zmiany zanikowe narządów płciowych, u 47% kobiet występują inne problemy, takie jak spadek libido i dyspareunia. Ginekolog opiekujący się pacjentkami po-

winien poinformować je o prawdopodobieństwie wystąpienia tego typu zaburzeń i umożliwić otwartą rozmowę na te tematy.

Szybką ulgę w opisanych problemach przyniosłaby substytucja estrogenów, która z wiadomych względów jest niemożliwa. Dlatego konieczne jest wprowadzenie innych form terapii objawowej. Ganz i in. opisali jedną z form terapii interwencyjnych ukierunkowaną na objawy (tzw. kompleksowa ocena menopauzy), która obejmuje nie tylko specyficzne rodzaje farmakoterapii, ale koncentruje się przede wszystkim na interwencji behawioralnej polegającej na skupieniu się na objawach istniejących [8]. Celem jest poprawa jakości życia oraz seksualności. Wyniki były mierzone za pomocą tzw. skali objawów menopauzy (skali RAND). Pacjentki, które brały udział w interwencji, wskazywały na poprawę w zakresie objawów menopauzy i brak zmian w zakresie witalności.

Do podobnych wyników doszli Thors i in., którzy badali funkcje seksualne u pacjentek z rakiem piersi [9]. Stwierdzono, że największe ryzyko pogorszenia stanu pacjentek związane jest z chemioterapią uzupełniającą po leczeniu operacyjnym. W przeciwieństwie do tego zabieg operacyjny (zabieg oszczędzający w porównaniu z mastektomią) i leczenie tamoksifenem miały mniejsze znaczenie dla dalszego życia seksualnego.

! **WAŻNE**

W początkowej fazie leczenia ujawnia się wiele konfliktów, jakie przeżywa pacjentka, które powinien poznać lekarz prowadzący. W zależności od indywidualnej sytuacji pacjenta należy podjąć decyzję, czy i w jakiej formie potrzebna jest profesjonalna pomoc psychologiczna. Należy także przedstawić możliwość uzyskania pomocy telefonicznej oraz specjalnych układów ćwiczeń fizycznych, które wpływają na obniżenie lęku i łagodzą stany depresyjne [10].

52

52.5 Problemy psychoonkologiczne w nowotworach narządów rodnych

W przypadku nowotworów ginekologicznych (dotyczących jajników, macicy lub jajowodów) oprócz zagrożenia życia pacjentki doświadczają także stresu związanego z utratą zdolności rozrodczych. Nierzadko w czasie terapii onkologicznej dochodzi do uszkodzenia jelita grubego i innych narządów układu moczowo-płciowego. Należy brać pod uwagę zaburzenia wynikające z:

- radykalnego zabiegu operacyjnego,
- radioterapii,
- połączenia obu terapii.

Poza istotnym zagrożeniem dla życia na pierwszy plan wysuwają się zaburzenia seksualne oraz utrata zdolności rozrodczych. Problemy w sferze seksualnej po radykalnych zabiegach operacyjnych wynikają zarówno z przyczyn organicznych, jak i szeroko pojętych przyczyn psychicznych. Pacjentki w rok po radykalnym zabiegu sposobem Wertheima (standardowa operacja w raku szyjki macicy) w 75% wyrażały się pozytywnie o swoich możliwościach doświadczeń seksualnych. U pacjentek po wytrzewieniu miednicy (całkowitym usunięciu wewnętrznych narządów płciowych, pęcherza moczowego i odbytnicy) wyniki te były zupełnie odmienne. Wskaźnik opinii pozytywnych wynosił średnio 29%. Dla porównania, występowanie trwałych zaburzeń seksualnych u kobiet wyłącznie po operacji chirurgicznej lub wyłącznie po radioterapii zgłaszało 6–19% pacjentek operowanych i 44–79% pacjentek po radioterapii. Należy jednak zauważyć, że w związku ze znacznym rozwojem technik związanych z promieniowaniem wyniki dotyczące radioterapii mogą być już nieaktualne. Wytrzewienie miednicy związane jest z największym zaburzeniem czynności seksualnych. W 57% przypadków może prowadzić do całkowitego upośledzenia czynności seksualnych.

Utrata wewnętrznych narządów płciowych z reguły oznacza także całkowitą utratę możliwości rozrodczych.

Utrata zdolności rozrodczych

Niezależnie od tego, czy kobieta jest w fazie planowania potomstwa czy jeszcze nie zaczęła myśleć o założeniu rodziny, po rozpoznaniu choroby nowotworowej musi się zmierzyć nie tylko z chorobą nowotworową i związanymi z nią lękami, ale także z sytuacją, która jest decydująca dla jej przyszłego życia. W takim momencie istotne jest także włączenie partnera w cały proces leczenia. Jedynie w wyjątkowych sytuacjach, jak wczesne stadium raka szyjki macicy lub jajnika, istnieje możliwość utrzymania funkcji organu przez krótki czas. Pacjentka wówczas musi podjąć decyzję o szybkim założeniu rodziny (zajściu w ciążę), z pełną świadomością, że po porodzie przejdzie zabieg usunięcia chorego narządu. W zależności od sytuacji osobistej (brak stałego partnera, nieustabilizowana sytuacja zawodowa) informacja o konieczności szybkiego urodzenia dziecka może stanowić dodatkowy czynnik stresujący.

Wpływ na poczucie własnej wartości

Utrata wewnętrznych narządów płciowych dla kobiety wiąże się z silnym poczuciem utraty kobiecości. Dlatego tak ważne jest postępowanie zapobiegawcze, np. wczesna substytucja hormonalna po usunięciu jajników, o ile nie ma przeciwwskazań onkologicznych. W przeciwieństwie do raka sutka, w którym często substytucja hormonalna jest przeciwwskazana, w raku jajnika czy szyjki macicy można zastosować tego typu postępowanie. Także zabiegi operacyjne stają się coraz bardziej oszczędzające. Dąży się np. do zachowania łechtaczki w leczeniu raka sromu czy ochrony nerwów miednicy mniejszej w leczeniu raka szyjki macicy (o ile zaawansowanie choroby pozwala na takie postępowanie). Należy pamiętać, że u kobiet dochodzi do **znaczącego spadku poczucia kobiecości**, co może się przejawiać w:

- poczuciu bycia kaleką i domniemanej utracie atrakcyjności;
- radykalnej zmianie obrazu siebie z utratą pewności siebie i asertywności;

- lęku przed bólem w czasie stosunku seksualnego;
- poczuciu niższości wynikającym z przekonania, że nie jest się odpowiednią partnerką seksualną.

Oprócz tego występują objawy takie jak lęk i depresja, które nie zależą od zaawansowania nowotworu, natomiast są związane z zakresem i formą terapii [11].

!WAŻNE

Zaleca się, by już na wczesnym etapie leczenia brać pod uwagę możliwe szkody psychiczne i fizyczne i rozmawiać z pacjentką o ewentualnych konsekwencjach terapii. Ponadto ważne jest opracowanie metod, które będą stosowane w leczeniu objawów ubocznych. Podstawowym warunkiem jest stworzenie zespołu specjalistów (onkologów, psychoonkologów), którzy będą w stanie zapewnić pacjentce kompleksową opiekę.

52.6 Odrębności w leczeniu pacjentek ciężarnych

Planowanie terapii u ciężarnej, u której zdiagnozowano nowotwór, musi obejmować rokowanie i zaawansowanie ciąży. Omawiając prognozę i plan leczenia odpowiedni dla matki i dziecka, należy wziąć pod uwagę możliwości wyleczenia i szanse przeżycia matki oraz wynikające z tego pierwszeństwo dla matki lub dziecka. W przypadku nowotworów z dobrym rokowaniem i możliwością wyleczenia podejmuje się przede wszystkim leczenie matki. W miarę możliwości w planie leczenia uwzględnia się równocześnie doprowadzenie do takiego zaawansowania ciąży, by kobieta urodziła zdrowe dziecko.

W przypadku nowotworów o złym rokowaniu i niewielkich możliwościach leczenia ważniejsze staje się zabezpieczenie interesów dziecka. Dlatego też w pierwszym trymestrze należy dokładnie rozważyć wskazania do ewentualnego przerwania ciąży, a w drugim i trzecim trymestrze dążyć do uniknięcia porodu przedwczesnego. Jednak przy bardzo agresywnych nowotworach, które zagrażają funkcjom życiowym, takie podejście nie może być zastosowane. W razie bezpośredniego zagrożeniu życia matki to jej leczenie staje się priorytetem.

OPIS PRZYPADKU

Przykładem takiej sytuacji może być przypadek 29-letniej kobiety będącej w 29 tygodniu pierwszej ciąży, z rozpoznaniem hemangiopericytoma i przerzutami do płuc oraz śródpiersia. Z powodu ostrej niewydolności sercowo-oddechowej z nasiloną kwasicą u matki, w zapisie kardiotokograficznym pojawiły się zaburzenia świadczące o zagrażającej wewnątrzmacicznej zamartwicy płodu. Konieczna była natychmiastowa resekcja guza. Ze względu na śródoperacyjne obciążenie układu krążenia i istniejące wcześniejsze zagrożenie dla płodu zadecydowano o ukończeniu ciąży drogą cięcia cesarskiego w profilaktyce RDS (indukcja dojrzewania płuc płodu poprzez podanie glikokortykosteroidów) i równoczesnym wycięciu guza śródpiersia z resekcją środkowego płata płuca. Zabiegi prowadzone były równocześnie. Rozwój dziecka, po okresie intensywnej opieki neonatologicznej, przebiegał prawidłowo i bez powikłań. U matki po fazie okresowej stabilizacji choroby doszło do progresji zmian i w konsekwencji do śmierci.

!WAŻNE

Dane na temat występowania najczęstszych nowotworów w czasie ciąży wskazują, że na 1000 ciąż przypadają rozpoznania:
- rak szyjki macicy: 1;
- rak sutka: 0,33;
- czerniak złośliwy: 0,14;
- rak jajnika: 0,1.

Podczas gdy w okresie menopauzy 20% guzów przydatków okazuje się zmianą złośliwą, w ciąży częstość ta wynosi 2–5% przypadków. Z wyjątkiem czerniaka, najczęstszymi nowotworami występującymi u kobiet w ciąży są nowotwory ginekologiczne. Znacznie rzadziej rozpoznaje się [12]:

- raka jelita grubego: 0,02 przypadki na 1000 ciąż;
- białaczki: 0,01 zachorowań na 1000 ciąż;
- chłoniaki: 0,01 rozpoznań na 1000 ciąż.

Problemy szczególne

Doradztwo i opiekę nad pacjentkami z nowotworami złośliwymi w ciąży cechuje obecność wielu problemów etycznych i psychologicznych. Obejmują one m.in. akceptację aborcji w pierwszym trymestrze ciąży. Jest to dla chorej jeszcze trudniejsze, jeśli w przebiegu leczenia nowotworu konieczne będzie usunięcie narządów rozrodczych. Poza problemem etycznym związanym z przerywaniem ciąży – w tym wypadku ze wskazań matczynych, dochodzi także dodatkowy problem wynikający z bezdzietności. Oprócz diagnozy choroby nowotworowej sytuację często pogarsza pojawiające się u pacjentki poczucie winy, a także postawa partnera. Konieczność szybkiego rozpoczęcia terapii w drugim i trzecim trymestrze ciąży prowadzi do problemu wcześniactwa u dziecka. Dlatego też w planowaniu leczenia należy rozważyć zagrożenie niewydolnością oddechową, krwotokami wewnątrzmózgowymi i innymi problemami zdrowotnymi u dziecka. Przy złym rokowaniu istnieje problem dzieci, które nie będą miały matki i pozostaną tylko pod opieką ojca. W takich przypadkach należy bardzo szczegółowo rozważyć wskazania do wczesnego porodu, a tym samym do narodzin wcześniaka. Do rozpatrzenia jest np. rozpoczynanie chemioterapii w początkowym stadium raka sutka z zastosowaniem odpowiednich cytostatyków. Można w ten sposób zyskać trochę czasu i zapobiec ekstremalnie wczesnym porodom, szczególnie w drugim trymestrze ciąży.

52.7 Szczególne warunki opieki nad pacjentkami z nowotworami ginekologicznymi

Opracowanie opieki długoterminowej w przypadku nowotwrów miednicy mniejszej po leczeniu operacyjnym, ewentualnie w połączeniu z radioterapią, jest bardzo trudne. Konieczne jest rozpatrzenie wielu różnych aspektów, na które zazwyczaj nakładają się zjawiska psychosomatyczne. Zgłaszane przez pacjentów problemy mogą mieć różne przyczyny. Może to być tzw. ból związany z terapią, wynikający bezpośrednio ze sposobu leczenia. Duże zabiegi onkochirurgiczne prowadzą do powstania rozległych blizn, a jednoczesna radioterapia będzie powodować powstawanie kolejnych. Często mówi się o tzw. zamrożonej miednicy (rozlane zmiany bliznowate w całej miednicy z objęciem praktycznie wszystkich struktur). Zmiany te same w sobie mogą stanowić wyjaśnienie przewlekłych dolegliwości, które prowadzą do pogorszenia samopoczucia pacjentki. Ból musi być też brany pod uwagę jako objaw nawrotu choroby lub przerzutów w jamie brzusznej (m.in. w wątrobie).

Na progresję lub nawrót choroby może wskazywać nie tylko pojawienie się nowych dolegliwości, ale także zmiana intensywności lub charakteru dotychczasowych objawów. W każdym przypadku konieczne jest badanie kliniczne oraz wykonanie dodatkowych badań laboratoryjnych, obrazowych lub, w razie konieczności, także inwazyjnych.

52.8 Objawy psychosomatyczne obejmujące podbrzusze

Miednica mniejsza, niezależnie od chorób nowotworowych, często nazywana jest „duszą kobiecości". Nierzadko konflikty, w szczególności konflikty partnerskie, przeżywane są jako nieokreślone dolegliwości w dole brzucha. Oczywiście w takiej sytuacji konieczne jest wykluczenie organicznych przyczyn tego typu problemów. Ze względu na utratę niektórych narządów, życie w ciągłym strachu przed nawrotem, jak również pojawiające się konflikty i problemy partnerskie należy w skargach dotyczących podbrzusza uwzględniać także komponentę psychosomatyczną. W takiej sytuacji diagnostyka różnicowa dolegliwości, które są efektem wcześniejszych terapii, jest niezwykle trudna, a czasem wręcz niemożliwa. Należy założyć, że część dolegliwości ma podłoże psychiczne. Z tego powodu wskazana jest długoterminowa opieka psychoonkologiczna.

PIŚMIENNICTWO

1. Rowland JH, Desmond KA, Meyerowitz BE, Belin TR, Wyatt GE, Ganz PA: Role of breast reconstructive surgery in physical and emotional outcomes among breats cancer survivors. J Natl Cncer Inst 6 (2000) 1422–1429
2. Yurek D, Farrar W, Andersen BL: Breast cancer surgery. Comparing surgical groups and determining individual differences in postoperative sexuality and body change stress. J Consult Clin Psychol 68 (2000) 697–709
3. St. Gallen Konsensus 2007 aus deutscher Sicht. Frauenarzt 48 (2007) 434–439
4. Enger et al.: Breast cancer of older women. Integrated health care setting. J Clin Oncol 24 (2006) 4377–4383
5. Donovan HS, Ward S: Representations of fatigue in women receiving chemotherapy for gynecologic cancers. Oncology Nursing Forum 32 (2005) 113–116
6. Vardy J, Rourke S, Tannock I: Evaluation of cognitive function associate with chemotherapy: A review of published studies and recommondations for further research. J Clin Oncol 25 (2007) 2455–2463
7. Grischke EM: Beeinflussung der Sexualität durch Therapiemaßnahmen bei gynäkologischen Malignomen. Fourum DKG 3 (2003) 31–32
8. Ganz PA et al.: Managing menopausal symptoms in breast cancer survivors. Results of a randomized controlled trial. J Natl Cancer Inst 92 (2000) 1054–1064
9. Thors CL, Broeckel JA, Jcobsen PB: Sexual functioning in breast cancer survivors. Cancer Control 8 (2001) 442–448
10. Badger T et al.: Depression and anxiety in women with breast cancer and their partners. Nurs Res 56 (2007) 44–53
11. Singer S, Schwarz R: Psychoonkologische Nachbetreuung von Patientinnen mit einem Zervix- und Endometriumkarzinom. Zentralbl Gynakol 124 (2002) 64–70
12. Grischke EM: Besonderheiten bei der Betreuung schwangerer Krebspatientinnen. Vortrag und Manuskript anlässlich der 15. ATO Jahrestagung der Baden-Württembergischen Tumorzentren in Freiburg, November 1996

53 Psychoonkologia w chorobach wewnętrznych

Hermann Dietzfelbinger

Początek końca

Jest taki punkt, w którym nie ma bólu
Tylko uczucie, odczute ledwie
Które jednak ciągle spostrzegasz
Które jednak przeszkadza żyć

Kiedy chcesz się poskarżyć
Nie umiesz znaleźć słów
Mówisz sam sobie „to nic!"
Ale to nie chce cię opuścić

Tak dziwnie obcy jest Ci świat
I cicho opuszcza Cię nadzieja
Aż w końcu, w końcu wiesz
Dosięgła Cię strzała śmierci.

Theodor Storm (1817–1888)

Powyższe wersy zostały napisane przez Theodora Storma, hipochondryka i melancholika, w 1864 r. bez żadnej znanej z biografii pisarza przyczyny i w 1868 r. opublikowane. W 1888, dwadzieścia lat później, Storm zmarł na raka żołądka. Nawet jeśli poeta opisał fizyczne i psychiczne objawy, których doznawał tylko w swojej hipochondrycznej wyobraźni, to bardzo dobrze zobrazował z punktu widzenia psychoonkologii pacjenta z rakiem żołądka. Początkowo niewielkie, subtelne objawy, w tym tępe uczucie w żołądku, których na początku człowiek nie chce dostrzec lub które odsuwa od siebie, a które jednak nie chcą zniknąć, wciąż powracają i coraz bardziej wpływają na jakość życia („które jednak przeszkadza żyć"); życia między lękiem, strachem, nadzieją, poczuciem niezrozumienia, skłonnością do izolacji i wreszcie gorzką pewnością diagnozy, z następującym szokiem.

OPIS PRZYPADKU

72-letni pacjent po 4 miesiącach cierpień zmarł na raka żołądka. Jego żona nie mogła uwierzyć w tę śmierć, bo mąż jeszcze nie tak dawno czuł się zupełnie dobrze. Wszystkie moje rozmowy i próby pomocy w poradzeniu sobie ze stratą nie przynosiły rezultatu, do momentu kiedy zacytowałem ostatnią zwrotkę wiersza Storma. „Dokładnie tak było z moim mężem!" – zawołała żona z wyraźną ulgą. Zdawało się, że za jednym razem ten werset odpowiedział na wszystkie pytania o sens choroby, umierania i śmierci jej męża. Nie były potrzebne żadne dodatkowe informacje odnośnie do nowotworów przewodu pokarmowego, wystarczyła ogromna empatyczna moc tych kilku, nawet nie religijnych słów, które przyniosły kobiecie duchową pociechę.

53.1 Nowotwory przewodu pokarmowego

We wszystkich nowotworach przewodu pokarmowego (włączając w to raka trzustki) szanse na wyleczenie są tym większe, im wcześniej została postawiona diagnoza i przeprowadzony zabieg operacyjny, ewentualnie chemioterapia uzupełniająca (w przypadku raka trzustki także radioterapia). Często jednak nowotwór jest już w zaawansowanym stadium z przerzutami, co znacznie pogarsza rokowanie.

Rak trzustki

We wczesnym raku trzustki leczeniem z wyboru jest operacyjne usunięcie guza, co wiąże się z dobrym rokowaniem, ale możliwość taka występuje tylko u 20% chorych. Większość przypadków rozpoznaje się już w nieoperacyjnym stadium przerzutów. Przewidywana długość życia jest wówczas mocno skrócona.

W zaawansowanym stadium nowotworów złośliwych przewodu pokarmowego podstawą jest łagodzenie dolegliwości i poprawa jakości życia w ramach leczenia objawowego (*best supportive care* – BSC). Działania te koncentrują się głównie na profilaktyce i leczeniu nieprzyjemnych objawów w postaci utraty apetytu (anoreksja), nudności, wymiotów, a także biegunek i dolegliwości będących efektem chemioterapii. Objawy są nie tylko przykre fizycznie, ale stanowią duże obciążenie psychiczne. W chwili obecnej medycyna, z pomocą nowoczesnych środków, jest w stanie dobrze kontrolować tego typu dolegliwości. Konieczne jest także konsekwentne i profesjonalne zwalczanie bólu. We współczesnej onkologii uznaje się, że pacjent nie powinien czuć bólu wcale lub ból ten powinien być jedynie śladowy. Także zespół przewlekłego zmęczenia będący konsekwencją nowotworu można leczyć lub łagodzić na wiele sposobów, m.in. lecząc niedokrwistość lub w indywidualny sposób zwalczając osłabienie (rozdz. 13).

Należy zauważyć, że objawy te są często dostrzegane i oceniane, zarówno przez lekarza, jak i przez pacjenta. Jednak lekarze są bardziej skłonni do utrzymania bólu niż osłabienia. Prawdopodobnie dlatego, że silniejsze leki przeciwbólowe działają odwrotnie: pacjenci cierpią bardziej z powodu zmęczenia niż bólu (rozdz. 13) [1].

W razie potrzeby w celu złagodzenia objawów stosuje się dobrze tolerowaną chemioterapię paliatywną (gemcytabinę, ewentualnie w połączeniu z radioterapią), dzięki której osiąga się dobrą kontrolę bólu i jednoczesne zahamowanie wzrostu guza.

Kolejnym celem leczenia jest zwalczanie powikłań (żółtaczki zaporowej, niedrożności odźwiernika żołądka) za pomocą endoskopii zabiegowej (ERCP – endoskopowej wstecznej cholangiopankreatografii), metody radiologicznej (PTCD – przezskórny drenaż dróg żółciowych) lub operacji. Podstawą jest zasada: leczenie nie powinno być bardziej obciążające i wyniszczające niż choroba.

Pod względem psychicznym pacjenci ci wykazują, z powodu znacznego pogorszenia ich stanu ogólnego, labilność emocjonalną, aż do depresji. Lęki i obawy mogą prowadzić do zaburzeń snu, ataków paniki czy negatywnych odczuć ze strony serca [3]. Należy zauważyć, że jest to normalna reakcja na nadzwyczaj stresującą sytuację, w jakiej się znaleźli, i nie ma znamion choroby psychicznej. Biorąc pod uwagę złe rokowanie, zastosowanie w takich przypadkach leków przeciwdepresyjnych w celu poprawy jakości życia ma swoje uzasadnienie.

Rak jelita grubego

Ogólny termin rak jelita grubego obejmuje raka okrężnicy, odbytnicy i odbytu. Jednakże mówiąc o raku jelita grubego, zwykle ma się na myśli nowotwór okrężnicy lub odbytnicy.

Możliwości leczenia raka jelita grubego

Także w raku jelita grubego wczesne wykrycie choroby ma istotne znaczenie dla dalszego rokowania. W większości przypadków guz może zostać usunięty operacyjnie. W wielu sytuacjach wskazana jest uzupełniająca chemio- i radioterapia. W zaawansowanych stadiach wykorzystywane jest połączenie chemio- i immunoterapii. Czasem pacjenta trzeba przekonać, że mimo powodzenia operacji musi być poddany uzupełniającej chemio-/radioterapii.

Psychospołeczne problemy pacjentów z nietrzymaniem kału i z wyłonioną stomią

Problemy psychospołeczne mogą wystąpić zarówno u pacjentów z nietrzymaniem stolca, jak i sztucznym odbytem (kolostomią). Podobnych problemów mogą także doświadczać pacjenci z rakiem pęcherza moczowego lub rakiem prostaty (rozdz. 58).

Nietrzymanie kału uznawane jest za uciążliwe i dyskryminujące. Prowadzi to do znacznego obniżenia jakości życia i wpływa istotnie na fizyczne i psychiczne samopoczucie. Do czynników obciążających należą: wstyd, lęk, niepewność, poczucie zagrożenia, troska o dostępność WC. Skargi dotyczą ograniczonej mobilności i elastyczności, a także izolacji społecznej, braku akceptacji świata zewnętrznego i znaczącego wzrostu kosztów higieny.

28% pacjentów ze stomią, którzy wzięli udział w badaniach psychoonkologicznych prowadzonych w okresie okołooperacyjnym, doświadczało problemów psychicznych pod postacią zespołu stresu pourazowego (PTSD), zaburzeń adaptacji, depresji. Pacjenci z wcześniejszymi zaburzeniami psychicznymi znacznie częściej wykazywali pojawianie się na nowo zaburzeń niż pacjenci z negatywnym wywiadem psychiatrycznym. Do czynników ryzyka należą: wcześniejsze problemy psychiczne, negatywne myśli i emocje związane ze stomią, w szczególności poczucie niższości i wstydu. Zakres oczekiwanych ograniczeń w życiu rodzinnym, społecznym, zawodowym i seksualnym koreluje z wynikami testów psychologicznych. Czynnikiem ochronnym okazało się jedynie uświadomienie sobie konieczności wyłonienia sztucznego odbytu. Istotna jest wyczerpująca i udzielana jak najwcześniej informacja, obejmująca m.in. psychologiczne, społeczne i seksualne konsekwencje operacji, a także zebranie przedoperacyjnej historii psychiatrycznej [4].

Konieczne jest poinformowanie pacjenta o możliwościach zaopatrzenia w sprzęt medyczny i środki pielęgnacyjne stosowane przy stomii. Wsparcie, oprócz doradztwa psychologicznego i opieki medycznej, stanowić będą informacje z zakresu żywienia, życia codziennego, a także możliwości rozmowy z osobami z podobnym problemem.

Nowotwór o nieznanym punkcie wyjścia (*cancer of unknown primary origin* – CUP)

Nasilone zaburzenia mogą występować u pacjentów w zawansowanym stadium choroby z przerzutami, w której nie udało się znaleźć ogniska pierwotnego nowotworu. Brak określenia punktu wyjścia choroby przyczynia się do nasilenia lęków i niepokojów u pacjenta. W relacji lekarz–pacjent te stresujące objawy powinny zostać wychwycone i w miarę możliwości rozproszone przez wyczerpującą rozmowę.

O psychoonkologicznych aspektach nowotworów ginekologicznych (rozdz. 52), raka płuc (rozdz. 55), nowotworów układu moczowo-płciowego (rozdz. 58), głowy i szyi (rozdz. 56) oraz skóry (rozdz. 57) szerzej napisano w poszczególnych rozdziałach.

53.2 Ogólne problemy psychoonkologiczne w chorobach wewnętrznych

Pacjent z chorobą nowotworową, często o niekorzystnym przebiegu, wymaga intensywnej komunikacji z lekarzami i pielęgniarkami. Ważną rolę w rozmowach odgrywa ukazanie związku między rozpoznaniem choroby nowotworowej a pojawiającym się u pacjentów poczuciem winy. Głównym celem jest wówczas uwolnienie pacjenta od stresu i negatywnych uczuć oraz reorganizacja subiektywnych teorii dotyczących nowotworu. Często w takich sytuacjach rozmowa dotyka też zagadnień sensu życia i choroby w ujęciu duchowym. Jedną z zasad opieki paliatywnej jest oparte na dobrej i pełnej zaufania relacji lekarz–pacjent – oprócz łagodzenia objawów – zapewnienie szeroko pojętej opieki psychoonkologicznej. W poszukiwaniu strategii pomocy istotne znaczenie ma odwołanie się do koncepcji zasobów, związanej bezpośrednio z otoczeniem pacjenta, do którego należy m.in. rodzina, partner, przyjaciele, środowisko pracy. W takim kontekście pacjent zwykle jest w stanie stworzyć swój własny sposób radzenia sobie z sytuacją, zgodny z jego charakterem, historią życia i wcześniejszymi doświadczeniami. W zależności od sytuacji indywidualnej, problemów i zasobów pacjenta, lekarz i zespół sprawujący opiekę mogą zapewniać dodatkowe wsparcie od osób z ośrodków opieki paliatywnej, kapelana hospicjum, pracowników psychosocjalnych i pracowników hospicjum.

PIŚMIENNICTWO I STRONY INTERNETOWE

1. Fitzsimmons D, George S, Payne S, Johnson C D: Differences in perception of quality of life issues between health professionals and patients with pancreatic cancer. Psychooncology 8 (1999b) 135–143
2. Kaiser G: Gedichte treffen punktgenau. Neue Züricher Zeitung 64 (2001). http:/ /www.freidok.uni-freiburg.de /volltexte/1092/pdf/storm.pdf (data dostępu: 18.07.08)
3. Passik S D, Roth A J: Anxiety symptoms and panic attacks preceding pancreatic cancer diagnosis. Psychooncology 8 (1999) 268–272
4. Schnell, U. B: Psychische Störungen nach Darmeingriffen mit und ohne Anus praeternaturalis – Eine prospektive Studie. Dissertation (2003) Freiburg. http://www.freidok.uni-freiburg.de /volltexte/1337/pdf/dissertation_u_schnell_unsecured.pdf (data dostępu: 04.07.2008)

54 Psychoonkologia w chirurgii

Karin Burghofer

W chorobach nowotworowych zabieg operacyjny często jest głównym, a niekiedy jedynym elementem leczenia. Efekt terapeutyczny osiągany jest głównie poprzez **chirurgiczne usunięcie tkanki nowotworowej**, a czasami sama operacja jest konieczna do ustalenia ostatecznego rozpoznania. Chirurgia jest zatem tą dziedziną medycyny, z którą pacjenci chorzy na raka wiążą największe nadzieje, a nierzadko – także największe obawy. Mimo iż nastąpił intensywny rozwój w dziedzinie badań genowych, dający nowe nadzieje na leczenie, to w chwili obecnej nosicielom genów związanych z konkretnym nowotworem jako metodę leczniczą można zaoferować tylko prewencyjny zabieg chirurgiczny. Tak więc w leczeniu nowotworów chirurgia wciąż ma duże znaczenie i będzie ono nadal rosło, co wynika ze wzrostu częstości chorób nowotworowych, związanego ze zmianami demograficznymi i lepszymi metodami leczenia [9].

!WAŻNE

Dla pacjentów rozpoznanie lub podejrzenie choroby nowotworowej stanowi poważne obciążenie psychiczne [5], ale równie ważnym stresorem jest konieczność poddania się operacji.

54.1 Hospitalizacja

Ochronne działanie **wsparcia społecznego** obecnie już nie podlega dyskusji i jest podkreślane szczególnie w obszarze psychotraumatologii. U chorych na raka, którzy ze względu na zaawansowanie choroby muszą się poddać operacji, przyjęcie do szpitala powoduje oddzielenie ich od znanego środowiska społecznego. Możliwość wsparcia, jakie zapewnia rodzina

i przyjaciele, zostaje ograniczona do odwiedzin w obcym środowisku szpitala. Ponieważ pacjent zwykle dzieli salę z jednym lub kilkoma innymi chorymi, po przyjęciu do szpitala traci nie tylko środowisko społeczne, ale także część sfery prywatnej i intymnej. Ze strony pacjentów często obserwuje się w tej fazie poszukiwanie schronienia w „łóżku chorego".

OPIS PRZYPADKU

Pan A., 24 lata, kawaler, z polipowatością rodzinną i nawrotem raka odbytnicy, mający długi wywiad chorobowy, został przyjęty do kliniki. Przed 4 laty przeprowadzono u niego pierwszą operację z powodu raka odbytnicy. Od tamtej pory pacjent pozostawał pod ciągłą opieką lekarzy. W chwili obecnej został przyjęty do kliniki z powodu przetoki, jednakże podczas badania stwierdzono nawrót choroby. Po usłyszeniu diagnozy pan A. był zdruzgotany, bardzo płakał i mówił, że człowiek może stracić chęć do życia. Zapytany, zaprzeczył myślom samobójczym. Miał mocne więzi z rodziną i przyjęcie do szpitala było dla niego trudne. Co gorsza – przy każdym przyjęciu do szpitala przeżywał rozstanie na nowo. Jego matka zmarła na tę chorobę. Wolałby, aby rodzina nie przychodziła do kliniki, ponieważ wie, co im się kojarzy ze szpitalem.

54.2 Diagnostyka – nadzieje i obawy

Pacjenci czasem przyjmowani są na oddział chirurgiczny jedynie z podejrzeniem nowotworu. Oznacza to, że przed operacją przechodzą szereg badań, które w większości prowadzone są przez różne osoby na innych oddziałach, często są nieprzyjemne, bolesne i wyczerpujące, a ponadto wiążą się z długim okresem oczekiwania na wyniki. Ważne jest, aby pacjent miał jednego **lekarza udzielającego informa-**

54

cji, który wskazywałby mu powiązania między różnymi dziedzinami medycyny, przesłanki do wykonania niektórych procedur medycznych, zapoznawał z wynikami badań, a także ułatwiał orientację w złożonym środowisku szpitala.

54.3 Przekazywanie informacji pacjentowi – chaos emocji

Informowanie pacjenta, że w jego chorobie nowotworowej konieczna jest operacja chirurgiczna, jest zadaniem trudnym i stresującym. Pacjenci zapytani o to, jak wyobrażają sobie idealnego lekarza, przypisują mu atrybuty takie jak: władczość, empatyczność, humanitarność, szacunek, troskliwość, indywidualne podejście [3]. Jednakże w chirurgii lekarzom często brakuje empatii i umiejętności komunikacji; chirurdzy często odbierani są jako osoby o wysokich umiejętnościach technicznych i małej uczuciowości (*high tech, low touch*) [14]. W procesie kształcenia chirurgów dużo się mówi o tym, jak możliwie szybko stworzyć katalog uznanych metod diagnostycznych i leczniczych, tzw. OP-katalog. Ogólnie przedstawiane są także umiejętności i doświadczenie potrzebne w rozmowie z pacjentem, podstawy psychosomatyczne, współpraca interdyscyplinarna, jak również opieka paliatywna [1], ale zagadnienia te stoją na dalszym miejscu w edukacji. Należy pamiętać, że aktywnie pracujący chirurg w swojej karierze więcej czasu spędza na rozmowie z pacjentami, niż na ich operowaniu [9]. Chirurgia oprócz samej operacji obejmuje także etap ustalania wskazań do operacji, jak i fazę powrotu do zdrowia [13]. Dobrze funkcjonująca **relacja lekarz–pacjent** pomaga pacjentom w akceptacji choroby i procesie radzenia sobie z nią, a także zmniejsza lęk przed operacją, wzmacnia zaufanie do medycyny i zwiększa współpracę [2, 11, 15, 17].

OPIS PRZYPADKU

Pan S., 45 lat, żonaty, 2 synów, rak odbytu. Dzień po przyjęciu do szpitala pan S. jest bardzo przygnębiony. W czasie rozmów ma zawsze łzy w oczach. Został przekazany z innego szpitala, gdzie po wykonanej rektoskopii usłyszał: "Ma pan raka". Następnie lekarz dodał: "Będzie pan miał wyłonioną stomię i zostanie impotentem". Wszystko to było dla pacjenta nieprawdopodobnym szokiem. Najgorsza jest dla niego myśl o sztucznym odbycie. Lęka się całkowitego ograniczenia życia, odczuwa silny wstręt do samego siebie i ogromny wstyd przed przyjaciółmi. Nie wie także, co będzie mógł jeść po operacji. Od bliskiej i dalszej rodziny otrzymuje wsparcie, jest także zabezpieczony finansowo. Przez rozmowy z lekarzami w tutejszym szpitalu stopniowo odzyskuje zaufanie i grunt pod nogami.

Dzięki przedoperacyjnemu naświetlaniu masa guza była tak mała, że można było uniknąć kolostomii. Pan S. przez 3 miesiące miał tymczasową stomię, którą tolerował całkiem dobrze. Po operacji natychmiast sprawdził, w którym miejscu na brzuchu ma wyłonioną stomię. Kiedy odkrył, że znajduje się ona na prawej stronie, stało się dla niego jasne, że to tylko przejściowa przetoka. Krótko przed wyjściem ze szpitala pan S. zrelacjonował, że dużo rozmawiał ze znajomą, która cierpi na raka piersi od 10 lat. Kobieta poradziła mu otwarcie mówić o swojej chorobie. W tej chwili pan S. postępuje właśnie w taki sposób i doświadcza samych pozytywnych reakcji.

54.4 Zasady edukowania pacjenta

Rozmowa z chorym pacjentem należy do **obowiązków lekarza** i nie powinna być cedowana na nikogo innego. Nie powinna być także przekazywana młodszym kolegom z oddziału, ale przeprowadzana przez doświadczonego lekarza. Nie jest to zatem kwestia tego, co powinno zostać wyjaśnione, ale przede wszystkim jak [10].

Uświadamianie jest **procesem**, na który składają się liczne rozmowy między lekarzem a pacjentem. Chory powinien mieć możliwość stopniowego omawiania z lekarzem kolejno pojawiających się problemów. Często na początku podawanych jest zbyt wiele informacji, które są odrzucane ze względu na szok wywołany "rakiem". Treści z pierwszej rozmowy powinny zostać częściowo zawarte i powtórzone w kolejnych rozmowach. Taki podział ma na celu ochronę pacjenta, pozwala mu regulować dawkę informacji, którą jest w stanie psychicznie zaakceptować.

Dialog nie powinien odbywać się w salach wieloosobowych. W konsultacje z pacjentem powinno być włączone także jego **środowisko społeczne**, tak by nie było konieczności ukrywania przez pacjenta części informacji.

W czasie rozmowy pacjent powinien zadawać **pytania zwrotne**, które pozwolą ocenić, co pacjent zrozumiał i jakie informacje przyswoił. Na zakończenie należy zapytać, czy jest coś, co zostało zapomniane, a jest istotne dla pacjenta.

! WAŻNE

Na pytanie: „Jak długo będę żyć?" czy „Jakie są moje szanse na wyleczenie?" lekarz nie powinien podawać dokładnego terminu lub liczbowego prawdopodobieństwa, ponieważ istnieje niebezpieczeństwo, że pacjent skupi się wyłącznie na momencie „przewidywanego końca".

Idealnie byłoby, gdyby każdy pacjent miał **przypisanego jednego lekarza** podczas pobytów w szpitalu. Byłoby to nie tylko wygodne dla pacjenta, ale przejrzyste także dla pracowników niemedycznych, kto jest osobą wyznaczoną do kontaktów z pacjentem.

W szczególnych przypadkach w rozmowie oprócz lekarza może uczestniczyć także pielęgniarka lub osoba z opieki społecznej. Pozwala to zintensyfikować współpracę między lekarzami a **personelem pomocniczym**. Wówczas nie tylko lekarz, ale także pozostały personel wie, „na jakim etapie znajduje się pacjent". Po przeprowadzeniu rozmowy, **poziom informacji**, jaki uzyskał i przyjął pacjent, powinien zostać odnotowany w dokumentacji medycznej.

! WAŻNE

Podczas pobytu w klinice pacjent słyszy różne wypowiedzi od różnych lekarzy, co sprawia, że czuje się on bardzo niepewnie. Pacjenci tuż po postawieniu diagnozy nie są w stanie przetworzyć i przyswoić informacji medycznych podanych tylko jeden raz.

54.5 Edukacja jako czynnik zmniejszający lęk i budujący zaufanie

Choroba nowotworowa znajduje się na kontinuum między przypadkowym wynikiem a długo wypieraną chorobą. Stąd też nie tylko u pacjentów, ale również u lekarzy można zaobserwować uruchomienie **mechanizmów obronnych**: codzienny brak czasu w klinice sprawdza się doskonale jako uniwersalny argument, dlaczego niektórzy pacjenci, działania lub nawet własne emocje wydają się nie do zniesienia. Równocześnie, niejako równolegle, pojawia się przymus pozornego działania: zlecenie kolejnego badania czy kolejnego zabiegu. Czasem lekarze w trakcie rozmowy używają terminów medycznych, które są niezrozumiałe dla pacjenta. Tak więc, choć formalnie lekarz spełnia swój obowiązek informowania, pacjent nadal nie czuje się w pełni poinformowany.

Pacjent ma wrażenie, że z jakiegoś powodu specjalnie nie otrzymuje informacji, co wzbudza jego niepewność. Może to spowodować, oprócz zaburzenia wzajemnego zaufania między lekarzem a pacjentem, poszukiwanie **innych źródeł informacji** w celu uzyskania pewności co do swojego stanu. Na przykład o opinię wypytywani są inni lekarze z oddziału. Pacjenci rozwijają wrażliwość na sygnały niewerbalne. Obserwują zachowanie lekarzy, aby zorientować się, czy, na przykład, są przejęci ciężkością przypadku i dlatego unikają rozmowy.

! WAŻNE

Edukacja nie prowadzi do powstania lęku, przyczynia się natomiast do jego zmniejszenia.

54.6 Edukacja jako podstawa świadomej zgody

Edukacja buduje także podstawę do świadomej zgody. Tylko pacjenci, którzy są świadomi swojej sytuacji, mogą decydować się na wykonanie lub odmawiać wykonania niektórych procedur medycznych. Dla pacjentów w klinice ogromne znaczenie ma, aby nie przedstawiać im odgórnie ustalonego schematu leczenia, lecz umożliwić udział w **planowaniu terapii**. Zwiększa to akceptację działań terapeutycznych, a jednocześnie obniża poczucie bezradności i bezsilności. Pacjenci pozostają zaangażowani, poddając się równocześnie zaleceniom wynikającym z lekarskiego punktu widzenia. Pacjenci potrzebują w takiej sytuacji pomocy i porady, ponieważ mogą czuć się przytłoczeni, a także obawiać się w przyszłości zarzutu o podjęcie błędnej decyzji. Chirurg powinien mieć świadomość swojego znaczenia dla pacjentów: większość chorych nawet po wielu latach pamięta, kto ich operował, natomiast niewielu wie, kto był anestezjologiem w czasie zabiegu. Ilość opieki, jakiej potrzebuje pacjent, jest sprawą indywidualną i może zmieniać się w czasie.

Według Borasio [4] u każdego pacjenta rodzą się napięcia między biegunami „autonomia" i „opieka" (ryc. 54.1), ale też każdy lekarz wpisuje się gdzieś pomiędzy te potrzeby. Istnieją pacjenci, którzy od lekarza oczekują trzeźwego osądu i jasnych informacji, natomiast decyzje chcą podejmować zupełnie autonomicznie. Z drugiej strony, są pacjenci, którzy postępują ściśle według zaleceń lekarza i nie chcą podejmować własnych decyzji odnośnie do leczenia.

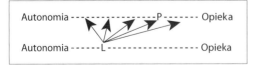

Ryc. 54.1 Napięcia między autonomią i opieką (za G.D. Borasio, Katedra Opieki Paliatywnej, Uniwersytet Monachijski) [4]. P: pacjent; L: lekarz.

Ważne jest, by lekarz uczył się wyczuwać porzeby pacjentów i umiał znaleźć własne miejsce między tymi potrzebami.

OPIS PRZYPADKU

Pan S., 52 lata, żonaty, bezpłodny, rak odbytnicy. W dniu operacji jest bardzo nerwowy i wystraszony. Sam mówi, że sytuacja go przerasta. Decyzja o operacji następnego dnia przyszła dla niego zbyt nagle. Chirurdzy przedyskutowali z nim dwie metody operacji. W jednej można uniknąć wyłonienia sztucznego odbytu, ale metoda nie jest jeszcze powszechnie znana i nie gwarantuje sukcesu, a w najgorszym wypadku konieczna będzie powtórna operacja. Druga metoda wiąże się ze stałą stomią. Ponieważ pan S. przeszedł już wiele długich operacji, w obecnej chwili jest zupełnie niezdecydowany. Na propozycję, aby zadzwonił do lekarza, reaguje bardzo niespokojnie. Nie chce zostać odebrany jako osoba narzekająca. Za wszelką cenę chce uniknąć takiej sytuacji.

54.7 Cel paliatywny – cel leczniczy

W **chirurgii paliatywnej operacja** stanowi kompromis między korzyścią a ryzykiem. Nie należy postępować pochopnie, nawet jeśli w takich sytuacjach lekarze znajdują się pod ogromną presją oczekiwań, aby podjąć jakieś konkretne działanie. W porównaniu do poczucia niemocy kuszące może wydać się wykonanie jakiegokolwiek, nawet ograniczonego i niemającego większego sensu działania.

W sytuacji gdy zostały wyczerpane możliwości operacyjne, chirurdzy mają czasem **poczucie ograniczenia umiejętności**. Rodzi się w nich myśl: „Nie mogliśmy nic więcej dla pana zrobić". Pacjenci w takiej sytuacji nie chcą czuć się „porzuceni" przez lekarza. Potrzebują, by był on dostępny i otwarty na rozmowę.

54.8 Oczekiwanie na operację – lęk

Pacjenci z chorobą nowotworową, którzy zdecydowali się poddać operacji, okres oczekiwa-

nia na zabieg określają jako **bardzo stresujący z towarzyszącymi przeróżnymi myślami**
(„Człowiek nosi w sobie zło"; „Dopiero gdy
operacja się skończy, będzie można iść dalej";
„A jeśli nowotwór rozwija się w międzycza-
sie?"; „Nie mamy więcej czasu do stracenia"…).
Badania wykazują, że przed operacją psychiczne zdolności pacjentów chorych na raka są
znacznie ograniczone [5, 16].

OPIS PRZYPADKU

Pani W., 61 lat, zamężna, syn, guz złośliwy lewego
ramienia. Pacjentka najwcześniej w ciągu 3 dni
będzie operowana. Nie jest pewne, czy nie będzie
konieczna amputacja ręki. Oczekiwanie na operację jest dla niej najgorsze. Wyobrażając sobie, że
po operacji obudzi się bez ręki, wybucha płaczem.
Chce coś jeszcze dać rodzinie, bo potem może już
nie będzie w stanie. Ma gospodarstwo, dużo i chętnie pracowała. Jej mąż miał wylew 5 lat temu, syn
mieszka niedaleko z ciężarną żoną. Jest potrzebna
i boi się, że nie będzie w stanie więcej pomóc bliskim.

Uczucie stresu jest dramatycznie potęgo-
wane przez szereg niezbędnych zabiegów medycznych, jak np. „oczyszczanie jelit" przed
zabiegami w jamie brzusznej. Niestety, **wyznaczenie terminu operacji** nie daje gwarancji, że zabieg odbędzie się rzeczywiście tego
dnia. Jeśli zaistnieje konieczność natychmiastowego wykonania jakiegoś zabiegu lub któ-
raś z operacji przeciągnie się, wówczas cały
plan operacyjny danego dnia ulegnie zmianie,
a poszczególne zabiegi zostaną przełożone na
później. Z punktu widzenia pacjenta oznacza
to, że przez cały dzień pozostanie bez jedzenia i praktycznie bez wychodzenia z pokoju,
oczekując na operację. Najczęściej w okolicy
wczesnego popołudnia wiadomo, że zabieg się
nie odbędzie, i dopiero wtedy informuje się
pacjenta. Możliwe, że następnego dnia czekanie rozpocznie się na nowo.

!WAŻNE

Przesunięcia terminów zabiegów – szczególnie jeśli
zdarzają się często – z reguły załamują pacjentów.
Napięcie i strach przeplatają się z rozczarowaniem
i frustracją. Wiarygodność lekarzy i zaufanie do nich
zostają poważnie naruszone.

54.9 Zasady planowania operacji

Ogólnym celem jest stworzenie realistycznego i długoterminowego planu operacyjnego,
tak aby pracownicy i pacjenci mieli dość czasu,
by odpowiednio przygotować się do mających
nastąpić zdarzeń. Należy zgłaszać do operacji
tylko odpowiednio przygotowanych pacjentów. Wyznaczenie terminu powinno być dokonywane tylko wtedy, gdy wszystkie niezbędne badania i zabiegi zostały zakończone. Aby
zmniejszyć przestoje i zapobiec krótkotermi-
nowym zmianom planu operacyjnego, do zabiegów w danym dniu należy zgłaszać jedynie
realną liczbę pacjentów.

54.10 Operacja – rana na ciele, rana w duszy?

Z operacją pacjenci łączą bardzo konkretne
obawy („Człowiek jest bezradny, zdany na łaskę lekarzy"; „Czy na pewno obudzę się po zabiegu?").

Ponadto w fazie przedoperacyjnej pacjent
musi zmierzyć się z:
- obciążeniami związanymi z leczeniem, jak
  ból, osłabienie, nudności, wymioty;
- utratą autonomii i zależnością od zabiegów
  medycznych;
- upośledzeniem i zmianami ciała przez am-
  putacje, implanty, blizny etc.;
- żalem i utratą integralności i możliwości:
  „Czym już nie jestem?", „Czego już nie
  mogę?".

54

Wiele operacji wykonywanych z powodu nowotworu związanych jest z pooperacyjnym pobytem pacjenta na **oddziale intensywnej terapii** od jednego do kilku dni. Nierzadko z powodu podawanych leków pacjenci pozostają jedynie na granicy jawy i doświadczają oraz opisują wrażenia, które stanowią mieszaninę koszmarów nocnych, fantazji, objawów paranoidalnych. Pacjenci mogą nie być w stanie uporządkować tych zjawisk, co powoduje dodatkowy lęk, że oprócz choroby fizycznej zaczynają być też chorzy psychicznie.

OPIS PRZYPADKU

Pan R., 40 lat, żonaty, po rozległych operacjach (usunięcie pęcherzyka żółciowego, usunięcie głowy trzustki, resekcja żołądka), podwyższone stężenie bilirubiny. Pan R. zgłosił po zabiegu dziwne sny, które cały czas się utrzymują. Czasem nie jest w stanie odróżnić, co jest snem a co rzeczywistością. Niekiedy wbudowuje w swoje koszmary rzeczy, które przeżył rzeczywiście. Miewa też niemal idee urojeniowe, w których istotną rolę odgrywają lekarze z kliniki. Pacjent sam miał wrażenie, że zwariował.

54.11 Wyzdrowienie – uwolnienie?

Dla stanu psychicznego pacjentów ważne jest, czy faza rekonwalescencji przebiega bezproblemowo i stabilnie. Każdy moment **odzyskiwania autonomii** traktowany jest jako mały sukces. I na odwrót – każde niepowodzenie lub powikłanie przyjmowane jest jako osobista klęska.

OPIS PRZYPADKU

Pan O., 32 lata, nieżonaty, po operacji brzusznej. Któregoś dnia po operacji dostał dreszczy. Wywołało to u niego silny lęk przed komplikacjami. „A jeśli potrzebna jest kolejna operacja i muszę zaczynać wszystko jeszcze raz od początku?".
  Dwa dni później objawy ustąpiły. Jego stan psychiczny jest bardzo dobry, robi stopniowe postępy, samodzielnie wybrał się do kiosku.

Kolejne 4 dni później pan O. poinformował, że jest już w pełni „wolny od przewodów". Było to dla niego po długim okresie intensywnej opieki zupełnie nowe uczucie, nie był uwiązany drenami i mógł poruszać się swobodnie.

Po zabiegu, od strony medycznej, pacjent nadal powinien pozostać **w kręgu zainteresowania**, nawet jeśli powrót do zdrowia zachodzi bardzo powoli. Faza pooperacyjna powinna być wystarczająco długa, by przygotować pacjenta do pobytu w domu lub odpowiednio do czekających go nadal zabiegów. Data wypisu i najważniejsze środki potrzebne w początkowym okresie po wyjściu ze szpitala powinny być szczegółowo omówione z pacjentem. Należy wziąć pod uwagę także specyficzną psychospołeczną sytuację chorego. Rozmowa powinna być przeprowadzona możliwie wcześnie, najpóźniej w dzień przed wypisem.

54.12 Powiązania między chirurgią i psychoonkologią

Chirurgia i psychoonkologia nie stanowią przeciwstawnych biegunów, dlatego należy unikać dalszego oddzielania tych dwóch dziedzin. W skrajnych przypadkach może to prowadzić do sytuacji, w której chirurg będzie odpowiedzialny za część techniczno-operacyjną, a dalszą opiekę nad pacjentem w całości sprawować będzie psychoonkolog. Chirurgia i psychoonkologia muszą – jeśli chcą nawzajem korzystać ze swoich osiągnięć i zwiększyć wspólny potencjał – być postrzegane jako dziedziny zazębiające się.

Lekarze zajmujący się pacjentami z chorobami nowotworowymi muszą mieć **podstawowe kompetencje w zakresie psychoonkologii**. Pacjenci nie mogą być zredukowani tylko do swoich fizycznych dolegliwości, znacznie bardziej należy się skupić na ich sytuacji psychicznej i społecznej. Ogólna jakość życia w większej mierze związana jest ze stanem emocjonalnym niż z objawami fizycznymi [5]. W szkoleniu chirurgów czas poświęcany nauce umiejętności rozmowy i udzielania wsparcia jest bardzo krótki. Podobnie jest z elementami autorefleksyjności. Z tego powodu operowanie pacjentów z guzami stanowi nie tylko ogromne obciążenie dla pacjentów, ale także dla lekarzy. Leczenie w złożonych chorobach, „trudnych" przypadkach czy u pacjentów z nawrotem choroby często spoczywa na ośrodkach zapewniających kompleksową opiekę. Lekarze w takich ośrodkach ciągle konfrontowani są z cierpieniem. Pacjenci, którzy przeszli terapię i pozostają w stanie remisji, są pod kontrolą ambulatoryjną. Natomiast do wyspecjalizowanych ośrodków trafiają te osoby, u których leczenie nie pozwoliło na uzyskanie trwałej remisji, u których terapia „zawiodła", doszło do powikłań lub nawrotu choroby.

Postępowanie w chirurgii związane jest z następującymi warunkami lub obciążeniami (poniższe zestawienie):

📖 PODSUMOWANIE

Warunki i obciążenia w codziennej pracy chirurga:
- presja czasu;
- krótki czas pobytu pacjentów na oddziale, a tym samym krótki okres budowania relacji opartych na zaufaniu;
- częsta zmiana personelu wynikająca z rotacji i planu pracy zmianowej;
- sztywna hierarchia;
- różne zadania: opieka nad pacjentem, badania naukowe, wykłady;
- dominacja mężczyzn (w badaniach wykazano, że kobiety lekarze – niezależnie od specjalizacji – wykazują więcej empatii niż ich koledzy z pracy [6, 8]).

54.13 Co psychoonkologia może zaoferować chirurgii?

Zadaniem psychoonkologii jest zwrócenie uwagi na **psychospołeczne elementy praktyki lekarskiej** i zwiększenie nacisku na szkolenie

pracowników. Głównym celem jest poprawa kompetencji psychospołecznych zespołu medycznego, dlatego pracownikom oferowane są regularne szkolenia. Ogromne znaczenie ma interdyscyplinarna wymiana doświadczeń. Ważne jest, aby z każdej strony była gotowość do dialogu i aby oferta rozmowy była skierowana nie tylko do pacjentów, ale także do pracowników. Odciążenie pracowników można osiągnąć na przykład poprzez studiowanie przypadków „trudnych pacjentów". Ze względu na stosunkowo niewielkie zainteresowanie chirurgów opisywanymi zagadnieniami, należy zaprojektować szkolenia w odpowiedni sposób.

Głównym celem działalności psychoonkologów jest **przezwyciężenie nieumiejętności rozmowy**. Ważne jest opanowanie lęku na tyle, by zamiast milczeć, zwiększyć komunikację i zaufanie. Wszystkie zainteresowane strony powinny przyczyniać się do powstania przeświadczenia, że medycyna nie jest niema i potrafi pokonać swoje braki w przekazywaniu emocji.

54.14 Co psychoonkologia może zaofiarować pacjentom?

Pacjentom, którzy w czasie pobytu w szpitalu przeżywają silne obciążenie psychiczne, należy zapewnić **specjalną opiekę** pracownika przeszkolonego w udzielaniu wsparcia psychologicznego. Taka możliwość powinna być udostępniona w całej klinice w celu zapewnienia szybkiej pomocy w każdej specjalności.

❗ WAŻNE

Nie każdy pacjent z rakiem potrzebuje wsparcia psychoterapeutycznego.

W **analizie konieczności wsparcia psychologicznego** u hospitalizowanych pacjentów z chorobą nowotworową wykazano, że takiej pomocy udzielono 41,4% pacjentów. Potrzeba ta była szczególnie wysoka u pacjentów z nowotworem wtórnym (66,7%) oraz u pacjentów, którzy zostali przyjęci z podejrzeniem choroby nowotworowej celem wykonania dalszych badań (48,7%).

Wsparcie psychologiczne i psychoterapeutyczne powinny otrzymać również następujące grupy pacjentów:

- **Pacjenci zagrożeni samobójstwem.** Przekonanie, że pełne przedstawienie sytuacji może doprowadzić do próby samobójczej, jest mitem. Znacznie bardziej sprzyja temu niewystarczające leczenie przeciwbólowe, poczucie bycia „przeleczonym" lub porzuconym przez system opieki zdrowotnej, a także osobnicza wrażliwość.
- **Pacjenci depresyjni.** Każdą manifestację depresji należy leczyć. Depresja może prowadzić do chorób nowotworowych (np. trzustki) lub wystąpić jako efekt uboczny leków.
- Pacjenci i ich rodziny, którzy wyrażają taką potrzebę.

OPIS PRZYPADKU

Pan F., 60 lat, żonaty, nerwiak złośliwy w lewym udzie. Pan F. jest w klinice przed siódmą operacją z powodu nerwiaka (wszystkie poprzednie operacje miały miejsce w ciągu ostatnich trzech lat). Od rozpoznania nowotworu cierpi na depresję. Skarży się na głębokie ranne obniżenie nastroju, apatię, obojętność. Objawy pogorszyły się wraz z jego przejściem na emeryturę (nie musi już rano wstawać). Nie miał czasu, żeby przygotować się do przejścia na emeryturę. Zgłasza także problemy z żoną, które wynikają m.in. z utraty przez niego motywacji.

Obciążenia psychosocjalne powinny zostać zarejestrowane i ujęte w standaryzowane skale. W celu wyszczególnienia mocno obciążonych pacjentów należy zastosować metody screeningowe [12] lub metody ukierunkowane na ocenę jakości życia. Rak stanowi także poważny problem dla pracowników, w związku z czym także dla nich (samodzielnie lub wspólnie z pacjentami) powinna być dostępna odpowiednia oferta wsparcia.

54.15 Cele interwencji psychoonkologicznej

Interwencja psychoonkologiczna ma na celu pomoc pacjentom szczególnie w zakresie:

- Przepracowania zarówno diagnozy, jak i wcześniejszych doświadczeń, skojarzeń i możliwych irracjonalnych idei pacjentów, a także udzielenia pomocy w rozwoju realistycznego spojrzenia na chorobę i możliwości leczenia.
- Nauki radzenia sobie z lękiem. Lęk nie musi zostać pokonany, musi natomiast zostać zaakceptowany i zrozumiany. Lęk może przyczynić się do mobilizacji sił.
- Rozpoznania straty i ograniczenia żałoby.
- Aktywowania zasobów i jednoczesnego zmniejszenia obciążeń.
- Zbudowania perspektyw na przyszłość.

Dla pacjenta oznacza to, że musi dostosować się do zmian funkcjonowania narządów, powinien na nowo rozważyć i zreorganizować swoje cele i priorytety, a także rozwiązać ewentualne ograniczenia w życiu codziennym.

Podczas pobytu pacjenta w szpitalu konieczne jest łagodzenie **ostrego kryzysu** poprzez odpowiednie interwencje i wsparcie. Pożądaną kontrolę objawów można osiągnąć poprzez relaks i ćwiczenia wyobraźni, ale w razie konieczności także za pomocą leków psychotropowych. W rozmowach pacjent powinien być wspierany w przepracowywaniu swojej choroby. Psychoonkolog często pełni rolę „ściany płaczu". Istotne jest, by jak najlepiej przetrwać kryzys i jak najmocniej zneutralizować jego skutki.

54.16 Szczególne wymagania w zakresie psychoonkologii w chirurgii

Od współpracowników psychoonkologicznych w chirurgii wymaga się dużej **elastyczności**, ponieważ wiele zdarzeń następuje nieoczekiwanie i dlatego nie można ich zaplanować. Badania

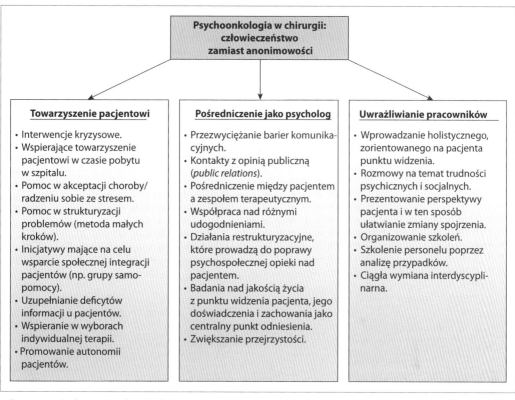

Psychoonkologia w chirurgii: człowieczeństwo zamiast anonimowości

Towarzyszenie pacjentowi	Pośredniczenie jako psycholog	Uwrażliwianie pracowników
• Interwencje kryzysowe. • Wspierające towarzyszenie pacjentowi w czasie pobytu w szpitalu. • Pomoc w akceptacji choroby/ radzeniu sobie ze stresem. • Pomoc w strukturyzacji problemów (metoda małych kroków). • Inicjatywy mające na celu wsparcie społecznej integracji pacjentów (np. grupy samo-pomocy). • Uzupełnianie deficytów informacji u pacjentów. • Wspieranie w wyborach indywidualnej terapii. • Promowanie autonomii pacjentów.	• Przezwyciężanie barier komunika-cyjnych. • Kontakty z opinią publiczną (*public relations*). • Pośredniczenie między pacjentem a zespołem terapeutycznym. • Współpraca nad różnymi udogodnieniami. • Działania restrukturyzacyjne, które prowadzą do poprawy psychospołecznej opieki nad pacjentem. • Badania nad jakością życia z punktu widzenia pacjenta, jego doświadczenia i zachowania jako centralny punkt odniesienia. • Zwiększanie przejrzystości.	• Wprowadzanie holistycznego, zorientowanego na pacjenta punktu widzenia. • Rozmowy na temat trudności psychicznych i socjalnych. • Prezentowanie perspektywy pacjenta i w ten sposób ułatwianie zmiany spojrzenia. • Organizowanie szkoleń. • Szkolenie personelu poprzez analizę przypadków. • Ciągła wymiana interdyscypli-narna.

Ryc. 54.2 Podstawy psychoonkologii w chirurgii.

i operacje, ale także wypisy ze szpitala czasem zachodzą w krótkim czasie. Kryzysy pojawiają się nagle i wymagają szybkiej interwencji. Należy zaakceptować i poradzić sobie z faktem, że leczenie pacjenta jest absolutnym priorytetem. Ponadto warunki terapii zwykle nie odpowiadają standardowym zaleceniom: interwencje psychologiczne częściowo muszą być realizowane w salach dwu- lub wieloosobowych, ponieważ pacjenci w dniach po operacji często nie mogą wstawać. Podobnie jak chirurg, psychoonkolog często dysponuje krótkim czasem pobytu pacjenta w szpitalu do zbudowania wzajemnego zaufania. Dla interdyscyplinarnej współpracy chirurga i psychologa/psychoterapeuty/psychoonkologa najważniejsze znaczenie ma umiejętność integracji. Muszą znaleźć wspólny język i obszar wzajemnego działania. Podstawy psychoonkologii w chirurgii zostały przedstawione na ryc. 54.2.

PIŚMIENNICTWO I STRONY INTERNETOWE

1. Bayerische Landesärztekammer: Weiterbildungsordnung für die Ärzte Bayerns vom 24. April 2004 i.d. Fassung der Beschlüsse vom 14. Oktober 2006. www.blaek.de
2. Bellet P, Maloney M: The importance of empathy as an interviewing skill in medicine. JAMA 266 (1991) 1831–1832
3. Bendapudi N, Berry L, Frey K, Parish J, Rayburn W: Patients' perspectives on ideal physician behaviors. Mayo Clin Proc 81 (2006) 338–344
4. Borasio GD: Vortrag beim 66. Deutschen Juristentag (Stuttgart, 20.09.2006). http://palliativmedizin.klinikum. uni-muenchen.de/docs/borasio/Stuttgart_DJT.ppt.
5. Burghofer K, Jauch K: Die Lebensqualität von Rektumkarzinom-Patienten: Ergebnisse einer prospektiven Längsschnittuntersuchung. Viszeralchirurgie 41 (2006) 125–131
6. Eisenberg N, Lennon R: Sex differences in empathy and related capacities. Psychol Bulletin 94 (1983) 100–131

54

7. Goerling U, Odebrecht S, Schiller G, Schlag PM: Psychosozialer Betreuungsbedarf bei stationären Tumorpatienten. Der Chirurg 77 (2006) 41–46

8. Hojat M, Gonnella J, Nasca T, Mangione S, Vergare M, Magee M: Physician Empathy: definition, components, measurement, and relationship to gender and specialty. Am J Psychiat 159 (2002) 1563–1569

9. Kappauf H: Onkologische Chirurgie. In: Hontschik B, von Uexküll T (Hrsg.): Psychosomatik in der Chirurgie. Schattauer, Stuttgart (1999) 285–299

10. Schlömer-Doll U, Doll U: Patienten mit Krebs: Information und emotionale Unterstützung. Dtsch Ärztebl 97 (2000) A3076–A3081

11. Spiro H, McCrea Curen M, Peschel E, St James D: Empathy and the practice of medicine: beyond pills and the scalpel. Yale University Press, New Haven (1993)

12. Strittmatter G, Mawick R, Tilkorn M: Psychosozialer Betreuungsbedarf bei Gesichts- und Hauttumor-patienten. Psychother Psychosom Med Psychol 48 (1998) 349–357

13. Thali A, Hontschik B: Arzt-Patient-Beziehung in der Chirurgie. In: Hontschik B, von Uexküll T (Hrsg.): Psychosomatik in der Chirurgie. Schattauer, Stuttgart (1999) 34–54

14. Tongue J, Epps H, Forese L: Communication skills. Instr Course Lect 54 (2005) 3–9

15. Travaline J, Ruchinskas R, D'Alonzo G: Patient-Physician Communication: Why and How. JAOA 105 (2005) 13–18

16. Visser MR, van Lanschot JJ, van der Velden J, Kloek JJ, Gouma DJ, Sprangers MA: Quality of life in newly diagnosed cancer patients waiting for surgery is seriously impaired. J Surg Oncol 93 (2006) 571–577

17. Winter J: Doctor, can we talk? Physician-patient communication issues that could jeopardize patient trust in the physician. South Dakota J Med 53 (2000) 273–276

55

Sebastian Gallenberger
Psychoonkologia
w pulmonologii

55.1 Epidemiologia

W 2002 r. w Niemczech zdiagnozowano około 45 000 nowych przypadków raka płuc. Rak płuc pod względem częstości występowania znajduje się na trzecim miejscu u obu płci. Dominują mężczyźni z 32 500 zachorowaniami (łączny odsetek wszystkich nowotworów – około 15%) w porównaniu do 12 500 przypadków wśród kobiet (całkowity udział 6,1%) [7]. W dłuższej perspektywie **częstość występowania** u mężczyzn zwiększa się stale, choć nieznacznie od 1970 i 1980 r., natomiast wśród kobiet stale wzrasta. Rozwój ten przebiega równolegle ze wzrostem konsumpcji papierosów i jest jeszcze bardziej widoczny w Stanach Zjednoczonych. Tam w 1987 r. rak płuc wyprzedził raka piersi i stał się najczęstszą przyczyną zgonów wśród kobiet, a obecnie powoduje więcej zgonów niż rak piersi i rak jelita grubego łącznie [11]. U mężczyzn rak płuc jest zdecydowanie najczęstszą przyczyną zgonów w Niemczech (około 25% zgonów z powodu raka). Taka sama sytuacja jest w całej Europie i Ameryce Północnej [http://www-dep.iarc.fr/; Globocan 2002].

Zgodnie z danymi epidemiologicznymi Towarzystwa Rejestru Nowotworów w Niemczech we współpracy z Instytutem Roberta Kocha **wskaźnik 5-letniego przeżycia** wynosi 12% dla mężczyzn i 14% dla kobiet [3]. W USA wskaźnik 5-letniego przeżycia wynosi około 15%. Z tego powodu rak płuca zaliczany jest do nowotworów o złym rokowaniu.

55.2 Czynniki ryzyka

W przeciwieństwie do prawie wszystkich nowotworów w przypadku raka płuc istnieje silny dominujący związek między chorobą a **paleniem papierosów**. Obecnie związek ten jest poznany także od strony molekularnej. Przemysł tytoniowy starał się negować tę zależność tak długo, jak to było możliwe, a swoim „klientom" oferował różne wymówki i eufemizmy. Klasyczne badania brytyjskich lekarzy prowadzone przez Doll i Peto [4, 5] wykazały wszystkie zagrożenia zdrowotne i konsekwencje palenia tytoniu. Ryzyko zachorowania jest zależne od dawki, od liczby wypalanych dziennie papierosów i rośnie wraz z długością czasu palenia (paczkolata – *pack years* – liczba wypalanych paczek papierosów dziennie pomnożona przez lata). Dawka jest tym wyższa, im wcześniej w życiu zaczęło się palić, szczególnie przed 15 rokiem życia. Ryzyko zachorowania na raka płuc przy paleniu przez całe życie do 80 roku życia wzrasta do co najmniej 16%.

Palenie papierosów jest główną przyczyną około 85% wszystkich przypadków raka płuc. U mężczyzn związek ten jest nieco wyższy i wynosi 87–90%, natomiast u kobiet nieco niższy: 55–60% [12]. Jednocześnie dokładnie określona jest **szkodliwość biernego palenia**. Życie z ciężkim palaczem powoduje wzrost ryzyka raka płuc o około 30%. Według szacunków Keil i Becker z Niemieckiego Instytutu Badań nad Rakiem w Heidelbergu, od 2005 r. z powodu raka płuc umiera rocznie około 260 osób.

Pewne jest także rakotwórcze działanie **promieniowania jonizującego** u ludzi ocalałych z bombardowań atomowych w Japonii. U pracowników kopalni uranu występuje zwiększone ryzyko zachorowania na raka płuca związane z wystawieniem na działanie radonu. Ten radioaktywny gaz powstaje w szeregu rozpadu uranu. Może też występować w fundamentach domu, przechodząc z gruntu. W słabo izolowanych i niewentylowanych piwnicach może osiągać podwyższone stężenie. Radon występujący w domach jest odpowiedzialny za około 7% przypadków raka płuc [8].

Pył i sadza z silników diesla odgrywają rolę, którą w tej chwili trudno jest ocenić. Główna szkodliwość zawodowa związana jest z narażeniem na azbest, w przypadku którego rak uznawany jest za chorobę zawodową. Dotyczy to również rzadszego narażenia na związki arsenu, chromu, niklu i węglowodorów wielopierścieniowych.

55.3 Choroby współistniejące

Średni wiek chorych na raka płuc wynosi między 65 a 70 lat, natomiast częstość występowania w poszczególnych grupach wiekowych jest najwyższa między 70 a 80 rokiem życia [7]. Oznacza to, że z powodu wieku i długotrwałej „szkodliwości" dymu tytoniowego pacjenci oprócz raka często cierpią z powodu innych, zwykle przewlekłych chorób. Najczęściej jest to **POCHP** (przewlekła obturacyjna choroba płuc), z powodu której pacjent doświadcza duszności, kaszlu i nadmiernej produkcji śluzu oskrzelowego oraz, w zaawansowanych przypadkach, niewydolności oddechowej związanej z ograniczoną możliwością poruszania się. Zaawansowanie tej choroby w znaczący sposób wpływa na możliwości leczenia chirurgicznego i radioterapii. Palenie jest również głównym czynnikiem **ryzyka chorób naczyń**, a zwłaszcza choroby niedokrwiennej serca, co jest zawsze brane pod uwagę przy ocenie możliwości operacji.

55.4 Objawy i wczesne wykrywanie

Wczesne stadia nowotworu dają największe szanse na wyleczenie. Na tym etapie choroba jest często odkrywana przez przypadek na zdjęciu rentgenowskim wykonywanym z innych powodów, jak np. rutynowe zdjęcie przedoperacyjne. Tak jak „cień" na płucu wcześniej za-

wsze sugerował gruźlicę, tak dzisiaj **niejasna zmiana na płucu** u większości ludzi wywołuje nieuzasadniony strach przed rakiem.

Ograniczone guzy płuc mogą przebiegać zupełnie bezobjawowo, nie wywołując duszności czy bólu. **Znakami ostrzegawczymi są:** uporczywy kaszel bez określonej przyczyny, zmiany w charakterze kaszlu na „kaszel palacza" i zawsze domieszki krwi w plwocinie. Utrata masy ciała większa niż 5 kg, duszność, bóle są zwykle objawami zaawansowanego nowotworu, często z przerzutami [18].

Z tego powodu oraz ze względu na wcześniejsze pozytywne doświadczenia z innymi guzami litymi (np. piersi, szyjki macicy, jelita grubego czy prostaty) płuca wydają się idealnym narządem do **prowadzenia badań przesiewowych**. Niestety wczesne badania rentgenowskie klatki piersiowej i badania plwociny nie dostarczyły dowodów na ich skuteczność, nawet u najbardziej zagrożonych, narażonych na azbest palaczy. Obecnie na całym świecie prowadzonych jest kilka dużych badań, w których porównuje się wyniki badań rentgenowskich klatki piersiowej z wynikami tomografii komputerowej celem wyjaśnienia kwestii badań przesiewowych. W amerykańskim National Lung Screening Trial [http://www.cancer.gov/nlst] przebadano 50 000 osób, a publikacja pierwszych wyników została zaplanowana na 2009 r. Obiecujące wyniki wcześniejszych mniejszych badań wykazały, że w tomografii komputerowej rozpoznano więcej nowotworów w I uleczalnym stadium, które mogą być operowane. Ale na tej podstawie nadal nie można ustalić zaleceń do rutynowych badań przesiewowych.

55.5 Diagnostyka

Histologiczne potwierdzenie rozpoznania jest podstawowym warunkiem racjonalnego planowania leczenia. W przypadku operacji podejrzanych guzów zabieg chirurgiczny stanowi równocześnie procedurę diagnostyczną i leczniczą. Gdy potrzebna jest biopsja, zwykle wykonuje się bronchoskopię, czasem wykonywana jest punkcja przez ścianę klatki piersiowej. Zdarza się, że bronchoskopia, ze względu na wcześniejsze traumatyczne doświadczenia lub relacje innych osób, u niektórych pacjentów prowadzi do ataku paniki. W takiej sytuacji ważne jest kompetentne i staranne przeprowadzenie zabiegu, z wykorzystaniem dostępnych środków, by zmniejszyć stres i ból u pacjenta.

Do oceny zaawansowania nowotworu wykonuje się badania obrazowe nadbrzusza, często także głowy oraz scyntygrafię kości. Prawidłowe wyniki tych badań powinny być niezwłocznie przekazane pacjentowi. Mało znaczące komentarze personelu pracowni rentgenowskich często są błędnie interpretowane przez pacjentów, a tym samym zwiększają ich obawy.

Rozpoznanie musi zostać ustalone szybko (zwykle ma to miejsce w ciągu kilku dni) i odpowiedzieć na pytanie, czy mamy do czynienia z **rakiem drobnokomórkowym** (*small cell lung cancer* – SCLC) czy z **rakiem niedrobnokomórkowym** (*non-small cell lung cancer* – NSCLC) i w jakim stadium [18]. Rak drobnokomórkowy występuje w 15–20% przypadków i zawsze wymaga chemioterapii.

Rozpoznanie histologiczne i **wielkość guza** są podstawowymi warunkami koniecznymi do oceny rokowania i planowania leczenia. W przypadku NSCLC najwyżej 25% pacjentów znajduje się w I i II stadium, które dają szanse na pozytywny wynik operacji [13]. U około 55% rak diagnozowany jest w IV przerzutowym stadium, w którym możliwa jest tylko chemioterapia paliatywna. III stadium guza stanowi największe wyzwanie terapeutyczne i jednocześnie jest najsłabiej udokumentowane naukowo. W takim przypadku muszą być rozważone różne opcje leczenia, w zależności od indywidualnej sytuacji pacjenta.

55.6 Rozmowa

Informacja na temat rozpoznania raka płuc, jak w przypadku każdej innej choroby nowotworowej, musi opierać się na **zasadzie praw-**

domówności. Niebezpieczeństwo traumy lub minimalizowania jest szczególnie duże, ponieważ oprócz bardzo poważnego rokowania w grę wchodzą także szczególne obawy i poczucie winy (co nie ma miejsca np. przy raku trzustki o podobnie złym rokowaniu).

Większość pacjentów zdaje sobie sprawę z przyczynowej roli palenia, w związku z czym zawsze zachodzi pośrednie lub bezpośrednie powiązanie z nałogiem. Mieszanina **poczucia winy i wyrzutów sumienia** zwykle jest szybko odrzucana i rzadko powoduje rzucenie palenia w zaawansowanych stadiach nowotworów. Mimo że rzucenie palenia jest postępowaniem rozsądnym (aktywni palacze słabiej reagują na chemioterapię), to gdy ogólna prognoza jest bardzo zła, trudno terapeucie jeszcze nakazywać pacjentowi rzucenie palenia. Zupełnie inaczej jest, kiedy terapia prowadzona jest z zamiarem wyleczenia.

> **! OPIS PRZYPADKU**
>
> 58-letni mężczyzna, ojciec 12-letniego syna, bez istotnych objawów guza, na początku rozmowy zgłasza, że w związku z nieprawidłowym wynikiem RTG tydzień temu, po 40 latach nałogu rzucił palenie. Wstrząśnięty ostatecznym rozpoznaniem mówi na koniec: „Potrzebuję teraz papierosa, najwyżej jednego lub dwa, ale jednak. Musi pan to zrozumieć, doktorze". Następnego dnia zauważa: „To wczoraj z tym paleniem to bzdura. Pomyślałem natychmiast o moim szwagrze, który też tyle palił i po podobnej diagnozie żył jeszcze tylko pół roku".

U **osób niepalących**, u których występuje 10–15% przypadków raka płuc, regularnie pojawia się znacznie trudniejsze pytanie: „Dlaczego ja?", na które medycyna nie potrafi odpowiedzieć. Tacy pacjenci wymagają szczególnej opieki psychoonkologicznej. Zaskakujące jest, że niektórzy pacjenci nie akceptują narażenia zawodowego jako przyczyny choroby i wciąż identyfikując się ze swoją byłą, chętnie wykonywaną pracą, nie chcą zgłosić skargi do związku zawodowego.

55.7 Lęk przed dusznością i uduszeniem

Ponieważ **oddychanie** jest podstawowym warunkiem życia, po rozpoznaniu zaawansowanego raka płuca niemal automatycznie rodzi się lęk przed uduszeniem. Często pojawia się pytanie: „Jak człowiek wtedy umiera?". Jedną z możliwych i poprawnych odpowiedzi jest ta, że bardziej prawdopodobne są inne przyczyny śmierci niż niewydolność oddechowa, a ponadto istnieją bardzo skuteczne metody utrzymywania drożnych dróg oddechowych. Lekarz może również zapewnić pacjenta, że w czasie jego pobytu w szpitalu zostaną wykorzystane wszelkie sposoby zapewnienia mu godnego umierania, bez bólu. W warunkach pozaszpitalnych i częściowo także szpitalnych, w hospicjach i ośrodkach opieki paliatywnej oferuje się pomoc we wszystkich tego rodzaju sytuacjach.

55.8 Terapia i rokowanie

Każdy pacjent oczekuje **w czasie rozmowy** przedstawienia przynajmniej zarysu terapii – nawet jeśli już zdecydował się odrzucić propozycję leczenia. W życiu codziennym sytuacja taka zdarza się rzadko wśród chorych na raka płuc, mimo że już w momencie stawiania wstępnej diagnozy nie ma szans na pełne wyleczenie. W trudnej rozmowie na temat prognozy pacjent sam powinien zadecydować, ile chce wiedzieć. Gdy zapytać pacjentów, jakie wrażenie wywarła na nich rozmowa na temat diagnozy, opisują, że lekarz prezentował całkowicie bezkrytyczny optymizm, zdystansowany realizm lub nawet cyniczny fatalizm. Czasem po długiej i szczegółowej rozmowie pozostaje jako podsumowanie tylko jedno zdanie: „On dał mi tylko tyle a tyle miesięcy".

Dlatego tak ważne jest delikatne wybadanie, jak wiele danych prognostycznych i jak wiele konkretnych liczb chce usłyszeć pacjent. **Na koniec należy zapytać,** czy pacjent otrzymał wszystkie informacje, które są dla niego istotne. Trudne pytania o szczegóły, które chce poznać pacjent, zostały omówione w jednym z artykułów „Journal of Oncology" [2].

Niektórzy pacjenci czerpią informacje o **przeżywalności** z internetu i zazwyczaj statystyczne pojęcie mediany czasu przeżycia interpretują jako średni czas przeżycia. W każdym przypadku konieczne jest dokładne wyjaśnienie konkretnych liczb.

Wielu pacjentów zna losy chorych na raka płuca z najbliższego otoczenia lub nawet ma już krewnych w różnych stadiach choroby. Doświadczenia takie powinny być szczegółowo omówione i wymagają poukładania w czasie przebiegu choroby. Dotyczy to w szczególności współmałżonków, którzy relatywnie częściej niż w innych nowotworach, ze względu na wspólne narażenie na dym tytoniowy, mogą zachorować na tę samą chorobę.

> **! WAŻNE**
>
> Zrzucanie winy na palenie papierosów nikomu nie pomaga w rozmowie. Z drugiej strony, zawsze należy zapytać o narażenie zawodowe. Prognozy powinny być podawane wstrzemięźliwie i z dużą dozą wrażliwości.

55.9 Zarys leczenia

Leczenie raka płuca opiera się na **3 podstawach**: chirurgii oraz radio- i chemioterapii. W zależności do histologii i stadium guza istnieją standardy, które opisują, jakie procedury należy w poszczególnych przypadkach wykonać. W ostatnich latach, podobnie jak w innych typach nowotworów, wprowadzono terapię kombinowaną w postaci leczenia uzupełniającego – neoadjuwantowego.

Standardy leczenia ulegają ciągłym modyfikacjom. W najnowszych badaniach próbuje się – poprzez podejście molekularne i genetyczne – zdefiniować nowe czynniki prognostyczne, tak by lepiej określić ryzyko i wskazania do leczenia.

Kolejnym podejściem terapeutycznym jest zastosowanie **substancji biologicznych** (molekularna terapia celowana) takich jak przeciwciała. Imponujące efekty i bezkrytyczne raporty umieszczone w internecie wzbudziły wiele niespełnialnych oczekiwań u wielu pacjentów i użytkowników sieci. Powtarzane rozmowy z pacjentem, w miarę możliwości z towarzyszeniem jego rodziny, są niezbędne w celu wyjaśnienia obecnych standardów leczenia i nadziei na przyszłość. Lekarz musi zaakceptować, że ciągle będzie konfrontowany z informacjami zamieszczanymi w internecie i z tego powodu powinien ciągle się dokształcać. Ale ma także prawo odmówić dyskusji na temat nienaukowych, zawiłych metod terapii.

Leczenie operacyjne

Największą szansę wyleczenia daje operacja w I i II stadium NSCLC [13]. Podstawowym warunkiem jest możliwość przeprowadzenia operacji pod względem kardiologicznym i dobra funkcja płuc, które po zabiegu muszą zapewnić odpowiednią wydajność oddechową. Śmiertelność po usunięciu płata płuca (lobektomii) jest zadowalająca i wynosi około 2–4%, wzrasta natomiast dwukrotnie w przypadku usunięcia całego płuca. Podwyższone ryzyko wiąże się także z zaawansowanym wiekiem. Mimo to zastosowanie tylko operacji w stadiach IB i II jest niewystarczające, by osiągnąć **5-letnie przeżycie** na poziomie 40–60%.

Pooperacyjne leczenie uzupełniające

5–10% poprawa przeżyć 5-letnich jest obecnie możliwa dzięki zastosowaniu **chemioterapii uzupełniającej** [16]. Standardem są 4 cykle chemioterapii opartej na platynie, zalecane dla stadium II i śródoperacyjnie stwierdzonego stadium IIIA, u pacjentów, którzy dobrze znieśli zabieg operacyjny. Sytuacja w stadium IB nadal jest niejasna. Chemioterapia uzupełniająca nie wpływa na wyniki przeżywalności w stadium IA.

Psychiczny i fizyczny stres spowodowany operacją i chemioterapią nasila dodatkowo długi czas leczenia i wynikającą z terapii niezdolność do pracy ze znaczącymi skutkami ekonomicznymi. W przypadku zajęcia węzłów chłonnych śródpiersia leczenie wydłuża się o około 6 tygodni **radioterapii**. Rutynowe stosowanie radioterapii nie wpływa na długość przeżycia i w związku z tym nie jest zalecane.

Przedoperacyjne leczenie indukcyjne

Neoadjuwantowe podejście terapeutyczne, w którym chemio- i/lub radioterapia stosowane są przed operacją, ma w stosunku do terapii adjuwantowej pewne zalety, które zostały już udowodnione m.in. przy leczeniu raka odbytnicy. Sprzeczne wyniki przy raku płuc doprowadziły do tego, że obecnie **chemioterapia indukcyjna** stosowana jest tylko w stadium IIIA, w którym stwierdzono zajęcie węzłów śródpiersia, ale operacja jest nadal możliwa do przeprowadzenia [14].

Taka **wielowymiarowa koncepcja leczenia** wpływa w znaczący i do tej pory nieprzeżyty sposób na długie miesiące życia pacjenta, który już zmaga się z rozpoznaniem choroby zagrażającej życiu.

Psychiczny stres związany z operacją

Udowodniono, że pacjenci z rakiem płuc przeżywają więcej stresu niż pacjenci z innymi chorobami nowotworowymi. Niedawno amerykańskie badania [21] wykazały, że tydzień po operacji aż 29% spośród 119 pacjentów prezentowało **objawy depresji**. Badano też kwestię, jakie są predyktory emocjonalnego radzenia sobie z nowotworem. Objawy depresyjne były zależne od obranej strategii radzenia sobie z chorobą i od uzyskania ukierunkowanej pomocy społecznej. Nie stwierdzono związku z ogólnym wsparciem społecznym, stadium choroby i stanem ogólnym, natomiast wykazano zależność od wieku. Potwierdziło to wcześniejsze doniesienia, że „adaptacyjne radzenie sobie" ma znaczenie w wymiarze stresu emocjonalnego, a wsparcie społeczne przynosi efekt tylko pod pewnymi warunkami, np. kiedy partner życiowy wspiera chorego i sam nie wymaga więcej wsparcia i troski, niż ich udziela.

! WAŻNE

Operacja daje ograniczone możliwości wyleczenia, zależne od stadium guza. Chemioterapia uzupełniająca jest stosowana standardowo, z wyjątkiem I stadium. Znaczenie leczenia neoadjuwantowego nie zostało jeszcze ostatecznie wyjaśnione.

Radioterapia

Radioterapia jest postępowaniem z wyboru u pacjentów w operacyjnym stadium I lub II, którzy z określonych względów nie mogą być operowani. W małych guzach, bez zajęcia węzłów chłonnych, stosuje się **metodę stereotaktyczną** (naświetlanie punktowe lub radiochirurgia), która przynosi dobre efekty i jest o wiele lepiej tolerowana niż terapia standardowa. Ten rodzaj radioterapii obejmuje około 6 tygodni codziennego naświetlania. W I i II stadium przy zastosowaniu radioterapii jako leczenia podstawowego wskaźnik przeżycia 5-letniego jest o około 12–32% gorszy niż w przypadku operacji [22].

Radioterapia jest stosowana także, gdy przy miejscowo zaawansowanym III stadium operacja jest już niemożliwa. Szanse wyleczenia są mocno ograniczone, ale można je znacząco poprawić przez skojarzenie z chemioterapią.

Radiochemioterapia

Podejście, w którym napromienianie ma miejsce dopiero po zakończeniu chemioterapii, jest mniej skuteczne niż równoczesne stosowanie radio- i chemioterapii. **Toksyczność** leczenia łączonego jest znaczna i większa niż prosta suma skutków ubocznych chemioterapii i radioterapii. Oprócz toksycznego wpływu na szpik kostny i zmiany w obrazie krwi dochodzi

głównie do uszkodzenia błony śluzowej przełyku. Zaburzenia połykania przy spożywaniu posiłków pojawiają się zwykle przy napromienianiu śródpiersia, co ma zawsze miejsce w III stadium. Klinicznie ciężkie zapalenie przełyku rozwija się w 20–25% przypadków. Jednakże tylko w wyjątkowych sytuacjach nie jest możliwe karmienie doustne i występuje konieczność żywienia przez sondę lub pozajelitowo.

Warunkiem podstawowym do stosowania radiochemioterapii jest **dobry stan ogólny** (stopień 0/1 w skali sprawności ECOG), jak również **dobre szanse leczenia** i przeżycia lub poważne objawy (np. silne bóle w guzie Pancoasta). Istnieją udowodnione wskazania do leczenia w ograniczonej postaci raka drobnokomórkowego oraz III stadium raka niedrobnokomórkowego.

Radioterapia indukcyjna i uzupełniająca

Przedoperacyjna radiochemioterapia indukcyjna była już przedmiotem wielu badań. Jednak wyniki nie wskazują jednoznacznie na jej przewagę nad chemioterapią indukcyjną i dlatego nie jest ona zalecana jako standard. Wyjątek stanowi **guz Pancoasta** w szczycie płuca wrastający w splot ramienny. W takim przypadku od wielu lat zaleca się radioterapię indukcyjną. Najnowsze badania wskazują, że łączona radiochemioterapia poprawia resekcyjność oraz długość przeżycia [17]. Realne szanse wyleczenia są dla pacjentów bardzo ważne, szczególnie ze względu na fakt, iż radioterapia często stosowana jest w celach paliatywnych i pacjenci sądzą, że odnosi się to także do ich sytuacji. Podobnie dokładnego wytłumaczenia wymaga uzupełniające naświetlanie śródpiersia przy zajęciu węzłów chłonnych (objaw N2).

Profilaktyczne naświetlanie mózgu

Prowadzone są liczne dyskusje na temat profilaktycznego naświetlania mózgu, szczególnie w odniesieniu do jego **długofalowych konse-**

kwencji. Krótkoterminowe naświetlanie wywołuje jedynie umiarkowane skutki uboczne, natomiast wątpliwości dotyczące występującego później otępienia – szczególnie u starszych osób – nie zostały do tej pory wyjaśnione. Wykazano, że w drobnokomórkowym raku płuca, w którym częstość występowania przerzutów do mózgu, także w ograniczonej postaci, jest wysoka, profilaktyczne napromienianie jest skuteczne, a nawet może przedłużyć życie [1]. Dlatego też zalecane jest zarówno przy całkowitej, jak i dobrej częściowej remisji.

Radioterapia w przerzutach do mózgu

Przerzuty do mózgu są przez większość pacjentów postrzegane jako groźne, nawet jeśli nie powodują żadnych objawów. Chorzy obawiają się utraty kontroli, uszczerbku w osobistej integralności i autonomii, co może wyrażać się na przykład utratą możliwości prowadzenia samochodu. Znaczne **pogorszenie się jakości życia** związane jest z wystąpieniem drgawek, a w zaawansowanych przypadkach z zaburzeniami poznawczymi, letargiem i zmianami osobowości, które dla partnerów i członków rodziny są doświadczeniem dramatycznym. Leczenie przerzutów do mózgu poprzez naświetlanie, gdy nowotwór nie jest jeszcze zaawansowany, a jakość życia nie uległa pogorszeniu, jest zatem jak najbardziej wskazane. Pojedyncze przerzuty do mózgu mogą być z powodzeniem, bez deficytów neurologicznych, operowane lub leczone radiochirurgią stereotaktyczną. Decyzja odnośnie do wyboru sposobu leczenia musi być podjęta w porozumieniu z neurochirurgiem i specjalistą w zakresie radioterapii.

Radioterapia paliatywna

Wskazania do radioterapii paliatywnej obejmują oprócz przerzutów do mózgu, głównie **przerzuty do kości** i mają na celu łagodzenie bólu, a także zapobieganie złamaniom patologicznym. W indywidualnych przypadkach może być stosowana oszczędzająca czas terapia

hipofrakcjonowana. Radioterapia ma istotne znaczenie w sytuacjach krytycznych obejmujących klatkę piersiową, takich jak zablokowanie przepływu przez żyłę główną górną (zespół żyły głównej górnej), krwioplucie, przesunięcie dużych oskrzeli i tchawicy. Zamiast radioterapii lub równolegle można wykorzystać procedury bronchoskopii interwencyjnej z użyciem laserów, źródeł promieniowania, stentów lub brachyterapii. Nacisk kładziony jest przede wszystkim na kontrolę objawów i poprawę jakości życia, a nie na leczenie nowotworu.

> **! WAŻNE**
>
> Radioterapia jest często stosowana w celach paliatywnych, ale we wczesnych stadiach i w przypadkach nieoperacyjnych także z zamiarem wyleczenia. Łączne stosowanie radio- i chemioterapii jest skuteczniejsze niż sama radioterapia, szczególnie gdy obie metody stosowane są jednoczasowo. Niestety, pociąga to za sobą wyższą toksyczność. Nowe możliwości, przy dobrej tolerancji, stwarza naświetlanie stereotaktyczne ("radiochirurgia"), zwłaszcza w leczeniu przerzutów do mózgu.

Leczenie farmakologiczne

Chemioterapia

Leki cytotoksyczne są obecnie najlepiej poznanym i najbezpieczniejszym sposobem leczenia chorych w **stadium przerzutów**, z wyjątkiem szczególnych sytuacji, takich jak pojedyncze przerzuty do mózgu lub nadnerczy [15]. Biorąc pod uwagę czysto statystyczny wzrost mediany przeżycia z 6 miesięcy przy zastosowaniu terapii objawowej do 8–10 miesięcy przy zastosowaniu chemioterapii, trudno od razu dostrzec korzyści z leczenia cytostatycznego. Ale patrząc na długość przeżycia, można zauważyć, że roczne przeżycie wzrasta o 15–20%, a 2-letnie o 10–15%. Zalecenia do chemioterapii europejskich i amerykańskich towarzystw medycznych opierają się także na fakcie, że objawy związane z guzem zmniejszają się, a jakość życia się poprawia. Warunkiem prowa-

55

dzenia standardowej dwuskładnikowej terapii opartej na platynie jest dobry ogólny stan zdrowia (0 lub 1 stopień w skali sprawności ECOG). Korzyści odnoszą także starsze osoby powyżej 70 roku życia. Już od 2 stopnia w skali ECOG toksyczność może przeważać nad efektami, w związku z czym zaleca się monoterapię tylko jednym cytostatykiem. W 3 i 4 stopniu sprawności skali ECOG chemioterapia systemowa nie przynosi korzyści, dlatego nie powinna być zalecana, także z powodów etycznych.

Działania uboczne chemioterapii zależą od wskazań i od zastosowanych preparatów. Leczenie pierwszego rzutu zwykle jest dobrze tolerowane i rzadko dochodzi do jego przerwania. Dotyczy to także starszych pacjentów. Jednak liczba cykli w schemacie opierającym się na platynie musi być ograniczona do 4–6. W przeciwieństwie do podejścia leczniczego chemioterapii uzupełniającej, w chemioterapii paliatywnej ważniejsza jest tolerancja pacjenta niż wskaźniki poprawy. Przerwanie chemioterapii jest zawsze stresującym doświadczeniem, ponieważ nie jest to leczenie pierwszego rzutu. Dlatego też leczenie drugiego rzutu musi być dokładnie zaplanowane. Ma ono sens jedynie w dobrym stanie ogólnym pacjenta, w którym głównymi czynnikami prognostycznymi są: stadium nowotworu, utrata masy ciała i płeć. Poprawa przeżycia przy zastosowaniu leków trzeciego rzutu lub dodatkowych terapii do niedawna nie była rozważana.

Nowe substancje lecznicze

Przełom w leczeniu przyniosło dopiero wprowadzenie substancji skierowanych przeciwko specyficznym **receptorom wzrostu** (receptorowi naskórkowego czynnika wzrostu, *epidermal growth factor receptor* – EGFR). Zarejestrowany w Niemczech od grudnia 2005 r. erlotynib jest dostępny w postaci tabletek (Tarceva) i stosowany w leczeniu drugiego i trzeciego rzutu. Tutaj także wydłużenie statystycznego przeżycia w badanej grupie jest niewielkie, mimo iż istotne statystycznie. W bardzo niewielkiej grupie pacjentów (8–12%), w której uzyskano

wymierną odpowiedź, znajdują się pojedyncze jednostki wykazujące imponującą poprawę stanu przy relatywnie bardziej ograniczonych skutkach ubocznych [19].

Wszystkie wysiłki koncentrują się na możliwości przewidzenia takich sukcesów w leczeniu, by oszczędzić pacjentowi huśtawki nadziei i obaw, a także wprowadzania **terapii „na próbę"**.

Przewidywanie odpowiedzi terapeutycznej

Ogólne wskaźniki odpowiedzi na leczenie inhibitorami EGFR wskazują, że największe korzyści odnoszą chore kobiety, które nigdy nie paliły, chorujące na **gruczolakoraka** lub na postać oskrzelikowo-pęcherzykową nowotworu. Wystąpienie najczęstszego objawu ubocznego leczenia – wysypki podobnej do trądziku – związane jest także z lepszą odpowiedzią i wyższym wskaźnikiem przeżycia. Dzięki tej wiedzy znoszenie krost na skórze, swędzenia i nietolerancji słońca jest dużo łatwiejsze. Niestety, zachodzące mutacje ograniczają czas skutecznego działania tej terapii, a dobra odpowiedź na leczenie zwykle zanika w ciągu roku.

Różne badania z zakresu biologii molekularnej mają na celu opracowanie metod przewidywania skuteczności i korzyści z chemioterapii poprzez **markery genetyczne**. Pozwoli to unikać nieskutecznych zabiegów, co ma szczególne znaczenie dla zdrowia pacjentów w leczeniu uzupełniającym. Jednakże określenie genetycznego profilu nowotworu o złym rokowaniu rodzi zupełnie nowe problemy.

! WAŻNE

Chemioterapia jest terapią z wyboru w fazie przerzutów. Wskazania i skutki uboczne zależą przede wszystkim od generalnego stanu zdrowia. Nowe leki, działające bezpośrednio na receptory wzrostu („terapia celowana"), dają nowe możliwości leczenia. Opracowywane są metody biologii molekularnej, które mają umożliwić prowadzenie bardziej ukierunkowanych terapii.

Leczenie paliatywne

Koncepcja terapii paliatywnej jest nieprecyzyjna. Większość chorych na raka płuca w zaawansowanym stadium nowotworu nie ma realnych szans na wyleczenie, w związku z tym praktycznie każda prowadzona u nich terapia ma charakter paliatywny. W węższym znaczeniu terapia paliatywna w raku płuc ma na celu **leczenie specyficznych objawów i powikłań nowotworu**, co służy jedynie przedłużeniu życia. Zamiarem jest jednak łagodzenie lub całkowita eliminacja objawów.

Duszność i krwioplucie

Guz zlokalizowany w dużych drogach oddechowych może powodować trudności w oddychaniu i krwioplucie. W takiej sytuacji skuteczne są **metody bronchoskopowe**. Obejmują one wewnątrzoskrzelową laseroterapią, elektrokoagulację i kriochirurgię, a także implantację stentu [9]. Endoluminalna radioterapia kontaktowa (brachyterapia) stanowi połączenie bronchoskopii i radioterapii. Należy dokładnie rozważyć wskazania do zabiegu, mając na uwadze przede wszystkim poprawę objawów, a nie możliwości techniczne.

Duszność może być także objawem dużego wysięku opłucnowego, który można leczyć poprzez drenaż opłucnej i **pleurodezę** (zarośnięcie jamy opłucnowej) w celu uniknięcia konieczności wykonywania wielokrotnych punkcji. Wykorzystanie talku do pleurodezy daje 70–80% skuteczności.

Bóle

Drugie ważne zadanie stanowi leczenie bólu, które, szczególnie w przebiegu **przerzutów do kości**, może być dużym problemem. Oprócz odpowiedniego dawkowania leków, najważniejszą rolę, zgodnie z wytycznymi WHO, odgrywa hipofrakcjonowane naświetlanie zajętych części kośćca. Rzadko podejmuje się leczenie operacyjne. Do psychoonkologa należy ustalenie, jakie czynniki społeczne i/lub

psychiczne wpływają na złagodzenie, a jakie na nasilenie odczuwania bólu. Ze względu na fakt, że zmiany w płucach nie bolą, pacjentów bez przerzutów do kości problem bólu w dużej mierze nie dotyczy. Natomiast czasem może być bardzo trudno znaleźć skuteczne leczenie kaszlu. Podstawą terapii są leki zwierające kodeinę lub kortyzon, a także inhalacje.

Objawy ogólne

Specyficzne objawy związane z guzem, jak i objawy ogólne (brak łaknienia, wyniszczenie, zmęczenie) zawsze wymagają **podejścia interdyscyplinarnego**. Obejmuje ono leczenie żywieniowe i terapię fizyczną. Oprócz tego wprowadza się specyficzne metody psychoterapeutyczne, a także leki psychotropowe, przeciwlękowe i przeciwdepresyjne.

> **! WAŻNE**
>
> Istnieją skuteczne metody leczenia objawów związanych z nowotworem, takich jak duszność, krwioplucie i ból.

55.10 Interdyscyplinarność

Leczenie raka płuca jest doskonałym przykładem konieczności postępowania interdyscyplinarnego w onkologii. Wiele potrzeb terapeutycznych musi być zaspokojonych w krótkim czasie, który często obfituje w liczne komplikacje stanowiące dodatkowe obciążenie dla pacjenta. Wszystko to wymaga **ścisłej współpracy wielu specjalistów**: pulmonologów z onkologicznym doświadczeniem lub onkologów zajmujących się pulmonologią, torakochirurgów, radioterapeutów, lekarzy zajmujących się terapią bólu, a także psychoonkologów i psychiatrów. Nie wolno także zapominać o pielęgniarkach onkologicznych, pracownikach socjalnych oraz kapelanach, którzy dbają o potrzeby społeczne i duchowe pacjentów. Z wyliczenia tak wielu specjalności wynika także konieczność wyznaczenia osoby, która będzie koordynować pracę wszystkich osób w zespole. Może to być pulmonolog, onkolog lub torakochirurg. Natomiast podejście lecznicze musi być ustalone wspólnie dla wszystkich, którzy zajmują się pacjentem. Tylko w ten sposób, na bazie podstaw humanistycznych i naukowych, można stworzyć plan indywidualnej i dopasowanej do pacjenta terapii.

PIŚMIENNICTWO I STRONY INTERNETOWE

1. Auperin A, Arriagada R, Pignon JP et al.: Prophylactic cranial irradiation for patients with small-cell lung cancer in complete remission. N Engl J Med 12 (1999) 476–484
2. Back AL, Arnold RM: Discussing prognosis: „How much do you want to know?" Talking to patients who are prepaired for explicit information. J Clin Oncol 24 (2006) 4209–4213
3. Brenner H, Stegmaier CH, Ziegler H: Verbesserte Langzeitüberlebensraten von Krebspatienten: Die unterschätzen Fortschritte der Onkologie. Dtsch Ärztebl 102 (2005) A2628
4. Doll R, Peto R: Mortality in relation to smoking: 20 year's observation on male British doctors. BMJ 2 (1976) 1525–1536
5. Doll R, Peto R, Wheatley K, Gray R, Sutherland I: Mortality in relation to smoking: 40 years' observations on male British doctors. BMJ 309 (1994) 901–911
6. Fallowfield L: Truth sometimes hurts but deceit hurts more. Ann NY Acad Sci 809 (2002) 525–536
7. Gesellschaft der epidemiologischen Krebsregister in Deutschland e.V., RKI: Krebs in Deutschland, 5. Ausgabe. Saarbrücken (2006). www.gekid.de
8. Ginsberg RJ, Vokes EE, Rosenzweig K: Non-small cell lung cancer. In: DeVita VT Jr, Heilman S, Rosenberg SA (eds): Cancer principles and practice of oncology, 6th edn. Lipincott-Williams & Wilkins, Philadelphia (2001)
9. Hautmann H, Beinert T, Dudel C et al.: Palliative Therapie. Manual Tumoren der Lunge und des Mediastinums, 7. Aufl. Tumorzentrum München und W. Zuckschwerdt, Germering (2006)
10. Henschke CI, Yankelevitz DF, Lippy DM et al.: The international early lung cancer action program investigators. Survival of patients with stage I lung cancer detected on CT screening. N Engl Med 355 (2006) 1763–1771
11. Jemal A, Siegel R, Ward E et al.: Cancer Statistics, 2006. CA Cancer J Clin 56 (2006) 106–130
12. Kohlhäufl M, Häußinger K: Ätiologie und Epidemiologie des Lungenkarzinoms. Manual Tumoren der Lunge und des Mediastinums, 7. Aufl. Tumorzentrum München. W. Zuckschwerdt, Germering (2006)
13. Mountain F: Revisions in the International System for Staging Lung Cancer. Chest 111 (1997) 1710
14. NCCN Clinical Practice Guidelines in Oncology™. Non-Small Cell Lung Cancer (2007). www.nccn.org/professionals/physician_gls/PDF/nscl.pdf (data dostępu: 23.06.2007)
15. Pfister DG, Johnson DH, Azzoli CG et al.: American Society of Clinical Oncology treatment of unresectable nonsmall cell lung cancer guideline. J Clin Oncol 22 (2004) 330–353
16. Pignon JP, Tribodet H, Scagliotti G et al.: Lung Adjuvant Cisplatin Evaluation (LACE). ASCO Nr. 7008 (2006)
17. Rusch VW, Giroux DJ, Kraut MJ et al.: Induction chemoradiation and surgical resection for superior sulcus nonsmall cell lung carcinomas: long-term results of SWOG Trial 9416. J Clin Oncol 25 (2007) 313–318
18. Scagliotti GV: Symptoms, signs and staging of lung cancer. Eur Respir Mon 17 (2001) 86–119
19. Shepherd FA, Rodrigues Pereira J, Ciuleanu T et al.: Erlotinib in previously treated non-small cell lung cancer. N Engl J Med 353 (2005) 123–132
20. Theml H: Das ärztliche Gespräch in der Onkologie. In: Dorfmüller M (Hrsg.) Die ärztliche Sprechstunde. Ecomed, Landsberg/Lech (2002)
21. Walker MS, Zona DM, Fisher EB et al.: Depressive symptoms after lung cancer surgery: their relation to coping style and social support. Psycho-Oncology 15 (2006) 684–693
22. Wisnivesky JP, Bonomi M, Henschke C et al. Radiation therapy for the treatment of unresected stage I-II nonsmall cell lung cancer. Chest 128 (2005) 1461–1467

56 Psychoonkologia w laryngologii

Karine Kau i Wolfgang Arnold

56.1 Charakterystyka

Rozpoznanie choroby nowotworowej spotyka ludzi w różnych okresach życia, ale zwykle jest to sytuacja szokująca. Przez długi czas przed postawieniem diagnozy mogą być obecne objawy takie jak: brak energii, nadmierne zmęczenie, nieokreślone bóle w zajętym regionie ciała, nudności, utrata apetytu lub niechęć do określonych potraw. W tym okresie u niektórych osób, szczególnie w starszym wieku, rozwija się uczucie lęku, że mogą cierpieć na chorobę nowotworową.

Gdy u zdrowej osoby w czasie rutynowych badań zostanie postawiona diagnoza nowotworu, uderza ona w pacjenta szczególnie mocno. W zależności od typu osobowości zaczyna się indywidualne psychologiczne przetwarzanie nowej krytycznej sytuacji. W przepracowywaniu tego problemu egzystencjalnego bardzo ważną rolę odgrywa lokalizacja choroby nowotworowej. Nowotwory, które są niewidoczne dla otoczenia, wiążą się z innymi procesami psychicznymi niż te, których nie da się ukryć przed ludźmi. Nowotwory złośliwe obejmujące niektóre części ciała (m.in. klatkę piersiową, piersi, brzuch, narządy płciowe) nawet po leczeniu radiochirurgicznym nie są zauważalne dla otoczenia i można je utrzymać w tajemnicy.

! WAŻNE

Nowotwory widocznych regionów ciała, szczególnie w obszarze głowy i szyi oraz narządów komunikacji (jama ustna, krtań), są dla pacjentów szczególnie dotkliwe, ponieważ choroba jest natychmiast widoczna dla otoczenia. Nowotwory jamy ustnej, gardła i krtani powodują zmiany właściwości głosu, zaburzenia połykania i oddychania.

Ponadto rozpadającym się nowotworom nosa, zatok przynosowych czy jamy ustnej towarzyszy charakterystyczny, nieprzyjemny dla otoczenia zapach. Skutki terapii, szczególnie zabiegów chirurgicznych są wyraźnie widoczne, ponieważ zwykle wiążą się ze szpecącymi bliznami (ryc. 56, online „Plus im Web").

Dostrzegalne skutki zabiegów chirurgicznych w chorobach nowotworowych w obrębie głowy i szyi są widoczne na zdjęciach 56.1 a–f. dostępnych online („Plus im Web", zob. kod PIN na 2 stronie tytułowej).

56.2 Częstość występowania i możliwości leczenia

Najczęstsze nowotwory twarzy to rak podstawnokomórkowy, rak płaskonabłonkowy skóry oraz czerniak złośliwy. Także guzy ślinianek przyusznych, nosa, zatok przynosowych mogą być widoczne z zewnątrz poprzez obrzęk odpowiedniej okolicy twarzy. W zależności od wielkości i zasięgu guza efekty zabiegów chirurgicznych są różne, ale zwykle rozpoznawalne dla otoczenia.

Większość nowotworów jamy ustnej, gardła i krtani to raki płaskonabłonkowe. Prowadzą do zaburzeń mowy, ograniczenia lub utraty głosu, a także zaburzeń jedzenia i artykulacji. Ze względu na fakt, że terapia z wykorzystaniem obecnie stosowanych chemioterapeutyków jest mało skuteczna, leczenie zazwyczaj obejmuje zabieg operacyjny i radioterapię.

Podstawową zasadą leczenia operacyjnego nowotworów złośliwych głowy i szyi jest radykalne usunięcie guza i okolicznych wę-

56

złów chłonnych w granicach zdrowych tkanek. Konsekwencją takiego postępowania są defekty twarzoczaszki, narządu żucia, języka, gardła, części lub całości krtani, co sprawia, że choroba i skutki jej leczenia (nawet udanego) są widoczne dla otoczenia.

Takie operacje często wymagają także długotrwałego procesu rekonstrukcji, a w każdym przypadku długiej opieki pooperacyjnej, przez co stosunki z otoczeniem u takiego pacjenta przebiegają zupełnie inaczej niż chorego, u którego nie widać skutków leczenia. Z tego powodu obciążenia psychiczne u pacjentów z nowotworami laryngologicznymi mają szczególne znaczenie.

56.3 Możliwe przyczyny

Zrozumiałe jest, że wielu pacjentów z nowotworem stawia pytanie, dlaczego ta potencjalnie śmiertelna choroba przytrafiła się właśnie im. Wcześniejsze nawyki życiowe retrospektywnie obarczone są poczuciem winy. Szczególnie u pacjentów z nowotworami jamy ustnej i krtani, a także przełyku na powstanie choroby w znacznym stopniu wpłynął ryzykowny i beztroski styl życia. Rozwój raka płaskonabłonkowego w górnym odcinku dróg oddechowych i drogi pokarmowej związany jest z nadużywaniem produktów tytoniowych i alkoholu, które nawzajem nasilają swoją toksyczność. Podczas jednoczesnego używania tytoniu i alkoholu ryzyko wystąpienia nowotworu wzrasta 30-krotnie. Tłumaczy to między innymi częstsze występowanie tych nowotworów u mężczyzn, chociaż odsetek chorych kobiet stale rośnie, co wynika ze zwiększonego spożycia alkoholu i palenia tytoniu wśród kobiet i młodzieży.

Kolejnym psychicznie obciążającym i wywołującym poczucie winy czynnikiem jest fakt, że w rozwoju niektórych nowotworów tej okolicy bierze udział wirus brodawczaka ludzkiego (HPV). Szczególnie genom wirusa HPV typu 16 jest podstawowym kofaktorem w rozwoju raka jamy ustnej, gardła i krtani. Najnowsze badania wykazały istotny związek pewnych praktyk seksualnych z rozwojem niektórych nowotworów. Im większa liczba partnerów seksualnych w seksie oralnym, tym większe ryzyko zachorowania na nowotwór górnej części gardła. Związek ten zachodzi także, kiedy wywiad w kierunku palenia papierosów i spożywania alkoholu jest ujemny.

Każdy chory na raka stawia pytania o przyczyny i sens swojej choroby. Naturalne jest, że oprócz wyżej wymienionych czynników, zrozumiałego lęku, pojawia się także poczucie winy i wstydu. Niektórzy pacjenci czują się wręcz społecznie napiętnowani.

56.4 Prognozy

Zrozumiałe jest, że na stan psychiczny chorego w znacznym stopniu wpływają szanse wyzdrowienia. Rokowanie zawsze zależy od rozpoznania histopatologicznego, umiejscowienia guza i jego zasięgu, a także obecności przerzutów w momencie postawienia diagnozy.

Za pomocą nowoczesnych badań endoskopowych i obrazowych (rezonans magnetyczny, tomografia komputerowa i pozytonowa tomografia emisyjna) można dokładnie określić stadium guza, co w połączeniu z doświadczeniem chirurga i udowodnionymi statystykami pozwala wysnuć przesłanki dające pacjentowi nadzieję na pozytywny efekt leczenia.

!**WAŻNE**

Wszystkie wymienione czynniki, czyli umiejscowienie i wielkość guza oraz znajomość możliwych przyczyn, zasad i skutków leczenia, muszą być brane pod uwagę w ramach opieki psychologicznej nad pacjentami z nowotworami laryngologicznymi. Istotne jest włączenie partnera i rodziny i wspólne (pod opieką psychologa i lekarza) omówienie możliwych ograniczeń w życiu codziennym oraz w aktywności zawodowej.

56.5 Psychospołeczne konsekwencje nowotworów złośliwych w obrębie głowy i szyi, ze szczególnym uwzględnieniem sytuacji po usunięciu krtani

Dane statystyczne

Pacjenci z chorobą nowotworową uzyskują znacznie wyższe wyniki na skali depresji niż populacja ogólna [40]. W zależności od umiejscowienia guza różnica ta wynosi 0,9–46% [40].

De Maddalena [10] w swoich badaniach wykazał, że wśród 166 osób leczonych z powodu raka 84% pacjentów do czasu postawienia diagnozy spożywało codziennie lub prawie codziennie alkohol. Mniej więcej jeden na siedmiu pacjentów przeszedł już leczenie odwykowe, a około połowa uzależnionych osób prędzej czy później wracała do nałogu.

Szczególną uwagę zwraca częstość współwystępowania chorób psychiatrycznych u pacjentów w specyficznej sytuacji, jaką jest przebycie zabiegu usunięcia krtani. Singer i in. [36] wskazują, że w dużej populacji (*n* = 183) chorych, którzy przeszli laryngektomię w latach 1970–2001, 23% z nich cierpiało na choroby psychiczne. Najczęściej występowało uzależnienia od alkoholu – 8%, kolejne pod względem częstości były zaburzenia afektywne (7% – epizod dużej depresji, 5% – zaburzenia dystymiczne). Zaburzenia lękowe były stosunkowo rzadkie: 1% fobia społeczna, 1% ogólne zaburzenia lękowe. 4% pacjentów cierpiało na zaburzenia adaptacyjne, 3% prezentowało uzależnienie od alkoholu i równocześnie inną chorobę psychiczną. W próbie badanych częstość występowania zaburzeń nastroju i uzależnienia od alkoholu była znacznie wyższa niż w populacji ogólnej.

Po raz kolejny udowodniony został związek między uzależnieniem od alkoholu a występowaniem dużej depresji [22].

! WAŻNE

Powyższe fakty wskazują na trudności diagnostyczne i terapeutyczne. U pacjentów laryngologicznych trudno dokładnie określić, jaki wpływ będzie miała terapia i jej skutki na objawy depresyjne oraz uzależnienie od alkoholu i tytoniu. Wykazano, że im bardziej zaawansowany jest nowotwór, tym większe są zaburzenia psychiczne [40].

Zazwyczaj tylko jeden na siedmiu pacjentów ma wykształcenie wyższe. Prawie wszyscy chorzy byli rzemieślnikami, pracownikami fizycznymi lub osobami przyuczonymi do zawodu [10]. Pacjenci nie mieli w ogóle lub mieli nielicznych bliskich przyjaciół. Duża depresja i zaburzenia zachowania były silnie skorelowane z tym, czy pacjent mieszka sam oraz czy jego nauka w szkole trwała krócej niż 9 lat [27].

Aspekty psychoonkologiczne

W celu lepszego przygotowania się do problemów choroby nowotworowej, jeszcze w fazie przedoperacyjnej, w czasie pierwszego kontaktu lekarz–pacjent, niezbędne jest określenie zakresu istniejącego wsparcia społecznego oraz zapytanie o objawy depresji i uzależnienie od alkoholu czy nikotyny.

! WAŻNE

U pacjentów z uzależnieniami nie tylko zwiększone jest ryzyko pooperacyjne i odsetek nawrotów [4], ale dodatkowo ich zwiększona podatność na stres ma wpływ na długość pobytu w szpitalu, powoduje komplikacje w trakcie leczenia i obniża współpracę pacjenta. U takich chorych podczas pobytu w szpitalu i w toku dalszego leczenia koniecznie należy uwzględnić opiekę psychoonkologiczną.

We wspomnianym już badaniu Singer i in. [36] stwierdzono, że pomimo znacznie częściej występujących zaburzeń nastroju i wyższego wskaźnika uzależnienia od alkoholu w porównaniu z populacją ogólną, tylko jeden pacjent

56

z grupy badanej poprosił o opiekę psychoterapeutyczną. Taki wynik podkreśla charakterystyczną pasywną postawę tej grupy pacjentów.

Mimo iż w początkowej fazie (okresie tuż po postawieniu diagnozy) strategia unikowa jako sposób radzenia sobie wydaje się korzystna, w dłuższej perspektywie prowadzi ona do większego obciążenia psychicznego i bardziej nasilonych objawów depresyjnych [39].

U tych pacjentów najczęściej spotyka się „męskie pojęcie roli". Okazywanie takich emocji jak strach, osłabienie, przygnębienie nie jest zgodne z prezentowanym wizerunkiem. W sytuacjach stresowych chory woli się wycofać, niż szukać pomocy u innych. Z tego powodu w czasie hospitalizacji tylko pełne zaufania relacje między zespołem terapeutycznym a pacjentem pozwalają na wgląd w procesy intrapsychiczne i procesy przetwarzania u pacjenta.

Znaczenie skutków psychospołecznych u pacjentów z rakiem głowy i szyi

! WAŻNE

Leczenie raka głowy i szyi często pozostawia duże kosmetyczne następstwa, jak np. zwężenie szyi i obrzęk węzłów chłonnych twarzy po operacji Jawdyńskiego-Crile'a, asymetria po resekcji żuchwy czy zmiany skórne po radioterapii. Po resekcji w obrębie narządów przewodu pokarmowego i dróg oddechowych, jak również po radioterapii pooperacyjnej można oczekiwać zaburzeń mówienia, połykania i jedzenia.

W tym szczególnym przypadku defekty kosmetyczne i funkcjonalne są skutkiem laryngektomii (usunięcia krtani) – powszechnie wykonywanej operacji w raku krtani, raku gardła, a w rzadkich przypadkach także raku przełyku. Aby uniknąć zagrożenia aspiracją pożywienia, po laryngektomii tchawica i przełyk są od siebie całkowicie oddzielone. Oznacza to, że pacjenci do końca życia oddychają przez tracheostomię. Oddychają „gardłem". Mimo że najczęściej system artykulacji zostaje nienaruszony, osoby po laryngektomii nie mówią normalnym głosem, ponieważ nie jest on generowany przez drgania strun głosowych w czasie przepływu powietrza do płuc.

Usunięcie krtani powoduje też inne skutki, które zwiększają ryzyko społecznej izolacji. Przy tracheostomii powietrze, które dostaje się do płuc, nie jest ogrzewane ani nawilżane w jamie nosowej, co powoduje zwiększoną produkcję wydzieliny i może budzić wstręt u innych. Zmiany głosu, czasem także utrata głosu, prowadzą zwykle do rzucającej się w oczy „inności" [38].

Dostępne są także specjalne urządzenia typu „sztuczna krtań", które nosi się przy sobie. Natomiast u niektórych pacjentów wykonuje się przetokę między przełykiem a tchawicą („protezę głosu"). Wówczas zwykle trzeba zamknąć otwór tracheostomijny jednym palcem, aby skierować strumień powietrza do fonacji. Ale ten sposób przeznaczony jest tylko dla pacjentów, którzy zgadzają się na mowę przełykową (przypominającą odbijanie).

W porównaniu do normalnego głosu, u pacjentów po laryngektomii, w wyniku rehabilitacji głosowej, odtwarza się głos o znacznie niższej częstotliwości podstawowej (średnio 85–100 Hz). Siła głosu przy mówieniu jest obniżona przeciętnie o 6–10 dB, tempo mówienia jest wolniejsze (przeciętnie 113, a nie 166 słów na minutę), a zakres zmiany wysokości głosu ograniczony do jednej oktawy [41]. Zarówno rozumienie mowy, jak i możliwość wyrażania swojego stanu emocjonalnego są znacznie ograniczone. Największe trudności dotyczą ekspresji emocji, które normalnie są wyrażane poprzez podniesienie głosu, zwiększenie dynamiki mówienia, podwyższenie lub zmienność tonacji, jak ma to miejsce np. przy wyrażaniu gniewu czy radości [18, 30]. Duże obciążenie stanowi utrata zdolności do krzyku.

Osoby po laryngektomii doświadczają nie tylko wielu zmian i ograniczeń w związku ze swoją mową, ale mają także poczucie stygmatyzacji, co bardzo często prowadzi do ich wycofania się z kontaktów społecznych. Wszyscy pacjenci z usuniętą krtanią czują się odrzuceni i napiętnowani przez osoby nieznajome [26]. Singer i wsp. [38] wykazali, że pacjenci z „elektroniczną krtanią" lub inną protezą głosu (które rzucają się w oczy i za każdym razem wymagają dotknięcia palcem „napiętnowanego miejsca") w ogóle nie czują się stygmatyzowani, w przeciwieństwie do osób, które wykorzystują mowę przełykową lub gardłową.

! **WAŻNE**

Poczucie bycia napiętnowanym, związane z tracheostomią i zmianą głosu, nie koreluje z technicznymi zmianami głosu, ale ze stanem emocjonalnym pacjentów, m.in. prezentowanym przez nich lękiem, depresją, poczuciem osamotnienia oraz subiektywnym odczuciem „złego mówienia" i wynikającym z niego przeświadczeniem o swojej „inności" [38]. Wrażenie napiętnowania nie koreluje także z płcią i czasem, jaki minął od operacji.

Redukcja rozmów – jako znak społecznego wycofania – związana jest z postrzeganym napiętnowaniem, które, jak wynika z cytowanych badań, jest różne w zależności od tego, czy jest skutkiem zmian głosu czy skutkiem tracheostomii.

Przy omawianiu problemu doświadczania piętna należy podkreślić, że stygmatyzacja nie jest stałą cechą człowieka, a jedynie niepełnosprawnością, którą należy rozumieć w kontekście relacji między pacjentem a środowiskiem [21]. Ta „nienormalność" powinna być dokładnie omówiona z pacjentem, z uwzględnieniem psychologicznych wskazówek i doświadczeń. Eife i wsp. [20] stwierdzili, że wycofaniu społecznemu często towarzyszy autodeprecjacja, ponadto wiąże się ono przede wszystkim ze wzrostem lękliwości.

Autodewaluacja, jak i dewaluacja społeczna powiązane są z odczuwaniem cierpienia z powodu napiętnowania. Interwencje psychoonkologiczne koniecznie powinny uwzględniać podejście interakcyjne. U pacjentów, którzy zwątpili w siebie, powinny one wyrobić silne przekonanie o możliwości kształtowania nowego środowiska oraz wpływu na środowisko. Badania Blood i Blood [5] ujawniają, że osoby

po laryngektomii, które otwarcie mówią o swojej chorobie i niepełnosprawności, są oceniane jako bardziej pozytywne, miłe, spokojne i lepiej dostosowane. Nawet minimalne wyjaśnienie odnośnie do ich odmienności zmniejsza niepewność i odrzucenie ze strony osób trzecich.

Poprawę obrazu siebie i ograniczenie autodewaluacji u osób po laryngektomii można osiągnąć tylko poprzez otwartą i opartą na zaufaniu rozmowę.

Należy zauważyć, że wpływ laryngektomii na partnerstwo i seksualność stanowił do tej pory tabu i był pomijany jako istotny problem. Mimo oczywistego znaczenia seksualności (63% pacjentów uczestniczących w badaniu dotyczącym partnerstwa i seksualności po usunięciu krtani wskazało, że seks jest ważnym lub bardzo ważnym zagadnieniem – Singer i wsp. 2004) przeprowadzono bardzo niewiele badań naukowych w tym zakresie. Istnieje kilka publikacji z przełomu lat 1960–1970. W badaniu Singer i wsp. z 2006 r. [37] okazało się, że 218 pacjentów po usunięciu krtani, najczęściej mężczyzn około 65 roku życia, przeciętnie 6 lat po operacji, zapytanych o jakość życia, na trzecim miejscu – przed ograniczeniami wynikającymi ze zmiany głosu – postawiło ograniczenia seksualności. Na pierwszym miejscu znalazły się zaburzenia smaku i zapachu, a na drugim kaszel.

! **WAŻNE**

Omówienie aspektów seksualności jest jednym z elementów rozmowy dotyczącej wpływu nowotworu na życie pacjenta. Otwartość w dialogu wymienia się wśród najważniejszych elementów wspierających w opiece, co pacjentom cierpiącym na depresję lub uzależnionym może pomóc w zmniejszeniu poczucia osamotnienia i lęku oraz w zwiększeniu poczucia własnej wartości.

56.6 Jakość życia

W ciągu ostatnich 10 lat zaczęto zwracać uwagę na badania nad jakością życia w nowotworach głowy i szyi. W ponad 30 badaniach przeprowadzonych w ostatnim czasie podkreśla się znaczenie tego parametru.

W metaanalizie Rogersa z 2007 r. [28], która zawiera bardzo dobry przegląd prac opublikowanych w latach 2000–2005, widać wyraźnie, że istnieje niewiele publikacji dotyczących problemów, z jakimi zmagają się pracownicy „ośrodków zapewniających opiekę" (*care providers*). Autor w tym szczegółowym przeglądzie zwraca uwagę, że brakuje pracy omawiającej wszystkie poziomy opieki nad pacjentami. Przyszłe badania będą dotyczyć również problemów, na jakie narażony jest ten krąg ludzi w związku z wieloletnią opieką nad pacjentami nowotworowymi. Także dynamika relacji między opiekunem a pacjentem i wpływ opieki na poziom jakości życia pacjenta są mało zbadane [28].

Różne poglądy pacjenta i jego otoczenia, w tym przypadku lekarzy, na znaczenie jakości życia stają się bardziej widoczne w sytuacji wyboru metody operacyjnej, która z medycznego punktu widzenia przynosi dobre wyniki, ale dla pacjenta może wiązać się ze znacznymi ograniczeniami.

56.7 Jakość życia w raku krtani

Leczenie raka krtani ewoluuje w kierunku jak największej ochrony narządów. Jeszcze kilka lat temu w wyższych stopniach zaawansowania nowotworu leczeniem standardowym była resekcja krtani, obecnie coraz częściej przeprowadza się częściowe usunięcie krtani połączone z radioterapią lub łączoną radiochemioterapią [17].

Bindewald i wsp. [3] badali jakość życia u 218 pacjentów po całkowitym usunięciu krtani i u 151 pacjentów po częściowej resekcji. Analiza została oparta na kontrolowanym porównaniu par pacjentów ($n = 86$). Wyniki okazały się niejednoznaczne. Pacjenci po całkowitej laryngektomii doświadczali większych ograniczeń w zakresie smaku i zapachu. W innych dziedzinach życia nie stwierdzono róż-

nic. Pacjenci po częściowym usunięciu krtani gorzej oceniali swoją wymowę niż chorzy po całkowitej resekcji, mimo iż (obiektywnie) ich mowa była bardziej zrozumiała. Wydaje się, że pacjenci po częściowej laryngektomii mają wysokie oczekiwania dotyczące braku zaburzeń mowy i zmian jakości życia, stąd ich rozczarowanie po operacji [3]. Istotne jest zatem, by w czasie rozmowy wyjaśniającej lekarz prowadzący przedstawił pacjentowi realistyczny obraz jego stanu po operacji częściowego usunięcia krtani, a także wziął pod uwagę, że mechanizmy dostosowawcze, takie jak porównania społeczne, odgrywają bardzo ważną rolę w ocenie jakości życia.

> **! WAŻNE**
>
> Bardzo istotne w tym kontekście okazuje się umieszczenie w centrum subiektywnego wymiaru jakości życia. Tylko uważna rozmowa i określenie indywidualnych oczekiwań pacjenta pozwalają odpowiednio przeprowadzić proces przygotowawczy przed operacją w celu utrzymania dobrej jakości życia pacjenta.

Powyższy przykład ilustruje, jak ważna jest integracja istotnych aspektów jakości życia pacjentów w wyobraźni lekarzy onkologów i jakie znaczenie mają tego typu problemy w projektowaniu i planowaniu terapii onkologicznej.

56.8 Radzenie sobie z lękiem u chorych na raka głowy i szyi

Lęk przed śmiercią, bólem, przerzutami i okaleczeniem ciała u chorych na raka głowy i szyi powoduje znaczne obniżenie jakości życia. Poznanie zagadnienia lęku u pacjentów onkologicznych jest ważne w kontekście diagnostyki i leczenia, a także późniejszej opieki. Pacjent jest w stanie poradzić sobie ze swoim lękiem w sposób konstruktywny tylko wtedy, kiedy zna wskazania do konkretnych działań medycznych.

56.9 Objawy lęku i ryzyko samobójstwa

Jedno z badań [23] wyraźnie wskazuje, że pacjenci z rakiem głowy i szyi doświadczają bardzo poważnych obaw, a ponadto, że ryzyko samobójstwa jest różne u obu płci. Mężczyźni chorzy na raka znacznie częściej niż kobiety popełniają samobójstwo i zwykle dzieje się to krótko po otrzymaniu diagnozy. Kobiety natomiast są narażone na ryzyko samobójstwa w całym przebiegu choroby. Znaczącym negatywnym czynnikiem u obu płci jest przekazanie przez lekarza informacji o możliwości przerzutów odległych. Rozwodnicy (kobiety i mężczyźni) znacznie częściej popełniają samobójstwo. Nawet w porównaniu do chorych z nowotworami w innych okolicach ciała częstość samobójstw, szczególnie wśród mężczyzn, jest w tej grupie najwyższa.

Liczba samobójstw u pacjentów z nowotworami głowy i szyi była porównywana do liczby samobójstw u pacjentów chorych na: raka jelita grubego, płuca, piersi, gruczołu krokowego, chłoniaków nieziarniczych, raka pęcherza moczowego, macicy, białaczkę, czerniaka, raka trzustki, nerki, dróg moczowych, jajnika, tarczycy, nowotwory wewnątrzczaszkowe, raka wątroby, jądra, przełyku, chorobę Hodgkina. Ryzyko samobójstwa było znacznie wyższe u chorych na nowotwory laryngologiczne i wzrastało wraz z wiekiem. Także w tej sytuacji, jak we wszystkich nowotworach, małżeństwo stanowiło czynnik ochronny. Radioterapia pooperacyjna nie miała żadnego wpływu.

Określenie raka jako nieoperacyjnego istotnie zwiększa ryzyko samobójstwa. U pacjentów poddawanych bardzo intensywnemu leczeniu, także doprowadzającemu do utraty funkcji narządu, to ryzyko nie wzrasta. Można by przypuszczać, że pacjenci po laryngektomii, u których doszło do utraty lub znacznego ograniczenia zdolności komunikacji, będą bardziej narażeni na samobójstwo. Badanie Kendal z 2006 r. [23] wykazało jednak, że depresja i myśli samobójcze występują w większym na-

silaniu u pacjentów z nowotworami jamy ustnej i gardła.

Obserwacje z tego badania potwierdzają wyniki jednej z prac de Maddaleny, w których nie stwierdzono różnic w nasileniu lęku przed operacją i po operacji skutkującej niepełnosprawnością. W innym badaniu [24] wykazano brak korelacji między zakresem operacji a nasileniem lęku u pacjenta.

> **! WAŻNE**
>
> Aby zapewnić pacjentom odpowiednią opiekę, konieczna jest gruntowna wiedza na temat czynników wyzwalających strach, sposobów jego manifestacji, a także sposobów radzenia sobie z lękiem i stabilizujących niepokój.

Dostępne strategie (do roku po zabiegu) były analizowane i omawiane przez Kohlbrunnera [24].

Na przykładzie trzech grup pacjentów (chorzy z rozległymi nowotworami jamy ustnej po operacji i radioterapii, chorzy po całkowitym usunięciu krtani i pacjenci bez nowotworu) wykazano, że współpraca (*compliance*) – ścisłe stosowanie się do zaleceń lekarza (nawet jeśli podawane są tylko jako propozycje) – jest najczęściej wybieraną strategią radzenia sobie przez pacjentów z nowotworami jamy ustnej. Należy jednak uwzględnić fakt, że osoby uzależnione od alkoholu, które były silnie reprezentowane w tej próbie, na ogół wykazują mocno spolaryzowane reakcje społeczne – od całkowitego odrzucenia do całkowitego podporządkowania się [24].

Pacjenci, którzy we wczesnym dzieciństwie doświadczali cierpienia, w rok po operacji preferowali postawy obronne: nieufność i pesymizm, poznawcze unikanie i dysymulację, rozproszenie i odwracanie uwagi, a także kontrolę emocji i wycofanie społeczne. Strategii defensywnych należy się także spodziewać wśród osób uzależnionych. W tej próbie duża część pacjentów była uzależniona od alkoholu (około 75%) i od nikotyny (88%) – problem, który wskazuje na konflikt preedypalny i wydaje się głęboko zakorzeniony (we wczesnych etapach rozwoju) [24].

Niewielu pacjentów wybierało strategię „zdrowej regresji", która oznacza dbanie o samego siebie i korzystanie z opieki innych osób. De Boer i wsp. [6] stwierdzili, że wielu pacjentów z nowotworem głowy i szyi, mimo wiedzy na temat prognozowanego ryzyka, nie tylko nie zrezygnowało z konsumpcji alkoholu, ale wręcz ją zwiększyło.

„Lęk przedoperacyjny jest bez wątpienia zjawiskiem złożonym. Na pacjencie ciąży lęk przed śmiercią, lęk przed zbliżającym się przeniesieniem w środowisko szpitalne, strach przed bólem pooperacyjnym i trudnościami z oddychaniem, a także obawy przed niemotą" [24]. Podobnie jak lęk, także depresja korelowała pozytywnie z poczuciem beznadziejności, kompulsywnością, uczuciem zamknięcia, stresem życiowym i obniżeniem zdolności intelektualnych. Ponadto lęk i depresja były silnie dodatnio skorelowane z samooceną pacjenta jako „niepopularne". U pacjentów z nowotworami laryngologicznymi depresja reaktywna może być trudna do odróżnienia od uczucia żalu po stracie części ciała lub funkcji narządu, ukrytego gniewu oraz zespołu anoreksja–kacheksja [24].

Opierając się na wynikach badań Kohlbrunnera, nie da się określić jednej konkretnej strategii radzenia sobie ze stresem. Tylko indywidualnie dopasowany wachlarz sposobów postępowania ma znaczenie dla konkretnego pacjenta.

Zmienne poczucie własnej wartości (*self esteem*) jest traktowane jako główny czynnik sprawczy w podnoszeniu skuteczności strategii radzenia sobie ze stresem. Na podstawie klinicznych i psychodynamicznych przesłanek, że niskie poczucie własnej wartości jest ważną przyczyną doświadczanej depresji, większej nieufności, lęku, niechęci i życiowego stresu, można sformułować następującą hipotezę: „Jeśli w czasie postępowania przed- i pooperacyjnego uda się wzmocnić poczucie własnej wartości u pacjenta i jego bliskich, to może to prowadzić do

lepszego radzenia sobie z chorobą, mniejszego nasilenia depresji, lęku, a także większej otwartości i lepszej jakości życia" [24].

❗ WAŻNE

Gdy głównym celem wsparcia jest poprawa samooceny pacjenta, pozwala to terapeucie zdobyć jego zaufanie, choremu ułatwia wybór takiej strategii radzenia sobie, która w początkowej fazie choroby będzie najłatwiej akceptowalna i doceniona. Ważniejsze jest, by rozumieć uczucia i sposób myślenia pacjenta, niż „mówić mu, co ma myśleć" [24]. W tym kontekście istotne jest także wytłumaczenie znaczenia alkoholu i tytoniu w etiologii choroby nowotworowej.

W badaniu subiektywnego postrzegania przyczyny choroby u pacjentów po laryngektomii zauważono dodatnią korelację między przypisaniem winy alkoholowi a zakresem negatywnie odczuwanego stresu pooperacyjnego. Wykazano również, że im mocniej pacjent wiąże spożycie alkoholu z powstaniem raka przed operacją, tym silniej odrzuca konsekwencje operacji w postaci zmiany głosu. Takie postawy prowadzą w głównej mierze do obniżenia jakości życia.

W zachowaniach samobójczych można się dopatrywać nieprzepracowanego poczucia winy. W celu wzmocnienia poczucia własnej wartości u pacjentów, którzy biorą udział w interwencjach terapeutycznych, lekarz powinien wyrażać własne zdanie, jednak, jak proponuje de Maddalena, „w rozmowie edukacyjnej powinno się unikać dokładnego opisu wpływu alkoholu na powstawanie nowotworu, aby nie dopuścić do wywołania nadmiernych wyrzutów sumienia, należy natomiast zachęcać do czynnej dyskusji na temat aktualnej sytuacji oraz przyszłości i następstw leczenia (np. utraty głosu po laryngektomii)" [8]. Poczucie winy u pacjenta powinno jednak w późniejszym terminie zostać omówione i „zaakceptowane" w czasie rozmowy psychoonkologicznej.

! **WAŻNE**

Taka interwencja, w połączeniu z ofertą leczenia uzależnienia (wskazana współpraca z terapeutą uzależnień), jest często odbierana przez pacjentów jako wyzwalająca i odciążająca. Nie wolno pominąć także aspektu leczniczego takiego postępowania, ponieważ odsetek nawrotów jest wyższy u pacjentów, którzy nadal spożywają alkohol.

Pozostawienie swobody decyzji, umożliwienie bycia aktywnym „w życiu" może zwiększyć samoocenę pacjenta i wzmacnia jego poczucie kontroli.

Niestety, wciąż brakuje zrównoważonych koncepcji i badań na temat interwencji psychoonkologicznych u pacjentów z nowotworami głowy i szyi. W tym kontekście warto wspomnieć o badaniu mającym na celu określenie grupy docelowej dla ustrukturalizowanej edukacji w intensywnej opiece onkologicznej [33]. Efekt edukacyjny osiągnięto głównie u pacjentów z korzystnym rokowaniem, a także o wyższym statusie społecznym i z lepszym wykształceniem. Uczestnicy szkoleń uzyskali szerszą wiedzę dotyczącą choroby, elementów składających się na poczucie jakości życia i sposobów radzenia sobie ze stresem. Zaobserwowano wzrost depresji tylko w grupie kontrolnej. Znaczenie takich szkoleń jest istotne dla określenia standardów opieki i w związku z tym powinny być prowadzone dalsze badania. Należy podkreślić, że w badaniu niewielu było mężczyzn oraz chorych o niskim statusie społecznym i z niskim wykształceniem, a prototypem pacjenta z nowotworem laryngologicznym jest mężczyzna bez wyższego wykształcenia. Te cechy jeszcze wyraźniej wskazują na pilną potrzebę dostosowania opieki psychoonkologicznej do tej grupy pacjentów.

PIŚMIENNICTWO

1. Arnold W, Ganzer U: Checkliste Hals-Nasen-Ohren--Heilkunde. Thieme, Stuttgart (2005)
2. Bier H, Hauser U: Operation des Oro- und Hypopharynxkarzinoms. Klin Psychoonkol 3 (2000/2001) 25–33
3. Bindewald J, Hermann E, Dietz A et al.: Lebensqualität und Sprachverständlichkeit bei Patienten mit Kehlkopfkarzinom – Relevanz des „Zufriedenheitsparadoxes". Laryngo Rhino Otol 85 (2007) 1–5
4. Björdal K, Ahlner-Elmquist M, Hammerlid E et al.: Prospective Study of Quality of Life in Head and Neck Cancer Patients. Part II: Longitudinal Data. Laryngoscope 111 (2001) 1404–1452
5. Blood GW, Blood IM: A tactic for facilitating social interactions with laryngectomees. J Speech Hear Disord 47 (1982) 416–419
6. De Boer MF, McCormick LK, Ruyn JFA, et al.: Physical and psychological correlates of head and neck cancer: a review of the literature. Otolaryngal head neck surgery 120 (3) (1999) 427–436
7. de Maddalena M: Lebensqualität, Krankheitsbewältigung und psychologische Aspekte bei der Betreuung von Patienten mit malignen Tumoren im Kopf-Hals-Bereich. Krankheitspflege-Journal 26 (1988) 310–314
8. de Maddalena H: Subjektive Vorstellungen von Laryngektomierten über die Ursachen ihrer Tumorerkrankung. HNO 41 (1993) 198–205
9. de Maddalena H: Präoperative Aufklärung über die Malignität und diskrepante postoperative Rezidivängste bei Larynxkarzinomkranken und deren Ehefrauen. Otorhinolaryngol Nova 3 (1993) 135–139
10. de Maddalena H: Psychische Betreuung von Patienten mit Karzinomen im Kopf-Hals-Bereich. Klin Onkol 7 (1994/1995) 322–325
11. de Maddalena H: Ärztliche Gespräche mit kurativ behandelbaren Krebskranken. HNO 44 (1996) 645–654
12. de Maddalena H: Lebensqualität von Patienten mit Mundhöhlenkarzinomen. HNO 4 (2002) 291–295
13. de Maddalena H, Pfrang H, Zenner HP: Kommunikationsstörung nach Larynygektomie. In: Verres R, Hasenbring M (Hrsg.): Psychosoziale Onkologie. Springer, Heidelberg (1989) 180–190
14. de Maddalena H, Pfrang H, Zenner HP: Erklärungsmodelle des sozialen Rückzuges bei Krebspatienten. Ergebnisse eines prospektiven Verlaufs. Untersuchung bei Patienten nach Kehlkopfoperationen. In: Kiese C (Hrsg.): Psychologische Diagnostik und Therapie bei Kommunikationsstörungen. Deutscher Psychologen Verlag, Bonn (1992) 73–113
15. de Maddalena M, Zalaman JM: Zur Lebensqualität von Laryngektomierten. Forum Logopädie 6 (2002) 16–21

16. de Maddalena H, Zenner HP: Angst und Angstbe-wältigung bei Patienten mit einem Karzinom im Kopf-/Halsbereich. HNO 39 (1991) 64–69

17. Dietz A, Nollert J, Eckel H, et al.: Organerhalt beim fortgeschrittenen Larynx- bzw. Hypopharynxka-rzinom durch primäre Radiochemotherapie. HNO 50 (2002) 146–154

18. Drießle C (1987): Vokal-verbales Defizit und Sub-stitution durch non-verbales Verhalten. Diplomar-beit, Universität Würzburg

19. Dropkin MJ: Anxiety, Coping Strategies and Co-ping Behaviours in Patients Undergoing Head and Neck Cancer Surgery. Cancer Nursing 24 (2001) 143–148

20. Eife et al. (2000). In: Singer S, Danker M, Bloching M et al.: Stigmatisierungsgefühle nach Kehlkop-fentfernung. Psychother Psychomed 57 (2007) 1–6

21. Goffmann E (1975): Stigma: Über Techniken der Bewältigung beschädigter Identität (Originalaus-gabe: Stigma: Notes on the management of spo-iled identity, 1963, by Prentice, Hall, Inc., Engle-wood Cliffs, New Jersey). Suhrkamp, Frankfurt a. M.

22. Grant BF, Hartford TC: Comorbidity between DSM-IV alcohol use disorders and major depression: results of a national survey. Drug Alcohol Depen-dence 39 (1995) 197–206

23. Kendal WS: Suicide and Cancer: Agenda Compara-tive Study. Ann Oncol 18 (2006) 381–387

24. Kohlbrunner J, Zbären P, Quack K: Lebensquali-tätsbelastung von Patienten mit großen Tumoren der Mundhöhle. HNO 12 (2001) 998–1007

25. Kugaya A, Akechi T, Okuyama T et al.: Prevalence, Predictive Factors and Screening for Psychologic Distress in Patients with Newly Diagnosed Head and Neck Cancer. Cancer, Volume 88, Number 12 (2000) 2817–2823

26. Motsch HS: Veränderungen im Leben Laryngekto-mierter. Eine empirische Studie. Rehabilitation 19 (4) (1980) 193–199

27. Nordgren M, Abendstein M, Jannert M et al.: Heal-th-Related Quality of Life Five Years after Diagno-sis of Laryngeal Carcinoma. Int J Radiat Oncol Biol Phys 56 (2003) 1333–1343

28. Rogers SN, Ahad SA, Murphy AP: A Structured Re-view and Theme Analysis of Papers published on „Quality of life" in Head and Neck cancer: 2000–2005. Oral Oncol 43 (2007) 843–868

29. Saake I: Moderne Todessemantiken. Die Biogra-phisierung des Sterbenden. In: Saake I, Vogd W (Hrsg.): Moderne Mythen der Medizin – Studien zu Problemen der organisierten Medizin. VS Ver-lag (2007)

30. Scherer KR: Vocal affect expression: a review and a model for future research. Psychol Bull 99 (1986) 143–165

31. Schliephake H: Lebensqualitätsforschung bei Tu-moren im Kopf-Hals-Bereich. Forum DKG 6 (2007) 60

32. Schuster M, Hoppe U, Kummer P, Eysholdt U, Ro-sanowski F: Krankheitsbewältigungsstrategien laryngektomierter Patienten. HNO 51 (2003) 337–343

33. Sellschopp A, et al.: Strukturierte Patientenschu-lung in der Onkologie. Med Klinik 97 (8) (2004) 449–454

34. Sherman AC, Simonton S, Adams DC, Vural E, Hanna E: Coping with Head and Neck Cancer du-ring Different Phases of Treatment. Head Neck 22 (2000) 787–793

35. Singer S, Danker M, Bloching M et al.: Stigmatisie-rungsgefühle nach Kehlkopfentfernung. Psycho-ther Psychomed 57 (2007) 1–6

36. Singer S, Herrmann E, Welzel C, Klemm E, Heim M: Comorbid Disorders in Laryngectomees. Onkolo-gie 28 (2005) 631–636

37. Singer S, Kienast U, Klemm E et al.: Leben mit Ein-schränkungen. HNO-Nachrichten 6 (2006) 26–30

38. Singer S, Tuchs M, Dietz A et al.: Bedeutung psy-chosozialer Faktoren bei der Stimmrehabilitation nach Laryngektomie. Larnygo Rhino Otol 86 (2007) 864–867

39. Suls S, Fletcher B: The relative efficacy of avoidant and non-avoidant coping strategies: a metaanaly-sis. Health Psychol 4 (1985) 249–288

40. van't Spijker A, Trijsburg RW, Duivenvoorden HJ: Psychological Sequelae of Cancer Diagnosis: A Metaanalytical Review of 58 Studies after 1980. Psychosom Med 59 (1997) 280–293

41. Weinberg B (1986): Acoustical properties of esophageal and tracheoesophageal speech. In: Keith RL, Darley FL (eds.): Laryngectomee Reha-bilitation. Taylor & Francis, London, Philadelphia, 113–127

57

Monika Agathos i Wilhelm Stolz

Psychoonkologia w dermatologii

W ostatnich dziesięcioleciach na świecie wykazano znaczący wzrost zachorowań na raka skóry i w tej chwili jest on najczęstszym rakiem wśród białej ludności. Przewidywany jest dalszy wzrost zachorowań. Według niektórych szacunków, na całym świecie jedna osoba na pięć zapadnie na raka skóry w ciągu swojego życia.

Wszystkie wywodzące się z różnych struktur nowotwory skóry mają jedną wspólną cechę: ze względu na łatwy dostęp do całej powierzchni skóry wczesne wykrywanie i leczenie jest łatwiejsze niż przy nowotworach innych narządów. Z drugiej strony, w większości przypadków pozostające po leczeniu blizny są widoczne i ciągle przypominają o chorobie. Szczególnie widoczne na twarzy (która w naszym kręgu kulturowym wpływa na pierwszy kontakt z innymi ludźmi) szpecące blizny czy asymetryczne zmiany będą postrzegane jako piętnujące i w znacznym stopniu ograniczające jakość życia, co może doprowadzić do poważnych zaburzeń psychicznych.

📖 PODSUMOWANIE

Różnicowanie złośliwych nowotworów skóry
Wyróżnia się czerniaka złośliwego i guzy niemelanocytowe, do których należą nowotwory nabłonkowe – rak podstawnokomórkowy i kolczystokomórkowy – a także rzadkie nowotwory z innych struktur skóry, jak rak z komórek Merkla i angiosarcoma.

Dalsze informacje będą się odnosić tylko do najczęściej występujących nowotworów: czerniaka, raka podstawno- i kolczystokomórkowego oraz związanych z nimi stanów przedrakowych.

57.1 Czerniak złośliwy

Czerniak wywodzi się z komórek produkujących barwnik skóry – melanocytów. Zwykle pojawia się jako brązowe lub brązowo-czarne płaskie znamię, które może mieć różne wybarwienie, kształt i wielkość. Istnieje kilka podtypów czerniaka, które różnią się stopniem złośliwości:

- czerniak szerzący się powierzchownie: około 60–70%;
- czerniak guzkowy: 15–20%;
- czerniak akralny (czerniak umiejscowiony na kończynach, wywodzący się z plam soczewicowatych): 2–8%;
- czerniak wywodzący się z plamy soczewicowatej na fotouszkodzonej skórze, przede wszystkim twarzy: 5–10%;
- rzadsze odmiany: około 5%.

Epidemiologia

Czerniak zaliczany jest do 10 najczęstszych guzów litych. Częstość występowania czerniaka na świecie w ostatnich dekadach wzrosła o 3–7%. W 2000 r. w Niemczech na czerniaka złośliwego skóry zachorowało około 11 500 osób [9]. Odpowiada to 1% ryzyku życiowemu, które oznacza, że u jednej osoby na 100 rozwinie się w ciągu życia czerniak [8]. Oczekiwany jest dalszy wzrost częstości zachorowań [5].

Czerniak może rozwinąć się w każdym wieku, ale u dzieci i młodzieży spotykany jest rzadko. Jedna piąta wszystkich czerniaków rozwija się przed 40 rokiem życia. W przesiewowych badaniach w kierunku raka skóry przeprowadzonych w Bawarii 72% pacjentów z podejrzeniem czerniaka miało mniej niż 50 lat. Choroba atakuje więc osoby aktywne społecz-

57

nie i zawodowo, znajdujące się w środkowej fazie życia.

Czynniki ryzyka

Głównym czynnikiem środowiskowym jest narażenie na promieniowanie UV. Skumulowana dawka promieniowania UV wydaje się istotna w czerniaku wywodzącym się z plam soczewicowatych. Większą rolę w tworzeniu się czerniaka odgrywa krótkotrwała przerywana ekspozycja na słońce, zwłaszcza przed 20 rokiem życia, mierzona liczbą oparzeń słonecznych [4].

Terapia

Leczeniem z wyboru cały czas pozostaje całkowite wycięcie pierwotnego czerniaka z zachowaniem odpowiedniego marginesu bezpieczeństwa [6]. Wyjątkiem są rzadkie czerniaki twarzy i czerniaki akralne, w których muszą być brane pod uwagę względy funkcjonalne i estetyczne, aby, jak już wcześniej wspomniano, uniknąć znacznego stopnia zeszpecenia.

Zastosowanie chemioterapii lub chemioimmunoterapii cytokinami przy przerzutach odległych nie przyniosło wydłużenia średniego czasu przeżycia.

Obecność przerzutów w każdym przypadku prowadzi do wzrostu niepokoju u pacjentów i ich bliskich, którzy po uzyskaniu zgody pacjenta, najpóźniej w tej fazie, powinni być obecni przy rozmowach z lekarzem. W przeciwnym wypadku należy podjąć działania społeczno-prawne.

Uzupełniające leczenie farmakologiczne. W wielu prospektywnych randomizowanych badaniach nie wykazano korzyści z chemioterapii uzupełniającej. W zakresie immunoterapii adjuwantowej jedynie dla interferonu β wykryto działanie pozytywne. Terapia powinna być oferowana pacjentom ze zmianą grubości >1,5 mm, a także w stadium przerzutów do węzłów chłonnych po resekcji – w tym wypadku

w wysokich dawkach. Oprócz objawów grypopodobnych, do najczęstszych objawów niepożądanych należy depresja, w rzadkich przypadkach próby samobójcze, dlatego też wskazana jest pomoc psychologiczna/psychiatryczna i odpowiednia obserwacja.

Opieka poszpitalna

Dzięki badaniu klinicznemu miejsca zmiany pierwotnej i okolicznego obszaru spływu limfy, a także poprzez ultrasonograficzne i kliniczne badanie regionalnych węzłów chłonnych u większości chorych można wykryć progresję nowotworu na wczesnym etapie. Ze względu na fakt, że u osób chorych na czerniaka ryzyko rozwoju drugiego czerniaka jest 10-krotnie wyższe niż w populacji ogólnej, przy każdej wizycie kontrolnej należy zbadać całą powierzchnię skóry w celu wykrycia i wczesnego leczenia drugiego ogniska czerniaka. W związku z tym każde badanie u pacjenta wzbudza strach i napięcie.

Częstotliwość oraz zakres obserwacji zależą od indywidualnego ryzyka progresji choroby u pacjenta, co związane jest z grubością zmiany pierwotnej. Progresja następuje najczęściej w ciągu trzech lat od pierwszej diagnozy, dlatego też kontrole w tym okresie powinny być przeprowadzane częściej niż w latach późniejszych.

Badania kontrolne spełniają jeszcze jedną funkcję: dla wielu pacjentów wizyta kontrolna – niezależnie, czy w gabinecie lekarza czy w przychodni przyszpitalnej – stanowi główne miejsce do dyskutowania na temat własnej choroby i związanych z nią niepokojów. Dla chorych na czerniaka rozpoznanie „rak skóry" stanowi wydarzenie wyjątkowo traumatyczne, do którego dodatkowo dochodzi lęk przed nawrotem choroby i przerzutami, a także obniżenie sprawności organizmu i ból. Lekarz w każdej rozmowie powinien mieć na uwadze powyższe czynniki i w razie konieczności zapewnić pacjentowi odpowiednią pomoc socjalną lub psychoonkologiczną.

Z naszego doświadczenia wynika, że pacjenci traktują opiekę poszpitalną nie jako dodatkowe źródło stresu psychicznego, ale jako pomoc w radzeniu sobie z chorobą; daje im to poczucie bezpieczeństwa. Są to pacjenci z nasiloną potrzebą opieki w zakresie zdrowia psychicznego. Blum i in. [2] definiuje dla czerniaka złośliwego „pacjentów ryzyka", którzy cierpią z powodu nasilonego lęku lub depresji i w dalszej opiece powinno się na nich zwrócić szczególną uwagę. Pacjentów z grupy ryzyka cechują następujące czynniki: płeć żeńska, wiek 40–59 lat, bycie osobą samotną, grubość guza > 4 mm, umiejscowienie guza w obrębie głowy i szyi, obecność przerzutów.

Zagadnienie, czy psychiczne przepracowanie problemu wpływa na przebieg choroby, jest nadal dyskutowane w kręgach psychoonkologicznych. W niektórych badaniach wykazano, że czynniki psychospołeczne – niezależnie od czynników biologicznych – mogą mieć pozytywny wpływ na czas przeżycia i okres bez nawrotów [10].

Rokowanie

Podobnie jak w przypadku innych nowotworów, także w czerniaku zaawansowanie choroby jest najważniejszym czynnikiem prognostycznym. Dotyczy to zarówno wielkości zmiany pierwotnej, jak i obecności przerzutów. Ponieważ ponad 90% wszystkich czerniaków rozpoznawane jest na etapie guza pierwotnego bez przerzutów, stąd przede wszystkim w tym stadium czynniki prognostyczne są szczególnie ważne dla optymalizacji leczenia i późniejszej opieki. Najważniejszym czynnikiem rokowniczym okazała się głębokość naciekania w skali Breslow [3]. W języku medycznym zmiana opisywana jest np. jako czerniak szerzący się powierzchownie o głębokości naciekania 1,2 mm (według klasyfikacji TNM). Z psychoonkologicznego punktu widzenia bardzo ważne jest omówienie z pacjentem tak opisanej diagnozy i związanych z nią konsekwencji. W celu zmniejszenia lęku rozmowa może być powtórzona kilkakrotnie.

Czerniak jest nowotworem o agresywnym wzroście, wcześnie dającym przerzuty. W indywidualnych przypadkach – nawet przy niewielkim nacieku – także wiele lat po operacji guza pierwotnego pojawiają się przerzuty. Wskaźnik śmiertelności we wszystkich grupach wiekowych wynosi 2/100 000. Czerniak jest przyczyną 1% wszystkich zgonów z powodu choroby nowotworowej i 90% zgonów z powodu raka skóry.

W 70% przypadków występują przerzuty drogą układu chłonnego, w 30% są to przerzuty krwiopochodne, głównie do płuc, mózgu, układu kostnego i wątroby.

Za pomocą środków masowego przekazu, szczególnie internetu, pacjenci są w stanie uzyskać wiele informacji na temat choroby, które jednakże przez laików mogą być interpretowane w sposób nie zawsze zgodny z prawdą. Ponadto w przypadku własnej choroby tego typu informacje postrzegane są jako bardzo groźne.

57.2 Nowotwory nabłonkowe skóry

Mimo iż częstość występowania niemelanocytowych nowotworów skóry jest znacznie wyższa niż w przypadku czerniaka, to śmiertelność jest zdecydowanie niższa. Częstość występowania raka podstawnokomórkowego w Europie w znormalizowanej wiekowo grupie wynosi dla mężczyzn 46–128, a dla kobiet 32–105 przypadków na 100 000 osób. Dane dla raka kolczystokomórkowego wynoszą 11–15 przypadków na 100 000 u mężczyzn i 3–9 u kobiet. Średni wiek rozpoznania raka podstawnokomórkowego to siódma dekada życia, a w przypadku raka kolczystokomórkowego – ósma dekada, czyli znacznie wyższy niż w przypadku czerniaka [9].

Promieniowanie UV jest najważniejszym znanym czynnikiem ryzyka rozwoju raka, a skumulowana dawka osiągana jest w ciągu całego życia, szczególnie u pacjentów z I i II typem skóry. Wliczane jest w to także nienaturalne narażenie na promieniowanie UV, jak opalanie w solarium czy leczenie PUVA. Na tym koncentrują się dziś główne metody zapobiegania chorobie. Rolę w patogenezie odgrywają także: podeszły wiek, karcynogeny chemiczne,

57

jak arsen, czynniki genetyczne oraz inne czynniki predysponujące. Wirus brodawczaka ludzkiego (*human papilloma virus* – HPV), okazał się odpowiedzialny za niektóre nowotwory, a także był wykrywany w przypadkach rogowacenia starczego, analogicznie do podobnych zmian w ginekologii. Obecnie istnieje możliwość szczepienia ochronnego przeciw wirusowi brodawczaka ludzkiego.

Rogowacenie starcze (słoneczne)

Rogowacenie starcze jest stanem przedrakowym dla raka kolczystokomórkowego skóry. U około 10% pacjentów z rogowaceniem starczym i u około 30% z dodatkową immunosupresją w przebiegu życia rozwinie się rak kolczystokomórkowy. Ryzyko pojedynczej zmiany szacuje się na 10%. W związku z tym rogowacenie starcze powinno podlegać leczeniu. Często zmiany tego typu występują na dużych obszarach skóry, jak czoło lub łysina. W takim

OPIS PRZYPADKU

Obserwowano przypadek 80-letniej kobiety z wieloogniskowym rogowaceniem starczym. Kobieta nie zgodziła się na usunięcie nasilonej zmiany na lewym policzku. Po roku w miejscu zmiany rozwinął się nieoperacyjny rozpadający się nowotwór, z powodu którego pacjentka zmarła.

przypadku mówi się o „regionalnej kancerogenezie".

Objawy. Rogowacenie słoneczne spowodowane jest głównie promieniowaniem UV i dlatego pojawia się w miejscach narażonych na działanie promieni słonecznych, szczególnie u osób o jasnej karnacji. Mają one wygląd chropowatych, czasem łuszczących się plam, które mogą być w kolorze skóry lub czerwonobrązowate i na pierwszy rzut oka wydają się niegroźne, więc pacjent ma poczucie fałszywego bezpieczeństwa.

Leczenie. W rogowaceniu starczym istnieje wiele możliwości leczenia, które nie będą

omawiane indywidualnie. Wycięcie, także jako powierzchowne ścięcie zmiany, jest wskazane, gdy potrzebne jest badanie histologiczne. Może zostać wykonane wyłyżeczkowanie, a w poszczególnych przypadkach także terapia laserowa. Radioterapia z użyciem promieniowania Roentgena, ze względu na już obecne uszkodzenie skóry, powinna być stosowana tylko w wyjątkowych przypadkach, zwłaszcza że przy regionalnej kancerogenezie terapia fotodynamiczna przynosi pełne wyleczenie w 70–78% po pojedynczej dawce, a w 90% po drugiej fazie leczenia. Terapia fotodynamiczna daje również bardzo dobre efekty kosmetyczne – prawie zawsze gojenie przebiega bez powstania blizny, a skóra jest „jak nowa" [7]. Ma to pozytywny wpływ na stan emocjonalny pacjenta i nie wywołuje poczucia napiętnowania.

Rak podstawnokomórkowy

Nowotwór ten wywodzi się z komórek podstawnych naskórka oraz komórek zewnętrznej osłonki korzenia włosa i wykazuje lokalny powolny wzrost, rzadko dając przerzuty. W 80% przypadków występuje na skórze twarzy i szyi narażanej na promieniowanie UV. U około 30% chorych występują równocześnie dwa lub więcej ognisk raka podstawnokomórkowego, u kolejnych 30% nowe ogniska pojawiają się w późniejszym czasie.

Leczenie. Celem terapii jest usunięcie guza w całości. Największe korzyści przynosi mikrochirurgia, połączona z trójwymiarowym badaniem histologicznym i oceną granicy cięcia, aby w razie stwierdzenia obecności resztek guza podjąć dodatkową operację. Technika ta powinna być stosowana w przypadku bardziej skomplikowanych lokalizacji, np. na twarzy, lub w razie wznowy. Mniejsze guzy na tułowiu i kończynach mogą zostać usunięte z odpowiednim marginesem bezpieczeństwa i poddane typowemu badaniu histopatologicznemu. W niektórych przypadkach można zastosować radio- lub krioterapię, immunoterapię za pomocą imikwimidu, chemioterapię 5-fluorouracylem lub terapię fotodynamiczną. We wszystkich przypad-

57

kach nieoperacyjnych, w których nie ma możliwości histopatologicznego określenia marginesu bezpieczeństwa, należy liczyć się z wyższym ryzykiem wznowy [7].

Dalsza opieka. Ze względu na 30% ryzyko rozwoju nowego ogniska raka i w przypadku zastosowania tylko zabiegu mikrochirurgicznego pacjenci powinni pozostawać pod opieką onkologiczną przez co najmniej pięć lat od zakończenia pierwotnego leczenia. 70% przypadków wznowy występuje w ciągu 3 lat.

Szybko rozpoznany i właściwie leczony rak podstawnokomórkowy nie stanowi choroby zagrażającej życiu i także nie jest postrzegany w ten sposób przez pacjentów. Z tego też powodu dużo rzadziej spotyka się reakcje depresyjne czy lękowe. Niestety, obecnie spotykane są bardzo rozległe zmiany, które były przez długi czas ignorowane przez lekarza lub pacjenta. Takie nowotwory powodują powstanie poważnych problemów terapeutycznych, które mogą wymagać szczególnej współpracy z psychoonkologiem.

Rak kolczystokomórkowy

Rak kolczystokomórkowy (płaskonabłonkowy skóry) jest nowotworem złośliwym keratynocytów. 90% zmian występuje na obszarach fotouszkodzonej skóry, szczególnie w obrębie głowy i szyi, w tym na dolnej wardze i bezwłosej skórze głowy u łysiejących mężczyzn, a także na grzbietach dłoni i wyprostnych powierzchniach przedramion.

Głównym czynnikiem ryzyka jest występujące wcześniej rogowacenie słoneczne, które w 5–10% przypadków przechodzi w raka. W określonych lokalizacjach występuje związek z infekcją wirusami onkogennymi. Obraz kliniczny jest zróżnicowany.

Zmiany wykazują naciekający i niszczący tkanki wzrost. W 5% przypadków występują przerzuty drogą limfatyczną, co związane jest przede wszystkim z lokalizacją guza pierwotnego. Przerzuty odległe pojawiają się u około 1% pacjentów.

Leczenie. Podobnie jak w raku podstawnokomórkowym, tak i tutaj terapią z wyboru jest mikrochirurgia, która daje wysoki odsetek pełnych wyleczeń (88–97%) [7]. Operacja – nie tylko przez pacjentów, ale także ich rodziny i lekarzy – traktowana jest jako duże obciążenie, głównie ze względu na zawansowany wiek większości pacjentów. Obecnie, w około 99% przypadków, zabiegi te mogą być wykonywane w znieczuleniu miejscowym. Chemioterapia systemowa stosowana jest w zmianach nieoperacyjnych lub w przypadku przerzutów i prawie zawsze z zamiarem jedynie paliatywnym. Stosowanie polichemioterapii prowadzi do remisji na poziomie 50–90%, ale wydaje się, że nie wydłuża czasu przeżycia, natomiast związana jest z licznymi działaniami niepożądanymi i obniżeniem jakości życia [7].

57.3 Wnioski

Skóra jest naszym największym, stanowiącym zewnętrzną barierę organem, dzięki któremu kontaktujemy się ze środowiskiem, a jednocześnie ważnym organem zmysłu i percepcji. Jest ona w sporej części odkryta i w związku z tym ciągle widoczna. Te aspekty psychoonkologiczne powinny od samego początku być brane pod uwagę przy leczeniu nowotworów skóry.

PIŚMIENNICTWO

1. Ackerman AB: Solar keratosis is squamous cell carcinoma. Arch Dermatol 139 (2003) 1216–1217
2. Blum A, Blum D, Stroebel W et al.: Psychosoziale Belastung und subjektives Erleben von Melanompatienten in der ambulanten Nachsorge. Psychother Psych Med 53 (2003) 258–266
3. Breslow A: Thickness, cross sectional areas and depth of invasion in prognosis of cutaneous melanoma. Ann Surg 172 (1970) 375–380
4. Garbe C: Melanozytäre Nävi und Melanomrisiko. Leitlinien für die Betreuung und Therapie. In: Garbe C, Dummer R, Kaufmann R et al. (Hrsg.): Dermatologische Onkologie. Springer, Berlin, Heidelberg, New York (1997)

5. Garbe C, Lasithiotakis KG: Epidemiologie des Melanoms der Haut. In: Garbe C (Hrsg.): Management des Melanoms. Springer, Berlin, Heidelberg, New York (2006)
6. Hauschild A, Egberts F, Kaufmann R: Operative Therapie des primären Melanoms. In: Garbe C (Hrsg.): Management des Melanoms. Springer, Berlin, Heidelberg, New York (2006)
7. Korting HC, Callies R, Reusch M et al. (Hrsg.): Dermatologische Qualitätssicherung, Leitlinien und Empfehlungen, 4. Aufl. ABW Wissenschaftsverlag, Berlin (2005)
8. Ramrath K: Bedeutung des Hautkrebsscreenings bei Melanomen und nicht-melanozytären Hauttumoren. Inaugural-Dissertation, Regensburg (2006)
9. Robert Koch-Institut, Statistisches Bundesamt: Gesundheitsberichterstattung des Bundes. Heft 22, Hautkrebs (2004)
10. Strittmatter G: Psychoonkologische Betreuung von Patienten mit Hauttumoren. In: Garbe C, Dummer R, Kaufmann R et al. (Hrsg.): Dermatologische Onkologie. Springer, Berlin, Heidelberg, New York (1997)

58 Psychoonkologia w urologii

Michael Staehler

58.1 Choroby onkologiczne w urologii

W urologii występuje wiele istotnych chorób onkologicznych, obejmujących raka urothelium układu kielichowo-miedniczkowego, moczowodu, pęcherza i cewki moczowej, jak również raka prostaty, nerki, jądra i raka prącia. **Aspekty psychoonkologiczne** w tej dziedzinie są zbadane niedostatecznie, a literatura jest słabo dostępna. Szczególne znaczenie w urologii, oprócz problemów partnerskich, ma depresja, lęk i ewentualne pourazowe zaburzenie stresowe (PTSD).

Poza typowymi problemami występującymi także w innych sytuacjach onkologicznych, w urologii dochodzą ingerencje w intymny, osobisty obraz własnej **seksualności**, w funkcjonowanie narządów płciowych, jak również w narządy układu moczowego. Z tego powodu zagrożone są podstawy osobowości.

58.2 Rak nerki

W większości pacjenci z rakiem nerki nie chorowali do tej pory, a wizyty u lekarza znają tylko z opowieści znajomych. Jedną z podstawowych cech raka nerki jest to, że w początkowych stadiach nie daje prawie żadnych dolegliwości, a staje się objawowy dopiero, gdy przekroczy torebkę nerki. Głównym objawem raka nerki jest **krwiomocz**, mogą też pojawić się bóle lub wyczuwalny guz. Często niejasne dolegliwości w nadbrzuszu skłaniają do dalszej diagnostyki. Jednak większość guzów nerek jest wykrywanych podczas rutynowych badań, w szczególności poprzez USG.

Pacjenci po usłyszeniu diagnozy często nie mogą w nią uwierzyć i mają trudności w psychicznym **przetworzeniu** tych informacji, zwłaszcza że do tej pory w życiu nie musieli się zmierzyć z chorobą. Ponieważ około 80% zmian w nerkach ma charakter złośliwy (rak, mięsak, przerzuty), wielu pacjentów, nawet po poznaniu niepomyślnej diagnozy, pyta: „Ale to nie jest złośliwe, prawda?". Również wielu pacjentów, szczególnie z przerzutami, słyszało o kuriozalnych przypadkach spontanicznego wyleczenia z raka nerki. W praktyce takich przypadków jest mniej niż 1%. Dodatkowo takie spontaniczne całkowite remisje nie trwają długo i w dalszym przebiegu dochodzi do nawrotu choroby [5].

Często zdarza się, że w fazie pooperacyjnej chory nie zdaje sobie sprawy z diagnozy, co prowadzi początkowo do szybkiego zdrowienia i stabilizacji psychicznej pacjenta. Jednak w późniejszym czasie po przekazaniu złej diagnozy dochodzi u niego do **utrwalenia się problemów pooperacyjnych**. Często wynika to nie tylko z przyczyn czysto fizycznych. Wymienia się tu zwłaszcza utrzymywanie się bólu rany pooperacyjnej.

Dokładną diagnozę można postawić dopiero po operacji. W wielu landach kontynuacja leczenia nie jest opłacana przez ubezpieczenie zdrowotne, w związku z czym pacjent, poznawszy diagnozę na krótko przed wyjściem ze szpitala, zostaje pozostawiony w warunkach domowych sam z trudną sytuacją. Opieka musi zostać zorganizowana przez lekarza rodzinnego lub urologa w warunkach ambulatoryjnych. W większości przypadków opieka obejmuje jedynie leczenie nowotworu, co do którego nadal nie ma jednoznacznych ustaleń, i pozostaje w gestii lekarza. Wciąż brakuje wytycznych

58

odnośnie do **postępowania poszpitalnego**, w związku z czym pacjent znajduje się w niepewnej sytuacji, jeśli chodzi o dalszy przebieg choroby. Wszystko to prowadzi w 30% przypadków do stanu psychicznej niestabilności. Badania kwestionariuszowe wykazały, że nawet do 17% pacjentów nie otrzymało wsparcia psychicznego, mimo iż twierdzili, że mają taką potrzebę.

Ze względu na to, że badania przedoperacyjne nie są w stanie jednoznacznie odpowiedzieć na pytanie, czym właściwie jest zmiana w nerce, w celach diagnostycznych (i równocześnie leczniczych) konieczne jest przeprowadzenie **zabiegu operacyjnego** i usunięcie nerki lub jej fragmentu. Takie postępowanie w przypadku raka nerki wiąże się ze szczególnymi wątpliwościami: po pierwsze, pacjent do momentu uzyskania wyniku histopatologicznego żyje nadzieją, że cierpi na schorzenie łagodne. Po drugie, musi przejść bardzo bolesną operację, w której – w porównaniu do innych zabiegów – utrudniony dostęp operacyjny i lokalizacja miejsca cięcia są przyczyną zwiększonego bólu pooperacyjnego.

Z powyższego opisu widać, że pacjenci muszą się zmagać z wieloma **problemami**:
- radzenie sobie z chorobą (przepracowanie problemu),
- zespół stresu pourazowego,
- ból,
- lęk,
- męczliwość,
- depresja.

Dla każdego z tych zaburzeń, w kontekście choroby podstawowej, nie ma żadnych badań retrospektywnych lub prospektywnych. Dlatego też tym pacjentom, którzy wręcz podejrzewają siebie o zaburzenia psychiczne, konieczne jest zapewnienie wsparcia psychoonkologicznego. Dobrym wskaźnikiem zaburzeń u pacjentów okazał się **termometr dystresu** (*Distress Management Score NCCN – National Comprehensive Cancer Network*) – ryc. 58.1. W szczególności wyniki na zintegrowanej skali wizualnej mogą być wykorzystane do oceny konieczności interwencji psychologicznej.

58.3 Rak prostaty

Jakość życia u pacjentów z rakiem prostaty jest dość dobrze zbadana. Niestety, istnieje bardzo niewiele studiów dotyczących ich sytuacji psychoonkologicznej. Choroba dotyka głównie mężczyzn w podeszłym wieku; szczyt zachorowań przypada na 7–8 dekadę życia. Rak gruczołu krokowego stanowi obecnie najczęstszy nowotwór u mężczyzn.

Istotne znaczenie w ocenie choroby ma **specyficzny antygen prostaty** (*prostate specific antigen* – PSA), którego stężenie w krwi stanowi podstawę do oceny progresji choroby. Po usunięciu prostaty stanowi on marker nowotworowy. Głównie łagodne rozrosty prostaty powodują podwyższenie PSA, co sprawia, że jeszcze przed postawieniem diagnozy dochodzi do irracjonalnych błędnych interpretacji zmierzonego wyniku. Psychiczne obciążenie stanowi fakt, że parametr ten zmienia się powoli w czasie przebiegu choroby i nie da się ustalić jednoznacznej wartości granicznej.

Ponadto część pacjentów po leczeniu operacyjnym lub radioterapii musi się zmierzyć z **utratą funkcji narządu**. Wielu chorych cierpi z powodu impotencji, nietrzymania moczu i niekontrolowanej potrzeby oddania moczu. Jest to często związane z utratą męskiego wizerunku. W badaniu prospektywnym oceniano obecność **zaburzeń psychicznych po radykalnej prostatektomii**. Stwierdzono je u 27% pacjentów. U 11,7% chorych występowała tendencja do dysymulacji, a w 5,8% przypadków – tendencja do agrawacji. Na początku leczenia przynajmniej 14,6% pacjentów odczuwało potrzebę wsparcia psychologicznego. Zaburzenia psychiczne najlepiej można zidentyfikować przy zastosowaniu skali HAD (skala lęku i depresji) [2, 3].

58.4 Rak pęcherza moczowego

Rak pęcherza moczowego ma pewne cechy, który stanowią duże obciążenie pod względem onkologicznym i psychologicznym. Są to: ten-

Instrukcja:

Najpierw: otocz kółkiem cyfrę (0–10), która najlepiej określa, jakiego stresu doświadczyłeś/doświadczyłaś w ostatnim tygodniu, łącznie z dniem dzisiejszym.

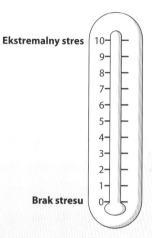

Ekstremalny stres

Brak stresu

Następnie: wskaż, co z poniższej listy było dla Ciebie problemem w ubiegłym tygodniu, łącznie z dniem dzisiejszym. Sprawdź, czy przy każdym punkcie listy zaznaczyłeś/zaznaczyłaś TAK lub NIE.

TAK	NIE	**Problemy praktyczne**	TAK	NIE	**Problemy fizyczne**
❑	❑	Mieszkanie	❑	❑	Bóle
❑	❑	Ubezpieczenie/finanse	❑	❑	Nudności
❑	❑	Praca/szkoła	❑	❑	Zmęczenie
❑	❑	Transport/korzystanie ze środków transportu	❑	❑	Sen
❑	❑	Wychowywanie dzieci	❑	❑	Poruszanie/przemieszczanie się
			❑	❑	Mycie, ubieranie
		Problemy rodzinne	❑	❑	Wygląd
❑	❑	Relacje z partnerem	❑	❑	Oddychanie
❑	❑	Relacje z dziećmi	❑	❑	Zmiany chorobowe w jamie ustnej
			❑	❑	Przyjmowanie posiłków
		Problemy emocjonalne	❑	❑	Niestrawność
❑	❑	Martwienie się	❑	❑	Zaparcia
❑	❑	Lęki	❑	❑	Biegunka
❑	❑	Smutek	❑	❑	Zaburzenia w oddawaniu moczu
❑	❑	Depresja	❑	❑	Gorączka
❑	❑	Podenerwowanie	❑	❑	Suchość/swędzenie skóry
			❑	❑	Suchość/nadmierna wydzielina w nosie
		Kwestie religijne/duchowe	❑	❑	Mrowienie rąk i stóp
❑	❑	Związane z Bogiem	❑	❑	Wrażenie obrzęku/opuchnięcia
❑	❑	Utrata wiary	❑	❑	Problemy seksualne

Inne problemy: _____

Ryc. 58.1 Termometr dystresu NCCN (*National Comprehensive Cancer Network*).

58

dencja do progresji oraz pojawianie się nowych ognisk nowotworu w różnym czasie. Leczenie operacyjne związane jest z ryzykiem odkrycia znacznie nasilonych zmian. W guzach naciekających mięśnie (T2) lub bardzo inwazyjnych (T1 do G3, *carcinoma in situ*) wykonuje się **cystektomię** z utworzeniem sztucznego pęcherza. Może zostać zachowane trzymanie moczu, choć u niektórych pacjentów zachodzi konieczność rozszerzenia zabiegu, co powoduje nietrzymanie moczu. Nieuniknione są zaburzenia świadomości ciała i obrazu ciała, a także wizerunku samego siebie. Do tej pory nie zostało wyjaśnione, jaka metoda odtworzenia pęcherza moczowego jest najlepsza z punktu widzenia jakości życia [1]. 45% pacjentów w okresie okołooperacyjnym zmagało się z negatywnym stresem (dystresem), a u prawie jednej trzeciej pacjentów po wypisaniu ze szpitala były wykrywane objawy stresu [4].

Dane dotyczące raka pęcherza moczowego ogólnie uznaje się za niewystarczające. W planach jest przeprowadzenie dalszych badań prospektywnych.

PIŚMIENNICTWO

1. Gerharz EW: Is there any evidence that one continent diversion is any better than any other or than ileal conduit? Curr Opin Urol 17 (2007) 402–407
2. Herrmann CH, Buss U, Snaith RP: Hospital Anxiety and Depression Scale: HADS-D, Deutsche Version. Testdokumentation und Handeinweisung. Huber, Bern (1995)
3. Krauss O, Ernst J, Kauschke M, Stolzenburg JU, Weissflog G, Schwarz R: [Patients after prostatectomy. Psychiatric comorbidity, need for psychooncological treatment and quality of life]. Urologe A 45 (2006) 482–488
4. Palapattu GS, Haisfield-Wolfe ME, Walker JM et al.: Assessment of perioperative psychological distress in patients undergoing radical cystectomy for bladder cancer. J Urol 172 (2004) 1814–1817
5. Thoroddsen A, Gudbjartsson T, Geirsson G, Agnarsson BA, Magnusson K: Spontaneous regression of pleural metastases after nephrectomy for renal cell carcinoma – a histologically verified case with nine-year follow-up. Scand J Urol Nephrol 36 (2002) 396–398

59

Hermann Dietzfelbinger

Psychoonkologia w chorobach hematologicznych

Aby opisać problemy psychoonkologiczne i trudności, jakie występują w hematologii, należy przybliżyć główne aspekty i istotne informacje dotyczące najważniejszych zaburzeń hematologicznych.

59.1 Ostre białaczki

Hematologia. Z zastosowaniem tradycyjnych i nowoczesnych metod laboratoryjnych ostre białaczki dzieli się prawie zawsze na ostre białaczki szpikowe i ostre białaczki limfatyczne z licznymi podtypami, co warunkuje czynniki prognostyczne (szczególnie na podstawie badań cytogenetycznych), a także wybór metody leczenia. Pacjenci często podają, że od niedawna występuje u nich męczliwość, osłabienie, jak również skłonność do krwawień i infekcji. Leczenie w ostrej białaczce prowadzone jest z zamiarem wyleczenia, jednak tendencja ta może się zmieniać. Obejmuje w każdym przypadku kilka tygodni bloków chemioterapii w celu indukcji, reindukcji i konsolidacji remisji, leczenie wspomagające, ewentualnie transplantację szpiku kostnego, a w ostrej białaczce limfoblastycznej także profilaktyczne leczenie ośrodkowego układu nerwowego (naświetlania mózgu). Tak intensywna terapia jest możliwa tylko przy zastosowaniu towarzyszącego leczenia objawowego, które dotyczy ciągłego podawania antybiotyków i leków przeciwwymiotnych (przeciwko anoreksji, nudnościom i wymiotom), leczenia niedokrwistości (częste transfuzje krwi) i leczenia bólu.

Psychoonkologia. Rozpoznanie białaczki stanowi dla osób nią dotkniętych nadzwyczajne emocjonalne obciążenie, które utrzymuje się przez cały okres długotrwałej terapii. Wielu pacjentów doświadcza na poziomie fizycznym i psychicznym poważnego egzystencjalnego zagrożenia i bezradności. Stoją przed koniecznością reorientacji swoich celów życiowych i stylu życia. Jako odpowiedź na chorobę pojawiają się lęk i depresja, które powodują następstwa w postaci izolacji społecznej i problemów z reintegracją zawodową. Także bliscy chorego narażeni są na obciążenie emocjonalne.

59.2 Zespół mielodysplastyczny

Hematologia. Zespoły mielodysplastyczne (*myelodysplastic syndrome* – MDS) to występująca głównie w starszym wieku grupa niejednorodnych klinicznie chorób, które wynikają z jednej lub większej liczby mutacji genetycznych w macierzystych komórkach hemopoetycznych. Czasem nazywane są stanami przedbiałaczkowymi. We krwi obwodowej objawiają się zmniejszeniem jednej lub kilku linii komórkowych (cytopenią, np. mono-, bi- lub pancytopenią), z następczą anemią, leuko- i/lub trombocytopenią, a także charakterystycznymi morfologicznie zaburzeniami w tworzeniu tych linii komórkowych w obrębie szpiku kostnego. Klasyfikacja WHO z 2002 r. rozróżnia 8 podgrup. System prognostyczny WHO (*WHO prognostic scoring system* – WPSS), opierając się na tych podgrupach, zaburzeniach genetycznych i potrzebie transfuzji krwi, określa 6 poziomów w zależności od ilości uzyskanych punktów. Po dwóch latach od rozpoznania około jedna trzecia chorych wykazuje transformację w trudną do leczenia wtórną ostrą białaczkę szpikową. U pozostałych dwóch trzecich pacjentów rozwijają się zagrażające życiu choroby szpiku kostnego (niewydolność hematopoetyczna). Terapia obejmuje leczenie wspomagające, szczególnie transfuzje krwi. W ostatnich latach większe znaczenie zyskuje chemioterapia środkami immunomodulującymi i demetylującymi. U młodszych pacjentów do rozważenia jest transplantacja szpiku kostnego.

Psychoonkologia. Pacjenci z MDS ze względu na zespół zmęczenia i mniej lub bardziej nasiloną potrzebę transfuzji krwi pozostają pod wpływem przewlekłego napięcia psychicznego. Cierpią z powodu postępującego zniedołężnienia, wynikającego także z – najczęściej zaawansowanego – wieku. Nierzadko są to osoby przebywające w domach opieki. Często doświadczają zbyt małej troski w związku ze swoją chorobą, co wynika z niewielkich możliwości leczenia i z braku znaczących perspektyw oraz nadziei na poprawę. Wielu pacjentów w związku ze swoją chorobą, osłabieniem oraz utratą samodzielności cierpi na lęki i nastroje depresyjne.

59.3 Zespół mieloproliferacyjny

Hematologia. W zespołach mieloproliferacyjnych (*myeloproliferative syndrome* – MPS) w wyniku zaburzeń komórek hematopoetycznych dochodzi do nadmiernej proliferacji jednej, dwóch lub wszystkich trzech linii komórkowych. Przy rozroście erytrocytów (czerwonych krwinek) mówi się o czerwienicy prawdziwej (*polycythemia vera*), którą można kontrolować poprzez upusty krwi. W nadpłytkowości samoistnej dochodzi do nadmiernego wzrostu liczby płytek krwi, który można leczyć dobrze tolerowanymi preparatami (anagrelidem, hydroksymocznikiem lub interferonem). W rzadkich przypadkach osteomielosklerozy (*osteomyelosclerosis* – OMS) lub idiopatycznej mielofibrozy (*idiopathic myelofibrosis* – IMF) dochodzi do zastępowania szpiku kostnego przez tkankę łączną. Powstają pozaszpikowe ogniska hematopoetyczne, podobnie jak ma to miejsce w życiu płodowym.

Klonalny rozrost leukocytów odpowiada rozpoznaniu przewlekłej białaczki szpikowej (*chronic myeloid leukemia* – CML), choroby, która w ostatnich latach znajduje się w centrum

zainteresowań naukowców. W CML na drodze wymiany materiału genetycznego między długimi ramionami chromosomu 9 (zawierającego gen ABL) i chromosomu 22 (zawierającego onkogen BCR) dochodzi do powstania chromosomu Philadelphia (translokacja t(9;22)). Zawiera on białko fuzyjne BCR-ABL, które jest kinazą tyrozynową przyspieszającą wzrost i dojrzewanie komórek szpiku kostnego. Opracowanie inhibitora kinazy tyrozynowej – imatynibu (Glivec®), pierwszego leku działającego na poziomie molekularnym, pozwoliło na osiągnięcie długotrwałej remisji w CML za pomocą leczenia zaledwie jedną tabletką na dzień. W tym samym czasie opracowano nowe preparaty (desatynib i nilotynib) i prowadzi się badania nad zastosowaniem inhibitorów kinazy tyrozynowej (TKI) w innych chorobach onkologicznych (rozdz. 2, ryc. 2.1). Jednak po odstawieniu leku dochodzi do nawrotu choroby.

Psychoonkologia. W przeciwieństwie do chorych na MDS, pacjenci z MPS lub OMS są w stanie ogólnym dobrym, z raczej niewielkimi dolegliwościami. Jednak żyją ze świadomością, że cierpią na nieuleczalną chorobę krwi, która będzie trwać do końca ich życia. Powoduje to w jakiś sposób naruszenie ich integralności fizycznej. Muszą poddawać się regularnym badaniom kontrolnym i przyjmować leki, co sprawia, że ich codzienne życie różni się od normalnego życia ich bliskich i współpracowników.

Prognoza w CML, dzięki zastosowaniu imatynibu, poprawiła się w istotny sposób. Jednak wielu pacjentów z CML ma świadomość nieuleczalności choroby i konieczności przewlekłego leczenia z zastosowaniem tak zwanych „nowych leków", a także doświadcza okresowych, zwykle łagodnych, skutków ubocznych leczenia. Lęk przed nawrotem choroby, swoisty miecz Damoklesa, nigdy nie może zostać całkowicie wyeliminowany.

59.4 Chłoniaki złośliwe

Hematologia. W grupie chłoniaków złośliwych rozróżnia się chorobę Hodgkina (chłoniak Hodgkina) i dużą grupę chłoniaków nieziarniczych (non-Hodgkin). Jednoznaczną diagnozę stawia się na podstawie badania histopatologicznego węzłów chłonnych.

Chłoniak Hodgkina

Rokowanie w chłoniaku Hodgkina zależy od stadium, w jakim choroba jest rozpoznawana. W większości przypadków (70–90%) jest ona uleczalna. Najczęściej stosowane łączone protokoły radio- i chemioterapii są obarczone wysokim ryzykiem długotrwałych działań niepożądanych, m.in. ryzykiem późniejszego rozwoju drugiego nowotworu. Celem powinno być zatem zwiększenie efektywności przy jednoczesnym zmniejszeniu toksyczności. W ramach dużych wieloośrodkowych badań, np. niemieckiej grupy badań nad chłoniakiem Hodgkina z centrum w Kolonii, poszukuje się nowych lepszych metod leczenia. Ponadto należy omówić z pacjentem metody zachowania płodności.

Chłoniaki nieziarnicze

Głównymi objawami chłoniaków złośliwych są: niebolesne powiększenie węzłów chłonnych i tzw. objawy B (gorączka, utrata masy ciała, poty nocne), co ma znaczenie w określaniu stadium nowotworu. Złośliwe chłoniaki nieziarnicze w klasyfikacji WHO różnicuje się w zależności od cech morfologiczno-histologicznych, kryteriów cytogenetycznych i immunologicznych na chłoniaki B-komórkowe i chłoniaki T/NK-komórkowe, a także na chłoniaki wywodzące się z wczesnych lub późnych (obwodowych) limfopoetycznych komórek prekursorowych. Klinicznie wyróżnia się chłoniaki nieziarnicze o powolnym, agresywnym lub bardzo agresywnym wzroście. Według wcześniejszej klasyfikacji kilońskiej chłoniaki nieziarnicze dzieliło się na chłoniaki o mniejszej i większej złośliwości. W przypadku zajęcia regionów węzłów chłonnych i/lub zajęcia organów

(np. szpiku kostnego) wyróżnia się stadia od I do IV według klasyfikacji Ann Arbor. Możliwości terapeutyczne rozciągają się od obserwacji (*watch & wait*), np. we wczesnych stadiach przewlekłej białaczki limfatycznej (*chronic lymphoid leukemia* – CLL) lub chłoniaku grudkowym, poprzez chemioterapię (immunoterapię), np. fludarabiną, CHOP*, bendamustyną + rytuksymabem, kończąc na wysokich dawkach chemioterapii oraz auto- i alogenicznych przeszczepach komórek macierzystych.

Przewlekła białaczka limfatyczna

Z punktu widzenia psychoonkologii na uwagę zasługuje fakt, że przewlekłą białaczkę limfatyczną (CLL) rozpoznaje się przy okazji rutynowego badania krwi. CLL jest najczęstszym złośliwym chłoniakiem nieziarniczym o stosunkowo łagodnym przebiegu. W zależności od zajęcia regionalnych węzłów chłonnych i upośledzenia funkcji szpiku (niedokrwistość, małopłytkowość) oraz wzrostu liczby białych krwinek (głównie limfocytów) CLL w skali Bineta zalicza się do stadium A, B lub C. Dopiero od stadium B istnieją wskazania do działań terapeutycznych.

Psychoonkologia. W „bezobjawowym" stadium A czasem nie jest łatwo połączyć wyczekującą postawę z regularnymi wizytami hematologicznymi. Mimo subiektywnego dobrego samopoczucia pacjentów często dochodzi u nich do wzrostu leukocytów (głównie limfocytów), co z punktu widzenia hematologicznego stanowi jedynie wskazanie do obserwacji. O wiele łatwiej byłoby pacjentowi, gdyby przechodził kurację z użyciem standardowych metod i został wyleczony. Nawet jeśli jest to „tylko" „nieprawidłowość w wynikach laboratoryjnych", która „dzięki Bogu" nie jest widoczna dla osób postronnych, to niektórzy pacjen-

---

* CHOP – **c**yklofosfamid, doxorubicyna (= **hy**droksydaunorubicyna), winkrystyna (= **o**nkowina) i **p**rednizon.

ci mogą mieć poczucie utraty integralności fizycznej oraz cierpieć z powodu niepewności, która w przypadku progresji choroby może przerodzić się w poczucie zagrożenia.

W zaawansowanych stadiach często trudno jest pacjentom cierpiącym na CLL zaakceptować fakt zagrażającej życiu i nieuleczalnej choroby. Zwykle wraz z postawieniem diagnozy ich świat zmienia się diametralnie. Konieczne stają się częste wizyty u lekarza. Nierzadko muszą zrezygnować z pracy, co w przyszłości może doprowadzić do problemów finansowych. Funkcjonowanie istniejących do tej pory struktur rodzinnych i społecznych zostaje zaburzone. Oprócz tych zmian zewnętrznych choroba wywołuje także myśli i obawy egzystencjalne oraz lęki. Pacjent musi nauczyć się sobie z tym radzić. Musi się także zmierzyć z niepewnością dotyczącą jego przyszłości [3].

Szpiczak mnogi

Hematologia. Szpiczak mnogi (plazmocytoma) według klasyfikacji WHO należy do nowotworów z dojrzałych limfocytów B. Charakterystyczne są zmiany w obrazie białek krwi (gammapatia monoklonalna), ponieważ w szpiku kostnym dochodzi do klonalnego rozrostu atypowych plazmocytów i produkcji monoklonalnej immunoglobuliny (paraproteiny). W klasyfikacji Duriego i Salomona bierze się pod uwagę uszkodzenie narządów (zajęcie szpiku [osteoliza], niedokrwistość, podwyższone stężenie wapnia we krwi i zaburzenia funkcji nerek). Szpiczak mnogi znajduje się w kręgu zainteresowań badań naukowych, podobnie jak metody leczenia, w których, po latach stagnacji i dominującej chemioterapii łagodzącej objawy (protokół Alexaniana: melfalan + prednizon), od początku lat osiemdziesiątych w krótkich odstępach czasu wprowadzono nowe metody leczenia. Przełomem wydawała się być wysokodawkowa chemioterapia z następowym przeszczepem komórek macierzystych szpiku, która dawała wysoki odsetek remisji i przedłużenie czasu przeżycia, a w rzadkich przypadkach prowadziła nawet do wyzdrowie-

nia. W ostatnich latach „nowe substancje", jak talidomid, jego pochodna lenalinomid (Revlimid) i bortezomib (Velcade), wykorzystywane w terapii celowanej (*target therapy*) stanowią pewną konkurencję dla przeszczepu komórek macierzystych.

W kręgu zainteresowań psychoonkologicznych znajduje się też gammapatia monoklonalna o nieokreślonym znaczeniu (*monoclonal gammopathy of undetermined significance* – MGUS), w której oprócz zmian białek krwi nie znajduje się innych typowych dla szpiczaka objawów. Z klinicznego punktu widzenia choroba jest o tyle istotna, że po 20 latach u około 25%, a po 25 latach u około 30% pacjentów z MGUS rozwija się szpiczak mnogi. Dlatego też u tych chorych wskazane są regularne wizyty kontrolne [2].

Psychoonkologia. Wczesne rozpoznanie na podstawie odchyleń w badaniach laboratoryjnych (np. obecność monoklonalnych limfocytów w stadium A CLL, immunoglobulina w MGUS czy ilościowe zmiany komórek w zespole mieloproliferacyjnym [MPS]), które przez długi czas nie wiąże się z objawami, stawia przed lekarzem przekazującym diagnozę duże wyzwanie. Uzasadnione jest m.in. mówienie o „odchyleniach laboratoryjnych", które, podobnie jak w przypadku stanów przedcukrzycowych, wymagają kontroli. Jednak strategia „uważnej obserwacji" stanowi duże obciążenie. Dlatego też pomoc psychoterapeutyczna w takiej sytuacji może stanowić czynnik ochronny [5].

59.5 Chemioterapia wysokodawkowa i autologiczny przeszczep komórek macierzystych z krwi obwodowej [1]*

Hematologia. Przeszczep komórek macierzystych z krwi obwodowej, który obecnie z wielu powodów zastąpił transplantację szpiku kost-

---

* Istotne fragmenty tego podrozdziału zostały zaczerpnięte z opracowania Bumeder i Fricka [1].

nego, dla niektórych pacjentów z chorobami hematologicznymi jest nadal najlepszą dostępną obecnie terapią. Wskazania obejmują głównie ostre białaczki, chłoniaki złośliwe, niedokrwistość aplastyczną i rzadko raka jądra. Ze względu na wysoką skuteczność „nowych leków" wskazania do transplantacji zmniejszyły się nieznacznie w przypadku szpiczaka, znacznie natomiast w przypadku CML. Transplantacja komórek macierzystych jest zabiegiem z zakresu wysoko wyspecjalizowanej medycyny, a w związku z tym jest obciążającą i ryzykowną terapią, stąd może być wykonywana tylko w specjalistycznych szpitalach z odpowiednim wyposażeniem.

Pozyskiwanie komórek macierzystych (pobieranie)

Macierzyste komórki hematopoetyczne, z których powstają wszystkie komórki krwi – po wstępnym przygotowaniu dawców za pomocą chemioterapii mobilizującej, ze szczególnym uwzględnieniem czynników wzrostu – są pozyskiwane z krwi obwodowej. Poprzez separację krwinek (leukaferezę) uzyskuje się komórki macierzyste z krwi obwodowej, pochodzące albo od samego pacjenta (autologiczne), albo od dawcy alogenicznego (osoby z rodziny – rodzeństwa lub od dawcy niespokrewnionego).

Kondycjonowanie (leczenie przed transplantacją)

Przeszczep komórek macierzystych składa się z dwóch faz: kondycjonowania i samej transplantacji. W miesiącach poprzedzających prowadzona jest chemioterapia konwencjonalna białaczki lub innej choroby nowotworowej, co ma na celu jak największą redukcję masy komórek nowotworowych. Aby osiągnąć konsolidację, remisję lub nawet wyleczenie, u pacjenta w fazie kondycjonowania stosuje się chemioterapię wysokodawkową, ewentualnie w połączeniu z radioterapią. Celem takiej intensywnej chemio-(radio-)terapii jest zniszcze-

nie resztkowej choroby nowotworowej (zabicie wszystkich komórek nowotworowych: białaczkowych, komórek guza lub zdegenerowanych komórek macierzystych, m.in. pozostałości ognisk chłoniaka lub szpiczaka). Swego rodzaju „działaniem niepożądanym" jest zniszczenie także zdrowych komórek pacjenta, m.in. szpiku kostnego i komórek macierzystych. Zostaną one jednak zastąpione przez przeszczepione komórki macierzyste.

Transplantacja komórek macierzystych

Po wysokodawkowej chemioterapii wcześniej zebrane komórki macierzyste zostają przeszczepione pacjentowi pod postacią transfuzji podobnej do transfuzji krwi. Zasiedlenie (wzrost) dostarczonych komórek macierzystych w szpiku kostnym trwa około 2–4 tygodni. Przy transplantacji alogenicznej wykorzystuje się mechanizm „przeszczep przeciw białaczce" (*graft versus leukemia* – GvL), który wspomaga organizm w walce z chorobą. Aby uniknąć odrzucenia (choroba „przeszczep przeciwko gospodarzowi" – *graft versus host disease* – GvHD), konieczne jest włączenie leczenia immunosupresyjnego. Infekcje oraz ostra lub przewlekła choroba GvHD prowadzą do wyższego odsetka powikłań i zgonów. Pacjenci pozostają w szpitalu przez 3–8 tygodni, częściowo w sterylnym otoczeniu. Śmiertelność związana z przeszczepem komórek macierzystych wynosi około 5% w transplantacjach autologicznych i aż do 30% w transplantacjach alogenicznych.

Psychoonkologia w transplantacji komórek macierzystych z krwi obwodowej

Przygotowanie do przeszczepu komórek macierzystych

Psychoonkologia. Podczas rozmowy wstępnej z pacjentem przygotowywanym do transplantacji komórek macierzystych chory musi podjąć wiele ważnych decyzji. Konieczność wyboru między chemioterapią megadawkową z transplantacją komórek macierzystych a konwencjonalną chemioterapią może prowadzić do poważnych egzystencjalnych lęków i niepokojów. Przy przeszczepach alogenicznych poszukiwanie dawcy wśród rodziny może powodować stres, konflikty i poczucie winy. Poszukiwanie dawcy niespokrewnionego może stanowić długotrwały stresujący okres balansowania między nadzieją i lękiem. Także dla dawcy pobranie komórek macierzystych lub szpiku kostnego stanowi fizyczne i psychiczne obciążenie, które może mieć długofalowe skutki.

Chemioterapia mobilizująca

Podczas chemioterapii mobilizującej pacjent jest zobowiązany do regularnego przyjmowania leków. Częste badania krwi i ewentualne niepokojące wyniki, przypadkowe infekcje oznaczają dla pacjenta dodatkowy stres. Niewystarczająca liczba uzyskanych komórek macierzystych przekłada się na lęk przed porażką. Początki terapii mogą być obciążone przez strach, niepewność, zaburzenia snu, a także nudności i ból.

Po transplantacji następuje okres wytężonego wyczekiwania na wzrost przeszczepionych komórek. Przy przeszczepach alogenicznych od dawców niespokrewnionych pojawia się obawa, że obce komórki mogą mieć niepożądane właściwości.

Po udanym przeszczepie nadzieje na szybkie wyjście z izolowanego otoczenia i wypis ze szpitala często pozostają niespełnione z powodu powikłań, takich jak zespół zmęczenia czy choroba GvHD. Może to prowadzić do poczucia utraty kontroli i wyzwolenia agresji skierowanej przeciwko zespołowi leczącemu.

Faza poprzeszczepowa (poszpitalna)

Po wypisaniu ze szpitala pacjent musi się odnaleźć w środowisku domowym. Ograniczenie aktywności życiowej wynikające z zespołu zmęczenia może wywierać znaczący wpływ na życie pacjenta przez okres od 6 tygodni do

3 miesięcy. Odporność psychiczna pozostaje obniżona przez około rok. Faza ta, ze względu na lęk przed infekcją, chorobę GvHD lub ryzyko nawrotu, zwykle jest źle znoszona przez pacjentów. Według Bumedera i Fricka, pod względem psychoonkologicznym i psychospołecznym przejście pacjenta z opieki szpitalnej do opieki ambulatoryjnej jest nadal niedostatecznie rozwiązane. Pacjenci po wyjściu ze szpitala wpadają w próżnię.

Jakość życia

Jakość życia pacjentów po wypisaniu ze szpitala jest mocno obniżona i normalizuje się powoli po około roku. Problem stanowi ograniczona tolerancja wysiłku i spadek energii (męczliwość), zmiana poczucia i obrazu ciała, ale także lęk przed nawrotem choroby. Tak więc powrót do normalności jest wyczekiwany z utęsknieniem.

Opieka socjalna

Rehabilitacja, jeśli jest prowadzona, zalecana jest jeszcze kilka miesięcy po przeszczepie. Wielu pacjentów jednak z niej rezygnuje, bojąc się kolejnego pobytu w ośrodku leczniczym, z dala od rodziny. Ponadto powraca kwestia stopniowego powrotu do pracy lub przejścia na emeryturę, ewentualnie uzyskanie renty inwalidzkiej.

Rola rodziny

Rodzina stanowi najważniejsze wsparcie dla pacjenta. Wielu bliskich czuje się jednak przytłoczonych sytuacją. Czasem reagują nadmierną troskliwością, ingerencją lub dominacją. Szczególne problemy mogą wystąpić w przypadku podjęcia niedostosowanych wzorców interakcji (np. „porzucenie" pacjenta, zerwanie kontaktów, nadmierna opiekuńczość).

Współpraca interdyscyplinarna

Według Bumedera i Fricka tworzenie sieci współpracy interdyscyplinarnej nie jest rozwiązane w stopniu zadowalającym. Szczególnie widoczny jest brak personelu psychoonkologicznego, który mógłby wspierać pacjentów po wypisaniu ze szpitala. Ponadto współpraca między ośrodkami rehabilitacyjnymi a psychoterapeutami i psychoonkologami z zespołu transplantacyjnego jest niewystarczająca [1, 4].

Podejście psychoonkologiczne w hematologii, z transplantacją komórek macierzystych włącznie

Zadaniem terapii psychoonkologicznej jest monitorowanie procesu przepracowywania choroby i poradnictwo w przypadku wątpliwości, które często pojawiają się w odniesieniu do dalszych możliwości leczenia. Pomocny jest tutaj wczesny kontakt z zespołem psychoonkologicznym, możliwość kontaktu z byłymi pacjentami, grupy dyskusyjne, jak również odświeżenie lub nauczenie się technik relaksacyjnych. Dawcy rodzinni częściowo mogą brać udział w rozmowach z pacjentem. W razie konieczności sensowne wydaje się znalezienie niezależnego, anonimowego dawcy niespokrewnionego.

Z punktu widzenia psychoonkologii wysoko wyspecjalizowane techniki medyczne mogą wywoływać poczucie utraty kontroli. W walce z nudnościami i bólem błon śluzowych pomocne mogą być wypracowane wcześniej techniki relaksacyjne i wyobrażeniowe. Psychoterapia wspierająca powinna być elastyczna i dopasowywać się do indywidualnej wrażliwości pacjenta. Powinna być raczej krótka. Pozwala to na opracowywanie i osiąganie celów średnioterminowych.

Na podstawie doświadczeń Bumedera i Fricka wprowadzono dla pacjentów długotrwałą (około 6-miesięczną) indywidualną terapię z naciskiem na aktywację zasobów, ze wsparciem w radzeniu sobie z chorobą oraz odbudowaniem interakcji między pacjentem a rodziną i środowiskiem. W odróżnieniu od terapii pacjentów neurotycznych i z zaburzeniami osobowości, w pracy z pacjentami onkologicznymi celem nie są nieuświadomione konflikty czy struktura osobowości, ale związki

psychosomatyczne oraz przepracowanie stresu związanego z chorobą i jej leczeniem.

Istotne jest, by towarzyszyć pacjentowi w czasie tej drogi i zapewnić otwartą i szczerą komunikację z nim i z jego bliskimi. U pacjentów mniej świadomych swoich odczuć można wykorzystać muzykoterapię receptywną jako metodę wspomagającą w nawiązaniu kontaktu. Kolejnym zadaniem psychoonkologa jest informowanie zespołu transplantacyjnego o stanie pacjenta. Umożliwia to, w przypadku śmierci pacjenta, przepracowanie żałoby.

Oferta wsparcia psychoterapeutycznego powinna być zaproponowana możliwie jak najwcześniej każdemu pacjentowi, u którego planowany jest przeszczep komórek macierzystych. U pacjentów, którzy początkowo wyrażają opór, propozycja terapii powinna zostać powtórzona w późniejszym terminie. Szczególnie istotne wydaje się to u pacjentów z niewielkim zapleczem społecznym lub z rodzin dysfunkcyjnych.

Metody, treści i cele interwencji psychoonkologicznej muszą być dostosowane do potrzeb pacjentów. Zasadne wydaje się podążanie za regresywnymi życzeniami pacjenta. Służą temu następujące metody podstawowe:

- techniki relaksacyjne i wyobrażeniowe;
- metody kreatywne (wizualizacja, receptywna oraz ekspresywna arteterapia i muzykoterapia);
- terapia ruchowa;
- doradztwo i wsparcie w podejmowaniu decyzji;
- regularne kontakty z zespołem transplantacyjnym;
- zaangażowanie interdyscyplinarnego zespołu opieki;
- doradztwo rodzinne;
- interwencje kryzysowe;
- krótkoterminowa terapia psychodynamiczna w okresie poszpitalnym.

Krewni ze szczególnymi trudnościami, którzy mogą wykazywać nieadaptacyjne wzorce interakcji, mogą zostać w ten sposób szybciej wyodrębnieni i otrzymać odpowiednią pomoc i wsparcie.

PIŚMIENNICTWO I STRONY INTERNETOWE

1. Bumeder I, Frick E: Therapiebegleitung – Psycho-onkologische Aspekte in der autologen und allogenen Stammzelltransplantation. In: Sellschopp A, Fegg N, Frick E, Gruber U, Pouget-Schors D, Theml H, Vodermaier A, Vollmer T (Hrsg): Manual Tumorzentrum München: Psychoonkologie, 2. Aufl., W. Zuckschwerdt Verlag, München Wien New York (2005) 119–123

2. Dietzfelbinger H: Monoklonale Gammopathie und Multiples Myelom: Vom Zufallsbefund zur lebensbedrohlichen Erkrankung. Münchn. Med. Wochenschr. Fortschr. Med. 147 (2005) 606–610

3. Fegg M: Krankheitsbewältigung bei Malignen Lymphomen, Dissertation, LMU, 2004. http://deposit.ddb.de/cgi-bin/dokserv?idn=970183844 (data dostępu: 14.07.2008)

4. Frick E, Bumeder I: Einfluss einer gezielten psychotherapeutischen Intervention auf die Lebensqualität vor, während und bis zu zwei Jahren nach Hochdosis-Therapie mit autologer Stammzelltransplantation bei Leukämie- und Lymphompatienten. http:/ /www.psychoonkologie.org/page-ID_2441429.html (data dostępu: 14.07.2008)

5. Theml H: Aufklärungsprozess in den Phasen des Diagnose-und Krankheitsweges. In: Sellschopp A., Fegg N, Frick E, Gruber U, Pouget-Schors D, Theml H, Vodermaier A, Vollmer T (Hrsg): Manual Tumorzentrum München: Psychoonkologie, 2. Aufl., W. Zuckschwerdt Verlag, München Wien New York (2005) 23–27

VII Organizacja opieki psychoonkologicznej (psychosocjalnej)

ROZDZIAŁ   Carola Riedner

60 Powiązania między lekarzem pierwszego kontaktu, pacjentem, onkologiem i psychoonkologiem

Współpraca interdyscyplinarna jest powszechnie przyjętym celem w medycynie. Zawsze ważne było, aby lekarze pierwszego kontaktu współpracowali ze specjalistami, do których odsyłają swoich pacjentów w kwestiach fachowej porady; przeważnie komunikacja ta ogranicza się do przekazania pisemnej diagnozy na skierowaniu do specjalisty.

Nowością w postulowanej współpracy interdyscyplinarnej jest to, że pacjent ma taką samą rangę jak profesjonalni terapeuci, czyli traktuje się go równorzędnie z lekarzami. Takie postępowanie w odniesieniu do pacjenta nie jest powszechnie znane i możliwe do zrealizowania, jednak **psychoonkolodzy** mają zawsze zagwarantowane miejsce w takim zespole.

Wymóg **rozszerzonej współpracy interdyscyplinarnej**, w centrum której znajduje się pacjent, jest oczywisty w czasach gwałtownego rozwoju oferty informacyjnej, udostępnianej przede wszystkim przez internet lub poprzez odpowiednie kursy, na przykład „Świadomego pacjenta" (nowy kierunek studiów na uczelni Medizinische Hochschule w Hanowerze) czy „Dyplomowanego pacjenta", które oferowane są przez grupy samopomocowe. Onkolog stracił monopol na specjalistyczną wiedzę fachową, a w kontakcie z pacjentem wymagana jest obecnie coraz większa komunikatywność. W tym celu lekarz musi dysponować umiejętnością komunikacji i to w takim stopniu, aby móc kontaktować się z pacjentem będącym „ekspertem-laikiem" z respektem, a więc wykazując pozytywne nastawienie pełne szacunku.

Jest to ważne dla coraz większej grupy pacjentów cierpiących na chroniczne schorzenia nowotworowe i to właśnie oni zyskują na centralnym usytuowaniu ich w układzie, jakim jest

współpraca interdyscyplinarna. Nie chodzi tu jednak tylko o takie komunikowanie się, które jest rezultatem życia w „epoce komunikacji" i które często przybiera formę czysto technicznej wymiany informacji i danych, ale należy zadbać o takie komunikowanie się, które będzie oparte na **systematycznej pracy w zakresie nawiązywania kontaktów**.

! WAŻNE

W przynoszącej wymierne korzyści komunikacji pomiędzy lekarzem pierwszego kontaktu, pacjentem, onkologiem a psychoonkologiem zakłada się jednoznacznie, że komunikowanie się będzie nastawione na pacjenta i w centrum tego systemu będzie stał właśnie pacjent.

Trzeba przestrzegać przy tym zasady, że na pierwszym planie znajduje się pacjent i jego **specyficzne potrzeby** i że powinno się go włączać jako partnera w proces podejmowania decyzji terapeutycznych, aby w ten sposób umożliwić mu realistyczne spojrzenie na przebieg leczenia. Należy skoncentrować się na podejściu pacjenta do swojej choroby oraz indywidualnej internalizacji choroby przez pacjenta. Istotne jest przy tym uzyskanie od pacjenta informacji o stanie jego wiedzy na temat choroby oraz o jego wizjach wyzdrowienia i wyobrażeniach na temat teorii zapadania w chorobę [3]. Subiektywna koncepcja choroby, jaką stworzył pacjent, ma z reguły na niego olbrzymi wpływ i jest przeważnie związana z wtórnymi subiektywnymi i obiektywnymi korzyściami, jakie pacjent uzyskuje z powodu choroby; poza tym taka koncepcja jest przeważnie nadzwyczaj odporna na uleganie jakimkolwiek zmianom.

W rozmowach z pacjentem nie chodzi tylko o fakty i szczerość wypowiedzi za wszelką cenę – to pacjent decyduje o tym, ile chciałby wiedzieć. Nie wolno uświadamiać go wbrew jego woli. Taka potencjalna prawda powinna być pacjentowi oferowana – jak to trafnie przedstawił szwajcarski pisarz Max Frisch – jako pomoc przy wkładaniu płaszcza, w który można się będzie ubrać, jeśli będzie taka potrzeba. Nieodzowne **poczucie spójności** w interdyscyplinarnej współpracy nastawionej na pacjenta (*sense of coherence*) powstaje poprzez:

- zrozumiałość informacji,
- dostarczanie informacji łatwych do przyswojenia,
- sensowność informacji.

Wskazane w nowej koncepcji komunikatywności jest **aktywne słuchanie** w czasie rozmowy z pacjentem. Oznacza to, że nie zbiera się jedynie faktów, lecz także ich uwarunkowania, to, co nie zostało konkretnie wypowiedziane; należy wsłuchiwać się w półtony. Warunkiem koniecznym jest tu zainteresowanie, gotowość i umiejętność do uważnego słuchania i pokazywania przez cały czas swojej obecności przy wysłuchiwaniu pacjenta. Można to sygnalizować przez kontakt wzrokowy, postawę ciała skierowaną w stronę pacjenta, poprzez wyjaśniające wypowiedzi i pytania formułowane w sposób otwarty [1].

! WAŻNE

Lekarz pracujący w dziedzinie onkologii musi obecnie – kiedy struktury terapii stają się coraz bardziej kompleksowe – nie tylko objaśniać strategie leczenia, lecz także reagować na potrzeby swoich pacjentów i włączać ich w procesy decyzyjne przy działaniach diagnostycznych i terapeutycznych w ramach koncepcji *shared decision-making*.

Udana komunikacja między onkologiem a pacjentem zależy w istocie od postawy onkologa, który w idealnym przypadku stawia osobę pacjenta i jego chorobę w centrum zainteresowania. Po rozmowie z onkologiem – ale również z lekarzem pierwszego kontaktu

czy też psychoonkologiem – pacjent powinien mieć poczucie, że został zrozumiany, zaakceptowany i włączony w proces leczenia. **Autentyczność (kongruencja) komunikacji** wyraża się w zgodności tego, co się mówi, z tym, co się myśli. Pacjenci są z reguły bardzo wyczuleni na przekaz informacji ukrytych „między wierszami" [2]. Nie każdy pacjent nadaje się w takim samym stopniu do interdyscyplinarnej współpracy w komunikowaniu się.

Współpraca interdyscyplinarna między poszczególnymi grupami terapeutów, a więc lekarzem pierwszego kontaktu, onkologiem i psychoonkologiem, będzie nacechowana w znacznym stopniu przekazywaniem informacji i wiedzy. A poza tym należy przestrzegać jednoznacznego podziału ról pomiędzy:

- onkologiem, który jako ekspert w dziedzinie chorób nowotworowych omawia w otwartej rozmowie z pacjentem diagnozę, opcje leczenia i decyzje terapeutyczne;
- lekarzem pierwszego kontaktu, który ma koordynować całość spraw medycznych pacjenta w ramach specyficznego leczenia choroby nowotworowej;
- psychoonkologiem, który jest odpowiedzialny na „duchową" stronę choroby nowotworowej, w szczególności za psychiczną sferę chorób współistniejących.

Współpraca interdyscyplinarna powinna się charakteryzować postawą wzajemnego zaufania i niekwestionowania kompetencji.

Podstawową rolą lekarza pierwszego kontaktu jest koordynowanie specjalistycznych informacji medycznych (diagnozy i decyzje) z całościową, indywidualną sytuacją medyczną pacjenta, a także z jego sytuacją rodzinną, warunkami bytowymi i socjalnymi uwarunkowaniami społeczności, w której on żyje. Poza tym lekarz pierwszego kontaktu może zgodnie z życzeniem pacjenta zasięgać informacji o komplementarnych metodach leczenia specyficznych dla chorób nowotworowych i ich ewentualnych interakcjach z leczeniem zgodnym z zasadami medycyny klinicznej, może też je oceniać po ewentualnej konsultacji z prowadzącym lekarzem onkologiem. Od lekarza pierwszego kontaktu wymaga się zatem bardzo kompleksowego omawiania informacji o wynikach badań wraz z całościowym przedstawieniem sytuacji, uwzględniającym **aspekty biologiczno-psychiczno-socjalne**, zwłaszcza gdy będą z tego wynikały konsekwencje dla pacjenta.

Psychoonkolodzy, którzy są w Niemczech od ponad 25 lat, nie są jednoznacznie zdefiniowaną grupą zawodową. Psycholodzy, psychoterapeuci medyczni, psychoterapeuci psychologiczni, socjoterapeuci, muzykoterapeuci, artoterapeuci i prawdopodobnie też inne grupy zawodowe – określają siebie jako „psychoonkologów". Dla współpracy interdyscyplinarnej nie jest oczywiście całkiem bez znaczenia, jakie wykształcenie ma dany psychoonkolog. W każdym razie psychoonkolog zajmuje się „ludzką" stroną i psychicznymi obciążeniami pacjenta spowodowanymi chorobą, a więc jego sposobem psychicznego radzenia sobie z chorobą i zachowaniem jakości życia. Dla psychoonkologa jest istotne również to, że przy przekazywaniu informacji znajduje się on na tej samej płaszczyźnie co onkolog, lekarz pierwszego kontaktu i pacjent. W ten sposób wszystkie włączone w leczenie osoby mają taki sam poziom wiedzy o podstawowej chorobie pacjenta.

Informacje, które zebrał psychoonkolog, o ile zostały wyczerpująco omówione z pacjentem, powinny być przekazane onkologowi prowadzącemu leczenie i lekarzowi pierwszego kontaktu w formie pisemnej lub ustnej, a więc w postaci oddzielnego raportu psychoonkologicznego lub – w przypadku leczenia w tej samej jednostce, klinice czy praktyce lekarskiej – w postaci wspólnego raportu lekarskiego. Skrócenie drogi przekazywania informacji w ramach tej samej jednostki i dobre **kolegialne współdziałanie** stanowią dużą pomoc dla pacjenta. W onkologii ciągle tak się dzieje, że pojawiające się nowe wyniki badań wymagają interdyscyplinarnego działania i to w jak najkrótszy czasie, i dlatego wspólne wizyty onkologów i psychoonkologów mogą być bardzo przydatne przy wymianie informacji. Również w leczeniu ambulatoryjnym wspólne rozmowy z onkologiem, psychoonkologiem i pacjentem mogą być niezwykle przydatne dla osiągnięcia sukcesu w leczeniu.

Chodzi tu przede wszystkim o **wspólny język w komunikacji ukierunkowanej na pacjenta**, nie o mówienie do pacjenta lub o nim, lecz o komunikację z pacjentem; chodzi tu też o wspólną postawę w stosunku do pacjenta, która powoduje, że pacjent stoi w centrum zainteresowania jako człowiek ze swoją indywidualną chorobą. W tym kontekście informacje, które są wymieniane na tej samej równorzędnej płaszczyźnie, stają się pomocne dla pacjenta w obchodzeniu się ze swoją chorobą.

Oczywiście również osoby bliskie pacjentowi powinny być uwzględnione w tej strukturze składającej się z lekarza pierwszego kontaktu, pacjenta, onkologa i psychoonkologa. One także przeżywają fakt, że cały kontekst ich dotychczasowego życia uległ zmianie, ponieważ chorobą dotknięta jest zawsze cała rodzina, jeżeli chociaż jeden z jej członków zachoruje na raka. Chodzi tutaj przede wszystkim o to, żeby doprowadzić wszystkich do takiego samego poziomu informacji i przekazanej wiedzy.

Jeżeli jednak pacjent lub ktokolwiek z osób bliskich znajduje się na etapie wyparcia/zaprzeczania, wówczas wszyscy pozostali członkowie tej struktury powinni tak długo wytrzymywać i tolerować takie zachowanie, aż dana osoba sama wyjdzie z tego tak ważnego dla niej stanu.

We wspólnym przepracowywaniu choroby chodzi zasadniczo o to, żeby:

- akceptować pacjenta jako partnera i traktować go z respektem;
- włączać pacjenta i jego otoczenie w podejmowanie decyzji medycznych i respektować jego prawo do samostanowienia – nawet wówczas, gdy jego decyzja jest negatywna;
- doprowadzić poprzez szczere, prawdziwe wyjaśnienia do takiego samego stanu wiedzy u wszystkich uczestników tej struktury;
- osoby różnych specjalności uczestniczące w procesie leczenia wzajemnie się uznawały i współdziałały.

PIŚMIENNICTWO

1. Bausewein C, Roller S, Voltz R: Leitfaden Palliativmedizin, 2. Aufl. Elsevier, Urban & Fischer, München (2004)

2. Heckl U, Weis J: Kommunikation mit Patient und Angehörigen. Im Focus Onkologie 11 (2005) 65–67

3. Kappauf HW: Kommunikation in der Onkologie. Hausarzt 55 (2004) 709–714

60

61

Ullrich Mehl
Grupy psychoedukacyjne

W literaturze psychoonkologicznej [12] można znaleźć uwagę, że interwencja edukacyjna nie powoduje dużego przyrostu wiedzy i praktycznie nie przyczynia się do poprawy jakości życia. Autor powołuje się przy tym na przegląd badań Fawzy'ego [5] opracowany już w roku 1995. W jednym z ostatnich przeglądów badań [13] przeanalizowano 22 metaanalizy/przeglądy i 53 zrandomizowane badania, pokazując przy tym, że psychoedukacja ma pozytywny wpływ na psychiczne zmaganie się z chorobą i poprawę jakości życia, co pokrywa się z doświadczeniami praktycznymi. Pozytywne oddziaływanie daje się udowodnić szczególnie w obszarze **samopoczucia emocjonalnego** i **stopnia poinformowania** dzięki terapeutycznym sesjom klinicznym [6].

!WAŻNE

Oferty psychoonkologicznych grup psychoedukacyjnych są ukierunkowane, zdaniem Kocha, na zapoznanie się z informacjami o chorobie i na możliwości terapeutycznego oddziaływania na skutki choroby oraz skutki jej leczenia po postawieniu diagnozy i odbyciu leczenia medycznego; służą one radą przy problemach psychicznych, socjalnych i zawodowych oraz pomocą w psychicznym zmaganiu się z chorobą [8].

Większość pacjentów wyraża pragnienie uzyskania możliwie jak najszybciej i jak najbardziej szczegółowych informacji o swojej chorobie nowotworowej oraz o zaplanowanych badaniach diagnostycznych i przebiegu leczenia [7]. Jeżeli pacjenci mają poczucie, że nie są wystarczająco poinformowani, wówczas dodatkowo cierpią z powodu lęków i depresji [3]. Doświadczenia kliniczne pokazały, że dobrze poinformowani pacjenci są mniej obciążeni

psychicznie poczuciem bezsilności i niepewności. Jednakże pacjenci z chorobą nowotworową zapominają aż do 60% przekazywanych im informacji, co jest spowodowane ich silnym emocjonalnym wzburzeniem i poczuciem niepokoju. Aby zmniejszyć ten niekorzystny efekt, należy stworzyć **atmosferę możliwie jak najbardziej odprężoną i bezpieczną**. Dlatego też psychoedukacja, mająca na celu wzmocnienie stabilizacji emocjonalnej i w ten sposób zwiększenie możliwości odbierania i przetwarzania informacji, jest często powiązana z ukierunkowanymi ćwiczeniami wyobraźni nastawionymi na poznanie własnych zasobów psychicznych i/lub z technikami odprężenia i relaksacji.

Efektem tego powinna być taka sytuacja, w której ważne informacje są w idealny sposób powtarzane i odpowiednio przekazywane. Korzystnym okresem dla uczestnictwa w grupach psychoedukacyjnych jest faza stawiania diagnozy i pierwszy okres leczenia, ale również moment podjęcia terapii po leczeniu lub rehabilitacji, ponieważ niektórzy pacjenci właśnie dopiero po zakończeniu leczenia znowu są w stanie przyjmować nowe informacje. Szczególnie sprzyjająca sytuacja jest wówczas, gdy grupy psychoedukacyjne są zamknięte, tzn. od początku do końca są w grupie ci sami pacjenci chorzy na raka. W ten sposób może wytworzyć się **atmosfera zaufania i przynależności do grupy** (kohezja grupy).

61.1 Początek

Psychoedukacja powinna się odbywać interdyscyplinarnie. Pierwsze posiedzenie psychoedukacyjne grupy zaczyna się zazwyczaj od przekazania **wiedzy na tematy somatyczne** przez doświadczonych lekarzy onkologów

61

(onkologiczny program podstawowy). Informacje somatyczne o chorobie nowotworowej są łatwiejsze do przyjęcia przez wielu pacjentów, natomiast często inne formy pomocy psychoonkologicznej bez ostrożnego wprowadzania w tematykę są przyjmowane z oporami albo w ogóle nie są przyjmowane i akceptowane. Poprzez te informacje przykazywane przez doświadczonego lekarza onkologa relacja lekarz-pacjent znacznie się poprawia i łatwiej jest wówczas zaakceptować cele leczenia i powikłania z nim związane oraz dochodzi do lepszej współpracy ze strony pacjenta (*compliance*).

Inne kursy psychoedukacyjne są przeprowadzane przez psychologów z doświadczeniem psychoonkologicznym. Przy tym na pierwszym planie są zawsze **podstawowe zasady prozdrowotne**.

Z doświadczenia klinicznego wiadomo, że rozpoczęcie **intensywnego przekazywania informacji** przez doświadczonego lekarza onkologa jest uznawane za korzystne. Warto zasygnalizować pacjentom z chorobą nowotworową, że zarówno fachowa wiedza onkologiczna, jak i psychoonkologiczna są ważne i pomocne przy zmaganiu się z chorobą, gdyż w ten sposób można usunąć uprzedzenia i lęki dotyczące psychoonkologii. Udaje się to z reguły wówczas, gdy podczas pierwszego spotkania psychoedukacyjnego onkolog i psychoonkolog wstępują wspólnie i nawzajem podkreślają znaczenie obu dziedzin.

61.2 Przebieg spotkań

Podczas następnych spotkań psychoedukacyjnych w grupie prowadzonej przez lekarzy z doświadczeniem psychoonkologicznym lub fachowych psychoterapeutów analizuje się **zależności między chorobą a stresem** oraz identyfikuje niekorzystne strategie zmagania się z chorobą i podejmuje się próby ich zmiany. Na następnych spotkaniach przekazuje się **strategie samokontroli**, żeby pacjenci czuli się mniej bezradnie i mieli poczucie decydowania o sobie. Tematyka spotkań dotyczy też

wspierania korzystnej komunikacji lekarz-pacjent oraz sposobów zachowywania się wobec partnerów, dzieci i przyjaciół, ale poruszane są również aspekty społeczno-prawne i zawodowe oraz ustalane są nowe perspektywy.

Koncepcja grupy psychoedukacyjnej charakteryzuje się ujęciem w **stałe ramy czasowe**, które z reguły obejmują 6–12 spotkań po 90 do 120 minut. Istotne elementy psychoedukacyjnych terapii grupowych dla pacjentów z chorobą nowotworową można podsumować następująco:

- wspieranie zdrowia w chorobie nowotworowej:
  - przekazywanie informacji o chorobie nowotworowej
  - objaśnianie możliwości leczenia i niepożądanych skutków:
    - chemioterapia
    - radioterapia
    - leki uśmierzające ból
    - medycyna komplementarna
    - odżywianie się
    - zmęczenie związane z chorobą nowotworową (CRF)
- psychiczne zmaganie się z diagnozą:
  - „szok po diagnozie"
  - subiektywne teorie choroby
- stres i zmiany psychiczne:
  - postrzeganie stresorów/zawyżone oczekiwania
  - lęki
  - depresyjność
  - rozczarowanie/złość/wściekłość
- psychiczne zmaganie się z chorobą:
  - radzenie sobie w danej sytuacji (*coping*)
  - niekorzystne i „korzystne" style radzenia sobie z chorobą
  - zarządzanie stresem
  - zasoby/koncepcja salutogenezy
- ćwiczenie strategii samokontroli i relaksacji
  - kierowanie wyobrażeniami nastawionymi na zasoby
  - procedury relaksacji
- otoczenie społeczne i komunikacja
  - partnerzy, rodzina, dzieci i krąg przyjaciół

– środowisko pracy
– aspekty społeczno-prawne
– relacja lekarz–pacjent (*compliance*)
• reorientacja i ustalanie nowych perspektyw.

Kierowanie wyobrażeniami zorientowanymi na zasoby w formie ćwiczeń stabilizujących, takich jak „bezpieczne wewnętrzne miejsce", „wewnętrzny pomocnik", „drzewoterapia (sylwoterapia)" lub „wybrzeże morza", może uzupełniać w korzystny sposób poszczególne spotkania psychoedukacyjne.

61.3 Wskazania

Przy **dobrym rokowaniu** uczestnictwo w grupie psychoedukacyjnej jest szczególnie wskazane [4], np. w przypadku pacjentów chorujących po raz pierwszy bez odległych przerzutów.

Natomiast wyżej wspomniane koncepcje grupy są mniej przydatne przy silnie zaznaczonych zaburzeniach psychicznych [14]. Dla takich pacjentów – a więc osób obciążonych nawrotami choroby lub będących w sytuacji paliatywnej – bardziej przydatna wydaje się **grupowa psychoterapia podtrzymująco-ekspresywna**, której zadaniem jest odciążenie psychiczne [10], albo terapia indywidualna u psychoterapeuty z doświadczeniem psychoonkologicznym.

Tendencja, którą obecnie daje się zauważyć, aby duże obszary psychoedukacji przekazać innym grupom zawodowym w ramach obniżenia kosztów, wydaje się z punktu widzenia doświadczeń klinicznych problematyczna. W celu poprawienia relacji lekarz–pacjent ważne jest – właśnie w odniesieniu do kursów psychoedukacyjnych – żeby terapeuta ze specjalnością psychoonkologiczną był wspierany przez lekarzy z doświadczeniem onkologicznym w myśl idei współpracy interdyscyplinarnej i zapewnienia jakości działań.

Wprawdzie w psychoonkologii kładzie się – i słusznie – szczególny nacisk na **„międzyludzką kompetencję empatyczną"** [11], jednak nie może to na długo kompensować braku facho-

wej pomocy psychoterapeutycznej. Psychoterapeutyczna pomoc specjalistyczna jest w obliczu choroby uważanej za zagrażającą egzystencji człowieka szczególnie ważna, ponieważ osoby działające w obszarze psychoonkologii muszą zajmować się tematami, które często mogą przekraczać granice obciążenia spadającego na terapeutę [2].

W praktycznej sytuacji zaopatrzenia pacjenta ogromny brak specjalistów psychoterapeutów mających kompetencje psychoonkologiczne próbuje się rekompensować przez zaangażowanie innych grup zawodowych lub lekarzy i psychologów, którzy zostali kiedyś **przeszkoleni psychoonkologicznie**, a którym jednak często brakuje ugruntowanego podstawowego wykształcenia psychoterapeutycznego. Mimo to takie szkolenia (np. WPO) są bardzo ważne, ponieważ przekazują one niezbędną wiedzę wielu grupom zawodowym działającym w opiece psychosocjalnej, a ponadto zwracają uwagę na lepsze możliwości, jakie daje łączenie się w grupy (prace interdyscyplinarne), ale również na możliwości i granice każdej z grup zawodowych pracujących w opiece psychoonkologicznej. Tego typu szkolenia nie mogą zastąpić trzyletnich – ale często też dłuższych – studiów psychoterapeutycznych, mogą one je tylko uzupełniać.

! WAŻNE

Ustrukturyzowane programy psychoedukacyjne są prawdopodobnie pierwszym wyborem pacjentów, którzy nie znajdują się w krytycznej sytuacji psychicznej [9]. Skierowanie do psychoterapeuty z doświadczeniem psychoonkologicznym lub do lekarza specjalisty (medycyny psychosomatycznej lub psychiatrii) jest szczególnie konieczne wówczas, gdy może wystąpić wyraźnie obciążenie psychiczne lub problemy w radzeniu sobie z chorobą.

61.4 Odniesienia do praktyki i istotne stwierdzenia

Programy grup psychoedukacyjnych dzięki przekazywaniu już na samym początku kon-

61

kretnych informacji są korzystne i „łatwo dostępne" przede wszystkim dla pacjentów z pierwszą diagnozą nowotworową. Szczególnie wiele należy oczekiwać zatem od interdyscyplinarnego zaprezentowania się onkologów i psychoonkologów. Dzięki takiej ofercie możliwe jest poprawienie kompetencji pacjenta przy radzeniu sobie z chorobą. Ustrukturyzowane działanie w grupie psychoedukacyjnej z pacjentami chorymi na chorobę nowotworową, akcentujące aspekt psychoonkologiczny opracowano w formie podręcznika [14], który można wykorzystać również w poradnictwie indywidualnym.

PIŚMIENNICTWO

1. Angenendt G, Schütze-Kreilkamp U, Tschuscke V: Praxis der Psychoonkologie. Hippokrates, Stuttgart (2007) 128–159
2. Dorn A, Wollenschein M, Rohde A: Psychoonkologische Therapie bei Brustkrebs. Deutscher Ärzte-Verlag, Köln (2007)
3. Fallowfield L, Ford S, Lewis S: No news is not good news: information preferences of patients with cancer. Psycho-Oncology 4 (1995) 197-202
4. Fawzy IF:, Psychosocial interventions for patients with cancer: what works and what doesn't? Eur J Cancer 35 (1999) 1559-1564
5. Fawzy IF, Fawzy M: Critical review of psychosocial interventions in cancer care. Arch Gen Psychiat 52 (1995) 100–113
6. Gündel H: Interdisciplinary psychoeducational intervention by oncologists proved helpful for cancer patients. Z Psychosom Med Psychother 49 (2003) 246–261
7. Harris K: The information needs of patients with cancer and their families. Cancer Pract 6 (1998) 39–46
8. Koch U: Expertise „Krebsrehabilitation in der Bundesrepublik Deutschland". Frankfurt/Main, Verband Deutscher Rentenversicherungsträger (1995)
9. Moorey S, Greer S: Kognitive Verhaltenstherapie bei Krebspatienten. Elsevier, Urban & Fischer, München (2007)
10. Spiegel D, Bloom JR, Yalom I: Group support for patients with metastatic cancer: a randomized prospective outcome study. Arch Gen Psychiatry 38 (1981) 527–533
11. Tschuschke V: Psychoonkologie-psychologische Aspekte der Entstehung und Bewältigung von Krebs, Vol 1. Stuttgart, Schattauer (2002)
12. Tschuschke V: Psychoonkologie. Stuttgart, Schattauer (2006)
13. Weis J, Domann U: Interventionen in der Rehabilitation von Mammakarzinom-Patientinnen. Eine methodenkritische Übersicht zum Forschungsstand. Die Rehabilitation (w druku)
14. Weis J, Heckl U, Brocai D, Seuthe-Witz S: Psychoedukation mit Krebspatienten. Stuttgart, Schattauer (2006)

ROZDZIAŁ Doris C. Schmitt

62 Cele, możliwości i granice działania grup samopomocowych

62.1 Wprowadzenie

Po diagnozie „rak" nic nie jest już tak, jak było przedtem. Wszystkie wytyczone cele i plany życiowe zostają nagle zatrzymane. Myśl o ewentualnej przyszłej operacji i leczeniu paraliżuje jakiekolwiek racjonalne myślenie. Strach i zwątpienie wyznaczają czas bezpośrednio po postawieniu diagnozy.

W 2006 r. w samej tylko Europie 5000 osób dziennie usłyszało diagnozę „rak". A na przyszłe 25 lat oczekuje się wzrostu zachorowań na choroby nowotworowe o 40–50% [9]. Oznacza to nie tylko finansowe obciążenie dla systemów opieki zdrowotnej, ale jest również wielkim wyzwaniem dla lekarzy pracujących w poradnictwie. Przy limitowanym budżecie czasowym prawie nie daje się już realizować postulatu *informed consent* oraz *shared decision-making* w relacjach między lekarzami a pacjentami. A uderza to przede wszystkim w osoby dotknięte chorobą.

62.2 Znaczenie i cele grup samopomocowych

Z tego też powodu samopomoc staje się integralnym elementem poradnictwa związanego z radzeniem sobie z chorobą. Ponad trzy miliony ludzi angażuje się w przeszło 70 000 grup samopomocowych [3]. W ubiegłych 30 latach ruch samopomocowy ugruntował się i jest niezbywalnym uzupełnieniem systemu profesjonalnego lecznictwa.

Kierujący inicjatywami i organizacjami samopomocowymi są ekspertami w dziedzinie swoich własnych chorób. Uczestniczą w specjalistycznych kongresach regionalnych i po-nadregionalnych oraz organizują własne spotkania informacyjne, a nawet własne kongresy.

Ich cele są prawie identyczne: informowanie, organizowane ludzi, zmniejszanie poziomu strachu, towarzyszenie w trudnych chwilach, pocieszanie, wspieranie – to najczęściej możemy przeczytać jako motto ich działań [1].

Jednakże przy realizacji swoich zadań grupy samopomocowe różnią się między sobą. Niektóre spotykają się przede wszystkim w celu wymiany doświadczeń i prowadzenia rozmów mających za zadanie wsparcie społeczne i emocjonalne. Uczestnicy takich grup szukają kontaktów i spotkań towarzyskich [4]. W kręgu osób, które dotknęła ta sama choroba, czują się bezpiecznie i rozumieją się wzajemnie. Z tego też powodu niektóre grupy określane są czasami jako „klub lamentujących" lub „towarzystwo wspólnego picia kawy" [2].

Jednak dzisiejsze inicjatywy samopomocowe nie muszą już walczyć z tymi uprzedzeniami. Bardzo dobrym przykładem profesjonalizmu i kompetencji są np. organizacje „*mamazone-Frauen*" oraz „*Forschung gegen Brustkrebs*" (Amazonki i Badania naukowe nad rakiem piersi), które aktywnie działają na rzecz bezpiecznej terapii na wysokim poziomie i dalszego leczenia bez zbytecznego ryzyka. Ich podstawowym celem jest dodawanie odwagi kobietom dotkniętym tą chorobą, aby mogły stać się partnerami dla swojego lekarza przy podejmowaniu decyzji o leczeniu.

Osoby działające aktywnie w organizacjach pacjentów widzą swoje zadanie przede wszystkim w tym, żeby uwzględniać ich doświadczenie i wiedzę o chorobie w danych opcjach leczenia. Uczestniczą z zaangażowaniem w działaniach społecznych i w politycznych dyskusjach, zdobywając specyficzne kompetencje. W ten sposób we współpracy z lekarzami mogą or-

62

ganizować spotkania, w czasie których przekazują ważne informacje na temat opcji leczenia. Umożliwia to wielu chorym prowadzanie kompetentnych rozmów na temat przebiegu ich leczenia. I tak obydwie strony rozmowy mogą uzgadniać wspólne decyzje terapeutyczne (*shared decision-making*).

Praca świadomych i kompetentnych przedstawicieli pacjentów nie jest jednakże powszechnie honorowana i akceptowana przez profesjonalistów z branży medycznej [5]. Niektórzy nie potrafią dostrzec tego, że inicjatywy i organizacje samopomocowe mają ważny i niedający się niczym zastąpić wkład w radzenie sobie z chorobą. Niektórzy lekarze uważają wręcz, że grupy samopomocowe przeszkadzają im w leczeniu, bo utrzymują, że wszystko wiedzą i to dużo lepiej. Reprezentanci pacjentów przypuszczają natomiast, że lekarze traktują ich jako konkurentów [7].

Profesjonalnej pracy samopomocowej nie da się opłacić z podręcznej kasy stowarzyszenia ani ze składek jej członków. Prowadzi to do tego, że inicjatywy samopomocowe muszą zabiegać o wsparcie u przedsiębiorstw i firm przemysłowych. Ten rodzaj sponsoringu jest jednak poddawany krytycznej dyskusji publicznej. Przede wszystkim współpraca z badawczymi jednostkami przemysłu farmaceutycznego jest traktowana przez niektórych profesjonalistów z branży medycznej jako karygodna.

Jeżeli porówna się wsparcie dla grup samopomocowych w latach 2001 i 2003, to okaże się, że nakłady z budżetu Krajów Związkowych zmniejszyły się o 12%. Zgodnie z § 20 (niemieckiego) „Kodeksu Socjalnego V" kasy chorych powinny wspierać działania samopomocowe w wysokości 53 eurocentów rocznie na jednego ubezpieczonego. W roku 2003 faktyczna kwota wsparcia ze strony kas chorych wyniosła jednak tylko 23 eurocenty [4].

Już w roku 1999 ministrowie zdrowia Krajów Związkowych ustalili udział pacjentów w różnych obszarach opieki zdrowotnej. W ustawie modernizującej system opieki zdrowotnej została uzgodniona znaczna poprawa pozycji grup wsparcia. W ten sposób w § 20,

ust. 4 „Kodeksu Socjalnego V" zamieniono słowo „mogą" na „powinny" i to nowe sformułowanie w większym stopniu zobowiązało kasy chorych do udzielania pomocy [6].

62.3 Obecne tendencje rozwojowe

Praktyka pokazuje jednak, że ruch „świadomego pacjenta" rozwija się raczej powoli. Pacjenci mają np. we Wspólnej Komisja Federalnej [Gemeinsamer Bundesausschuss] tylko funkcję doradczą. W końcu i tak ostateczne decyzje podejmowane są przez profesjonalistów za zamkniętymi drzwiami. Dlatego też przedstawiciele organizacji pacjentów będą musieli jeszcze całe lata czekać na integrację z systemem opieki zdrowotnej i uwzględnianie ich w gremiach podejmujących decyzje, podczas gdy w USA jest to już od dawna standardem. Istnieje również ryzyko nadużywania pracy wolontariuszy [1], ponieważ świadczenia, które powinien zapewnić system opieki zdrowotnej, są wykonywane przez nich bezpłatnie.

Co jest więc tą siłą napędową, która powoduje, że ludzie ci poświęcają swój czas i energię *pro publico bono*? Chcą oni z pewnością podzielić się swoimi pozytywnymi i negatywnymi doświadczeniami z innymi pacjentami oraz usunąć nieprawidłowości w systemie opieki zdrowotnej. W ten sposób pojawiają się coraz częściej na arenie publicznej, gdzie traktowani są poważnie i z uznaniem. A inni, którzy też stoją w świetle reflektorów, są postrzegani czasem jako ich konkurenci. Faktyczne cele mogą wówczas ulec wypaczeniu i są mylone z kreowaniem własnej osoby. W ten sposób z aktywnie działających przedstawicieli pacjentów stają się konkurentami i wówczas ich spojrzenie na faktycznie zadania staje się mało jednoznaczne, a jest to przecież wspieranie przy zmaganiu się z chorobą, a więc i pomoc dla samopomocy.

62.4 Podsumowanie i perspektywy

Samopomoc potrzebuje określenia standardów jakościowych i wytycznych, które muszą być regularnie weryfikowane. Celem przyszłych badań w tym zakresie musi być jak najlepsze udokumentowanie działań samopomocy, aby móc lepiej zrozumieć sposoby jej oddziaływania. Przede wszystkim jednak przedstawiciele pacjentów potrzebują uznania ich i zintegrowania z systemem opieki zdrowotnej oraz odpowiedniego wsparcia finansowego. Profesjonalna praca przewodniczących dużych inicjatyw i organizacji pacjentów nie może być wykonywana tylko społecznie w wolnym czasie.

PIŚMIENNICTWO

1. Schulte H: Krebserkrankung und Selbsthilfe heute. w: Ditz S, Diegelmann C, Isermann M (Hrsg.): Psychoonkologie – Schwerpunkt Brustkrebs. Ein Handbuch für die ärztliche und psychotherapeutische Praxis. Kohlhammer, Stuttgart (2006) 220
2. Bördlein-Wahl I: Die Selbsthilfegruppe als wichtige Partnerin für Patientinnen und Therapeuten. w: Ditz S, Diegelmann C, Isermann M (Hrsg.): Psychoonkologie – Schwerpunkt Brustkrebs. Ein Handbuch für die ärztliche und psychotherapeutische Praxis. Kohlhammer, Stuttgart (2006) 217–224
3. Hoberg R: Hilfe zur Selbsthilfe. w: In der Gruppe liegt die Kraft. Selbsthilfe-Förderung der AOK. Ziele, Wege, Erfahrungen. Gesundheit und Gesellschaft 7. Jahrgang. Das AOK-Forum für Politik, Praxis und Wissenschaft Spezial 4 (2004) 3
4. Trojan A: Engagiert in eigener Sache. w: In der Gruppe liegt die Kraft. Selbsthilfe-Förderung der AOK. Ziele, Wege, Erfahrungen. Gesundheit und Gesellschaft 7. Jahrgang. Das AOK-Forum für Politik, Praxis und Wissenschaft Spezial 4 (2004) 4–6
5. Hundertmark-Mayser J: Selbsthilfe braucht verlässliche Strukturen. w: In der Gruppe liegt die Kraft. Selbsthilfe-Förderung der AOK. Ziele, Wege, Erfahrungen. Gesundheit und Gesellschaft 7. Jahrgang. Das AOK-Forum für Politik, Praxis und Wissenschaft Spezial 4 (2004) 6
6. Laaff H: Die Hilfe kommt an. w: In der Gruppe liegt die Kraft. Selbsthilfe-Förderung der AOK. Ziele, Wege, Erfahrungen. Gesundheit und Gesellschaft 7. Jahrgang. Das AOK-Forum für Politik, Praxis und Wissenschaft Spezial 4 (2004) 8
7. Veith D: Gesundheitspartner ins Gespräch bringen. w: In der Gruppe liegt die Kraft. Selbsthilfe-Förderung der AOK. Ziele, Wege, Erfahrungen. Gesundheit und Gesellschaft 7. Jahrgang. Das AOK-Forum für Politik, Praxis und Wissenschaft Spezial 4 (2004) 17
8. Borgetto B: Gruppen geben Kraft zum Leben. w: In der Gruppe liegt die Kraft. Selbsthilfe-Förderung der AOK. Ziele, Wege, Erfahrungen. Gesundheit und Gesellschaft 7. Jahrgang. Das AOK-Forum für Politik, Praxis und Wissenschaft Spezial 4 (2004) 21
9. European Cancer Patient Coalition: Patients issue wake-up call for governments to 'get serious' about tackling cancer. Press Release 3 (2006)

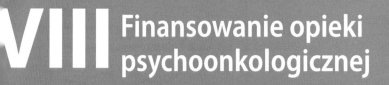

VIII Finansowanie opieki psychoonkologicznej

Informacje w części dotyczą warunków niemieckich.

Helmut Ostermann i Matthaeus Krych

63 Ryczałt za leczony przypadek w nowoczesnym systemie JGP i psychoonkologii

Świadczenia psychoonkologiczne są w wielu przypadkach niezbędne dla pacjentów z chorobami nowotworowymi podczas leczenia stacjonarnego czy też ambulatoryjnego. Pobierane są one z różnych obszarów systemu opieki zdrowotnej.

Finansowanie takich świadczeń jest często trudne. Są one różnie przyporządkowywane i opłacane, np. w zależności od tego, czy pacjent znajduje się w stacjonarnym sektorze systemu opieki zdrowotnej (ostry przypadek w szpitalu) czy w sektorze ambulatoryjnym (lekarz z umową). Obydwa sektory mają oddzielne budżety, a zatem niezbędne są różne mechanizmy uzyskania świadczeń realizowanych w tych sektorach. Prosty przypadek jest wówczas, kiedy terapia psychoonkologiczna jest wykonywana w ramach świadczenia z ustawowego ubezpieczenia zdrowotnego przez lekarza lub psychoterapeutę w systemie ambulatoryjnym. Inne, specyficznie onkologiczne świadczenia, takie jak arteterapia i muzykoterapia, są natomiast często dokonywane w ramach nieodpłatnych działań społecznych lub działalności stowarzyszeń. Często spotyka się również (współ)finansowanie przez samych pacjentów.

Sytuacja komplikuje się również dlatego, że w Niemczech pracuje się obecnie nad tym, aby granice między sektorem stacjonarnym a ambulatoryjnym stały się bardziej przepuszczalne, próbuje się też wprowadzać tzw. **nowe struktury zaopatrzenia w systemie opieki zdrowotnej**. Należy w związku z tym pomyśleć o kwestii finansowania w przyszłości opieki psychoonkologicznej oraz o możliwościach zintegrowanej opieki zgodnie z § 140b SGB V („Kodeks Socjalny V") i otwierania szpitali w celu oferowania usług specjalistycznych zgodnie z § 116b SGB V. Jednakże w chwili obecnej jest jeszcze za wcześnie, żeby pisać o tym, w jakim zakresie dadzą się w tym kontekście finansować i rozliczać również świadczenia psychoonkologiczne.

Środek ciężkości opieki psychoonkologicznej leży aktualnie głównie w obszarze stacjonarnym.

63.1 Koszty w obszarze stacjonarnym

Do 2002 r. stawki za pacjentów hospitalizowanych były w Niemczech nieskomplikowane, ale równocześnie nieprzejrzyste i niepowiązane ze świadczeniami. Szpitale ustalały za pomocą negocjacji stawkę dzienną za pacjenta, który przebywał w szpitalu, i te kwoty były wypłacane. Stawka ta obliczana była przede wszystkim na podstawie kosztów, jakie poniósł szpital. Nie uwzględniano przy tym jednakże, jakie świadczenia były wykonywane w konkretnym przypadku i jakie koszty były z nimi związane. A więc odpłatność dzienna za pacjentów była zawsze taka sama, niezależnie od tego, czy ich choroby wymagały dużych nakładów osobowych i materiałowych (lekarstwa, produkty medyczne) czy też były to raczej „usługi hotelowe" świadczone przez szpital. W poszczególnych przypadkach nie istniała zatem zależność między świadczeniami szpitala i zapłatą za nie przez jednostki finansujące. Jeżeli szpital świadczył oprócz czysto medycznego zaopatrzenia również usługi z zakresu psychoonkologii, to nie mogło to być wynagradzane odrębnie. Jednak szpitale mogły oferować świadczenia psychoonkologiczne i próbować pertraktować podniesienie stawki ryczałtowej. Tutaj również dawały się zauważyć istotne niedoskonałości systemu stawek ryczałtowych. Ponieważ świadczenia były rozdzielane na wszystkich pacjentów, jednostka finansująca musiała płacić też za takie świadczenia, niezależnie od tego, czy pacjent faktycznie z nich skorzystał czy nie.

Dlatego powszechnie przyjęto z zadowoleniem przejście na wynagrodzenie za pacjentów stacjonarnych oparte na wykonanych świadczeniach, gdyż spowodowało to przestawienie naliczania kosztów ze stawek dziennych na system ryczałtowego rozliczania kosztów za leczony przypadek. Nastąpiło to w Niemczech na początku 2002 r. Z tego powodu koszty za opiekę psychoonkologiczną podczas stacjonarnego pobytu pacjentów w szpitalu musiały być rozliczane w systemie JGP.

63.2 Zasady systemu JGP

System JGP (jednorodnych grup pacjentów – *diagnosis related groups*) opiera się na postulacie **„Pieniądze idą za świadczeniem"**.

Oznacza to, że świadczenie, które zostało wykonane w systemie stacjonarnym, jest wynagradzane odpowiednio do nakładów. W zakresie wyłącznie stacjonarnym można stosunkowo prosto zdefiniować strukturę kosztów podlegających rozliczeniu. Bierze się przy tym pod uwagę poszczególne przypadki. Przypadek leczenia jest definiowany poprzez stacjonarny pobyt pacjenta. Zaczyna się on od przyjęcia pacjenta do szpitala i kończy przy jego wypisaniu. Podczas tego zdefiniowanego pobytu stacjonarnego powstają koszty, np. z tytułu działań diagnostycznych czy terapeutycznych. Koszty te mogłyby być specyfikowane jednostkowo, a rachunki przedkładane jednostkom finansującym. Jednak spowodowałoby to olbrzymi nakład pracy zarówno dla jednostek finansujących, jak i dla samych szpitali.

Dlatego też za pomocą systemu JGP próbuje się ustalić ryczałty dla poszczególnych przypadków leczenia. Celem jest stworzenie homogenicznych grup pacjentów, w przypadku których rozrzut w tworzeniu kosztów jest nieduży, a więc uzasadnione jest **wynagradzanie ryczałtowe**.

Istotną cechą grupującą jest **podstawowa diagnoza**, przy czym chodzi tu o diagnozę, która była powodem zastosowania leczenia stacjonarnego. W przypadku pacjenta z białaczką, który został przyjęty do szpitala w celu jej leczenia, główną diagnozą jest choroba nowotworowa krwi. Diagnoza ta zostaje zakodowana zgodnie z ICD-10 (*International Classification of Diseases*) w wersji dla Niemiec (GM). Pacjenci z diagnozą „białaczka" powodują różne nakłady kosztów podczas swojego stacjonarnego pobytu w szpitalu, dlatego też nie wystarcza ustalenie w systemie JGP tylko jednej białaczki. Jeżeli tak by było, wówczas pacjenci, którzy byliby przyjmowani np. tylko na trzydniową chemioterapię, a następnie prowadzeni ambulatoryjnie, byliby opłacani dokładnie tak samo, jak pacjenci przy podwójnej chemioterapii indukcyjnej, z wieloma powikłaniami infekcyjnymi, łącznie z pobytem na oddziale intensywnej terapii i wypisem dopiero po 8 tygodniach.

W związku z tym konieczne było znalezienie „**separatorów**", które umożliwiałyby dokonanie kategoryzacji różnych JGP. Powodem takiego podziału na różne JGP nie jest aspekt medyczny, lecz finansowy, który uwzględnia rzeczywiste koszty. W Niemczech, przykładowo, sprawdził się przy ostrej białaczce taki system, który dzieli przypadki leczenia przede wszystkim ze względu na intensywność chemioterapii. Podział taki bardzo dobrze odzwierciedla nakłady.

Podręcznik klasyfikacji JGP podaje, do jakiej JGP przynależy pacjent z konkretnym rozpoznaniem. W podręczniku szczegółowo opisane są cechy, jakie musi mieć dany przypadek, aby pacjent mógł być zakwalifikowany do określonej JGP. Obejmuje to często skomplikowane diagnozy i procedury. Odzwierciedlają one nakłady, jakie można przyporządkować danemu leczonemu stacjonarnie przypadkowi. Należy tu na przykład zakładanie systemu portów i dializa, ale również opanowanie ciężkiej infekcji. Świadczenia psychoonkologiczne nie należą jeszcze do cech istotnych tworzących daną JGP. W założeniach systemu byłoby to możliwe, jednak nakłady musiałyby być wówczas przedstawione tak, żeby można było obliczyć koszty psychoonkologii. Do tej pory nie rozwiązano tego w sposób zadowalający.

W jaki sposób w systemie JGP ustalana jest cena dla konkretnej kategorii diagnoz, według której jednostki finansujące będą opłacały dany przypadek leczenia?

63.3 Kalkulacja w systemie JGP

Aby móc dokonywać kalkulacji w systemie JGP powołano w Niemczech Instytut ds. Systemu Odpłatności w Szpitalu – InEK (**Institut für das Entgeltsystem im Krankenhaus**). Instytut InEK jest instytucją samodzielną, utrzymywaną przez kasy chorych oraz Niemieckie Stowarzyszenie Szpitali (Deutsche Krankenhausgesellschaft – DKG). Corocznie we wrześniu ustala on, jak będzie wyglądał system JGP w następnym roku. Ma ma przy tym dwa zadania: definiuje on, dlaczego dany pacjent należy do konkretnej JGP i następnie ustala wynagrodzenia dla poszczególnych JGP. Celem Instytutu InEK jest zdefiniowanie możliwie jak najbardziej homogenicznych JGP, które będą umożliwiały szpitalom pobieranie wynagrodzenia odpowiedniego do wykonywanych świadczeń. Aby zrozumieć, dlaczego psychoonkologia nie została do tej pory oddzielnie wyszczególniona, należy wziąć pod uwagę, jak kalkulowane są wynagrodzenia dla danej JGP.

Zasadniczo Instytut InEK ustala koszty poszczególnych JGP z danych przesłanych przez tzw. **szpitale wzorcowe**. Są to szpitale, które zadeklarowały, że będą przekazywały dane dotyczące kosztów danego przypadku leczenia do Instytutu InEK zgodnie z § 21 KhEntgG (Krankenhausentgeltgesetz – Ustawa o odpłatności w szpitalach). Uczestnictwo w tej procedurze kalkulacyjnej jest dobrowolne. W 2008 r. brało w niej udział 328 szpitali. Odpowiada to około 15% szpitali w Niemczech, może być zatem uznawane za próbkę statystycznie reprezentatywną. Jednakże duża ilość danych niekoniecznie powoduje podniesienie standardu jakości. Należy przy tym wiedzieć, że zasady kalkulacji są ustalone w podręczniku kalkulacji. Określa on, jakie dane musi dostarczyć szpital. Niestety, w wielu przypadkach dopiero po wprowadzeniu systemu JGP zaczęto się w szpitalach zastanawiać, jak powstające koszty mogą zostać rozdzielone na poszczególne przypadki leczenia. Z tego też powodu jakość danych, które Instytut InEK otrzymuje, ciągle jest jeszcze bardzo różna i tylko w niedoskonały sposób odzwierciedlają one – mimo ogromnej poprawy w ostatnich latach – rzeczywistość w niemieckich szpitalach. Ma to też bezpośredni wpływ na uwzględnianie kosztów psychoonkologii. Instytut InEK może przyporządkować koszty danemu przypadkowi leczenia tylko wówczas, gdy szpital zaznaczy to w swoim przekazywanym zestawie danych. Jeżeli taka dokumentacja nie zostanie wykonana lub wykonana niekompletnie, wówczas świadczenia psychoonkologiczne, które z reguły są świadczeniami dotyczącymi konkretnych osób, zostaną rozdzielone na wszystkich pacjentów danego szpitala. Ale w ten sposób nie jest możliwe wynagradzanie psychoonkologii zgodnie z wykonywanymi świadczeniami. Spowodowane jest to tym, że psychoonkologia – w odniesieniu do wszystkich przypadków leczenia w szpitalu – stanowi tylko ich bardzo małą część. W związku z tym koszty psychoonkologiczne, które stanowią tylko niewielki nakład, są obecnie rozdzielane na wszystkie przypadki leczenia w danym szpitalu. Sytuacja komplikuje się też z tego powodu, że czasami te ważne zadania są przejmowane przez osoby trzecie będące płatnikami (np. stowarzyszenia) albo przez osoby pracujące społecznie. W takim przypadku wyszczególnienie nakładów na dział „Psychoonkologia" jest prawie niemożliwe.

PIŚMIENNICTWO I STRONY INTERNETOWE

1. Carlson EL, Bultz BD: Benefits of psychosocial oncology care: Improved quality of life and medical cost offset. Health and Quality of Life Outcomes 1 (2003) 1–9

2. Carlson EL, Bultz BD: Efficacy and medical cost offset of psychosocial interventions in cancer care: making the case for economic analyses. Psycho-Oncology 3 (2004) 837–849

3. DAPO: Kodierleitfaden. www.dapo-ev.de/kodier-leitfaden_bag_2008.pdf (data dostępu: 14.05.2008)

4. DIMDI: OPS-Katalog. www.dimdi.de/static/de/klassi/prozeduren/ops301/opshtml2008/fr-ops.htm (data dostępu:14.05.2008)

5. Gemeinsamer Bundesausschuss: Onkologierichtli-nie. www.g-ba.de/downloads/39-261-594/2008-01-17116b_Onko.pdf (data dostępu: 14.05.2008)

6. InEK: Kalkulationshandbuch. www.g-drg.de/cms/index.php/inek_site_de/g_drg_system_2008/de.nitionshandbuch/de.nitionshandbuch_2008 (data dostępu: 14.05.2008)

63

Helmut Ostermann i Matthaeus Krych

64

Dokumentowanie i kodowanie świadczeń psychoonkologicznych

64.1 Dokumentowanie i kodowanie świadczeń psychoonkologicznych

Co należy zrobić, żeby świadczenia psychoonkologiczne były w szpitalu wynagradzane? Najważniejszą czynnością jest dokumentowanie i kodowanie świadczeń. Ponieważ nie każdy pacjent onkologiczny korzysta ze świadczeń psychoonkologicznych, dokumentacja i kodowanie muszą odnosić się koniecznie do danego przypadku leczenia. Dzięki współpracy ze stowarzyszeniami zawodowymi w ostatnich latach został wprowadzony **kod OPS** (Kod Operacji i Procedur) dla świadczeń psychoonkologicznych. DAPO (Deutsche Arbeitsgemeinschaft für psychosoziale Onkologie – Niemiecka Grupa Robocza ds. Onkologii Psychosocjalnej) publikuje na swojej stronie internetowej przewodnik do kodowania, który powinien być pomocny przy kodowaniu właśnie takich świadczeń. W katalogu OPS na rok 2008 w pozycji 9 („Działania uzupełniające") w punkcie 9.4 („Terapia psychosocjalna, psychosomatyczna, neuropsychologiczna i psychoterapeutyczna") pojawiają się kody istotne dla psychoonkologii.

Należy rozróżniać kody indywidualne i kompleksowe. **Kody indywidualne** wykazują większe zużycie zasobów, zatem powinny być stosowane w pierwszej kolejności. Jeżeli nie da się za pomocą kodu indywidualnego osiągnąć odzwierciedlenia świadczeń, należy zastosować **kody kompleksowe**. Przykładem kodu indywidualnego (z podręcznika OPS) jest arto- i muzykoterapia:

- 9-401.4 – terapia sztuką, z arto- i muzykoterapią włącznie, oraz inne.
- Uwaga: działania terapeutyczne obejmujące procesy postrzegania i tworzenia oraz terapeutyczne zastosowanie mediów artystycznych:
  - 40 – co najmniej 50 minut do 2 godzin,
  - 41 – ponad 2 godziny do 4 godzin,
  - 42 – ponad 4 godziny.

Wskazania DIMDI (Niemiecki Instytut Dokumentacji i Informacji Medycznej) definiują **nakład czasowy** i należy je bezwarunkowo opatrzyć kodem. W tym miejscu pojawia się problematyczność tych kodów. Do prawidłowego kodowania niezbędne jest dokładne udokumentowanie świadczeń. W klinikach postępuje się zwykle tak, że dokumentację świadczeń klinicznych dla systemu JGP wykonują przeważnie lekarze. Ci jednak często nie biorą pod uwagę tego, jakie świadczenia psychoonkologiczne wykonano. Dlatego w klinikach należy podjąć odpowiednie kroki, aby zagwarantować prawidłowe dokumentowanie i kodowanie świadczeń. Tylko w ten sposób świadczenia psychoonkologiczne mogą zostać prawidłowo przedstawione i dzięki temu będą mogły być ewentualnie dodatkowo opłacane.

Poniżej przedstawiony jest przykład **ryczałtu kompleksowego** z katalogu OPS:

- 9-401.5 – zintegrowana kompleksowa terapia psychosocjalna.
- Uwaga: Minimalne wymagania:
  - leczenie pod kierunkiem lekarza specjalisty, psychoterapeuty lub psychoterapeuty ze specjalnością dla dzieci i młodzieży na oddziale somatycznym;
  - zaangażowanie przynajmniej dwóch psychosocjalnych grup zawodowych (lekarze, psychoterapeuci, psychoterapeuci dla dzieci i młodzieży lub psycholodzy, pedagodzy, pracownicy socjalni i artoterapeuci), w tym przynajmniej połowa okresu leczenia prowadzona jest przez lekarza, psychoterapeutów, psychotera-

64

peutę dla dzieci i młodzieży lub psychologów.

- Działania psychosocjalne, zgodnie z zapotrzebowaniem w poszczególnym przypadku, mogą obejmować:
  - diagnostykę psychoterapeutyczną, psychologiczną lub neuropsychologiczną, psychoterapię, terapię podtrzymującą, interwencję kryzysową, terapię sztuką (arto- i muzykoterapię oraz inne);
  - interwencje doradcze (poradnictwo indywidualne, rodzinne, partnerskie, wychowawcze i socjalno-prawne);
  - rekonwalescencję i działania prewencyjne;
  - 50 – co najmniej 3 godziny;
  - 51 – ponad 3 do 5 godzin;
  - 52 – ponad 5 do 8 godzin;
  - 53 – ponad 8 godziny.

Istotną cechą terapii kompleksowej jest to, że przy wykonywaniu różnorodnych działań zaangażowane są **różne grupy zawodowe**. W tym kodzie należy zdefiniować, jakie jest minimalne zapotrzebowanie na grupy zawodowe i jakie świadczenia będą mogły zostać wykonane. Te zostaną następnie podzielone ilościowo ze względu na nakład czasu. Dla terapii kompleksowych prawidłowe dokumentowanie i kodowanie jest jeszcze bardziej pracochłonne niż w przypadku kodów indywidualnych i z reguły wymaga sporządzenia własnej wspólnej dokumentacji dla danych grup zawodowych, które brały udział w wykonywaniu świadczeń na rzecz terapii kompleksowej.

Za pomocą tych kodów udało się w ostatnich latach – przy współudziale stowarzyszeń zawodowych – stworzyć możliwości adekwatnego przedstawiania **świadczeń psychoonkologicznych** w obrębie leczenia stacjonarnego. Problematyczne jest jednak nadal to, że samo sporządzenie prawidłowej dokumentacji nie powoduje jeszcze zapłaty za świadczenia. Ma to wiele przyczyn. InEK oblicza z dostępnych mu danych możliwe rozdzielniki kosztów dla systemu JGP. W zasadzie mogłoby to prowadzić do wydzielenia JGP przy świadczeniach psychoonkologicznych. Ponieważ do tej pory to nie nastąpiło, oznacza to, że ekonomiczne

przebicie się świadczeń psychoonkologicznych nie było dotąd wystarczające, aby doprowadzić do istotnego ich wyszczególnienia. Może to odzwierciedlać rzeczywistość, nie można jednak też wykluczyć, że nie nastąpiła pełna alokacja zasobów psychoonkologicznych. A więc jest oczywiste, że oprócz właściwych świadczeń zdrowotnych dla pacjenta, które w pierwszej kolejności ustalane są według nakładów osobowych, muszą pojawić się także koszty infrastruktury psychoonkologicznej (sekretariat, sporządzanie pism, pomieszczenia biurowe itp.). Brak płatności na psychoonkologię w obszarze stacjonarnym prowadzi obecnie do tego, że oferowane świadczenia psychoonkologiczne podnoszą koszty wszystkich JGP w danym szpitalu. Osłabia to ekonomiczne funkcjonowanie szpitala, ale z drugiej strony, stanowi również przewagę w konkurencji z innymi szpitalami, które nie oferują takich świadczeń. Dlatego też – dopóki nie będzie następowało wynagradzanie psychoonkologii w obszarze stacjonarnym – ważne jest, aby podkreślać ten właśnie aspekt.

Często świadczenia psychoonkologiczne są wykonywane w ramach **poradnictwa**. Także i tutaj konieczne jest prawidłowe dokumentowanie świadczeń. Poradnictwo tego typu również powinno być księgowane w ramach wewnątrzjednostkowego dekretowania kosztów na kontach dla psychoonkologii.

64.2 Psychoonkologia pomiędzy sektorem stacjonarnym a ambulatoryjnym

Oprócz świadczenia usług zdrowotnych wyłącznie w sektorze stacjonarnym istnieją inne możliwości wykonywania świadczeń psychoonkologicznych. Umieszczone są one w takich obszarach, w których wskazane jest zazębianie się sektora lecznictwa stacjonarnego i ambulatoryjnego. Tak więc istnieje tu możliwość uzyskania płatności za świadczenia psychoonkologiczne zarówno w ramach **Zdrowotnego Za-**

opatrzenia Zintegrowanego (§ 140b SGB V: Sozialgesetzbuch V – „Kodeks Socjalny V"), jak i w ramach § 116b SGB V. Jednakże realne możliwości Zdrowotnego Zaopatrzenia Zintegrowanego są póki co ograniczone. W onkologii nie ma do tej pory żadnych istotnych umów o Zintegrowane Zaopatrzenie Zdrowotne dla ogromnej liczby pacjentów onkologicznych. Problem przy takich umowach stanowi często kwestia możliwości sfinansowania tego typu świadczeń. Stanowi to przeszkodę przy istotnym wdrożeniu Zintegrowanego Zaopatrzenia Zdrowotnego dla pacjentów onkologicznych.

§ 116b SGB V reguluje otwarcie przez szpitale leczenia ambulatoryjnego w zakresie świadczeń wysoko wyspecjalizowanych oraz w chorobach rzadkich. Zasady leczenia pacjentów z chorobami nowotworowymi (załącznik 3, nr 1) zostały na nowo ustalone przez Wspólną Komisję Federalną (Gemeinsamer Bundesausschuss) w styczniu 2008 r. W załączniku tym wymienione są *explicite* również świadczenia psychoonkologiczne („poradnictwo i informowanie pacjentów oraz osób im bliskich, terapia psychosocjalna i/lub psychoterapia i w razie konieczności leczenie paliatywne"). W ten sposób świadczenia psychoonkologiczne można byłoby na podstawie umowy rozliczać w szpitalach, które mają podpisaną mowę o ambulatoryjne świadczenie onkologicznych usług zdrowotnych. Obecnie panuje jednak jeszcze duża niepewność dotycząca otwarcia szpitali dla lecznictwa ambulatoryjnego. W jakim zakresie umowy takie będą w przyszłości realizowane, jeszcze nie wiadomo.

Ogólnie mówiąc, w obecnym stanie psychoonkologia ma ciągle **niewystarczające możliwości uzyskania odpłatności** za świadczenia. Celem na najbliższą przyszłość powinno być uzyskanie wystarczająco dobrego odzwierciedlenia tych świadczeń w JGP, na przykład poprzez próbę wprowadzenia dodatkowej odpłatności za świadczenia psychoonkologiczne. W ten sposób dałoby się przynajmniej uzyskać odpłatność za stacjonarne świadczenia psychoonkologiczne.

64.3 Efektywność kosztów w psychoonkologii

Niemiecki system opieki zdrowotnej znajduje się w okresie przełomu. Coraz skromniejsze środki, od lat niewystarczający wzrost nakładów na wydatki systemu opieki zdrowotnej przy wzrastających kosztach (kosztach osobowych, energii itp.) dokumentują jego aktualny stan. Z drugiej strony, medycyna staje się coraz bardziej efektywna, można leczyć odpowiednio i skutecznie, na przykład coraz starszych pacjentów z chorobami nowotworowymi.

Jeżeli społeczeństwo nie jest gotowe do opłacania tych sukcesów medycyny w formie wyższych wydatków na system opieki zdrowotnej, to dojdzie do zrewidowania sensu świadczenia wybranych usług medycznych. W jaki sposób może przetrwać tak bardzo niedofinansowana dziedzina sytemu opieki zdrowotnej, jaką jest psychoonkologia? Będzie to możliwe tylko wówczas, gdy psychoonkologia udowodni, że poprzez opiekę nad pacjentem zwiększa się efektywność kosztów. Może to polegać na lepszym przebiegu terapii onkologicznej, ale w pewnych okolicznościach również na szybszej reintegracji pacjenta z otoczeniem rodzinnym i/lub środowiskiem pracy. Należy zatem wysunąć postulat prowadzenia badań nad efektywnością kosztów psychoonkologii.

PIŚMIENNICTWO I STRONY INTERNETOWE

1. Carlson EL, Bultz BD: Benefits of psychosocial oncology care: Improved quality of life and medical cost offset. Health and Quality of Life Outcomes 1 (2003) 1–9
2. Carlson EL, Bultz BD: Efficacy and medical cost offset of psychosocial interventions in cancer care: making the case for economic analyses. Psycho-Oncology 3 (2004) 837–849
3. DAPO: Kodierleitfaden. www.dapo-ev.de/kodierleitfaden_ bag_2008.pdf (data dostępu: 14.05.2008)
4. DIMDI: OPS-Katalog. www.dimdi.de/static/de/klassi/prozeduren/ops301/opshtml2008/fr-ops.htm (data dostępu: 14.05.2008)

64

5. Gemeinsamer Bundesausschuss: Onkologierichtli-
    nie. www.g-ba.de/downloads/39-261-594/2008-01-
    17116b_Onko.pdf (data dostępu: 14.05.2008)

6. InEK: Kalkulationshandbuch. www.g-drg.de/cms/
    index.php/inek_site_de/g_drg_system_2008/
    de.nitionshandbuch/de.nitionshandbuch_2008
    (data dostępu: 14.05.2008)

IX Edukacja, dokształcanie i kontynuacja zdobywania wiedzy

65

Bernadette Fittkau-Tönnesmann

Kwalifikacje w opiece paliatywnej

Działania, na które musimy zważać, jeżeli naprawdę chcemy, żeby nas wspierano, to: przygotowanie, współdziałanie, dopomaganie, wspieranie, wzmacnianie, powstrzymywanie, oddziaływanie.

Johann Wolfgang von Goethe, *Maksymy i refleksje*

65.1 Tendencje i ich uwarunkowania

📖 PODSUMOWANIE

Definicja

Zgodnie z definicją WHO z 2002 r. opieka paliatywna (*palliative care*) jest to całościowe postępowanie mające na celu poprawę jakości życia chorego i jego bliskich, zmagających się z problemami związanymi z zagrażającą życiu chorobą, poprzez zapobieganie i niesienie ulgi w cierpieniu, obejmujące wczesne wykrycie, całościową ocenę i leczenie dolegliwości bólowych oraz somatycznych, psychosocjalnych i duchowych [1].

Wynikający z tego postulat całościowego i odpowiedniego zaopatrzenia wymaga zarówno właściwej wiedzy, jak i zdolności do współpracy wychodzącej poza dane grupy zawodowe, dostrzegania potrzeb chorych ludzi i osób im bliskich oraz gotowości do refleksji nad własnym stosunkiem do cierpienia, umierania, śmierci i żałoby.

W 1977 r. – 10 lat po otwarciu Hospicjum Świętego Krzysztofa (St. Christopher's Hospice) w Londynie, pierwszej nowoczesnej instytucji paliatywnej – Cicely Saunders, założycielka ruchu hospicjów, sformułowała główne elementy koncepcji opieki paliatywnej [2] mającej

na celu odpowiednie zaopatrzenie osób ciężko chorych i umierających na raka:

- opieka i terapia pacjentów w systemie opieki zdrowotnej stacjonarnej, ambulatoryjnej lub we własnym otoczeniu domowym, z dużym zaangażowaniem personelu i niewielkim zastosowaniem aparatury;
- leczenie uciążliwych dolegliwości (w razie potrzeby porady i leczenie przez specjalistów);
- zobowiązanie do stałej opieki nad pacjentem i osobami mu bliskimi, połączone z ofertą dalszego wspierania osób bliskich po śmierci chorego;
- zagwarantowanie indywidualnej opieki przez zespół interdyscyplinarny (medyczny i pielęgniarski, pracowników socjalnych i duszpasterstwo), z włączeniem w opiekę osób działających społecznie;
- koordynacja i nadzorowanie pracy zespołu;
- badanie, dokumentowanie i opracowywanie wyników terapii i zaopatrzenia zdrowotnego;
- edukacja, dokształcanie i kontynuacja zdobywania wiedzy.

Nieprzypadkowo edukację, dokształcanie i kontynuację zdobywania wiedzy umieszczono na ostatnim miejscu. Umiejętność sprostania nowym wyzwaniom może zostać zdobyta tylko w praktyce i tylko w praktyce zweryfikowana. Innowacją jest transformacja już posiadanej wiedzy. Należy zatem rozpoznawać nowe treści, ale również te już znane odkrywać na nowo i integrować z systemem opieki zdrowotnej i systemem kształcenia zdrowotnego.

Cicely Saunders świadomie ograniczyła się przy formułowaniu idei hospicjów i opracowywaniu swojej koncepcji do istotnej społecznie grupy ludzi chorych na raka. W owym czasie metody leczenia osób chorych na raka były ogra-

65

niczone; terapia przeciwbólowa i leczenie symptomów znajdowały się w początkowym okresie rozwoju. Saunders opracowała swoją koncepcję dla pacjentów i razem z pacjentami oraz osobami im bliskimi zgodnie z ich potrzebami.

WHO przejęło zasady opieki paliatywnej w 1984 r. i propagowało takie postępowanie, aby przynajmniej zmniejszać cierpienie chorych przez stosowanie terapii przeciwbólowej, kiedy, np. ze względu na brak środków w krajach trzeciego świata, stosowanie innych terapii było celem niemożliwym do osiągnięcia [3].

65.2 Aktualna sytuacja w Niemczech

W Niemczech idea hospicjów i medycyny paliatywnej przekształcała się w silny ruch od początku lat osiemdziesiątych XX w. W 1994 r. powstało Niemieckie Towarzystwo Medycyny Paliatywnej (Deutsche Gesellschaft für Palliativmedizin) jako stowarzyszenie naukowe oraz Federalny Związek Hospicjów (Bundesarbeitsgemeinschaft Hospiz) jako federacja organizacji ruchu hospicjów. Od roku 2000 wyraźnie zaczęła kształtować się w opinii publicznej i kręgach specjalistycznych świadomość, że konieczne jest tworzenie instytucji przekraczających granice opieki ambulatoryjnej i rozgraniczenie pomiędzy poszczególnymi sektorami opieki zdrowotnej. Obecne starania koncentrują się na takim ukształtowaniu świadczeń ambulatoryjnych, hospicyjnych i paliatywnych, aby umożliwić ludziom z ciężką chorobą życie również w ich otoczeniu domowym. Szczególnym momentem wyróżniającym rozwój medycyny paliatywnej w Niemczech jest zaimplementowanie społecznego ruchu hospicjów do struktur opieki medycznej w systemie zdrowotnym. Pełnoetatowe zaangażowanie wyszkolonych, społecznie działających pomocników hospicjalnych jest (częściowo) refinansowane przez ustawowe kasy chorych.

Dalszym aktualnym zagadnieniem w rozwijaniu tej koncepcji jest dopasowanie zasad opieki nad chorymi na raka do potrzeb dzieci,

dorosłych i osób w bardzo podeszłym wieku, które ze względu na inne choroby internistyczne, endokrynologiczne czy neurologiczne zostały skonfrontowane z nieuleczalnością choroby lub śmiercią [4, 5].

W całej Republice Federalnej Niemiec w ostatnich 30 latach liczba hospicjów stacjonarnych i instytucji opieki paliatywnej wzrosła do ponad 260 jednostek. Ponad 50 służb paliatywnych i 1300 inicjatyw w ruchu hospicjów angażuje się w kompleksową opiekę nad osobami ciężko chorymi i umierającymi [6]. Unaocznia to ogromną potrzebę zdobywania kwalifikacji. Dla pokrycia tego zapotrzebowania szczególnie ważne są działające na poziomie ponadregionalnym Akademie Paliatywne [7] oferujące pracę zawodową w opiece paliatywnej. Cztery Akademie Paliatywne, które są finansowane przez Niemieckie Towarzystwo Walki z Rakiem (Deutsche Krebshilfe), tworzą od kilku lat wspólnotę, aby skoncentrować wiedzę swoich ekspertów i opracowywać nowe oferty edukacyjne.

Na pięciu wydziałach medycznych utworzono katedry finansowane przez fundacje. Niemieckie Towarzystwo Walki z Rakiem powoła wkrótce dalsze finansowane przez siebie katedry. Ale mimo to nauczanie medycyny paliatywnej przez samodzielnych profesorów będzie możliwe na mniej niż jednej trzeciej wszystkich wydziałów medycznych w Niemczech. Wyższe szkoły zawodowe, których głównym celem kształcenia jest „Pedagogika opiekuńcza", „Zarządzanie opieką zdrowotną" i „Pedagogika społeczna", zaczęły niedawno wprowadzać również moduły kształcenia lub programy kształcenia podstawowego z zakresu opieki paliatywnej.

65.3 Zdobywanie specjalistycznych kwalifikacji zawodowych

Zdobywanie kwalifikacji jest wyzwaniem szczególnym ze względu na treści programowe, które należy przekazać, rosnący stan wiedzy o potrzebach i uciążliwościach wszystkich zainteresowanych stron: nieuleczalnie chorych oraz ich bliskich i osób im pomagających – a ponadto ze względu na brak homogeniczności grupy docelowej. Zadania te stoją nie tylko przed medycznymi siłami fachowymi, opieką pielęgniarską, pracownikami socjalnymi i duszpasterzami, ale również przed osobami pomagającymi w hospicjach społecznie.

Praca społeczna

Doświadczenia pierwszych 10 lat działalności hospicjów są przekazywane w postaci zaleceń przy zdobywaniu sprawności i zachęcaniu wolontariuszy do pracy w służbie ambulatoryjnej, stacjonarnej i częściowo stacjonarnej dla hospicjów – w trakcie tzw. kursów przygotowawczych na pomocników w hospicjach [8]. Zdobywanie kwalifikacji chroni zarówno chorych, których można łatwo urazić, jak i osoby im towarzyszące, które mają jak najlepsze intencje [9].

Seminarium dla osób mogących towarzyszyć chorym w hospicjum obejmuje 80 godzin. Pomocnicy hospicjum otrzymują podstawowe informacje na temat idei hospicjum i potrzeb życiowych ludzi ciężko chorych, umierających i osób im bliskich. Dokonują oni analizy własnych doświadczeń i ćwiczą umiejętność udzielania porad i działania. W towarzyszeniu osobom umierającym niezbędne jest posiadanie wewnętrznych zasad, które mają mocną konstrukcję samą w sobie i równocześnie czynią człowieka otwartym na wspieranie drugiej osoby [9]. Przygotowanie do pełnienia tej społecznej służby kończy się praktyką w szpitalach, domach starców lub ambulatoryjnych i stacjonarnych zakładach dla osób ciężko chorych i umierających. Podczas praktyk pomocą służą pełnoetatowi pracownicy mający odpowiednie kwalifikacje, oferowane są możliwości nadzorowania danych przypadków i propozycje dalszego kształcenia. Program kształcenia, prowadzący do uzyskania uprawnień dla wolontariuszy w hospicjach [9], obejmuje postrzeganie bliskości i dystansu, spotkania i wchodzenie

w kontakt z chorym oraz refleksję nad umieraniem, śmiercią, utratą bliskich i żałobą, a ponadto przeprowadzanie rozmów oraz zdobycie wiadomości o warunkach ramowych społecznej pracy w hospicjum.

Obszary pracy społecznej są następujące [9]:
- wsparcie dla chorych, umierających i osób im bliskich;
- działania mające na celu dbanie o ochronę interesów socjalnych;
- pomaganie przy dochodzeniu wyjaśniania znaczeń;
- pomoc przy załatwianiu spraw ostatnich.

Etatowi pracownicy kwalifikowani

Celem każdej opieki paliatywnej (medycyny paliatywnej, pielęgnowania i pracy w hospicjum) jest zachowanie godności i autonomii osób ciężko chorych i umierających poprzez pokazywanie swoich zawodowych kompetencji w działaniach, które polegają na zachowaniu postawy uprzejmej i przezornej oraz na gotowości do uznawania i akceptowania różnorodności życia i umierania.

Przy tworzeniu struktur tego zaopatrzenia zdrowotnego stwierdzono, że wymaga ono posiadania odpowiednich kwalifikacji, co początkowo realizowano poprzez formy doskonalenia zawodowego. Z tej skarbnicy doświadczenia mogły następnie czerpać oferty edukacyjne, które dzisiaj przekształciły się już w jednorodny system kształcenia i dokształcania.

Wprowadzenie w 2002 r. nowej ordynacji regulującej dopuszczanie lekarzy do wykonywania zawodu oraz nowa struktura kształcenia pielęgniarskiego z 2003 r. stworzyły ku temu po raz pierwszy odpowiednią przestrzeń.

Motywem przewodnim, który przyświeca programom zdobywania kwalifikacji zawodowych w opiece paliatywnej, jest rozwijanie kompetencji. Wszyscy uczestnicy tych programów wnoszą swoje doświadczenie i wiedzę. Mają oni już wyuczony zawód, a poprzez swoją pracę w obszarze opieki paliatywnej wkraczają w nową dziedzinę działalności. Poszukują

65

Tab. 65.1 Uznawane dodatkowe kwalifikacje w zakresie opieki paliatywnej (zestawienie wykonane przez grupę roboczą „Kształcenie, dokształcanie i edukacja w zakresie opieki paliatywnej", stanowiącą gremium ekspertów w dziedzinie zaopatrzenia paliatywnego przy Bawarskim Ministerstwie Krajowym Spraw Socjalnych).

Zawód podstawowy z dodatkową specjalizacją „opieka paliatywna" (*palliative care*)	Siły fachowe z pielęgniarstwa medycznego i opiekuńczego ze specjalizacją „opieka paliatywna" (*palliative care*)	Siły fachowe z dziedzin psychosocjalnych ze specjalizacją „opieka paliatywna" (*palliative care*)	Specjaliści koordynatorzy ambulatoryjnej pracy hospicjalnej	
Kształcenie kwalifikacyjne zgodnie z uzgodnieniami ramowymi w myśl § 39a SGB V, ust. 1 i 2 z roku 1997 i 2002	–	–	Seminarium dla koordynatorów (40 JN)	
	–	–	Seminarium kompetencji kierowniczej (80 JN)	
	„Kurs dokształcający w zakresie opieki paliatywnej dla personelu pielęgnacyjnego" (160 JN)	„Kurs dokształcający w zakresie opieki paliatywnej dla personelu niepielęgnacyjnego" (120 JN)	„Kurs dokształcający w zakresie opieki paliatywnej dla personelu pielęgnacyjnego" (160 JN)	„Kurs dokształcający w zakresie opieki paliatywnej dla personelu niepielęgnacyjnego" (120 JN)
Zawód podstawowy	Zawodowy personel pielęgnacyjny	Pracownicy z dziedzin psychosocjalnych	Zawodowy personel pielęgnacyjny	Pracownicy z dziedzin psychosocjalnych
Kwalifikacje łączne (JN)	160	120	80	240

JN – jednostki nauczania.

oni wsparcia, aby móc opracowywać innowacyjne strategie, wprowadzać potrzebne zmiany i tworzyć nowe struktury. Obok przekazywania podstawowej, zweryfikowanej naukowo wiedzy, istotną rolę odgrywa wiedza pochodząca z doświadczenia referentów, czyli z ich codziennej praktyki.

Celem rozwijania kompetencji jest bezpieczne i przemyślane podejście do obciążeń fizycznych, psychicznych, socjalnych i duchowych, na które narażone są osoby ciężko chore i umierające oraz ich bliscy.

Największy nacisk położony jest na zdobywanie umiejętności postępowania przy obciążeniach i wyzwaniach w sytuacjach terminalnych. Wzajemna wymiana informacji pomiędzy uczestnikami oraz wykładowcami umożliwia uzyskanie pewności w postępowa-

niu. Pozwala też zorientować się, że inni mają podobne problemy. Wspólna refleksja otwiera możliwości znajdowania rozwiązań. Warunkiem tego rodzaju uczenia się jest gotowość otwierania się na pojawiające się problemy, dalsze rozwijanie zdolności postrzegania oraz korzystanie z różnorodnych doświadczeń i przemyśleń innych osób. Oprócz zdobywania wiedzy celem kursu powinno być wspieranie refleksji nad uczuciami i doznaniami.

W ramach obecnie realizowanych programów kwalifikacyjnych w różnych hospicjach i instytucjach opieki paliatywnej, w akademiach szkolenia paliatywnego oraz w grupach roboczych Federalnego Związku Hospicjów (Bundesarbeitsgemeinschaft Hospiz) i Niemieckiego Towarzystwa Medycyny Paliatywnej (Deutsche Gesellschaft für Palliativmedizin) wykonano prace koncepcyjne i opracowano je w formie programów nauczania dla danych kursów. Ministerstwo Spraw Socjalnych Kraju Związkowego Nadrenii-Westfalii wspierało opracowywanie tych podstawowych programów nauczania [10–15].

Uzupełnienia § 39a SGB V były pierwszymi krokami, aby ustawowo usankcjonować zaopatrzenie hospicjalne w sektorze stacjonarnym i ambulatoryjnym. W 1997 r. wprowadzono dla personelu pielęgnacyjnego obowiązek udokumentowania wykształcenia w zakresie opieki paliatywnej [16], a w 2002 r. sformułowano zakres wymagań specjalistycznych dla personelu koordynującego [17].

Personel pielęgniarski lub pracownicy z dziedzin psychosocjalnych, którzy wykonują funkcję koordynatorów ambulatoryjnej służby hospicjalnej, muszą udokumentować trzyletni okres pracy w wyuczonym zawodzie głównym oraz udział w seminarium dla koordynatorów (lub trzyletnią pracę jako koordynator pod regularnym nadzorem superwizyjnym), a także udział w seminarium kompetencji kierowniczych. Ponadto muszą oni jako koordynatorzy udokumentować uczestnictwo w kursie dokształcającym z zakresu opieki paliatywnej dla personelu pielęgnacyjnego i niepielęgnacyjnego. Dla wszystkich grup zawodowych wymagane jest coroczne uczestnictwo w kształceniu pogłębiającym wiedzę.

Zmiany te zostały usankcjonowane przez niemiecki Kongres Lekarzy w 2003 r. przez utworzenie dodatkowego kierunku kształcenia „Medycyna paliatywna". Nowy (wzorcowy) regulamin dokształcania został zatwierdzony przez Federalną Izbę Lekarską (Bundesärztekammer) latem 2003 r., a jesienią 2003 r. wydany został przez Federalną Izbę Lekarską i Niemieckie Towarzystwo Medycyny Paliatywnej odpowiedni program nauczania w formie „Podręcznika kursowego medycyny paliatywnej".

Przegląd uznawanych obecnie dodatkowych kwalifikacji w zakresie opieki paliatywnej przedstawiono w tabeli 65.1.

Zawodowy personel pielęgnacyjny

Osoby z personelu pielęgnacyjnego codziennie wchodzą w bardzo bliski kontakt fizyczny z pacjentem, dlatego wielu chorych traktuje je jako osoby godne zaufania, którym można się ze wszystkiego zwierzać. Nadzieja i zwątpienie, pytania o sens życia – wszystko to są tematy, które często pojawiają się w obecności osób pielęgnujących.

Obchodzenie się z pacjentami ciężko chorymi i umierającymi jest jednym z podstawowych elementów kształcenia pielęgniarskiego. W instytucjach opieki paliatywnej i hospicjach opieka nad ludźmi ciężko chorymi i umierającymi oraz ich rodzinami staje się podstawową treścią pielęgnacji i stwarza przez to nowe wyzwanie dla zawodowego personelu pielęgnacyjnego.

Koncepcja kształcenia zawodowego dotycząca pielęgniarstwa ogólnego: w 2003 r. opieka paliatywna została uwzględniona w Ustawie o pielęgniarstwie i w ten też sposób włączona do regulaminu kształcenia i egzaminowania. Przy wsparciu fundacji im. Roberta Boscha (Robert-Bosch-Stiftung) zespół autorów z sekcji „Pielęgniarstwo" Niemieckiego Towarzystwa Medycyny Paliatywnej opracował obszary zagadnień do nauczania w szkołach pielęgniarskich [20].

Dodatkowe kwalifikacje w zakresie opieki paliatywnej dla personelu pielęgnacyjnego: zdobywanie dodatkowych kwalifikacji zawodowych w zakresie opieki paliatywnej ma najdłuższą tradycję ze wszystkich dodatkowych kwalifikacji zawodowych. W 1992 r. zaoferowano w Nadrenii-Westfalii pierwszy kurs dokształceniowy. Kurs ten prowadzony jest przez osoby z odpowiednim wykształceniem, które pracują zgodnie z zatwierdzonym programem nauczania.

Pracownicy z dziedzin psychosocjalnych

Programy nauczania dla grup z zawodów psychosocjalnych w zakresie opieki paliatywnej powinny stanowić pomost między podstawami zdobytymi na studiach lub w kształceniu

65

zawodowym a wymaganą specyficzną wiedzą potrzebną do pracy w sektorach medycyny paliatywnej i w hospicjach. Obejmują one również podstawowe wiadomości z zakresu opieki i medycyny paliatywnej [21].

Socjopedagodzy, pracownicy socjalni i terapeuci przejmują w zespole paliatywnym centralne zadania. Dodatkowa kwalifikacja w zakresie opieki paliatywnej dla osób z obszarów psychosocjalnych jest odpowiedzią na zapotrzebowania tych grup zawodowych, które nie należą ani do obszaru medycznego, ani pielęgniarskiego, a są z tymi specyficznymi kwestiami konfrontowane. Tematyczny podział programu nauczania odpowiada programom pielęgniarskim i medycznym; punkty ciężkości zostały dopasowane do grup zawodowych biorących udział w kształceniu.

Koordynatorzy ambulatoryjnych służb hospicyjnych

Pełnoetatowy personel koordynuje i towarzyszy przy wykonywaniu czynności przez społecznych pomocników hospicjalnych, których działanie polega na udzielaniu w różnorodny sposób wsparcia dla umierających i osób im bliskich, odciążając w ten sposób system opieki zdrowotnej. Do wykonywania tej odpowiedzialnej pracy wymagane jest udokumentowanie szerokiego zakresu kwalifikacji zawodowych.

Seminarium kompetencji kierowniczych obejmuje materiał nauczania z zakresu: „Kierowanie personelem i jego rozwojem", „Opieka nad personelem" i „Zarządzanie sobą". Seminarium dla koordynatorów skupia się na tematyce „Zagwarantowanie infrastruktury". Wiedza fachowa i zabezpieczenie jakości także są zakresami, które obejmują kursy opieki paliatywnej.

65.4 Medycyna paliatywna

We wszystkich obszarach opieki zdrowotnej lekarze są konfrontowani w różnym zakresie z osobami ciężko chorymi i umierający-

mi. Analogicznie do zróżnicowanych potrzeb zdrowotnych niezbędne jest zaoferowanie także zróżnicowanego i nastawionego na praktykę wykształcenia, dokształcania i dalszej edukacji w zakresie medycyny paliatywnej. W regulaminie (ramowym) dokształcania wprowadzono określenie „Dodatkowa specjalizacja – medycyna paliatywna", a wszystkie izby lekarskie włączyły ten dodatkowy profil do swoich kanonów szkoleń. W całej Republice Federalnej Niemiec już prawie 1000 lekarzy uzyskało tę dodatkową specjalizację. „Podręcznik kursowy medycyny paliatywnej" jest zalecany przez Federalną Izbę Lekarską i Niemieckie Towarzystwo Medycyny Paliatywnej jako podstawa programowa przy opracowywaniu zakresu nauczania szczegółowych specjalizacji [22]. Zaletą tego podręcznika jest zespół autorów składający się z wielu profesjonalistów, który sformułował cele nauczania dla sfer lekarskich z tematyką wywodzącą się z praktyki różnych zawodów i pól działania.

📖 PODSUMOWANIE

Ramowy program zdobywania dodatkowych kwalifikacji w zakresie medycyny paliatywnej [30]

Medycyna paliatywna obejmuje jako uzupełnienie kompetencji lekarza specjalisty terapię i towarzyszenie pacjentom z chorobami nieuleczalnymi, daleko zaawansowanymi i postępującymi, stawiając sobie za cel włączenie otoczenia społecznego w osiągnięcie i zagwarantowanie choremu możliwie najlepszej jakości życia. Celem dodatkowego zdobywania wiedzy jest osiągnięcie kompetencji w zakresie medycyny paliatywnej po odbyciu zalecanego szkolenia i opanowaniu treści kształcenia oraz zaliczeniu kursów kwalifikacyjnych.

Warunki uzyskania „Dodatkowej specjalizacji – medycyna paliatywna"
- uznanie specjalizacji;
- odbycie dodatkowego kształcenia zawodowego trwającego 12 miesięcy w przypadku uprawnionych do dalszego kształcenia, zgodnie z § 5,

ustęp 1, zdanie 2 (częściowo można to zastąpić 120 godzinami seminarium analizy przypadków łącznie z nadzorem);

- 40 godzin kursu dokształcającego, zgodnie z § 4, ustęp 8 z zakresu medycyny paliatywnej.

Treści dokształcania
Zdobywanie wiedzy, doświadczeń i umiejętności obejmujące:

- prowadzenie rozmów z osobami bardzo ciężko chorymi, umierającymi i ich bliskimi oraz udzielanie porad i wspieranie;
- ustalanie wskazań dla działań leczniczych, doraźnych i paliatywnych;
- rozpoznawanie przyczyn bólu i terapię ostrych i chronicznych stanów bólowych;
- kontrolę symptomów: np. duszność, nudności, wymioty, zaparcie, niedrożność, owrzodzenie ran, lęk, dezorientacja, objawy delirium, depresji i bezsenności;
- leczenie i towarzyszenie pacjentom ciężko chorym i umierającym z objawami psychogennymi i reakcjami somatyczno-psychicznymi z uwzględnieniem kontekstu psychosocjalnego;
- pracę w wielodyscyplinarnym zespole, w tym koordynację pracy interdyscyplinarnej wraz z aspektami duszpasterskimi;
- odpowiednią paliatywną terapię lekową;
- integrowanie potrzeb egzystencjalnych i duchowych pacjentów i osób im bliskich;
- refleksję nad umieraniem, śmiercią i żałobą oraz ich aspektami kulturowymi;
- podejście do kwestii ograniczenia terapii, rozporządzenia na wypadek śmierci i towarzyszenie przy umieraniu;
- rozpoznawanie i profilaktykę objawów przeciążenia;
- ustalanie wskazań dla działań psychoterapeutycznych i innych działań dodatkowych.

Opracowywanie programu nauczania było nadzorowane przez Federalną Izbę Lekarską i wspierane przez różne stowarzyszenia zajmujące się tą tematyką: Niemieckie Towarzystwo Walki z Rakiem (Deutsche Krebsgesellschaft), Niemieckie Towarzystwo Hematologiczne i Onkologiczne (Deutsche Gesellschaft für Hämatologie und Onkologie), Stowarzyszenie Praktyk Lekarzy Hematologów i Onkologów

Internistycznych (Berufsverband der Niedergelassenen Hämatologen und Internistischen Onkologen), Niemieckie Stowarzyszenie Medycyny Ogólnej i Rodzinnej (Deutsche Gesellschaft für Allgemeinmedizin und Familienmedizin).

Podręcznik medycyny paliatywnej oraz zalecany przez Niemieckie Towarzystwo Medycyny Paliatywnej wypis zagadnień tematycznych „Podstawy medycyny paliatywnej dla studentów medycyny" są zarówno wynikiem długoletnich niemieckich doświadczeń dydaktycznych, jak i krytyczną prezentacją koncepcji powstałych w innych krajach europejskich [23–27]. Okazało się jednoznacznie, że odpowiednie zróżnicowanie kwalifikacji można osiągnąć poprzez zróżnicowaną intensywność zajmowania się odpowiednimi zagadnieniami. Dlatego też zalecenia programowe dla kształcenia i pogłębiania wiedzy mają taki sam układ i obejmują takie same zakresy, które zostały sformułowane w nadrzędnych celach nauczania i uczenia się. Uczestnikom szkoleń powinno się wyraźnie uzmysłowić następujące kwestie:

- Czynności medyczne obejmują więcej zagadnień niż tylko postawienie diagnozy i leczenie. Chorzy powinni być traktowani, pielęgnowani i leczeni holistyczne, i tak też powinno się nimi zajmować. Oprócz uwzględniania symptomów somatycznych i ograniczeń, jakie mają osoby ciężko chore, w medycynie paliatywnej duże znaczenie odgrywają aspekty psychosocjalne, duchowe i etyczne oraz integracja osób bliskich choremu.
- Nie tylko leki, ale też działania bez pomocy leków łagodzą uciążliwe dolegliwości (bóle i inne objawy).
- Opieka paliatywna dla pacjentów oraz osób im bliskich jest procesem, w którym nie chodzi wyłącznie o interwencje w sytuacjach kryzysowych, lecz również o opiekę i postępowanie wyprzedzające, profilaktyczne i łagodzące powstałe skutki.
- Opieka i leczenie muszą być nastawione na indywidualne potrzeby, życzenia i system wartości pacjentów i ich bliskich.

65

- Kompetentna opieka nad osobami ciężko chorymi może się udać tylko wówczas, gdy osoby opiekujące się rozważą swój stosunek do choroby, umierania, śmierci i żałoby oraz będą w stanie określić swoje własne granice.
- Zachęca się do tego, aby dostrzegać indywidualne nastawienie chorego i je respektować.
- Jakości pracy lekarza nie da się poprawić jedynie poprzez zdobywanie nowej wiedzy fachowej, lecz w równym stopniu przez rozszerzanie kompetencji komunikacyjnych, pracę w zespole i stawianie sobie pytań etycznych.

65.5 Dydaktyka medycyny paliatywnej

Mimo że leczenie cierpienia od dawna stanowiło naczelne zadanie lekarzy, los pacjentów nieuleczalnie chorych był traktowany drugoplanowo w kształceniu akademickim studentów. Obecnie jednak na uniwersytetach w Bonn i Monachium medycyna paliatywna stanowi przedmiot egzaminów, ale i na innych uczelniach coraz częściej prowadzone są wykłady z tego zakresu; medycyna paliatywna oferowana jest również jako przedmiot dodatkowy do wyboru. Niemieckie Towarzystwo Medycyny Paliatywnej zaleca – wzorując się na programach europejskich [28] – 40 godzin obowiązkowych wykładów, seminariów i praktyk. Jeżeli uwzględni się ewentualnie pokrywanie się tematów z treściami innych dyscyplin, to wydaje się sensowne, aby wprowadzać studentów przez mniej więcej 20 godzin w podstawowe tematy medycyny paliatywnej. Opanowanie wiedzy z innych zakresów tematycznych może zostać zintegrowane z nauczaniem innych przedmiotów lub potraktowane przekrojowo (np. terapia bólowa, etyka lekarska, medycyna ogólna).

65.6 Dodatkowa specjalizacja dla lekarzy – medycyna paliatywna

Tak jak inne dyscypliny specjalizacyjne, również medycyna paliatywna nie powinna być uprawiana jako działalność uboczna. Wymaga ona wysokich kwalifikacji od zajmujących się nią lekarzy, którzy mogą mieć różne specjalizacje, ale zajmują się tą subdyscypliną.

Szkolenia i dalsze zdobywanie wiedzy lub seminaria poświęcone danym przypadkom połączone z ich nadzorowaniem służą zrozumieniu medycyny paliatywnej prezentowanej na podstawie przykładów podstawowych strategii podejmowania decyzji oraz sposobów postępowania i umożliwiają przenoszenie tej wiedzy na wyzwania, jakie czekają na lekarzy w praktyce.

Uczestnictwo w kursach dokształcających jest obowiązkowym składnikiem podnoszenia kwalifikacji w medycynie paliatywnej. Ich celem jest ugruntowanie praktycznego zastosowania kompetencji medycznych, zdobytych w okresie kształcenia specjalizacyjnego. Osiąga się to zarówno poprzez poszerzanie fachowej wiedzy medycznej, jak i poprzez zwrócenie uwagi na aspekty psychosocjalne i duchowe, które są ważne dla jakości życia osób ciężko chorych.

Seminarium poświęcone analizie przypadków jest podzielone na 3 moduły i stanowi alternatywną drogę do zdobycia dodatkowego wykształcenia z zakresu medycyny paliatywnej. Zasadnicze strategie podejmowania decyzji i działania w zakresie medycyny paliatywnej są analizowane na podstawie przykładów, co pozwala przenieść zdobytą wiedzę na wyzwania oczekujące w praktyce. W każdym module omawiane jest kompleksowe zagadnienie łagodzenia obciążających symptomów:

- Moduł 1 dotyczy ciężko chorych, umierających pacjentów, ich środowiska społecznego i zespołu opiekującego się nimi; pogłębia tematykę „Komunikacji" i „Aspektów psychosocjalnych". Szkolenie w tym zakresie obejmuje ponadto ostrożne obchodzenie się z otoczeniem społecznym.

- Moduł 2 poświęcony jest refleksji nad indywidualnym procesem umierania w kontekście społecznym. Punktami ciężkości są „Podejmowanie decyzji etycznych" i „Pomocne obchodzenie się z żałobą".
- Moduł 3 służy przygotowaniu do rozmów specjalistycznych z innymi lekarzami. Uczestnicy i eksperci dyskutują i analizują kompleksowe zagadnienie z dziedziny medycyny paliatywnej na podstawie prezentowanych przypadków.

65.7 Dalsze zdobywanie wiedzy właściwej dla danych grup zawodowych

Superwizja w obszarze działania, jakim jest opieka paliatywna

Nadzorowanie jest obowiązkowe lub zalecane w wielu instytucjach opieki paliatywnej i hospicjach dla pracowników etatowych i współpracujących pomocników społecznych. W ramach grupy przygotowującej projekty w Niemieckim Towarzystwie Superwizji (Deutsche Gesellschaft für Supervision) [31] opracowano zalecenia programowe dla 80–90-godzinnego kursu szkoleniowego z zakresu superwizji i przetestowano je w modelowym kursie w roku 2006 [32].

Superwizja – rozumiana jako poradnictwo i towarzyszenie w wykonywanej działalności – wspiera systematyczną refleksję nad działaniami, które niosą ze sobą szczególną odpowiedzialność, i służy zagwarantowaniu jakości, ale również zapobiega występowaniu syndromu „wypalenia się" (*burnout*). Tematy i kwestie właściwe dla opieki paliatywnej wymagają wiedzy pochodzącej z superwizji oraz zrozumienia podstaw koncepcyjnych. Nieodzowna jest ponadto gotowość do osobistego zmierzenia się z cierpieniem i nadzieją, żałobą i sensem życia oraz kwestiami etycznymi pojawiającymi się przy końcu życia, aby móc w sposób przezorny i trwały wspierać zespoły opieki paliatywnej w ich rozwoju.

Fizjoterapia w opiece paliatywnej

Jeśli nic więcej nie da się zrobić, to jest jeszcze wiele do zrobienia. Na początku 2007 r. opublikowano zalecenia programowe dotyczące nauczania fizjoterapeutów, którzy również wchodzą w skład wielodyscyplinarnego zespołu opieki paliatywnej. Rehabilitacja z odpowiednim wyczuciem i odciążenie dolegliwości aparatu ruchowego umożliwiają poprawę jakości życia osób ciężko chorych. Odejście od schematu myślenia, żeby w sposób oczywisty przywracać funkcje u osób ciężko chorych, jest również rewolucyjne w dziedzinie fizjoterapii i pokazuje, że dokonała się olbrzymia zmiana paradygmatu, znajdująca swoje odbicie we wszystkich obszarach medycyny paliatywnej i pracy w hospicjach [34].

65.8 Wyzwania dla przyszłości

Wszystkie oferty zdobywania dodatkowych kwalifikacji i dokształcania zostały opracowane jako zawodowe kursy uzupełniające. W minionych latach już wiele osób (specjalistów i innych zainteresowanych osób) skorzystało z takich kursów kwalifikacyjnych, aby pogłębić swoją wiedzę, dalej się rozwijać i rozszerzyć możliwości wykonywania swojej pracy. Coraz więcej osób z personelu medycznego, które miały niewielkie doświadczenie zawodowe lub nie miały do tej pory kontaktu z opieką paliatywną czy pracą w hospicjach, chce zdobywać przygotowujące ich do tego kwalifikacje. Dopasowywanie istniejących już programów kształcenia do tego zapotrzebowania będzie stanowiło podstawowe wyzwanie na przyszłe lata.

Dotychczasowe oferty edukacyjne służą zdobywaniu niezbędnych kwalifikacji, a zatem (prawdopodobnie) również poprawie standardowej opieki. W niewielkim zakresie oferowane są kursy dokształcające na poziomie zaawansowanym. Właśnie takie bardzo wysoko wyspecjalizowane osoby – lekarze ze specjalnością medycyny paliatywnej, profesorowie z zakresu opieki paliatywnej – pracują wprawdzie, ale jak

65

do tej pory nie ustalono dla nich w Niemczech żadnych formalnych kwalifikacji. Osoby zainteresowane tymi zagadnieniami poszukują coraz częściej edukacyjnych ofert akademickich na uczelniach, np. studiów podyplomowych, których program nauczania powinien być zarówno bliski praktyce, jak i uwzględniać aspekty badawcze.

Dalszym wyzwaniem jest kwalifikacja wykładowców i osób prowadzących kursy. Wiedza opierająca się na faktach (*evidence based medicine* – EBM) w medycynie paliatywnej, opiece paliatywnej i pracy w hospicjach rozrasta się coraz bardziej w wyniku działalności badawczej. Szybki transfer wiedzy i adekwatne jej zastosowanie oznacza dla ciężko chorych osób oraz osób im towarzyszących poprawę jakości życia w obliczu ograniczonego czasu i coraz bardziej kurczących się zasobów. Krajobraz zaopatrzenia zdrowotnego w naszym systemie opieki zdrowotnej ciągle się zmienia – a zmiany te powinny też wspierać działania mające na celu zdobywanie kwalifikacji [35].

PIŚMIENNICTWO I STRONY INTERNETOWE

1. Sepulveda C, Marlin A, Yoshida T, Ullrich A: Palliative care: The World Health Organization's Global Perspective. J Pain Symptom Manage 24 (2002) 91–96
2. Shepard DA: Principles and practice of palliative care. Can Med Ass J 116 (1977) 522–526
3. World Health Organization: Cancer pain relief (1984)
4. World Health Organization: Cancer pain relief and palliative care (1990)
5. World Health Organization: Symptom relief in terminal illness (1998)
6. Klinkhammer G: Palliativmedizin, Quantensprung für die Versorgung Schwerstkranker. Dtsch Ärztebl 25 (2007) 1794
7. Deutsche Gesellschaft für Palliativmedizin: www.dgpalliativmedizin. de
8. Bundesarbeitsgemeinschaft Hospiz zur Förderung von ambulanten, teilstationären und stationären Hospizen und Palliativmedizin e.V. am Bundesministerium für Arbeit und Sozialordnung: www.hospiz.net
9. Müller M: „Ausbildung" für Ehrenamtliche. In: Aulbert E, Nauck F, Radbruch L (Hrsg.): Lehrbuch

der Palliativmedizin, 2. Aufl. Schattauer, Stuttgart (2007) 319, 322, 324
10. Hecker E, Nauck F, Klaschick E: Curriculum Palliativmedizin. Schriftenreihe Nr. 4. Pallia Med Verlag, Bonn (1996)
11. Kern M, Müller M, Aurnhammer K: Basiscurriculum Palliative Care. Schriftenreihe Nr. 2. Pallia Med Verlag, Bonn (1996)
12. Kern M, Müller M, Aurnhammer K: Basiscurriculum Palliative Care. Eine Fortbildung für psychosoziale Berufsgruppen. Reihe Palliative Care. Band 2. Pallia Med Verlag, Bonn (2000)
13. Raß R, Margat FJ: Curriculum für die Koordination Ambulanter Hospizdienste. Ein Werkbuch für leitende Koordinatorinnen von Ambulanten Hospizdiensten. Pallia Med Verlag, Bonn (2003)
14. Hinderer P, Kusch A, Okrongli-Hollburg R, Zumann A: Curriculum für Führungskompetenz in der Hospizarbeit. Alpha Westfalen und Malteser Hilfsdienste e.V., Bonn (2004)
15. Institut für Kinderschmerztherapie und Pädiatrische Palliativmedizin an der Vestischen Kinder- und Jugendklinik Datteln (Hrsg.): Curriculum Zusatzweiterbildung Palliativversorgung von Kindern und Jugendlichen für Gesundheits- und Kinderkrankenpfleger/innen, Kinderärztinnen und -ärzte und psychosoziale Mitarbeiter/innen. Alpha Westfalen, Datteln (2004)
16. Rahmenvereinbarungen zum § 39a SGB V über Art und Umfang sowie zur Sicherung der Qualität der stationären Hospizversorgung
17. Rahmenvereinbarungen zum § 39a SGB V Satz 2 zu den Voraussetzungen der Förderung sowie zu Inhalt, Qualität und Umfang der ambulanten Hospizarbeit
18. Zusammenstellung durch den Arbeitskreis Aus-, Fortund Weiterbildung in Palliative Care des Expertenkreises zur Palliativversorgung am Bayerischen Staatsministerium für Sozialordnung
19. Aurnhammer K: Krankenpflege in der Palliativmedizin. In: Klaschik E, Nauck F (Hrsg.): Palliativmedizin – Bestandteil interdisziplinären Handelns. pmi-Verlagsgruppe, Frankfurt (1996)
20. Alsheimer M, Augustyn B, Dochhan D et al.: Palliative Care. Lehren, Lernen, Leben – Handreichung Palliative Care und Hospizarbeit für die Ausbildung zur Alten-, Gesundheits- und Krankenpflege. Demoversion Arbeitsblätter im pdf-Format als kostenloser Download: www.dgpalliativmedizin.de und www.hospiz.net
21. Nauck F, Fittkau-Tönnesmann B, Kern M: Aus-, Fort- und Weiterbildung in Palliativmedizin. In: Aulbert E, Nauck F, Radbruch L (Hrsg.): Lehrbuch

der Palliativmedizin, 2. Aufl. Schattauer, Stuttgart (2007) 316
22. www.baek.de i www.dgpalliativmedizin.de
23. MacDonald N: The Canadian Palliative Care Curriculum. The Canadian Commitee of Palliative Care Education (1991)
24. Association for Palliative Medicine of Great Britain and Ireland: Palliative Medicine. Curriculum for Medical Students, General Professional Training, Higher Specialist Training
25. Doyle D, Hanks G, MacDonald N: Oxford Textbook of Palliative Medicine, 2nd ed. Oxford University Press, Oxford, New York, Tokyo (1998)
26. Joint Committee on Higher Medical Training: Higher Medical Training for Palliative Medicine, 2003. www.jchmt.org.uk
27. Nationale Empfehlungen der Schweizerischen Gesellschaft für Palliative Medizin, Pflege und Begleitung, zur Aus- und Weiterbildung in „Palliative Care": www.palliative.ch
28. European Association for Palliative Care: www.eapcnet.org
29. Seeber S: Vorwort des Präsidenten der DGHO zum Kursbuch Palliativmedizin (2004)
30. Bundesärztekammer: (Muster-)Weiterbildungsordnung: www.baek.de
31. Deutsche Gesellschaft für Supervision e.V. (Hrsg.): Supervision in den Arbeitsfeldern Hospiz und Palliative Care. Erfahrungen und Anforderungen: www.dgsv.de/pdf/Palliative_Care.pdf (2007)
32. Müller M, Rechenberg-Winter P: Fortbildung für Supervision im Praxisfeld Palliative Care und Hospizarbeit. Programm Christophorus Akademie für Palliativmedizin, Palliativpflege und Hospizarbeit, München (2006) 37
33. Mehne S, Nieland P, Simader R: Basiscurriculum Physiotherapie in Palliative Care. Pallia Med Verlag, Bonn (2007)
34. Müller M: Geleitwort. In: Mehne S, Nieland P, Simader R (Hrsg.): Basiscurriculum Physiotherapie in Palliative Care. Pallia Med Verlag, Bonn (2007) 9
35. Fraser S, Greenhalgh T: Coping with Complexity: Educating for Capability. Brit Med J 323 (2001) 799

65

X Badania naukowe w dziedzinie psychoonkologii

66
Irmgard Bumeder

Jakość życia – definicja i metody pomiaru

66.1 Pojęcie jakości życia

Pojęcie „jakości życia" jest hasłem często używanym i nadużywanym. Wykorzystuje się je we wszystkich możliwych obszarach społecznych: jako argument i obietnicę polityczną oraz jako element reklamy firm farmaceutycznych dotyczący leków generycznych i wpływających na styl życia. Warto przyjrzeć się **ewolucji tego pojęcia**: termin jakość życia wywodzi się z polityki i empirycznych badań społecznych. Właściwe jego zastosowanie pochodzi z późnych lat pięćdziesiątych. Dominowało wówczas przekonanie, że dobre życie to coś więcej niż bezpieczeństwo finansowe [6].

Pojęcie jakości życia postawiono na równi z rozwojem ekonomicznym jako wartością docelową. W USA po raz pierwszy wykorzystano „jakość życia" w kampanii prezydenckiej Eisenhowera. W Niemczech pojęcie to zostało użyte po raz pierwszy w deklaracji rządu Willy'ego Brandta z roku 1973: „Większa produkcja nie oznacza automatycznie większej wolności dla jednostki. Jakość życia to więcej niż standard życia. Dla nas oznacza: wolność, także wolność od lęku i biedy". W późnych latach sześćdziesiątych pojęcie jakości życia Brandta uwzględniało także obszary „ochrony środowiska", „zużycia energii" i „marnotrawstwa energii" [25]. Aktualności pojęcia dowodzi zastosowanie powyższego fragmentu tekstu przez Gerharda Schrödera w deklaracji rządowej z 29.10.2002 r. **Jakość życia w medycynie** definiowana jest inaczej: chodzi o samopoczucie określone przez samego pacjenta i zdolność do wypełnienia ról życiowych oraz realizacji codziennych zadań z poczuciem zadowolenia.

> **! WAŻNE**
>
> Jakość życia oznacza całokształt cielesnych, psychicznych, społecznych i funkcjonalnych aspektów ludzkich doznań i zachowań, które określa sama zainteresowana osoba [4].

66.2 Jakość życia związana ze zdrowiem oraz wyniki oceniane przez pacjenta (*patient-reported outcomes* – PRO)

W onkologii pojawiła się konieczność uwzględnienia **jakości życia związanej ze zdrowiem** (*health related quality of life* – HRQoL) wynikająca z faktu, że choroby nowotworowe, które wcześniej w krótkim czasie doprowadzały do śmierci, w wyniku rozwoju skutecznych terapii zostały przekształcone w choroby przewlekłe. Postępy w zakresie wydłużonego przeżycia zostały osiągnięte kosztem nowych i częściowo wykazujących znaczne działania niepożądane terapii. Rodzi się zatem pytanie, jakie ograniczenia są (jeszcze) akceptowalne, aby można było mówić o „wartościowym (prze)życiu". Badanie HRQoL w odniesieniu do choroby i leczenia ma przyczynić się do wyważenia obydwu czynników, aby zapobiec sytuacji, w której zakres i obciążenie wywołane leczeniem przekracza nieuniknione obciążenie spowodowane samą chorobą nowotworową.

Także w medycynie pojęcie jakości życia związanej ze zdrowiem pozostaje nieostre. Oprócz badania dolegliwości, objawów i skutków choroby w zakresie fizycznym i psychosocjalnym, możliwości dostosowania się oraz problematyki rehabilitacji pojęcie to obejmuje także kwestie relacji lekarz–pacjent, możliwości wsparcia psychosocjalnego oraz medycznego, jak również zadowolenie z leczenia oraz architektonicznego wystroju pomieszczeń szpitalnych czy diety szpitalnej. Stąd zachodzi konieczność gruntownego **uściślenia pojęcia**, a w ten sposób zawężenia go do tematów będących akurat obiektem zainteresowania.

W latach osiemdziesiątych ubiegłego wieku badania onkologiczne koncentrowały się głównie na rozwoju właściwych instrumentów pomiarowych i standardów metodologicznych. Od połowy lat dziewięćdziesiątych jakość życia związana ze zdrowiem stała się punktem końcowym badań oraz uzupełniającym dowodem skuteczności podejmowanego leczenia. Z ilościową oceną z zastosowaniem „twardych" kryteriów, takich jak czas przeżycia lub czas do momentu progresji choroby, zestawiono jakościową ocenę pacjenta, aby w ten sposób umożliwić analizę korzyści. Niezależnie od wyników dotyczących choroby (*disease related outcomes*) rozpatruje się jakość życia związaną ze zdrowiem w postaci wyników ocenianych przez pacjenta (***patient related outcomes – PRO***). PRO stosuje się przede wszystkim do porównania metod leczenia oraz jako pomoc w sytuacji, gdy do wyboru są dwa medycznie równorzędne rodzaje terapii. Grupa Dubois wskazuje na uzupełniającą opisową i prognostyczną wartość PRO w leczeniu opornych/nawrotowych chorób szpiku za pomocą bortezomibu – nowej, wprowadzonej zaledwie kilka lat temu podstawy leczenia [9].

W ostatnich latach zaczęto kojarzyć dane uzyskane w ten sposób z kosztami leczenia. Jakość życia staje się czynnikiem ekonomicznej oceny terapii. Wskaźnik **„Quality-adjusted life year"** można wyliczać dla różnych metod leczenia [21, 27].

66.3 Rozwój instrumentów pomiarowych

W początkach badań nad jakością życia interesowano się ogólną miarą i wskaźnikami funkcjonowania. W roku 1948 Karnofsky i wsp. oprócz obiektywnych parametrów – takich jak wydłużenie przeżycia i czasu trwania remisji, poprawa wyników laboratoryjnych charakterystycznych dla danego guza, zmniejszenie masy guza itp. – do oceny skutków chemioterapii jako pierwszy użył również parametrów typu stan ogólny, niezależność pacjenta od pomocy lekarskiej i pielęgniarskiej. Do dziś najczęściej używanym instrumentem w badaniach klinicznych jest wskaźnik aktywności Karnofsky'ego. **Wskaźnik Karnofsky'ego** opisuje sprawność pacjenta w 10-poziomowej skali. Każdemu poziomowi zależności od osób trzecich lub samodzielności są przypisane wartości procentowe. Pomimo zróżnicowanych ocen uwzględniony został tylko wskaźnik aktywności, co może wynikać z faktu, że zdolność do samodzielnego funkcjonowania i sprawność, a także niezależność od pomocy osób trzecich zajmowały i zajmują wysoką pozycję w ocenie indywidualnej i społecznej. Podobnie skonstruowany i stosowany jest Performance-Status opracowany przez Światową Organizację Zdrowia. Oceny w obu skalach dokonuje lekarz, więc jest to ocena osoby trzeciej.

Ta „obiektywna" ocena osoby trzeciej, z „zewnątrz", wynikała z rozpowszechnionego traktowania pacjenta jako „przedmiotu medycyny". Dopiero 20 lat później subiektywna ocena leczenia dokonywana przez pacjenta wysunęła się na czołowe miejsce. W 1997 r. Bullinger nazwał tę zmianę punktu odniesienia w medycynie – świadome odnoszenie się do pacjenta i jego odczuć dotyczących leczenia i choroby w czasie dokonywania oceny – „małą rewolucją". Dyskusja na temat, kto jest „ekspertem" w ocenie jakości życia pacjenta, została później rozstrzygnięta na korzyść **samooceny**, m.in. pod wpływem stanowiska WHO na temat jakości życia. Przyczyniły się do tego wyniki licznych badań, wskazujące na całkowitą odmienność ocen osób chorych i lekarzy/personelu pielęgniarskiego. W 1997 r. Pukrop przedstawił wyniki, które pokazują, że obiektywna ocena stanu zdrowia pacjenta dokonana przez lekarza tylko w niewielkim stopniu pokrywa się z subiektywną oceną jakości życia pacjenta. Zwykle pacjenci oceniają własną jakość życia o wiele wyżej niż osoby z zewnątrz, niezależnie od tego, czy są to krewni, lekarze, pielęgniarki czy psychologowie. W obliczu zagrożenia śmiercią dochodzi do przesunięcia priorytetów. Życie z objawami i dolegliwościami, życie „samo w sobie" ma wartość – pomimo całego cierpienia. To, co dla obserwatora wydaje się nie do zniesienia, dla osoby chorej może być sensem życia. Zagrożenie egzystencji pacjenta prowadzi do tego, że działania niepożądane leczenia zyskują zupełnie inne znaczenie. Wyobrażenia pacjenta o jakości życia są zwykle bardziej pozytywne niż wyobrażenia krewnych. Lekarze natomiast często nie doceniają brzemienia i ciężkości objawów, zwłaszcza bólu [13].

66.4 Instrumenty pomiarowe

Do ogólnych mierników jakości życia należą skale LASA (Linear Analouge Self-Assessment), wykorzystywane obecnie zwłaszcza do pomiaru natężenia bólu. Po raz pierwszy zostały one zastosowane przez Priestmana w 1976 roku do porównania subiektywnych korzyści różnych schematów chemioterapii i terapii hormonalnych u pacjentek z zaawansowanym rakiem piersi.

Kolejną próbą oceny jakości życia była zaproponowana przez Goldhirscha i wsp. skala TWiST (Time without Symptoms of Disease and Toxicity – okres bez objawów chorobowych i toksycznych). Autorzy odcinają od całkowitego czasu przeżycia czas, w którym pacjent cierpi na dolegliwości związane z nowotworem lub leczeniem. Jako wynik uzyskuje się „oczyszczony" czas przeżycia, który wykorzystywany jest do porównania skuteczności leczenia. Skala TWiST nie przyjęła się jako instrument oceny jakości życia, znalazła jednak zastosowanie w ekonomii medycznej.

Inna generacja instrumentów koncentrowała się na przedstawieniu HRQoL w wielu wymiarach i bardziej szczegółowo. Wielowymiarowość oznacza uwzględnienie fizycznych,

a także emocjonalnych i społecznych aspektów życia pacjenta oraz zdolności do jego funkcjonowania w codziennym życiu. Pomiar jakości życia wykazuje w tym miejscu silny związek z tanatologią. U podstawy obydwu leży koncepcja *Homo triplex*, człowieka, który złożony jest z tożsamości społecznej, systemu fizycznego oraz systemu psychicznego. Odpowiednio do tego zostały przedstawione trzy formy życia i śmierci [10]. Tabelę 66.1 zaczerpnięto z podręcznika Feldmanna [10].

Wymienione w dalszej części rozdziału instrumenty pomiaru jakości życia mają wspólne cechy: wychodzą z założenia o wspomnianej powyżej wielowymiarowości jakości życia, są specyficzne względem choroby i spełniają psychometryczne kryteria jakości. Dla każdego instrumentu istnieją teoretyczne przesłanki, a metodyczna jakość została sprawdzona za pomocą klasycznych psychologicznych teorii testowych w odniesieniu do wiarygodności, walidacji zewnętrznej i wewnętrznej oraz czułości. Ponadto uwzględnione zostały akceptacja i współpraca (*compliance*) pacjentów oraz przyjazność w stosowaniu (ekonomia zbierania danych i oceny). Opracowane zostały również zasady interpretacji wyników.

Instrumenty te umożliwiają ocenę profilową oraz niezależnie dostarczają informacji o „ogólnej jakości życia". Obecnie najczęściej

Tab. 66.1 Formy życia i śmierci według Feldmanna.

Życie fizyczne	Życie psychiczne	Życie społeczne
• zdrowie • młodość • długość życia	• samorealizacja	• status • osiągnięcia • własność
Śmierć fizyczna	**Śmierć psychiczna**	**Śmierć społeczna**
• choroba • wiek • ból	• utrata świadomości • pragnienie śmierci	• degradacja społeczna • utrata ról • marginalizacja

Tab. 66.2 Wybór najczęściej stosowanych, niespecyficznych względem choroby instrumentów badania jakości życia w onkologii (według Kamm [16]).

Instrumenty	Wymiary	Zbieranie danych / rodzaj testu / czas wypełnienia formularza	Rok publikacji
wskaźnik Karnofsky'ego [15]	• objawy chorobowe • zdolność do pracy • potrzeba pomocy lekarskiej/pielęgniarskiej	Ocena przez lekarza/10-stopniowa skala 0-100/1 minuta	1949
LASA (Linear Analogue Self-Assessment) [2]	• możliwości fizyczne • obszar społeczny • obszar psychiczny • osobiste relacje	samodzielna ocena/skala wzrokowo-analogowa/5 minut	1976
QLI, Spitzer Quality of Life Index [28]	• aktywność • życie codzienne • zdrowie • kontakty społeczne • plany na przyszłość	ocena przez osobę trzecią/ /3-stopniowy podział, 5 pozycji/3–10 minut	1981
FLIC (Functional Living Index-Cancer) [23]	• samopoczucie psychiczne • sprawność • sprawność społeczna • relacje z rodziną • objawy	samodzielna ocena/skala Likerta, 22 pozycje/7 minut	1984
FACT (Functional Assessment of Cancer Therapy) [7]	• samopoczucie fizyczne • sprawność • stosunek do przyjaciół i rodziny • samopoczucie psychiczne	samodzielna ocena/skala Likerta, 5-poziomowa, 25 pozycji/7 minut	1993
EORTC-QLQ-C30 [1]	• funkcje fizyczne • wypełnianie ról • funkcje poznawcze • funkcje emocjonalne • funkcje społeczne • ogólny stan zdrowia/ /zadowolenie z życia • zmęczenie, nudności, ból • obciążenie finansowe • poszczególne objawy	samodzielna ocena/skala Likerta, skala porządkowa, 30 pozycji/12 minut	1993
TWiST (Time Without Symptoms of Disease and Toxicity) [18]	• objawy chorobowe	ocena przez osobę trzecią	1989
Nottingham Health Profile (NHP) [5]	• utrata sił • ból • reakcje emocjonalne • sen • izolacja społeczna • mobilność fizyczna	samodzielna ocena/2 możliwości odpowiedzi, 28 pozycji/ /10 minut	1997

66

Tab. 66.2 cd. Wybór najczęściej stosowanych, niespecyficznych względem choroby instrumentów badania jakości życia w onkologii (według Kamm [16]).

Instrumenty	Wymiary	Zbieranie danych / rodzaj testu / czas wypełnienia formularza	Rok publikacji
EuroQOL lub EQ-5D [11]	• mobilność • samodzielność w codziennym życiu • ogólne czynności • dolegliwości fizyczne • lęk/przygnębienie	samodzielna ocena/ /3-stopniowa skala, skala wzrokowo-analogowa, 5 pozycji/5 minut	1998
kwestionariusz SF-36 (Short Form) oceny stanu zdrowia [19]	• zdolność do funkcjonowania fizycznego • wypełnianie ról • ból • ogólna ocena zdrowia • żywotność • funkcjonowanie społeczne • funkcjonowanie emocjonalne • samopoczucie psychiczne	samodzielna ocena/ /zróżnicowana długość skali, 36 pozycji/15 minut	1998

wykorzystywane w badaniach testy – FACT (Functional Assessment of Cancer Therapy) Celli [7] oraz EORTC-QLQ-30 (European Organization for Research and Treatment of Cancer Quality of Life Questionnaire) Aaronsona – zostały udostępnione w 1993 r. Instrumenty wskaźnikowe (wskaźnik Karnofsky'ego, QLI, FLIC, EuroQOL) dostarczają danych w postaci zsumowanej wartości liczbowej, której następnie można użyć do celów ekonomii zdrowia, np. jako QALY. Szczegółowy przegląd dostępnych obecnie instrumentów podaje Schumacher [24]. W tabeli 66.2 przedstawiono przegląd najczęściej stosowanych instrumentów pomiaru jakości życia.

Do podstawowych kwestionariuszy EORTC--Q30 i FACT opracowane zostały dodatkowe moduły dotyczące choroby lub leczenia, pozwalające na zróżnicowaną ocenę każdego pacjenta i sytuacji, w której prowadzone jest badanie.

Według wyszukiwarki cytowań PubMed (stan na 01/2007) – pod hasłem „oncology" i „quality of life" oraz każdorazowo nazwy kwestionariusza – w minionym dziesięciu latach najwięcej badań opublikowano z użyciem

kwestionariuszy FACT i EORTC (228 z FACT, 180 z EORTC). Wskaźnika Karnofsky'ego użyto w 81 badaniach, formularza SF-36 (Short Form 36) w 57 badaniach. Pozostałe instrumenty odgrywają podrzędną rolę.

Wielowymiarowość ma tę wadę, że kwestionariusze są obszerne i do ich oceny konieczne jest sumowanie pojedynczych pytań. Wynik nie jest od razu znany i nie może być wykorzystany w bezpośrednim kontakcie lekarza z pacjentem. Często pomocne jest użycie programu do oceny, np. dla EORTC-QLC-Q30.

Aby uniknąć tej niedogodności i jednocześnie zastosować instrument przesiewowy oceniający obciążenia pacjenta onkologicznego, Jimmie Holland opracował „distress thermometer" [15]. Ten instrument składa się z pionowej skali wzrokowo-analogowej od 0 (brak obciążenia) do 10 (największe obciążenie). Wartości powyżej 5 oznaczają umiarkowane obciążenie i wymagają uwagi onkologa we wskazanych przez pacjenta obszarach. „Distress thermometer" nie osiąga dokładności wielowymiarowych pomiarów jakości życia, ale znajduje zastosowanie jako szybki instrument przesiewowy.

W zależności od pytania, na które ma odpowiedzieć badanie, godne polecenia jest, aby uzupełnić kwestionariusze dotyczące jakości życia związanej ze zdrowiem o inne instrumenty (na przykład do dokładniejszej oceny stanu psychicznego najczęściej stosuje się w tym przypadku skalę depresji Becka [2], Hospital Anxiety and Depression Scale [28] oraz Profile of Moods States [5, 18]) bądź o modyfikacje szpitalne [11, 19] i opiekę socjalną [8, 22, 25].

Kolejnym krokiem do podsumowania jakości życia i jednocześnie punktem zaczepienia dla zaplanowanej interwencji psychoonkologicznej jest ocena zindywidualizowanej jakości życia. W odróżnieniu od standardowego kwestionariusza, który obejmuje narzucone pytania z wielu dziedzin, instrument ten umożliwia pacjentowi spontaniczne wymienienie tych dziedzin, które mają znaczenie dla jakości jego życia, oraz ocenienie ich. Takim instrumentem jest Schedule for the Evaluation of Individual Quality of Life – Direct Weighting (SEIQoL-DW). Został on opracowany przez McGee w 1991 r. i jest używany przez wielu autorów [3, 12, 14, 17, 20].

PIŚMIENNICTWO I STRONY INTERNETOWE

1. Aaronson NK, Ahmedzai S, Bergman B et al.: The European Organization for Research and Treatment of Cancer QLQ-C30: a quality of life instrument for use in international clinical trials in oncology. J Natl Cancer Institute 85 (1993) 365–376
2. Beck AT, Brown GK: Manual for the Beck depression inventory-2. San Antonio, Psychological Corporation (1996)
3. Broadhead JK, Robinson JW, Atkinson MJ: A new quality-of-life measure for oncology: The SEIQoL. J Psychosoc Oncol 16 (1998) 21–35
4. Bullinger M: Entwicklung und Anwendung von Instrumenten zur Erfassung der Lebensqualität. In: Bullinger M (Hrsg.): Lebensqualitätsforschung. Bedeutung – Anforderung – Akzeptanz. Schattauer, Stuttgart (1997) 1–6
5. Bullinger M, Heinisch M, Ludwig M et al.: Skalen zur Erfassung des Wohlbefindens: Psychometrische Analysen zum „Profile of Mood States" (POMS) und zum „Psychological General Wellbeing Index" (PGWI) [Scales for the assessment of emotional well-being: Psychometric analysis of the Profile of Mood States and of the Psychological General Well-Being Index]. Z Differentielle Diagnostische Psychologie 11 (1990) 53–61
6. Campbell A: The sense of well-being in America. Mc-Graw-Hill, New York (1981)
7. Cella DF, Tulsky DS, Gray G: The functional assessment of cancer therapy scale: development and validation of the general measure. J Clin Oncol 11 (1993) 570–579
8. Donald CA: The measurement of social support. Res Community Ment Health 4 (1984) 325–370
9. Dubois D, Dwawan R, van de Velde H et al.: Descriptive and prognostic value of patient-reported outcomes: the bortezomib experience in relapsed and refractory multiple myeloma. J Clin Oncol 24 (2006) 976–982
10. Feldmann K: Tod und Gesellschaft. Sozialwissenschaftliche Thanatologie im Überblick. VS Verlag für Sozialwissenschaften, Wiesbaden (2004)
11. Heim E, Augustiny KF, Blaser A et al.: Berner Bewältigungsformen (BEFO). Handbuch. Huber, Bern (1991)
12. Frick E, Borasio GD, Bumeder I et al.: Individual quality of life of patients undergoing peripheral autologous blood stem cell transplantation. Psycho-Oncology 13 (2004) 116–124
13. Hendriks MGJ: Quality of life after stem cell transplantation: a patient, partner and physician perspective. Eur J Intern Med 13 (2002) 52–56
14. Hickey AM, Bury G, O'Boyle CA et al.: A new short form individual quality of life measure (SEIQoL-DW): application in a cohort of individuals with HIV /AIDS. Brit Med J 313 (1996) 29–33
15. Holland CJ: Preliminary guidelines for the treatment of distress. Oncology 11 (1997) 109–114
16. Kamm M: Veränderungen von Indikatoren der „Lebensqualität" nach Hochdosis-chemotherapie. (Diss. Sozialwissenschaften). Göttingen (2003)
17. McGee HM, Hickey A, O'Malley K et al.: Assessing the quality of life of the individual: The SEIQoL with a healthy and a gastroenterology unit population. Psychological Medicine 21 (1991) 749–759
18. McNair DM, Lorr M, Droppleman LF: EITS manual for the Profile of Mood States (POMS). Educational and Industrial Testing Service, San Diego (1971)
19. Muthny FA: Freiburger Fragebogen zur Krankheitsverarbeitung (FKV). Beltz, Weinheim (1989)
20. Neudert C, Wasner M, Borasio GD: Patients' assessment of quality of life instruments: a randomised study of SIP, SF-36 and SEIQoL-DW in patients with amyotrophic lateral sclerosis. J Neurol Sci 191 (2001) 103–109

21. Pliskin J, Shepard D, Weinstein M: Utility functions for life years and health status. Operational Research Quarterly 28 (1980) 206–224

22. Ramm GC, Hasenbring M: Die deutsche Adaptation der Illness-specific Social Support Scale und ihre teststatistische Überprüfung beim Einsatz an Patienten vor und nach Knochenmarktransplantation [The German adaptation of the Illness-specific Social Support Scale and its psychometric evaluation in a sample of bone marrow transplantation patients]. Z Med Psychol 12 (2003) 29–38

23. Schipper H, Clinch J, McMurray A et al.: Measuring the quality of life of cancer patients: The Functional Living Index-Cancer: Development and validation. J Clin Oncol 2 (1984) 472–483

24. Schumacher J, Klaiberg A, Brähler E (Hrsg.): Diagnostische Verfahren zu Lebensqualität und Wohlbefinden. Hogrefe, Göttingen (2003)

25. Sommer GF: Unterstützung, Diagnostik, Konzepte. FSOZU Materialie Nr 2. Deutsche Gesellschaft für Verhaltenstherapie, Tübingen (1998)

26. Süß D: Rezension von: von Kieseritzky W: Mehr Demokratie wagen. Innen- und Gesellschaftspolitik 1966–1974, B.J.H.W.D.N. sehepunkte 2 (2002) Nr. 11; www.sehepunkte.de/2002/11/3421053286.html (30.01.07)

27. van Agthoven M, Segeren CM, Buigt I et al.: A cost-utility analysis comparing intensive chemotherapy alone to intensive chemotherapy followed by myeloablative chemotherapy with autologous stem-cell rescue in newly diagnosed patients with stage II /III multiple myeloma; a prospective randomised phase III study. Eur J Cancer 40 (2004) 1159–1169

28. Zigmond AS, Snaith RP: The Hospital Anxiety and Depression Scale. Acta Psychiatrica Scandinavica 67 (1983) 361–370

66

67 Psychoonkologia w pracach badawczych z dziedziny hematoonkologii

Badania psychoonkologiczne z hematoonkologii koncentrują sie przede wszystkim na problemie **jakości życia**. Ból, osłabienie oraz nudności są objawami, które w największym stopniu ograniczają jakość życia pacjentów z chorobą nowotworową. W aspekcie duchowym także psychoonkologia reprezentuje ważny filar jakości życia. Większość badań psychoonkologicznych ma na celu opracowanie odpowiednich metod pomiaru jakości życia, ich zastosowanie (np. *distress thermometer*) oraz ocenę, a także pomiar skuteczności interwencji hematoonkologicznych lub psychoonkologicznych na płaszczyźnie psychoonkologicznej. Poniżej opisano przykłady przeprowadzanych obecnie odpowiednich projektów badawczych.

W przeciwieństwie do codziennej praktyki klinicznej możliwe jest w ramach badań onkologicznych dokładne zdefiniowanie grupy pacjentów i wdrożonego postępowania psychoterapeutycznego oraz jego zastosowanie w terapii hematoonkologicznej. Do stosowania w codziennej praktyce klinicznej przydatny jest *distress thermometer*.

67.1 *Distress thermometer*

Bardzo pomocne w podjęciu przez lekarza decyzji, czy pacjent może skorzystać z dodatkowej terapii psychoonkologicznej, jest określenie przez pacjenta **poziomu stresu**. Służy do tego *distress thermometer* Jimmie'ego Hollanda, w którym wykorzystano skalę wzrokowo-analogową od 0 do 10. Poza uzyskaniem wartości liczbowej instrument ten pozwala pacjentowi na określenie obszaru, który postrzega jako największy problem, co może być punktem odniesienia do dalszych działań [10, 11]. Skala dobrze koreluje z używanym standardowym kwestionariuszem oceny lęku i depresji HADS (Hospital Anxiety and Depression Scale). Niemiecka wersja została udostępniona przez Mehnerta i wsp. [13] (ryc. 58.1).

67.2 Wyniki oceniane przez pacjenta (*patient reported outcomes* – PRO) w badaniach onkologicznych

W ostatniej dekadzie pomiary jakości życia lub wyniki oceniane przez pacjenta stają się coraz bardziej nieodłącznym elementem badań klinicznych. Bottomley i wsp. przedstawia przegląd 24 badań onkologicznych przeprowadzonych przez EORTC (European Organization for Research and Treatment of Cancer), w których na końcu przyglądano się jakości życia [1]. Badania te obejmowały radioterapię guzów mózgu, techniki operacji raka sutka z zachowaniem piersi w porównaniu z mastektomią oraz różne możliwości chemioterapii w przypadku raka piersi, raków przewodu pokarmowego, prostaty i guzów zarodkowych, raka jajnika, niedrobnokomórkowego raka płuc, chłoniaka Hodgkina oraz białaczek. PRO zyskuje na znaczeniu w przypadku równorzędności onkologicznych schematów leczenia pod względem pierwotnych punktów końcowych: czasu przeżycia bez progresji choroby i całkowitego czasu przeżycia. Stopień nasilenia cech jakości życia i działań niepożądanych leczenia może być decydujący w ocenie opcji terapeutycznych i w poradnictwie. Na przykład, w badaniu porównywano leczenie raka jajnika za pomocą cisplatyny/paclitaxelu oraz carboplatyny/paclitaxelu. Przy jednakowych czasach przeżycia bez progresji choroby oraz całkowitego przeżycia zaobserwowano, że u pacjentek otrzymujących carboplatynę uzyskano poprawę zarówno w zakresie całościowej jakości życia, jak i funkcji psychicznych, poznawczych oraz w zakresie spełniania ról życiowych. Rzadziej występowały nudności/wymioty, utrata apetytu i zmęczenie. Rozsądne wydaje się zatem zastosowanie carboplatyny zamiast połączenia paclitaxelu z cisplatyną [8].

Prognostyczne znaczenie parametrów jakości życia dla przeżycia pacjenta jest obiektem żywej dyskusji. W analizach wieloczynnikowych niektórzy autorzy wskazują, że u pacjentów z zaawansowanym nowotworem złośliwym parametry HRQoL mają wpływ na przeżycie [4]. Jednak u pacjentek z wczesnym stadium raka piersi nie udało się wykazać takiej zależności [7]. Różnice te można wyjaśnić odmiennym ograniczeniem HRQoL w różnych stadiach choroby. U pacjentów z układowymi lub zaawansowanymi chorobami można założyć niski poziom parametrów HRQoL, które stają się prognostycznie przydatną zmienną, podczas gdy u pacjentów bez ograniczenia HRQoL (wczesne stadium raka piersi) nie stwierdza się wpływu na całkowity czas przeżycia.

67.3 Połączenie interwencji psychoterapeutycznych z leczeniem hematologicznym

W ramach badań hematoonkologicznych z zaplanowaną interwencją psychoterapeutyczną decydujące znaczenie dla powodzenia leczenia ma wybór **odpowiedniego czasu dla interwencji**. Właściwe zaplanowanie pomiarów jakości życia, nastroju, samopoczucia itp. dostarczy informacji, na którym etapie leczenia i z jakimi trudnościami należy się u pacjenta liczyć oraz które cele interwencji psychoterapeutycznej są możliwe do osiągnięcia. W planowaniu należy także uwzględnić realne ramy czasowe. Interwencja psychoterapeutyczna w czasie pobytu w szpitalu w trybie nagłym oraz w ramach dalszej opieki ambulatoryjnej różni się znacznie od postę-

powania w ośrodku rehabilitacyjnym w czasie 3–4-tygodniowego pobytu. Przykładowo przedstawiona została praca własna autora [5].

Przykład: Badanie krótkoterminowej interwencji psychoterapeutycznej po autologicznym przeszczepie komórek macierzystych

Na rycinie 67.1 przedstawiono projekt randomizowanego badania, w którym próbowano wyznaczyć najbardziej odpowiedni czas interwencji u pacjentów z chorobami hematologicznymi po autologicznym przeszczepie szpiku. Psychoterapię rozpoczynano bezpośrednio po wypisie ze szpitala lub po 6 miesiącach. Osoby objęte badaniem porównywano z historyczną grupą pacjentów, u których zastosowano tę samą metodę leczenia. Pacjenci chorowali głównie na szpiczaka mnogiego, nawracające chłoniaki nieziarnicze oraz ostrą białaczkę. Rycina pokazuje sytuację w 6 punktach pomiarowych w trakcie leczenia i czas interwencji psychoterapeutycznej. Przeprowadzona została indywidualna krótkoterminowa interwencja psychodynamiczna z 10–15 spotkaniami w ciągu 6 miesięcy. Zasadniczymi elementami były: zdefiniowanie przez pacjenta własnych celów terapii, zastosowanie wewnętrznych obrazów (zarówno w postaci marzeń, jak i wiodących wyobrażeń), a także wykorzystanie zasobów własnych i społecznych.

W tabeli 67.1 zaprezentowano wyniki w zależności od czasu przeprowadzenia interwencji. Wyniki pokazują większy wzrost parametrów HRQoL u pacjentów z grupy A. Pacjenci odnoszą większe korzyści z leczenia, które zostało wdrożone wcześniej. Ogólna jakość życia oraz zdolność do wypełniania ról istotnie wzrasta, zmęczenie maleje. Według kryteriów klinicznej istotności zmian parametrów jakości życia zdolność do wypełniania ról wykazuje bardzo dużą zmianę [16]. Ogólna jakość życia, funkcje społeczne i zmęczenie ulegają umiarkowanej zmianie. Niewielka zmiana dotyczy funkcji emocjonalnych i chęci do działania (Profile of Mood States).

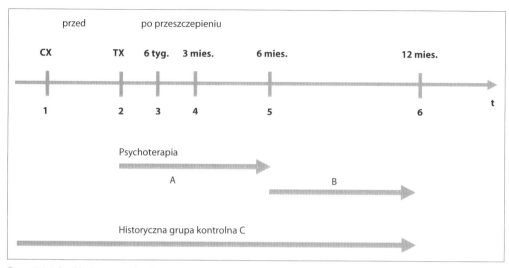

Ryc. 67.1 Rozkład czasowy krótkoterminowej interwencji psychoterapeutycznej po autologicznym przeszczepie komórek macierzystych szpiku. Grupa A: indywidualna krótkoterminowa psychoterapia bezpośrednio po
zakończeniu leczenia szpitalnego po przeszczepieniu; grupa B: indywidualna krótkoterminowa psychoterapia
zapoczątkowana 6 miesięcy po przeszczepieniu; grupa C: historyczna grupa kontrolna bez interwencji psychoterapeutycznej. CX – chemioterapia indukcyjna; t – czas; TX – przeszczep.

Tab. 67.1 Porównanie grupy pacjentów A (6 tygodni i 6 miesięcy po transplantacji) z grupą B (6 i 12 miesięcy po
transplantacji) przed i po interwencji; t-test i siła efektu według Cohena.

Parametr	Wczesna interwencja (grupa A; n = 36) M (SD)			Późna interwencja (grupa B; n = 24) M (SD)			Współczynnik p[a]	Współczynnik d[d]
	przed	po	różnica	przed	po	różnica		
Skale QLQ-C30 (SD)								
Global Health Score[b]	52,9 (21,8)	63,8 (18,6)	10,9 (18,6)	70,7 (21,3)	63,8 (27,0)	−6,9 (18,2)	0,001	0,97
Funkcje emocjonalne[b]	59,4 (22,7)	64,1 (23,5)	4,7 (21,4)	75,0 (20,4)	68,1 (24,6)	−6,9 (19,9)	0,047	0,56
Wypełnianie funkcji[b]	30,6 (33,1)	60,7 (25,7)	30,1 (35,3)	58,7 (30,5)	62,3 (31,5)	3,6 (27,0)	0,004	0,84
Funkcje społeczne[b]	51,5 (26,1)	63,4 (23,0)	11,9 (28,8)	65,9 (25,9)	65,2 (27,9)	−0,7 (23,8)	0,090	0,48
Zmęczenie[c]	58,7 (30,0)	40,8 (22,1)	−17,9 (26,2)	37,5 (23,1)	36,1 (24,8)	−1,4 (17,7)	0,010	0,74
POMS[b] (SD)								
	9,6 (6,3)	10,8 (6,0)	1,2 (5,0)	11,2 (5,3)	10,9 (5,9)	−0,3 (6,4)	0,319	0,27

[a] t-test (dwustronny).
[b] Zmiany pozytywne (lepsze parametry HRQoL) wskazują na kliniczną poprawę we wszystkich skalach (poza c).
[c] Zmiana negatywna (redukcja zmęczenia) wskazuje na kliniczną poprawę.
[d] Siła efektu według Cohena.
M (*mean*) – wartość średnia; POMS – Profile of Mood States; SD (*standard deviation*) – odchylenie standardowe.

67

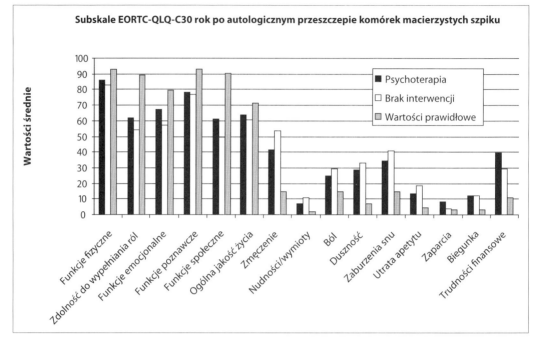

Ryc. 67.2 Porównanie pacjentów poddanych psychoterapii z grupą bez leczenia psychoterapeutycznego oraz z populacyjną próbą kontrolną podzieloną według wieku i płci. Wyższe wartości na skalach funkcjonalnych (lewa połowa) oraz niskie wartości na skalach objawowych oraz w przypadku pojedynczych pozycji (prawa połowa) odpowiadają klinicznej poprawie.

Na rycinie 67.2 przedstawiono porównanie obu grup poddanych interwencji z historyczną grupą pacjentów z tej samej placówki oraz porównanie z grupą o wartościach prawidłowych, odpowiednich do wieku i płci. Pacjenci poddani psychoterapii wykazują lepsze wartości w skalach funkcji i objawów QLQ-C30 w porównaniu do pacjentów nieleczonych, wypadają jednak gorzej niż niemiecka próba populacyjna [17]. Podobnie jest w odniesieniu do poszczególnych pozycji z wyjątkiem „zaparć" i „trudności finansowych". Zachodzą niewielkie lub umiarkowane różnice, a także wartości efektu są małe lub umiarkowane dla funkcjonowania emocjonalnego, społecznego i zdolności do wypełniania ról [9, 16]. Średnie wartości Profile of Mood States dla depresji, zmęczenia i złego nastroju były niższe u pacjentów poddanych psychoterapii w stosunku do porównywanej grupy (niewielkie wartości efek-

tu według Cohena). Odpowiednio pacjenci po psychoterapii wyżej oceniali chęć do działania (umiarkowana wielkość efektu).

Dzięki indywidualnej **krótkoterminowej interwencji** wspomagającej, którą wdrażano krótko po zakończeniu szpitalnej chemioterapii z użyciem wysokich dawek leków i autologicznego przeszczepu komórek macierzystych szpiku, udawało się poprawić jakość życia w zakresach funkcji emocjonalnych, społecznych i zdolności do wypełniania ról. Zmęczenie, depresja i zły nastrój ulegały zmniejszeniu, chęć do działania pacjentów wzrastała.

Przykład: Zmęczenie
(zob. także rozdz. 13)

Do oceny subiektywnie postrzeganego zmęczenia służą różne **kwestionariusze**. Dotyczy to metod, które traktują zmęczenie jako jedną z płaszczyzn jakości życia, np. 3-Item-Fatigue--Scale z kwestionariusza EORTC-QLQ-C30 lub moduł zmęczenia i anemii z kwestionariusza FACIT/FACT. Do tego dochodzą kolejne specyficzne samodzielne narzędzia, np. MFI (Multidimensional Fatigue Inventory), FQ (Fatigue Questionnaire) lub FAQ (Fatigue Assessment Questionnaire).

Zmęczenie będące skutkiem choroby i leczenia jest czymś więcej niż objawem niedokrwistości. Zmęczenie obejmuje wiele aspektów jakości życia i wpływa na aktywność i sferę społeczną pacjentów. Pomimo zwalczania niedokrwistości wielu pacjentów nowotworowych cierpi z powodu zmęczenia, które w znacznym stopniu ogranicza ich życie [12], a które dobrze poddaje się interwencjom fizjo- i psychoterapeutycznym [3, 6, 18]. Skuteczność wykazały krótkie tlenowe **ćwiczenia fizjoterapeutyczne** 3–5 razy w tygodniu [15]. Bardzo pomocne jest w takich sytuacjach szczegółowe dokumentowanie aktywności w postaci dziennika.

Oprócz interwencji niefarmakologicznych istnieje możliwość **farmakologicznego leczenia** zmęczenia. Dostępne dane dotyczące leczenia zmęczenia za pomocą klasycznych trójpierścieniowych antydepresantów czy selektywnych inhibitorów wychwytu zwrotnego serotoniny nie wskazują jednoznacznie na skuteczność tych leków [14]. Natomiast pierwsze badania z użyciem psychostymulantów (np. metylfenidatu) świadczą o prawdopodobnej ich skuteczności w przypadku zmęczenia [2]; kwestii tej dotyczy randomizowane badanie Niemieckiego Towarzystwa Badania Zmęczenia (Deutsche Fatigue-Gesellschaft, www.deutsche-fatigue-gesellschaft.de).

67.4 Pomiar wyników interwencji psychoonkologicznych

Wybór instrumentu pomiarowego odgrywa decydującą rolę dla przydatności badania. Poza zawartymi w badaniu punktami widzenia należy zwrócić uwagę na wystarczającą czułość instrumentu dla badanej grupy pacjentów oraz

badanej interwencji. Jeżeli w badanej skali już na początku pojawiają się wysokie wartości, trudno będzie wykazać dalszą poprawę dzięki zastosowanej interwencji (efekt pułapowy). I odwrotnie – pogorszenie wyjściowo niskich wartości, np. w sytuacji terminalno-paliatywnej, znajduje się na granicy mierzalności (efekt podłogi).

W literaturze panuje coraz większa zgoda, że stwierdzenie istotnych statystycznie **wartości p** w analizie porównawczej grup lub w długoterminowym przebiegu pomiaru HRQoL niekoniecznie oznacza, że w danym przypadku zachodzi istotna klinicznie lub znacząca różnica. Dla kwestionariusza EORTC-QLQ-C30 Osoba i wsp. zdefiniowali różnicę 5–10 punktów w skali 0–100 jako mało istotną klinicznie zmianę, różnicę 10–20 punktów jako umiarkowaną, a powyżej 20 jako znaczącą różnicę [16]. Alternatywną metodą klasyfikacji znaczenia różnicy jest określenie wielkości efektu metodą Cohena.

Współczynnik d Cohena jako miara wielkości efektu jest pierwiastkiem z ilorazu różnicy wartości średnich do kwadratu oraz różnicy odchyleń standardowych do kwadratu. Wartości w zakresie 0,2–0,5 definiuje się jako niewielkie, 0,5–0,8 jako umiarkowane, a każdą wartość powyżej 0,8 jako znaczną wielkość efektu. Wielkości efektu mają tę zaletę, że pozwalają na porównanie ze sobą pomiarów dokonanych za pomocą różnych instrumentów. Są jednak swoiste względem badanej grupy. Dostępne są także inne statystyczne metody pomocnicze, takie jak SEM lub „odchylenie standardowe" [19].

Oprócz stosowania metod statystycznych zaleca się, aby zmiany parametrów HRQoL zestawiać z zewnętrznymi „kotwicami", takimi jak Performance-Status, utrata miejsca pracy lub spadek masy ciała > 5%, po to aby zwiększyć istotność kliniczną. Te „kotwice" powinny być dopasowane do badanej jednostki chorobowej w porozumieniu z ekspertem klinicystą [19].

> **! WAŻNE**
>
> Współpraca osób z doświadczeniem onkologicznym i psychologicznym jest kluczowa dla skutecznego przeprowadzenia badań klinicznych.

67

PIŚMIENNICTWO

1. Bottomley A, Flechtner H, Efficace F et al.: Health related quality of life outcomes in cancer clinical trials. Eur J Cancer 41 (2005) 1697–1709
2. Bruera E, Driver L, Barnes EA et al.: Patient-controlled methylphenidate for the management of fatigue in pati-ents with advanced cancer: a preliminary report. J Clin Oncol 21 (2003) 4439–4443
3. Bumeder I, Tyroller M, Halevy C et al.: Is individualised short-term psychotherapeutic intervention helpful in autologous stem cell transplantation? In Vorbereitung
4. Coates A, Gebski V, Signorini D et al.: Prognostic value of quality-of-life-scores during chemotherapy for advanced breast cancer. J Clin Oncol 10 (1992) 1833–1838
5. Frick E, Tyroller M, Fischer N, Busch R, Emmerich B, Bumeder I: When is the best time for psychotherapeutic intervention following autologous peripheral blood stem cell transplantation? Revue Francophone de Psycho-Oncologie 1 (2006) 68–77
6. Gaston-Johansson F, Fall-Dickson JM, Nanda J: The effectiveness of the comprehensive coping strategy program on clinical outcomes in breast cancer autologous bone marrow transplantation. Cancer Nursing 23 (2000) 277–285
7. Goodwin PJ, Ennis M, Bordeleau LJ: Health-related quality of life and psychosocial status in breast cancer prognosis: analysis of multiple variables. J Clin Oncol 22 (2004) 4184–4192
8. Greimel ER, Bjelic-Radisic V, Pfisterer J, Hilpert F, Daghofer F, du Bois A: Randomized study of the Arbeitsgemeinschaft Gynaekologische Onkologie Ovarian Cancer Study Group comparing quality of life in patients with ovarian cancer treated with cisplatin/paclitaxel versus carboplatin/paclitaxel. J Clin Oncol 24 (2006) 579–586
9. Gulbrandsen N, Hjermstad MJ, Wisløff F: Interpretation of quality of life scores in multiple myeloma by comparison with a reference population and assessment of the clinical importance of score differences. Eur J Haematol 72 (2004) 172–180
10. Holland CJ: Preliminary guidelines for the treatment of distress. Oncology 11 (1997) 109–114
11. Holland JC, Reznik I: Pathways for Psychosocial Care of Cancer Survivors. Cancer 104 (11 Suppl) (2005) 2624–2637
12. Holzner B, Kemmler G, Greil R et al.: The impact of hemoglobin levels on fatigue and quality of life in cancer patients. Ann Oncol 13 (2002) 965–973
13. Mehnert A, Müller D, Lehmann C, Koch U: Die deutsche Version des NCCN Distress-Thermometers – Empirische Prüfung eines Screening-Instruments zur Erfassung psychosozialer Belastung bei Krebspatienten. Z Psychiat Psychol Psychother 54 (2006) 213–223
14. Morrow GR, Hickok JT, Roscoe JA et al.: Differential effects of paroxetine on fatigue and depression: a randomized, double-blind trial from the University of Rochester Cancer Center Community Clinical Oncology Program. J Clin Oncol 21 (2002) 4635–4641
15. Oldervoll LM, Kaasa S, Hjermstad MJ, Lund JA, Loge JH: Physical exercise results in the improved subjective wellbeing of a few or is effective rehabilitation for all cancer patients? Eur J Cancer 40 (2004) 951–962
16. Osoba D, Rodrigues G, Myles J, Zee B, Pater J: Interpreting the significance of changes in health-related quality-of-life scores. J Clin Oncol 16 (1998) 139–144
17. Schwarz R, Hinz A: Reference data for the quality of life questionnaire EORTC QLQ-C30 in the general German population. Eur J Cancer 37 (2001) 1345–1351
18. Watson T, Mock V: Exercise as an intervention for cancerrelated fatigue. Phys Ther 84 (2004) 736–743
19. Wyrwich KW, Aaronson N, Hays RD, Patrick D, Tara L, STCSCM Group: Estimating clinically significant differences in quality of life outcomes. Qual Life Res 14 (2005) 285–295

68 Powstawanie nowotworów: fakty, mity, pomyłki

68.1 Mity na temat mitów*

W mowie potocznej to, co kryje się za pojęciem „mitu", jest często z założenia traktowane jako zacofane, nienaukowe i infantylne. W publikacjach medycznych określenie mitu w takim potocznym znaczeniu pojawia się często w przeciwstawnych zestawieniach [np. 1, 9, 12, 16].

Mitologiczny naturalizm postrzega mity jako prymitywne, animistyczne wyjaśnianie natury [10]. Związany jest z tym przesąd, że mity należą do wcześniejszego etapu rozwoju, który należy indywidualnie i zbiorowo pokonać. W odniesieniu do psychologii oznacza to: możemy tolerować poglądy pacjentów, które są „nie do zaakceptowania" z naukowego punktu widzenia, traktując je jednak jako wymagające wyjaśnienia, np.:

* „Wiem już, czemu mam przerzuty do mózgu. Za dużo myślałem/am".
* „Gdybym nie był homoseksualistą, nie miałbym raka odbytu".
* „Zawsze myślałam tylko o dzieciach i mężu, nigdy o sobie. Dlatego mam raka piersi".

Kolegę lub studenta, który kieruje się teorią „osobowości nowotworowej", również traktujemy jako nie całkiem „współczesnego". Wszystkie te mitologiczne naturalizmy są pożądane, ponieważ z pomocą nauki opartej na dowodach poszukują prawdy. Mity są więc przedmiotem badań lub treścią psychoterapii, ale często opatrzone etykietą „subiektywny", traktowane są jako nieprawdziwe lub nawet niebezpieczne.

Mitologiczny funkcjonalizm w przeciwieństwie do naturalizmu nie zajmuje się prawdą,

ale działaniem mitów [10]. Taki sposób podejścia – znów w odniesieniu do psychoonkologii – ma tę zaletę, że odzwierciedla wpływ mitów na przetwarzanie choroby i odkrywanie zasobów duchowych, uwzględniając oczywiście niekorzystne konsekwencje, gdy mity wspierają ryzykowne zachowania zdrowotne. Mowa tu o jednostronnym uznaniu metod alternatywnych do medycyny, które prowadzi do rezygnacji z leczenia proponowanego przez „akademicką medycynę" [11].

Mit jest opowiadaniem, które stanowi odpowiedź na brak poczucia sensu. Naukowa krytyka mitów nie uwzględnia tej funkcji mitu. Także społeczny i ideologiczno-krytyczny punkt widzenia na temat mitu pomija jego sedno. Może wprawdzie wykazać niebezpieczeństwo mitów uwierzytelniających, pomija jednak „jądro mitu jako pozytywną odpowiedź na brak poczucia sensu względem czegoś zasadniczo niedostępnego, czegoś, czego człowiek, szczególnie w obliczu egzystencjalnego przypadku, został w formie społecznej całkowicie pozbawiony" [10].

W niniejszym rozdziale przedstawiono najpierw krytykę mitu „raka" Susan Sontag, a następnie potencjalną terapeutyczną rolę tego mitu.

68.2 Radykalne odmitologizowanie

Czynny apel Susan Sontag przeciwko metaforze choroby [17] postrzegano początkowo jako odrzucenie mitu choroby nowotworowej, na którą sama cierpiała. Krytyka Sontag jest więc bardziej radykalna niż powierzchowna naukowa krytyka mitów. W wieku 42 lat Susan Sontag zachorowała na raka piersi. Po ogromnej wewnętrznej walce zgodziła się na radykalną mastektomię i chemioterapię. Zmarła na bia-

---

* Poniższy rozdział jest zmodyfikowanym opracowaniem [8]. Za zgodą DAPO e.V.

68

łaczkę. Została pochowana na paryskim cmentarzu Montparnasse.

Bardzo możliwe, że Sontag niewłaściwie oceniła społeczną wartość metafory raka i jej historyczny wpływ [3]. Prawdopodobnie też od tego czasu położenie chorych na raka poprawiło się, przesuwając w kierunku autonomii i normalizacji [13]. Niemniej jednak doceniono znaczenie teorii metafory Sontag dla psychoonkologicznego rozumienia mitów w onkologii.

Susan Sontag pokazuje, że kamieniem budulcowym mitów są metafory [4, 14]. Wychodząc od Arystotelesa, definiuje metaforę jako „mówienie o rzeczy, że jest lub jest podobna do czegoś, czym nie jest" (*saying a thing is or is like something-it-is-not*). Metafora jest więc nośnikiem, który sprzęga ze sobą dwie różne rzeczy: choroba „rakowa" jako nadrzędne określenie złośliwego nowotworu, która od czasów Hipokratesa (460 r. p.n.e.) została powiązana z rakiem rzecznym (ryc. 68.1). Mówiło się, że poszerzone naczynia skórne na skórze kobiet z rakiem piersi przypominały odnóża raka [5]. Inne choroby nazywa się na podstawie zmian anatomicznych (np. gruźlica od „gruzełków", nazywana także nazwiskiem Roberta Kocha, odkrywcy prątków gruźliczych), a w przypadku AIDS nawet po odkryciu wirusa HIV zachowano skrót od nazwy zespołu objawów[5].

Tak jak w przypadku gruźlicy i AIDS, Sontag opisuje społeczne wykorzystanie metafory choroby. Decydujące jest, że z metaforą związany jest trzeci element, mianowicie realia społeczne (mniejszości, niesprzyjające okoliczności, wrogowie), które określane jako rak, są porównywane bezpośrednio do raka rzecznego, a symbolicznie do mocno obciążającej choroby nowotworowej [6].

Opinia Sontag brzmi krótko: choroba nie jest metaforą, ale zdarzeniem biologicznym. Dlatego tylko przez odmitologizowanie chory

na raka może uwolnić się od milczenia i wstydu, w które uwikłała go zbiorowa metaforyka.

Pod adresem innych pacjentów Sontag kieruje swoją krytykę paranoicznej wizji świata, która współgra z metaforą raka, a zwłaszcza wojenną metaforykę, opisującą ciało pacjenta jako pole walki: „Rak służy obecnie uproszczonej wizji świata, która może być paranoiczna. Chorobę postrzega się często jako formę demonicznego opętania – guzy są 'złośliwe' lub 'łagodne', tak jak siły – a wielu przerażonych pacjentów czuje potrzebę poszukania cudotwórców, aby poddać się egzorcyzmom" [17, s. 75].

Dalsza krytyka dotyczy społecznego rozszerzania się metafory raka na absolutne zło: „[...] gdy człowiek ma poczucie zła, ale nie dysponuje religijnym lub filozoficznym językiem, aby w sposób inteligentny o tym złu mówić? W naszych próbach opisu 'radykalnego' lub 'absolutnego' zła szukamy odpowiednich metafor. Współczesne metafory raka są jednak tylko monetami o niskim nominale. Ponadto osobom naprawdę chorym nie pomaga to, że ciągle słyszą, że ich choroba jest uosobieniem zła. Tylko w ograniczonym sensie jakieś wydarzenie historyczne lub problem wyglądały jak choroba. A metafora raka jest szczególnie rażąca" [17, s. 75].

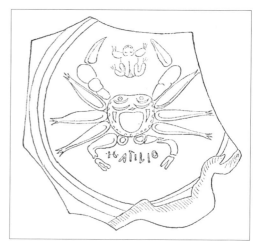

Ryc. 68.1 Gliniane naczynie z wizerunkiem odnóg meduzy w formie raka (Archäologische Zeitung 21 [1863], tablica 173).

---

[5] AIDS – skrót od ang. *acquired immunodeficiency syndrome*, zespół nabytego niedoboru odporności (przyp. tłum.).

Jeżeli lekarz podziela mit raka jako absolutnego zła, skutkiem tego może być niewłaściwe informowanie i aktywizowanie chorego [2]. Dlatego należy dużo bardziej krytycznie spojrzeć na nieoświecone mitologie przekazywane chorym przez osoby udzielające pomocy niż wyobrażenia chorego: nierzadko są one upiększane naukowymi wyobrażeniami lub nawet odnoszone do pacjenta z myślą o jego ochronie lub niedopuszczeniu go do racjonalnego „współpodejmowania" decyzji.

68.3 Terapeutyczna rola mitów

W swojej pracy magisterskiej z Heidelbergu Renate Daniel badała reakcje osób zdrowych na chorobę nowotworową, np. strach przed zarażeniem i utrzymywanie dystansu. Zwróciła przy tym uwagę, że w wielu antycznych przedstawieniach rak rzeczny przypominał meduzę. Meduza była jedną z trzech Gorgon, od której spojrzenia każdy człowiek zamieniał się w kamień. Perseusz mógł zbliżyć się do niej tylko idąc tyłem (jak rak) i obserwując jej twarz w lustrze, odciął jej głowę. Daniel odnosi ten mityczny wątek do choroby nowotworowej: „Kiedy człowiek dowiaduje się o chorobie nowotworowej, ulega konfrontacji z nieprzyjazną i odrzucającą stroną życia, a będąc chorym czuje się często wewnętrznie odrętwiały, skamieniały, zimny. Także wiele osób z najbliższego otoczenia chorego po usłyszeniu diagnozy doświadcza wewnętrznego odrętwienia. (...) Jeżeli przyjąć, że meduza jest archetypem choroby nowotworowej, zachowanie osób zdrowych w postaci 'omijania z daleka' nie było pierwotnie nieludzkie lub amoralne, ale z punktu widzenia świętego strachu intuicyjnie właściwe. Ten żywy mit pokazuje, że w obliczu niebezpieczeństwa zamiany w kamień najpierw należy odwrócić głowę. Spotkanie może mieć miejsce tylko pośrednio, w odbiciu, ale nie twarzą w twarz, jeżeli nie chcemy zostać unicestwieni" [5, s. 33].

Współczesne koncepcje terapii psychoonkologicznych, po uwzględnieniu skarg pacjentów na dystans i zerwanie kontaktów, powinny oferować rodzinne interwencje terapeutyczne,

ale także próbować skorygować niewłaściwą adaptacyjną percepcję pacjenta. Motyw meduzy umożliwia natomiast dwie rzeczy:

- Postrzeganie paniki oraz postawy „Nie Chcę Na To Patrzeć" takimi, jakie są. W pewnych okolicznościach także psychoonkolog jest odbierany jako „meduza", a wtedy musi poradzić sobie z „zamienianiem w kamień", które wywołuje u innych.
- Próbę zbliżenia się do okropieństwa i przepaści złośliwej choroby, symbolizowanej przez odbicie w lustrze. W tym sensie psychoonkolodzy są bohaterami, którzy tak jak Perseusz zbliżają się do najgorszego. Nie przeskakują jednak pierwotnego dystansu, który bierze się z choroby nowotworowej. Psychoonkologia oparta na nauce nabrała dystansu do psychoetiologicznych mitów, np. do koncepcji „osobowości nowotworowej" [15]. Z drugiej strony, interpretacje pacjentów co do przyczyny i znaczenia choroby służą (od)tworzeniu spójnych relacji w życiorysie chorego, a w ten sposób przetworzeniu choroby [7].

68.4 Podsumowanie

Mity w onkologii przedstawia się zwykle w opozycji do oświeconej nauki. Z perspektywy filozoficzno-teoretyczno-naukowej jest jednak korzystniej rozpoznać mityczne struktury w nauce, a w ten sposób punkty styku z myśleniem przednaukowym. Narracyjny sposób postępowania w psychoonkologii uznaje i rozróżnia mity w zakresie poszukiwania sensu przez pacjenta. Jest pośrednikiem i tłumaczem pomiędzy mitami tworzonymi przez laików i profesjonalistów.

Mity są ambiwalentnymi wytworami indywidualnej i zbiorowej psychiki oraz źródłem strachu w tym samym stopniu, co zbiorem opowieści. Nie chodzi zatem o wymuszoną remitologizację ani o ślepe odmitologizowanie. Znacznie bardziej należy szanować indywidualne mity, które manifestują się np. w postaci symboli lub wyobrażeń jako część rzeczywistości pacjenta, i uwzględnić je w psychoterapii.

68

PIŚMIENNICTWO

1. Booth K, Maguire P, Hillier VF: Measurement of communication skills in cancer care: myth or reality? J Advanced Nursing 30 (1999) 1073–1079
2. Célérier M-C: Le mythe du cancer. Revue de Médecine Psychosomatique 23 (1981) 245–266
3. Clow B: Who's afraid of Susan Sontag? or, the Myths and Metaphors of Cancer Reconsidered. Social History of Medicine 14 (2001) 293–312
4. Czechmeister CA: Metaphor in illness and nursing: a two-edged sword. A discussion of the social use of metaphor in everyday language, and implications of nursing and nursing education. J Advanced Nursing 19 (1994) 1226–1233
5. Daniel R: Krebs – Körper und Symbol. Archetypische Aspekte einer Krankheit. IKM Guggenbühl AG, Zürich (2000)
6. Daniel R, Frick E: Krebserkrankung. In: Müller L, Müller A (Hrsg): Wörterbuch der Symbolik. (im Druck)
7. Frick E: Kausalität und Synchronizität. Zur Polarität zweier metapsychologischer Prinzipien am Beispiel der Psychoonkologie. Analytische Psychologie 38 (2007) 27–40
8. Frick E: Psyche und Krebs – Mythen in der Psychoonkologie. In: Schumacher A, Röttger KF (Hrsg.): Informieren, Beraten, Behandeln. Das Spektrum der Psychoonkologie. Bericht der dapo-Jahrestagung 2006. Pabst Science Publishers, Lengerich, Berlin (2007) 49–59
9. Gil TE: Psychological etiology to cancer: truth or myth. Isr J Psychiat Relat Sci 26 (1989) 164–185
10. Koppe F: Art. Mythos; Mythologie: Enzyklopädie Philosophie und Wissenschaftstheorie. BI-Wissenschaftsverlag, Mannheim, Wien, Zürich (1980) 951–953
11. Maskarinec G, Gotay CC, Tatsumura Y, Shumay DM, Kakai H: Perceived cancer causes: Use of complementary and alternative therapy. Cancer Practice 9 (2001) 183–190
12. McGarvey EL, Brenin DR: Myths about cancer might interfere with screening decisions. Lancet 366 (2005) 700–702
13. Moulin P: Imaginaire social et cancer. Revue Francophone de Psycho-Oncologie 4 (2005) 261–267
14. Sapir JD: The anatomy of metaphor. In: Sapir JD, Crocker JC (Hrsg.): The social use of metaphor. University of Pennsylvania Press, Philadelphia (1977) 3–32
15. Schwarz R: „Krebspersönlichkeit" – Ursache oder Folge der Krebserkrankung? In: Muthny FA, Haag G (Hrsg.): Onkologie im psychosozialen Kontext. Spektrum psychoonkologischer Forschung, zentrale Ergebnisse und klinische Bedeutung. Asanger, Heidelberg (1993) 11–26
16. Schwarz R: Die Krebspersönlichkeit. Mythos und klinische Realität. Schattauer, Stuttgart, New York (1994)
17. Sontag S: Krankheit als Metapher (Illness as metaphor). Hanser, München, Wien (1980)

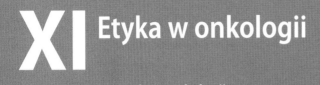

XI Etyka w onkologii

69

Eva C. Winkler i Fuat S. Oduncu

Etyka w onkologii

69.1 Zadania etyki w onkologii

Etyka (z gr. *ethos* – obyczaj) stanowi podstawową część filozofii praktycznej, zajmującej się kwestią sensownego i prawidłowego postępowania.

! WAŻNE

Etyka medyczna opiera się na analizie i ustalaniu zasad obowiązujących w postępowaniu pacjenta i lekarza.

W **granicznych sytuacjach egzystencjalnych**, które szczególnie często występują w onkologii, nasuwa się pytanie, jakie decyzje i działania faktycznie służą dobru pacjenta. W takich stadiach choroby, w których możliwa jest tylko paliatywna terapia onkologiczna z wątpliwą korzyścią dla pacjenta, działania lekarzy i życzenia pacjenta mogą być znacznie odległe od siebie. Pomocnym narzędziem jest tu etyka, która wchodzi jako „element pośredniczący" pomiędzy różne perspektywy moralne (różne rodzaje moralności) zaangażowanych stron. „Tam, gdzie zderzają się konkurujące rodzaje moralności, nie potrzeba jednej (naczelnie panującej) i wszechogarniającej moralności, ale raczej scenariusza pertraktacji, w ramach którego wynegocjuje się ten rodzaj moralności, w którym będzie mogło dojść do konsensu" [7].

Zadaniem etyki klinicznej jest zatem, z jednej strony, przedstawianie uzasadnień w złożonych sytuacjach decyzyjnych, aby nie utracić orientacji, a z drugiej – pośredniczenie i kierowanie tokiem myślenia działających osób w taki sposób, aby umożliwić ustalenie postępowania na zasadzie konsensusu. Trzecim teoretycznym zadaniem etyki medycznej jest opisywanie moralności właściwej dla praktyki klinicznej i weryfikowanie jej znaczenia przy argumentowaniu.

Jako rezultat powinna powstać taka medycyna, która nie skupia się na rzeczach technicznie możliwych do zrealizowania, lecz swoją wiedzą i możliwościami technicznymi służy ludziom i w ten sposób nastawiona jest na osobiste dobro pacjenta.

Do zobrazowania zastosowania etyki, czy też etycznej refleksji w onkologii, posłuży poniższy przykład.

69.2 Postępowanie w etycznie konfliktowych sytuacjach w codziennej pracy klinicznej

OPIS PRZYPADKU

Pan K. ma 45 lat i jest chory na nowotwór tkanek miękkich mięśni uda. Najpierw został poddany chemioterapii neoadjuwantowej i radioterapii, a potem operowany z zachowaniem kończyny. Niestety szybko doszło do miejscowego nawrotu z przerzutami do węzłów chłonnych śródpiersiowych i brzusznych. Dzięki ponownej chemioterapii osiągnięto jednak spowolnienie rozrostu nowotworu i dlatego też przestawiono się na inny tryb leczenia. Nastąpiła wówczas widoczna poprawa.

Lekarze byli zdania, że celem terapii powinna być teraz opieka wyłącznie paliatywna i że dalsza chemioterapia nie przyniesie żadnych pozytywnych rezultatów, lecz spowoduje tylko skutki uboczne i dlatego też nie powinna być przeprowadzana. Pacjent był na bieżąco informowany o przebiegu choroby. Od początku pokładał on duże nadzieje w terapii i życzył sobie, żeby teraz ponownie włączono chemioterapię, ale w taki sposób, jaki do tej pory nie był jeszcze stosowany.

Pan K. był po raz drugi żonaty. Miał 23-letnią córkę i 19-letniego syna z pierwszego małżeństwa

69

i chciał mieć jeszcze jedno dziecko ze swoją obecną żoną. Żona też wspierała go w jego planach, widziała jednak, jak bardzo jest spięty i jak cierpi w tej sytuacji. Pan K. upierał się przy swoim życzeniu, żeby spróbowano wszystkiego, co może przedłużyć mu życie. Akceptował przy tym skutki uboczne chemioterapii i ewentualne obniżenie jakości życia. Wyrażał te pragnienia nawet bez pytania podczas każdej wizyty lekarskiej i opowiadał o tym też personelowi pielęgniarskiemu. Sytuacja zaostrzyła się, kiedy w wyniku rozrostu nowotworu wystąpiło zagrożenie funkcjonowania nerek. Pojawiło się wówczas pytanie, czy pacjent powinien być poddawany dializie, jeżeli ze względu na postępujący nowotwór nerki zaprzestaną wykonywać swoje funkcje. Jak powinien zachować się lekarz prowadzący?

Naczelne zasady etyczne w medycynie

Zasadniczo, z punktu widzenia etyki medycznej, konflikty manifestują się, tak jak w podanym tu przykładzie, jako **stan napięcia** wewnątrz- i międzyjednostkowego, ponieważ każde z alternatywnych rozwiązań terapii może wywołać pozytywne i negatywne skutki, a ponadto – wybór jednej opcji działania grozi naruszeniem reprezentowanej przez drugą stronę postawy czy moralności [18].

Dlatego też należy najpierw przedstawić różne światopoglądy i wartości etyczne każdej z działających osób. Jako pierwszą pomocną wskazówkę w „etyce podejmowania decyzji"

można wykorzystać analizę 4 ogólnych **zasad**, które wytworzyły się w toku rozwoju medycyny (tab. 69.1):
- dobro pacjenta,
- wola pacjenta,
- zasada nieszkodzenia,
- sprawiedliwość.

Typowe dla konfliktów etycznych jest to, że nie ma wzorcowych rozwiązań *a priori*. Jakie postępowanie będzie w danym przypadku „najlepszą terapią", trzeba ustalać za pomocą rzetelnej **analizy wartości**. Konflikty charakteryzują się tym, że mają płaszczyznę kognitywną (postrzeganie), emocjonalną (uczucia) i intencjonalną (motywy, cele). W przedstawionej sytuacji analiza wartości i rozwiązywanie konfliktu odbywa się na 5 poziomach (tab. 69.2).

Na pierwszym poziomie ustala się **„clinical state of the art"** (dane kliniczne), informacje o pacjencie oraz diagnozę, rokowania, stadium rozwoju nowotworu, możliwości leczenia itd. Na drugim poziomie należy zająć się osobistymi wartościami, przekonaniami moralnymi i religijnymi oraz konstytucją emocjonalną (uczucia, lęki, troski) uczestników sytuacji. Te **wartości i uczucia** muszą zostać wyraźnie wypowiedziane wewnątrz- i międzyjednostkowo i ustalone, ponieważ inaczej przeszkadzałyby one refleksji etycznej. **Refleksja etyczna** to poziom, na którym próbuje się zidentyfikować i „zobiektywizować" w racjonalny sposób wartości i normy istotne etycznie (autonomia, dobro pacjenta, etos lekarski) uczestników sytuacji. W tym celu można stosować różne

Tab. 69.1 Ogólne zasady etyki medycznej.

Określenie angloamerykańskie (za Beauchamp i Childress)	Nazwa łacińska	Opis
respect for autonomy	*voluntas aegroti (suprema lex)*	wola pacjenta, prawo do samostanowienia, autonomia pacjenta
beneficence	*salus aegroti (suprema lex)*	dobro pacjenta, czynienie dobra
non-maleficence	*ni(hi)l nocere*	nie szkodzić, zasada unikania szkodzenia
justice	*iustitia*	sprawiedliwy podział, zasada równości (szans)

Tab. 69.2 Analiza wartości i rozwiązywanie konfliktów [15].

Postępowanie etapowe	Opis
1 poziom: ustalenie stanu klinicznego	• dane pacjenta, stan ogólny (somatyczny i psychiczny) • rakowatość, stadium raka, leczenie raka
2 poziom: ustalenie wartości osobistych	• przekonania moralne i religijne • nastawienie emocjonalne • cele osobiste
3 poziom: refleksja etyczna	• poszanowanie autonomii pacjenta • dobro pacjenta, czynienie dobra, nieszkodzenie • etos i odpowiedzialność lekarza • identyfikacja i akceptacja konfliktu etycznego • poszukiwanie wspólnych wartości i „wartości negatywnych"
4 poziom: podejmowanie decyzji i rozwiązywanie konfliktów	• etyka decyzji: hermeneutyczna, dyskursywno-komunikacyjna • konkretna decyzja dla określonego kierunku działania
5 poziom: konsolidacja	• refleksja retrospektywna dotycząca procesu podejmowania decyzji • internalizacja zasad • instytucjonalizacja procesu podejmowania decyzji

Tab. 69.3 Istotne przesłanki dotyczące norm etycznych.

Norma etyczna	Uzasadnienie	Przykłady i przedstawiciele
etyka teologiczna	ocenia działanie wg jego celu/wyniku/skutków	utylitaryzm (Mill, Bentham); konsekwencjalizm
etyka deontologiczna	ocenia działanie na podstawie bezwzględnych obowiązków/roszczeń co do tego, jak powinno być	imperatyw kategoryczny (Kant)
etyka pryncypiów	kieruje się kilkoma zasadami ze średniego poziomu, dającymi możliwość konsensusu w zachodnich kręgach kulturowych, nie ustalając ich ostatecznego uzasadnienia (tab. 69.1)	zasady etyki medycznej (Beauchamp i Childress)
etyka cnót	koncentruje się na kompleksowej postawie moralnej: cnota moralna jest postawą nabytą, która uprawnia do rozsądnego, dobrego działania	Arystoteles, Platon, Tomasz z Akwinu, MacIntyre

Tab. 69.4 Formy argumentowania przy uzasadnianiu norm; według [1].

Forma argumentowania	Kryterium
utylitaryzm	maksymalizacja sumy korzyści/przeciętna korzyść dla danych osób
teorie sprawiedliwości i dyskursu	taka sama wolność i niedostępność osoby jako zasada sprawiedliwości, a zatem normy muszą nadawać się do konsensusu
klasyczne prawo naturalne	naturalny brak dowolności bycia człowiekiem (podstawowe stałe antropologiczne)

etyczne teorie i modele uzasadniania norm (deontologia, kosekwencjalizm, utylitaryzm, etyka cnót), aby ustalić wspólne wartości oraz „wartości negatywne" uczestników sytuacji i zbadać, jaka będzie najlepsza opcja działania (tab. 69.3 i 69.4).

Powyższy przypadek stawia kilka pytań etycznych, z którymi często konfrontowani są hematolodzy/onkolodzy pracujący w klinikach. Zgodnie z przedstawionym w tab. 69.2 modelem **konflikt etyczny** w tym przypadku polega na napięciu pomiędzy zasadami etycznymi mówiącymi o „szacunku dla autonomii pacjenta" a „obowiązkiem opieki medycznej nad pacjentem".

Chodzi tu zatem o zasadniczą kwestię ustalenia **równowagi** pomiędzy samookreśleniem pacjenta a obowiązkiem opieki lekarskiej. Czy lekarz powinien postąpić zgodnie z życzeniem pacjenta i zastosować u niego chemioterapię, mimo iż uważa, że przyniesie ona więcej szkody, a jego obowiązek opieki nad pacjentem nakazuje mu uchronić pacjenta przed szkodliwymi skutkami ubocznymi? Czy wola pacjenta jest zawsze równoznaczna ze zleceniem terapii? Czy są granice w ramach dopuszczalnych przez prawo, poza którymi lekarz nie jest już zobowiązany do realizacji woli pacjenta? Czy odmowa zastosowania danej terapii przez lekarza da się uzasadnić moralnie?

Chodzi tu też o zasadnicze pytanie o **zdolność pacjenta do bycia autonomicznym** i o **zobowiązanie lekarza do szczerości**: czy pacjent jest świadomy ryzyka terapii, która jest jego wolą, i czy pojmuje zakres skutków takiej decyzji? Czy lekarz ma obowiązek ciągle uzmysławiać pacjentowi beznadziejność jego sytuacji, aby umożliwić mu jak najbardziej realistyczne planowanie życia w fazie terminalnej, czy też rozwianie jakiejkolwiek nadziei jest niepotrzebnym okrucieństwem? Jakie są możliwości współdecydowania przy uprzednim wybraniu odpowiedniej terapii na ten okres, kiedy pacjent nie będzie już zdolny do podejmowania decyzji?

Istotna jest tu również kwestia **prawidłowego postępowania w sytuacjach etycznie konfliktowych**. Jeżeli cele terapii, które stawiają sobie lekarz i pacjent, ustawicznie rozchodzą się, to czy należy wówczas rozwiązać wzajemny stosunek terapeutyczny? Jakie możliwości komunikacji, porozumienia i tworzenia konsensusu istnieją obecnie, a jakie byłyby najbardziej wskazane?

! WAŻNE

Celem etycznej analizy wartości jest wspólne poszukiwanie zgodności kierunków działania na „wyższym" poziomie.

Do rozwiązywania konfliktów wymagane jest zatem znajdowanie wspólnych punktów (wspólnych wartości) lub ustalanie wspólnej płaszczyzny. A to z kolei może udać się tylko poprzez dyskursywne **zbliżenie się na płaszczyźnie komunikacji**. Oprócz ustalenia wspólnych wartości również ustalenie wspólnych „wartości negatywnych" może bardzo ułatwić etyczną analizę wartości, wspierając budowę zaufania, tak istotnego dla rozwiązywania konfliktów. Jest to szczególnie ważne w emocjonalnie trudnych interakcjach lekarz–pacjent, w sytuacji gdy również „strona przeciwna" jest zainteresowana tym, żeby pod żadnym względem nie stosować pewnych opcji leczenia.

Na ostatnim etapie analizy wartości chodzi o **skonsolidowanie** poprzez retrospektywną refleksję sytuacji konfliktowej, o ocenę osiągniętych rezultatów i w końcu o internalizację i ewentualnie również instytucjonalizację uzyskanej wiedzy. Jeżeli jednak, tak jak w opisanej wyżej historii pacjenta, między osobami istniejącymi w konflikcie istnieją nadal rozbieżności dotyczące odpowiedniej terapii, należy sięgnąć po inne sposoby dojścia do porozumienia i uzyskania konsensusu, a mianowicie opiekę psychoonkologiczną nad procesem ustalania poglądów w celu sporządzenia dyspozycji przez pacjenta i kliniczne poradnictwo w zakresie etyki:

- **Opieka psychoonkologiczna.** Pomaga w psychicznym zmaganiu się z chorobą i rozważaniach na temat „nadziei" i „celów".

W podanym przykładzie można dzięki niej wyjaśnić faktyczne powody silnego domagania się terapii przez pacjenta i stworzyć przesłanki dla porozumienia dotyczącego tego, które życzenia dadzą się zrealizować, a które będą może nawet bardziej zagrożone w wyniku kontynuowania terapii.

- **Sporządzanie dyspozycji przez pacjenta.** Również proces komunikowania się w celu sporządzenia dyspozycji przez pacjenta lub też jej aktualizacji może przyczynić się do ukształtowania się poglądów na temat działań, których on sobie życzy albo też nie życzy, dotyczących ograniczenia terapii.
- **Kliniczne poradnictwo etyczne.** Jako zinstytucjonalizowaną formę rozwiązywania konfliktów należy przedstawić narzędzie, jakim jest kliniczne poradnictwo etyczne. W Stanach Zjednoczonych – jest to uwarunkowane akredytacją – prawie każdy szpital ma kliniczny komitet etyki lub przynajmniej odpowiednią jednostkę organizacyjną, która zajmuje się kwestiami moralnymi powszedniego dnia klinicznego. W Niemczech tego typu jednostki spotyka się niezwykle rzadko. Na podstawie ankiety telefonicznej Kettner ustalił, że jest to 6,5% szpitali wyznaniowych i 0,5% niepowiązanych z żadnym wyznaniem; jednakże tempo tworzenia takich jednostek wzrasta [11].

Zadania klinicznych komitetów etyki

Instytucjonalizacja organów poradnictwa etycznego stanowi odpowiedź na **3 zjawiska**: po pierwsze, moralne wątpliwości, które są wynikiem wzrostu wiedzy i w związku z tym zwiększenia zakresu zabiegów medycznych oraz rozszerzenia możliwości terapeutycznych, a po drugie, moralną dywersyfikację w demokracjach liberalnych opartych na pluralistycznych wartościach, której nie da się rozwiązać także po wyjaśnieniu moralnych wątpliwości. W tym kontekście można – po trzecie – rozumieć zinstytucjonalizowanie kształtowania się poglądów etycznych jako odpowiedź na wyzwania w stosunku do integralności instytucji „szpita-

la" i jej obchodzenia się z dywersyfikacją moralną. Z tego wywodzą się **3 podstawowe zadania klinicznych komitetów etyki**, które zostaną przedstawione poniżej.

Zmniejszenie wątpliwości moralnych

To zadanie wymaga udzielania pomocy merytorycznej przy **kształtowaniu poglądów i poradnictwie** (Czy wolno nam wszystko, co możemy?). Zadanie to jest realizowane przez kliniczny komitet etyki przede wszystkim przez dostarczanie informacji i szkolenie własnych członków komitetu oraz personelu kliniki w dziedzinie granicznych kwestii moralnych, ale również przez opracowywanie wytycznych do rozwiązywania trudnych z etycznego punku widzenia sytuacji wymagających podejmowania decyzji (np. ograniczenie terapii, stwierdzenie śmierci mózgu i transplantacja organów oraz postępowanie w przypadku świadków Jehowy).

Mediacja pomiędzy rozbieżnymi pojęciami moralności

To zadanie, wymagające uruchomienia całego procesu, ma doprowadzić do zrównoważenia różnicy przekonań dotyczących wartości poprzez **poradnictwo etyczne** związane z danym przypadkiem. Może być ono realizowane przez pojedynczego doradcę ds. etyki bądź przez duży komitet lub zespół ds. etyki, który rekrutuje się spośród członków dużego komitetu etyki. „Komitety takie służą radą na prośbę osób zainteresowanych, bez ograniczania odpowiedzialności i uprawnień do podejmowania decyzji, jakie przysługują prowadzącym lekarzom i innym grupom zawodowym. Oprócz udzielania porad dotyczących danego przypadku opracowują one zalecenia do postępowania przy powtarzających się kwestiach etycznych i oferują szkolenia oraz kursy dokształcające dla wszystkich grup zawodowych pracujących w szpitalu" [28]. Merytoryczna dyskusja nad kwestiami moralnymi może być prowadzona np. na podstawie analizy wartości przedstawionej w tabeli 69.2.

Legitymizacja wspólnego postępowania w kwestiach moralnie spornych

Zadanie to jest stawiane przede wszystkim szpitalowi jako instytucji, która nie ma możliwości pójścia demokratyczną drogą legitymizacji wytycznych dotyczących kwestii moralnych. Dlatego też zadania te ujmowane są w obszarze **etyki danej instytucji** [26]. Wynikają one zarówno z konieczności uzgodnienia standardów i jednorodnego postępowania w ramach danej instytucji, jak i obowiązku ponoszenia odpowiedzialności za taki sposób postępowania. Środki, jakie stosuje się do osiągnięcia tego celu, to – z jednej strony – opracowywanie dyrektyw i wytycznych, a z drugiej – sprawdzanie spójności z przedsięwzięciami badawczymi przez etyczne komitety badań naukowych, które mają już dłuższą tradycję.

69.3 Etyka opieki i etyka autonomii – zmiana paradygmatu w relacji lekarz–pacjent

Przytoczona powyżej sytuacja **konfliktowa** daje się opisać przede wszystkim jako sytuacja przedstawiająca dwa poglądy na istotę relacji lekarz–pacjent, a mianowicie jest to konflikt pomiędzy poglądem paternalistycznym – zobowiązaniem do dbania o dobro pacjenta, a poglądem autonomicznym zobowiązaniem do przestrzegania woli pacjenta. W okresie ostatnich kilkudziesięciu lat nastąpiła w medycynie wyraźna zmiana w pojmowaniu roli lekarzy w relacji lekarz–pacjent.

Paternalistyczny model relacji lekarz–pacjent

Medycyna tradycyjna była kształtowana przez ponad 2000 lat na podstawie modelu paternalistycznego, który wydał się oczywisty. Medycyna w czasach antycznych była medycyną „prolekarską", w której pacjent był obiektem powierzanym lekarzowi. Obowiązywało bez-

warunkowe **posłuszeństwo** pacjenta w stosunku do lekarza i stanowiło to niekwestionowaną cnotę. W ramach tej paternalistycznej relacji lekarz–pacjent opiekujący się chorym lekarz działał zgodnie ze swoją najlepszą wiedzą i sumieniem na korzyść pacjenta, jednakże nie włączając go jako samodzielnego podmiotu w proces podejmowanych decyzji.

Zgodnie z tym lekarz był zobowiązany stosować swoją wiedzę i zawodową sztukę lekarską wyłącznie dla dobra pacjenta. A określenie, na czym miało polegać „dobro pacjenta", pozostawiano własnej ocenie lekarza. W myśl tak pojmowanej opieki zdrowotnej tylko lekarz samodzielnie decydował o przeprowadzaniu lub rezygnacji z danych działań terapeutycznych. Relacja pomiędzy autorytarnie decydującym lekarzem a pacjentem traktowanym jako podmiot ubezwłasnowolniony była zatem asymetryczna, wertykalna i paternalistyczna.

Emancypacja pacjenta i ustanowienie jego autonomii

W okresie gdy sztuka medyczna polegała głównie na obserwacji i opisie, nie mogła ona mieć zbyt dużego wpływu na przebieg choroby, ale późniejsze wprowadzenie przywracania oddychania i czynności serca, w 1957 r. defibrylacji oraz sztucznego oddychania, a w 1961 r. dializy pozwoliło lekarzom na ratowanie życie pacjentów, którzy uprzednio umarliby. Nieprzeanalizowane dogłębnie stosowanie nowych technik w aspekcie tradycyjnie pojmowanego zadania medycyny, polegającego na zapobieganiu chorobom, a przede wszystkim śmierci, doprowadziło w pierwszym okresie, szczególnie w Stanach Zjednoczonych, do głośnych procesów sądowych. Spierano się przede wszystkim o to, kiedy rezygnacja z nowo wprowadzonych działań przedłużających życie jest prawnie uzasadniona i jakie znaczenie ma w tym procesie decyzyjnym własna wola pacjenta. Sądy w USA wotowały w przypadku trudnych etycznie decyzji za **uzgodnieniem poglądu opierającego się na konsensusie** wszystkich uczestniczących stron. W ten sposób nie było już tylko jednej decyzji, która leżała w gestii lekarzy.

Wraz ze wzrostem emancypacji pacjentów, która uzyskała istotne wsparcie przez utworzenie w latach siedemdziesiątych XX w. w USA bioetyki, postępowało stopniowe, ale trwające do dzisiaj przesuwanie się **tradycyjnego lekarskiego paternalizmu** w kierunku bardziej partnerskiej relacji między lekarzem a pacjentem.

! WAŻNE

Nową, wiodącą zasadą moralną jest samostanowienie (autonomia) pacjenta.

Autonomia oznacza „możliwość stanowienia norm samemu sobie, samodzielność prawną" (z gr. *autos* – sam; *nomos* – prawo), i nazywa cechę istoty ludzkiej, która manifestuje się w stanowieniu o sobie. Autonomia oznacza przy tym – wbrew powszechnemu przekonaniu – nie całkowitą niezależność i arbitralność, lecz odpowiedzialność oraz wiarygodność i jest w ten sposób podstawą moralności. Pacjent, który aktywnie współuczestniczy w decyzjach dotyczących terapii, przejmuje także część odpowiedzialności za jej skutki.

Jeżeli pan K. w opisanym wyżej przypadku obstaje przy przeprowadzeniu chemioterapii, która według oceny lekarzy nie przyniesie prawdopodobnie żadnych pozytywnych rezultatów, ale z pewnością będzie miała skutki uboczne, to świadomie on te skutki akceptuje. **Prawo do samostanowienia** pacjenta, według orzecznictwa sądów najwyższych instancji, stoi wyżej niż zdrowie pacjenta [12].

Obecnie grupy zawodowe lekarzy niemieckich same postawiły sobie za cel **zmianę paradygmatu relacji lekarz–pacjent**, odejście od lekarskiego paternalizmu w kierunku kształtowania i wspierania odpowiedzialnego uczestnictwa pacjenta przy podejmowaniu decyzji terapeutycznych, łącznie z ustaleniem i domaganiem się zagwarantowania praw pacjenta i autonomii pacjenta przez Federalną Izbę Lekarską (Bundesärztekammer).

◫ PODSUMOWANIE

Preambuła zasad Feralnej Izby Lekarskiej do postanowień o sprawowaniu opieki nad umierającym pacjentem przez lekarzy (Deutsches Ärzteblatt 19; 2004)

Zadaniem lekarza jest, przestrzegając prawa do samostanowienia pacjenta, utrzymywać go przy życiu, chronić jego zdrowie i je przywracać oraz łagodzić cierpienia i wspierać umierającego aż do śmierci. Zobowiązanie lekarza do utrzymywania pacjenta przy życiu nie zachodzi zatem bez względu na okoliczności.

Istnieją takie sytuacje, w których stosowanie diagnostyki i terapii nie jest w zasadzie wskazane i pożądane jest ograniczenie tych działań. Wówczas na plan pierwszy wysuwa się medyczna opieka paliatywna. Decyzji o tym nie wolno podejmować ze względu na aspekt ekonomiczny.

Niezależnie od innych celów terapii medycznej lekarz ma obowiązek w każdym przypadku dbać o podstawową opiekę nad pacjentem. A w skład jej wchodzą m.in.: nieurągające godności człowieka pomieszczenie, wsparcie, pielęgnacja ciała, uśmierzanie bólu, duszności i nudności oraz zaspokajanie głodu i pragnienia.

Za rodzaj i zakres postępowania odpowiada lekarz zgodnie z medycznymi wskazaniami; dotyczy to również sztucznego odżywiania i dostarczania płynów. Lekarz musi przy tym uwzględniać wolę pacjenta. Oczywisty przebieg umierania nie powinien być przeciągany sztucznie poprzez stosowanie zabiegów podtrzymujących życie. Przy podejmowaniu decyzji lekarz powinien poszukiwać konsensusu z personelem medycznym i pielęgnującym. Aktywna pomoc przy umieraniu jest niedopuszczalna i zagrożona karą, także wówczas, jeżeli odbywa się na życzenie pacjenta. Współdziałanie lekarza przy odbieraniu sobie życia przez samego pacjenta stoi w sprzeczności z zasadami lekarskiego etosu i może podlegać karze.

Zasady te nie mogą zwalniać lekarza z własnej odpowiedzialności w konkretnej sytuacji. Wszystkie decyzje muszą być analizowane indywidualnie.

Dlatego też **obecna relacja lekarz–pacjent** jest raczej symetryczna, horyzontalna i partnerska.

Przy całej tej asymetrii relacji pomiędzy pacjentem, który ze względu na swoją trudną sytuację wymaga pomocy, a lekarzem, który posiada kompetencję i jest zdolny do udzielenia pomocy, wszelkie czynności od anamnezy do terapii wymagają jednoznacznej, wyrażonej dobrowolnie **zgody pacjenta**.

!WAŻNE

Autonomia i opieka traktowane są łącznie, ponieważ opieka lekarska tylko wówczas stoi na mocnym fundamencie, gdy posadowiona jest na respektowaniu autonomii, a to oznacza, że jej podstawą jest zasadnicza niedyspozycyjność i samostanowienie pacjenta.

Granice autonomii

W uchodzących już obecnie za standardowe dzieło *Zasadach etyki medycznej* Beauchamp i Childress wymieniają autonomię jako jedną z czterech naczelnych zasad etyki medycznej obok opieki, nieszkodzenia i sprawiedliwości [2] (tab. 69.1). Ta „nowsza" zasada autonomii wymieniana jest w ostatnich latach podczas debat na tematy etyki medycznej na pierwszym miejscu. Coraz głośniej słyszy się jednak postulat, aby **zasady autonomii** nie traktować w oderwaniu od innych zasad, a domaganie się autonomii oceniać w kontekście indywidualnej historii i osobowości pacjenta. Przede wszystkim w praktyce klinicznej ciągle występują sytuacje, w których ograniczana jest wolność pacjenta w zakresie przyznanej „czystej" autonomii i samostanowienia.

Przyczyny ograniczania autonomii leżące po stronie pacjenta

Potrzeba aktywnego współdecydowania kształtuje się u poszczególnych pacjentów w sposób zróżnicowany. Oprócz cech osobowych (wiek pacjenta i przyzwyczajenie do podejmowania decyzji w innych obszarach życia) zależy to też od rodzaju i okresu trwania choroby (stan ostry czy chroniczny) i zmienia się w przypadku ciężkiej choroby. Na podstawie licznych badań naukowych stwierdzono, że zdecydowana

większość pacjentów chciałaby być dobrze poinformowana o swojej sytuacji medycznej, jednak decyzji dotyczącej terapii nie chciałaby podejmować sama, lecz wspólnie z lekarzem.

Jeżeli pod **„zdolnością do działania autonomicznego"** rozumie się posiadanie własnych interesów i ich aktywne reprezentowanie, to badania pokazują, że zdolność ta kurczy się w zależności od tego, jak ciężka jest choroba – po pierwsze dlatego, że opcje, jakimi dysponuje pacjent, są kompleksowe i mają daleko idące konsekwencje, a po drugie dlatego, że pacjenta często absorbują i wyczerpują objawy somatyczne choroby. Właśnie w takiej sytuacji wielu pacjentów oddaje szczegółowe decyzje medyczne w ręce lekarza, aby zachować swoje zasoby do podejmowania decyzji w ważnych sprawach osobistych [24].

!WAŻNE

Zachowanie autonomii pacjenta nie oznacza, że pacjent zostaje zobowiązany do tego, aby dysponować maksymalną niezależnością i korzystać z niej przy procesach decyzyjnych jako partner w każdej fazie swojej choroby, lecz że zakres, w jakim chciałby on być włączany w decyzje, powinien być ciągle na nowo ustalany i uwzględniany.

Przyczyny ograniczania autonomii leżące po stronie lekarza

Realizacja woli pacjenta może napotkać granice również po stronie lekarza, a mianowicie wówczas, kiedy leczenie zgodnie z stanem wiedzy medycznej jest bezcelowe. Od końca lat osiemdziesiątych XX w., a zapoczątkowano to w USA, prowadzi się dyskusję nad podstawowym kryterium rezygnacji z leczenia, którym jest bezskuteczność terapii, określana terminem **„futility"** (bezsensowność, bezskuteczność, bezcelowość) [9]. Podczas tej debaty chodziło pierwotnie o to, aby uchronić pacjenta przed zbyteczną terapią, jednak wkrótce punkt ciężkości dyskusji przeniósł się na zaskarżalność terapii medycznych niewskazanych lub też bezcelowych. Powodem do tej dyskusji są różne możliwości interpretacji kryterium „bezcelowości". Jedna z nich ujmuje bezcelowość w znaczeniu medyczno-ilościowym, druga – w szerszym rozumieniu jakościowym, które mówi, że poprzez daną terapię zostaną wprawdzie zachowane funkcje organów i może ona przedłużyć okres przeżycia, jednak bez gwarantowania akceptowalnej jakości życia.

O ile ta pierwsza, ilościowa, interpretacja jest mniej problematyczna w codziennych działaniach klinicznych, to interpretacja jakościowa wymaga – i słusznie – dalszej dyskusji [9]. Kwestia **prawidłowego stosunku** pomiędzy obciążeniami powodowanymi przez dającą się przeprowadzić terapię a akceptowalnością uzyskanego w ten sposób okresu przeżycia w aspekcie jakości życia zawiera w sobie wartościowanie, którego lekarz nie może dokonać bez rozmowy z pacjentem, ponieważ jego ocena i ocena pacjenta mogą być znacznie rozbieżne. I tak pacjenci z chorobą nowotworową w porównaniu z osobami zdrowymi (z lekarzami i pielęgniarkami włącznie) są bardziej gotowi do rozpoczęcia intensywnego leczenia, takiego jak chemioterapia czy dializa, również wówczas, gdy perspektywy, że przyniesie to korzyść, będą nikłe [22].

Jeden z aspektów konfliktu etycznego w przedstawionym przypadku pana K. wywodzi się z różnicy w ocenie stosunku obciążenia do korzyści z chemioterapii czy też dializy między panem K. i prowadzącym lekarzem. Lekarze są zdania, że kontynuacja terapii spowoduje tylko obciążające pacjenta skutki uboczne. Pan K. natomiast jest gotowy do zaakceptowania skutków ubocznych chemioterapii i dializy, jeżeli istnieje nawet minimalna i mało prawdopodobna szansa, że zastosowanie nowej terapii będzie miało wpływ na zatrzymanie postępu choroby – choćby była to tylko nikła nadzieja na przedłużenie choć trochę czasu przeżycia lub też poczucie, że aktywnie podejmuje się jakiekolwiek działania zwalczające chorobę, zamiast po prostu oczekiwać na śmierć.

Na używane tak często w codziennej pracy klinicznej pojęcia **„wskazanie medyczne"** czy też **„bezcelowość"** nakładają się pierwotne oceny medyczne i nastawienia normatywne oraz względy pragmatyczne, a także rozważania natury ekonomicznej.

! WAŻNE

Dogłębne zbadanie punktów granicznych autonomii u pacjenta i lekarza wymaga obopólnej gotowości do dialogu i wzajemnego szacunku dla różnic w ocenach, jest to więc wysokie wymaganie dla procesu komunikowania się i poziomu uświadomienia pacjenta (por. też rozdz. 25 i 28).

69.4 Podejmowanie decyzji u końca życia

Studium naukowe przeprowadzone na Uniwersytecie w Ulm pokazało, że większość pacjentów w zaawansowanym stadium choroby nowotworowej, objętych opieką paliatywną, jako ustalonym celem terapii, chce być włączana w decyzje terapeutyczne, o czym jednak nie wiedzieli lekarze prowadzący [21]. **SUPPORT** (*The Study to understand Prognoses and Preferences for Outcomes and Risk of Treatments*) jest do tej pory najszerzej zakrojonym badaniem, które zostało wykonane, aby opisać i poddać ewaluacji wyobrażenia i życzenia ciężko chorych pacjentów. Zostało ono przeprowadzone na próbce ponad 9000 pacjentów w czterech dużych ośrodkach; było to badanie prospektywne randomizowane.

! WAŻNE

Wyniki tego badania podkreślają jednoznacznie, że przenoszenie własnych kryteriów wartości na pacjentów nie jest zgodne z ich życzeniami.

W opracowaniu tym stwierdzono, że lekarze i personel pielęgnacyjny tylko w połowie przypadków prawidłowo przypuszczali, jakie są życzenia ich pacjentów odnośnie do reanimacji. Prowadziło to do tego, że wielu pacjentów, którzy życzyliby sobie raczej leczenia opartego na kontroli objawów, było leczonych nadal w trybie intensywnym. 56% osób, których dotyczyło badanie, było poddawanych w trzech ostatnich dniach przed śmiercią przynajmniej jednej z czynności podtrzymującej życie (sztuczne oddychanie, odżywianie przez sondę dożołądkową, próby reanimacji) [13]. Strategia interweniowania, o którą pytano pacjenta i która była znana lekarzowi prowadzącemu, nie była niestety respektowana. Prowadzący te badania stwierdzili w podsumowaniu, że **oświadczenie woli pacjenta**, które zostało wpięte w dokumentację szpitalną pacjenta, nie miało wpływu na decyzje lekarza, jeżeli o jego istnieniu i treści nie został powiadomiony cały zespół, a nawet wówczas, gdy dyspozycja ta zawierała bardzo szczegółowe instrukcje dla lekarzy.

Dyspozycja pacjenta jako instrument komunikowania się

„**Dyspozycja pacjenta**" jest oświadczeniem sporządzonym przez człowieka mającego zdolność rozeznania i oceny, które – w przypadku niemożności wypowiadania się – w określonych sytuacjach związanych z chorobą stanowi dyspozycję co do rodzaju i zakresu podejmowanych działań medycznych.

W dyspozycji pacjenta może zostać przedstawione życzenie dotyczące zasadniczych działań w obszarze „biernej" i „pośredniej" pomocy przy umieraniu. Oznacza to, że pacjent może zadysponować, żeby nie stosować działań podtrzymujących życie lub przerwać je, a także żeby podać środki łagodzące ból i inne objawy również wówczas, kiedy należałoby się liczyć z tym, że spowodują one niepożądane i niezamierzone skutki uboczne mogące wpływać na skrócenie życia. W ten sposób zachowuje się **pomost komunikacyjny**, kiedy z pacjentem nie da się już rozmawiać. Dyspozycja pacjenta nie zastępuje opiekuńczej relacji lekarz–pacjent, lecz odwołuje się do etyki dialogu, która respektuje i realizuje podstawowe zasady autonomii i opieki [17].

Należy jednak zwrócić uwagę na to, że istnieją pewne zastrzeżenia co do immanent-

nej **granicy każdej dyspozycji** na przyszłość. Również pacjenci, u których stan prowadzący do śmierci jest do przewidzenia, nie stanowią tu żadnego wyjątku. Przykładem może być badanie przeprowadzone na pacjentach cierpiących na amiotroficzną lateralną sklerozę (ALS), u których występuje postępujący paraliż bez uszczerbku dla funkcji kognitywnych, prowadzący do niewydolności oddechowej. Ten przewidywalny przebieg choroby stawia pacjenta w takiej sytuacji, że można już z wyprzedzeniem podjąć decyzje dotyczące mechanicznego oddychania i spisać je w formie dyspozycji pacjenta. Jednakże tylko 40% pacjentów miało w ogóle spisaną jakąkolwiek dyspozycję. Zapytani pacjenci odpowiadali, że wprawdzie przewidują granicę w przebiegu choroby, od której będą uznawali jakość swojego życia za nie do zaakceptowania – gdzie jednakże ta granica przebiega, nie potrafili z góry skonkretyzować. Z doświadczenia z tymi pacjentami wiadomo też, że intensywne długotrwałe mechaniczne oddychanie jest wprowadzane jako działanie medyczne w 90% przypadków [5].

Jako **podsumowanie** można zacytować tu Beleitesa: „Dzięki sporządzaniu dyspozycji pacjenta możemy w pewien sposób umieranie osadzić ponowie w życiu. Pomaga nam to w rozmowach o własnym umieraniu prowadzonych w kręgu rodziny, z osobami bliskimi czy też z lekarzami, ale również o tym, czego chcielibyśmy sami u końca naszego życia lub też czego się obawiamy. Jeżeli spisujemy naszą wolę, to przy okazji porządkujemy z reguły też nasze myśli, a to może być bardzo pomocne przy odnajdywaniu jasności myślenia, spokoju i opanowania. Sprawy, które są dla nas szczególnie istotne w obliczu śmierci, możemy wyrazić przy okazji ustalania dyspozycji, a szczególnie w rozmowach o dyspozycji, osobom z naszego otoczenia społecznego. Już samo intensywne zajmowanie się dyspozycją pacjenta, a szczególnie prowadzenie przy tym nieodzownych rozmów pomaga nam w integracji tematu tabu, jakim jest umieranie, z naszym życiem i z naszym otoczeniem społecznym. Da się to tak sformułować, że poprzez rozmowy o dyspozycji pacjenta możemy trochę nauczyć siebie i innych, jak się umiera" [4].

Pomoc przy umieraniu: zadanie dla lekarza przy końcu życia pacjenta?

Społeczna zmiana podejścia do umierania i śmierci

Od mniej więcej drugiej połowy XX w. miejsce umierania przesuwa się z dobrze znanego środowiska domowego do najbliższego szpitala, czyli tam, gdzie umiera obecnie ponad 80% ludzi. W ten sposób naturalne i kulturowo ukształtowane **doświadczanie umierania i śmierci** staje się dla wielu osób bliskich coraz bardziej obce. Umieranie i śmierć zaczynają być wydarzeniem samotnym i niemym. Umierający często odbierają procedury przebiegające w szpitalach jako decydowanie przez obcych o ostatniej fazie ich życia i w ten sposób odczuwają to jako utratę samostanowienia, jako społeczne wyizolowanie i osamotnienie, a w ostateczności też jako utratę własnej godności [17]. Pragnienie godnego umierania nie było w żadnej epoce historii ludzkości tak wielkie jak dzisiaj, mimo że – a może właśnie dlatego, że dysponujemy obecnie najlepiej rozwiniętą medycyną. Umieranie z godnością może zostać urzeczywistnione tylko poprzez nową kulturę umierania, która wniesie więcej przestrzeni dla umierania i śmierci do naszego języka i będzie

traktowana jako zadanie dla całego społeczeństwa [15, 16].

W badaniach ankietowych pacjenci nieuleczalnie chorzy i umierający podają jako uzasadnienie życzenia sobie aktywnej pomocy przy umieraniu: zwątpienie, brak nadziei, depresję i strach przed izolacją społeczną oraz strach przed tym, żeby nie spowodować dodatkowych osobistych i finansowych kłopotów osobom bliskim. Natomiast objawy somatyczne, takie jak bóle powodowane przez nowotwór czy ograniczenia funkcjonowania, odgrywają tylko drugorzędną rolę. Zgodne jest to ze stwierdzeniem, że pacjenci w zakładach opieki paliatywnej i hospicjach, którzy mają dobrą opiekę lekarską, pielęgniarską, psychologiczną i humanitarną, tylko w bardzo rzadkich przypadkach wyrażają życzenie udzielenia im aktywnej pomocy przy umieraniu. Biorąc pod uwagę opinie ankietowanych lekarzy i personelu pielęgnującego, można stwierdzić, że tym mniej są oni zwolennikami działań w zakresie aktywnej pomocy przy umieraniu, im większe i dłuższe jest ich doświadczenie z zakresu medycyny paliatywnej i im lepsza jest ich znajomość zasad etycznych [14]. W ten sposób bardzo przekonująco można udokumentować **znaczenie medycyny paliatywnej** jako alternatywy dla aktywnej pomocy przy umieraniu. Dlatego też placówki medycyny paliatywnej i hospicja muszą znajdować się na terenie całego kraju, a ponadto należy znacznie intensyw-

Tab. 69.5 Statystyczne dane dotyczące pomocy przy umieraniu w Holandii w ujęciu czasowym [17].

Parametry	Rok badań/rok publikacji		
	1990/1991	1995/1996	2001/2003
liczba zgonów ogółem	128 824	135 675	140 377
liczba jednoznacznych próśb o eutanazję i medyczne asystowanie przy samobójstwie	8900	9700	9700
przypadki eutanazji (% / liczby absolutne)	1,9/2300	2,3/3200	2,2/3500
przypadki wspomaganego samobójstwa (% / liczby absolutne)	0,3/400	0,4/400	0,1/300
przypadki uśmiercenia na żądanie (% / liczby absolutne)	0,8/1000	0,7/900	0,6/900
udział zgłoszeń eutanazji (%)	18	42	54

niej wspierać kształcenie, dokształcanie i dalsze zdobywanie wiedzy w zakresie medycyny paliatywnej przez studentów, lekarzy i personel pielęgnacyjny.

Praktyka stosowania eutanazji w Holandii

Holandia jako pierwszy kraj na świecie zalegalizowała w roku 2002 aktywną pomoc przy uśmiercaniu (synonimy: śmierć na życzenie, eutanazja). Eutanazja i pomoc przy samobójstwie mogą być wykonywane przez lekarzy, jeżeli zostaną spełnione określone kryteria przezorności, takie jak „stan bez dalszej nadziei" i „własne dobrowolne życzenie pacjenta". Rocznie około 3500 pacjentów jest aktywnie pozbawianych życia na ich własne życzenie i około 400 pacjentów korzysta z pomocy przy popełnieniu samobójstwa. Ponadto około 1000 pacjentów jest pozbawianych życia bez ich wyraźnie jednoznacznego życzenia (tab. 69.5). Wielu obywateli holenderskich obawia się, że zostaną poddani eutanazji wbrew lub bez wyrażenia przez nich takiej woli. Dlatego też ponad 11 000 obywateli posiada tzw. **CredoCard**, czyli pewien rodzaj dyspozycji pacjenta, która odrzuca możliwość eutanazji w przypadku, gdyby dana osoba nie mogła już sama się określić. Filozof Robert Spaemann pisze tak: „Tam, gdzie prawo zezwala, a obyczaj akceptuje, żeby pozbawiać się samemu życia lub pozwolić na to innym, tam nagle osoby stare, chore, wymagające opieki przejmują na siebie odpowiedzialność za wszelkie trudy, koszty i wyrzeczenia, które muszą dla nich ponosić osoby im bliskie, pielęgnujące ich i inni współobywatele. To już nie los, obyczaj i oczywiście nie solidarność domagają się od nich tego poświęcenia, to sama osoba wymagająca opieki nakłada na nich te obowiązki, zamiast w łatwy sposób ich od nich uwolnić. Każe ona innym płacić za to, że jest zbyt egoistyczna i zbyt tchórzliwa, aby zwolnić zajmowane miejsce. Któż chciałby dalej żyć w takich warunkach? Prawo do popełnienia samobójstwa stało się obowiązkiem, którego nie da się uniknąć" [25].

> **! WAŻNE**
>
> Legalizacja eutanazji i związany z tym – reprezentowany przez jej zwolenników – pogląd dotyczący wyidealizowanej „wolności do śmierci" stanowi coraz większe zagrożenie życia i staje się w ten sposób „brakiem wolności do życia". Coraz więcej ludzi, którzy mimo psychicznych i fizycznych cierpień i nieuleczalnych chorób chcą dalej żyć lub też pozwolić żyć swoim naznaczonym już śmiercią osobom bliskim, chcąc nie chcąc, popada w sytuację, w której muszą się z tego usprawiedliwiać.

W rezultacie wykonywanie eutanazji przez lekarzy doprowadziło do **moralnego paradoksu**: słaba na początku pozycja pacjenta w stosunku do medycyny nastawionej przeważnie paternalistycznie, która utrzymywała się do lat siedemdziesiątych XX w. i stanowiła siłę napędową dla ruchu na rzecz eutanazji, została osłabiona jeszcze bardziej. Natomiast krytykowana pierwotnie silna pozycja lekarza czy też „dominacja" medycyny wzmocniła się [17].

69.5 Etyka badań naukowych i kliniczne badania naukowe w onkologii

W przeciwieństwie do komitetów etyki, które prowadzą poradnictwo dotyczące problemów etycznych wynikających z codziennej praktyki leczenia i opieki nad pacjentem (rozdz. 69.2), istniejące znacznie dłużej **komisje etyki** zajmują stanowisko w sprawach medycznych badań naukowych przeprowadzanych na ludziach.

Istotny wpływ na postępy, które w ostatnich dziesięcioleciach osiągnięto w onkologii, **mają kontrolowane badania kliniczne**. Są one centralnym elementem medycyny opartej na syntezie i ocenie badań naukowych i definiują standardy leczenia. W ostatnich czasach jednostki finansujące domagają się przedstawiania wyników badań jako podstawy do ustalania wynagrodzenia za świadczenia.

Zrandomizowane badania kliniczne są traktowane w naukowych badaniach klinicznych jako standard, ponieważ są one najbardziej wiarygodnym instrumentem sprawdzenia zależności między procedurą leczenia a jego efektem. Jednak udział w takich badaniach wymaga od pacjenta gotowości do częściowej rezygnacji z prawa do wyboru zindywidualizowanej terapii, ponieważ pacjent, który złożył oświadczenie, że chce brać udział w badaniu, wyraża zgodę na to, że terapia, jaka zostanie w jego przypadku zastosowana, będzie podlegała losowym zasadom statystycznym. Tego rodzaju sposób postępowania daje się pogodzić z zasadami etyki tylko przy następujących założeniach:

- Opcje terapeutyczne, które mają być porównywane, nie mogą się różnić w swojej istocie co do oczekiwanych rezultatów lub skutków ubocznych, tak aby przydział do losowo wybranej grupy nie powodował sytuacji krzywdzącej (*clinical equipoise* – równowaga, takie samo oddziaływanie).
- Udział pacjenta wymaga pełnego uświadomienia go co do planowego badania naukowego, łącznie ze związanym z nim ryzykiem i perspektywami, oraz poinformowania go o alternatywnych koncepcjach leczenia (*informed consent* – świadome wyrażenie zgody).
- Pacjent zgłasza swój udział dobrowolnie i może w każdej chwili odwołać zgodę na udział w danym badaniu naukowym (*coercion-free consent* – wyrażenie zgody bez przymusu).

Przeszłość pokazała, że ustawowa i instytucjonalna ochrona osób uczestniczących w testach i pacjentów jest konieczna. Nie tylko same eksperymenty na ludziach podczas okresu faszystowskiego, które uznano w czasie procesów norymberskich za zbrodnię przeciw ludzkości i umieszczono w Kodeksie Norymberskim, lecz cała obszerna lista współczesnych badań, które nie spełniają tych wyżej wymienionych 3 kryteriów, wyraźnie to pokazują. Niezwykle dobitnym przykładem ze Sanów Zjednoczonych jest badanie **Tuskegee Syphilis Study (in the untreated Negro Male)**, w któ-

rym chciano zbadać naturalny przebieg kiły wśród biednych czarnoskórych mieszkańców Alabamy; rozpoczęto je w 1932 r., kiedy nie było jeszcze możliwości skutecznego leczenia tej choroby. Badanie to kontynuowano przez wiele lat, chociaż od połowy lat czterdziestych XX w. była już dostępna skuteczna metoda leczenia, a zakończono je dopiero w 1972 r. Oznacza to, że przez prawie 40 lat nie udostępniano uczestnikom tego badania skutecznego leczenia.

Reakcją na te i podobne eksperymenty na ludziach jest uchwalona w roku 1964 deklaracja Światowego Stowarzyszenia Lekarzy zwana na **Deklaracją Helsińską** („Zasady etycznego postępowania w eksperymencie medycznym z udziałem ludzi"). Postuluje ona, że nie wolno poświęcać interesu jednostki dla interesu nauki czy społeczeństwa („The interests of science and society should never take precedence over the well being of the subject" [W eksperymencie medycznym na ludziach troska o dobro badanej osoby musi przeważać nad interesami nauki i społeczeństwa]).

Od lat siedemdziesiątych XX w. postępuje instytucjonalizacja niezależnych instancji kontrolnych do spraw badań na ludziach (komisje etyki ds. badań, Institutional Review Boards). Zanim będzie można rozpocząć badanie kliniczne, musi ono uzyskać werdykt niezależnej komisji etyki.

Taka **komisja etyki** składa się z lekarzy, teologów, prawników i osób niezajmujących się zawodowo tą dziedziną. Komisja rozważa, czy dane badanie można przeprowadzić, uwzględniając aspekt etyczny, medyczny i prawny, i analizuje przy tym dane z fazy przedklinicznej. W Niemczech jest ponad 50 komisji etyki utworzonych zgodnie z prawem danego kraju związkowego. Są one powoływane przy Krajowych Izbach Lekarskich oraz na wydziałach medycznych uniwersytetów. Ponadto istnieje centralna komisja etyki przy Federalnej Izbie Lekarskiej, która stara się harmonizować proces wydawania opinii przez inne komisje etyki.

Czy w ten sposób uczyniono wystarczająco dużo, żeby profilaktycznie ochronić osoby biorące udział w eksperymentach i pacjentów przed negatywnymi skutkami uczestnictwa w eksperymentach medycznych? Mając na uwadze wszystkie trzy warunki, w których prowadzenie badań klinicznych jest etycznie dopuszczalne, i odnosząc je do onkologii, należy rozważyć jeszcze istotne etycznie następujące kwestie dyskusyjne [6].

Takie samo oddziaływanie
(*clinical equipoise*)

Aby wykluczyć, że inne czynniki mają wpływ na wynik, a nie tylko medykament, porównuje się w III fazie badań klinicznych **dwie identyczne grupy**, z których jedna otrzymuje nową substancję aktywną biologicznie lub nowy reżim leczenia, a druga leczenie standardowe.

Na początku nie jest jasne, która z tych procedur ma przewagę (*clinical equipoise*). W trakcie przebiegu badania jedna z poddawanych terapii grup będzie jednak tę przewagę uzyskiwała. Poziom istotności, który potrzebny jest lekarzowi, aby uznać z własnego doświadczenia, że jeden ze sposobów leczenia jest lepszy, może być niższy niż poziom istotności statystycznej, a więc jest tu już z góry zaprogramowany **konflikt etyczny** między pozycją lekarza a jego rolą jako osoby prowadzącej eksperyment medyczny. Którym z kolei będzie ostatni pacjent, którego lekarz bez wyrzutów sumienia włączy jeszcze w ten eksperyment, jeżeli jedna z terapii okaże się skuteczniejsza? Wyniki uzyskiwane w trakcie eksperymentu nie są obecnie udostępniane pacjentom, chociaż informacje te byłyby ważne przy podejmowaniu decyzji o uczestnictwie w danym badaniu naukowym. Dlatego też nie wiadomo, jaki wpływ miałoby udostępnianie częściowych wyników eksperymentu medycznego w trakcie jego trwania na proces uświadamiania i na procent rekrutowanych uczestników eksperymentu.

Świadome wyrażenie zgody
(*informed consent*)

Udział pacjenta wymaga **pełnego uświadomienia** go na temat planowego badania naukowego, łącznie ze związanym z tym ryzykiem i perspektywami, oraz poinformowania go o alternatywnych koncepcjach leczenia. A tu jednak, dosłownie, diabeł tkwi w szczegółach.

Pierwsze badania z roku 1978 dotyczące łatwości odczytywania i zrozumienia informacji o danym badaniu medycznym, które przekazywano pacjentom, pokazały, że możliwość taką daje tylko 7% formularzy informacyjnych [8]. Do dzisiaj sytuacja ta nie poprawiła się. Autorzy, którzy kontynuowali badania w następnych latach, zwracali uwagę, że dla pacjentów z podstawowym wykształceniem zrozumiałych było tylko ok. 1–6% informacji o danym eksperymencie medycznym, a ponadto stwierdzili, że dokumenty te stawały się coraz bardziej skomplikowane i mniej zrozumiałe [10].

Dobrowolność uczestnictwa w eksperymencie medycznym pacjentów onkologicznych

Fazy I i II badania klinicznego służą ocenie **farmakokinetyki** i **testowaniu dawkowania**. Przeprowadzane są one przeważnie na zdrowych osobach zgłaszających się dobrowolnie. Jeżeli jednak chodzi o substancję aktywną onkologicznie, która jest bardzo obiecująca, to już te wczesne badania kliniczne przeprowadza się na osobach ciężko chorych, ponieważ udział w takim badaniu stanowi dla nich często ostatnią szansę.

Nie ma zbyt wielu danych pomagających motywować pacjentów do udziału w pierwszej fazie klinicznej badania. Rodenhuis stwierdził, że większość pacjentów, którzy biorą udział w pierwszej fazie badania klinicznego, w trakcie przebiegu leczenia wypiera myśl, że jest to tylko testowanie substancji aktywnej biologicznie i uznaje to badanie kliniczne za faktyczny cel leczenia (*therapeutical misconception*) [20]. To wyparcie jest problematyczne szczególnie u osób ciężko chorych, które biorą udział w pierwszej fazie badana klinicznego, ponieważ obiektywne korzyści terapeutyczne podawane są jako wynoszące mniej niż 5% i właśnie przy badaniach toksyczności skutków ubocznych może to być niezwykle istotne.

W krytycznej dyskusji o stosowaniu badań klinicznych dlatego też ważne jest, aby oprócz wymogów prawnych ustalonych przez ustawę o środkach leczniczych i Deklaracji Helsińskiej rozważać również indywidualne **aspekty etyczne** i ewentualnie podejmować także decyzje odrzucające leczenie w ramach klinicznego eksperymentu medycznego.

69.6 Podsumowanie

W centrum zainteresowania etyki w przypadku onkologii coraz bliżej siebie znajdują się postęp medyczno-techniczny i zmiany strukturalne w służbie zdrowia. Onkolog, który aktywnie wykonuje swoją pracę, znajduje się w polu napięć pomiędzy zobowiązaniami a oczekiwaniami, które mogą prowadzić do konfliktu interesów. W stosunku do chorego zobowiązany jest on do możliwie jak najlepszej opieki z przestrzeganiem autonomii pacjenta, spełniając misję nauki, zobowiązuje się do rzetelnego przeprowadzania badań klinicznych, a w stosunku do społeczeństwa powinien równocześnie ponosić odpowiedzialność za dysponowanie skromnymi zasobami. Nie ma żadnych ogólnych dyrektyw, które ustalałyby postępowanie lekarza w tej granicznej sytuacji. Dla refleksji etycznych muszą zostać utworzone fora, swobodne przestrzenie i struktury decyzyjne. Refleksja etyczna i dookreślenie stanowiska gremiów lekarskich są przesłankami do uzyskania porozumienia ze społeczeństwem w przedstawionych tu kwestiach etycznych; są one z całą odpowiedzialnością współkształtowane przez Federalną Izbę Lekarską, np. w wydanych przez nią „Postanowieniach o sprawowaniu przez lekarzy opieki nad umierającym pacjentem" czy też w jej stanowisku odnośnie do poradnictwa etycznego w medycynie klinicznej.

Podejmowanie decyzji o charakterze etycznym w codziennej pracy onkologicznej ułatwia znajomość podstaw i zasad etyki, gwarantem jej stosowania jest jednak działający po ludzku nieskazitelny lekarz. Dlatego też znaczenie etyki cnót w kontekście etyki pryncypiów jest

ustawicznie podkreślane w kształtowaniu osobowości lekarzy. Średniowieczny mistrz Eckhart (1260–1327) reprezentował tradycyjną etykę cnót, głosząc pogląd, że „ludzie… nie powinni tak bardzo myśleć o tym, co mają zrobić, lecz czym powinni być. Nie dąż do tego, żeby dobrze postępować, lecz do tego, by być dobrym człowiekiem. Dobre postępowanie wyniknie wówczas samo z siebie".

PIŚMIENNICTWO

1. Anzenbacher A: Einführung in die Ethik. Patmos, Düsseldorf (1992)
2. Beauchamp TL, Childress JF: Principles of Biomedical Ethics, 5th ed. Oxford University Press, New York (2001)
3. Beckmann JP: Patientenverfügungen. Autonomie und Selbstbestimmung vor dem Hintergrund eines im Wan-del begriffenen Arzt-Patienten-Verhältnisses. Z Med Ethik 44 (1998) 143–156
4. Beleites E: Sterbebegleitung und Selbstbestimmungsrecht. w: Schumpelik V (Hrsg.): Klinische Sterbehilfe und Menschenwürde. Ein deutsch-niederländischer Dialog. Herder, Freiburg (2003) 168
5. Burchardi N, Rauprich O, Vollman J: Patientenselbstbestimmung und Patientenverfügungen aus der Sicht von Patienten mit amyotropher Lateralsklerose. EthikMed 1 (2004) 7–24
6. Daugherty CK: Impact of therapeutic research on informed consent and the ethics of clinical trials: a medical oncology perspective. J Clin Oncol 17 (1999) 1601–1617
7. Gillen E: Wie Ethik Moral voranbringt! Beiträge zu Moral und Ethik in Medizin und Pflege. Lit-Verlag, Berlin (2006)
8. Gray BH, Cooke RA, Tannenbaum AS: Research involving human subjects. Science 201 (1978) 1094–1101
9. Joralemon D: Reading futility: reflections on a bioethical concept. Camb Q Healthc Ethics 11 (2002) 127–133
10. Kent G: Shared understandings for informed consent: the relevance of psychological research on the provision of information. Soc Sci Med 43 (1996) 1517–1523
11. Kettner M, May A: Eine systematische Landkarte klinischerEthikkomiteesinDeutschland. Zwischenergebnisse eines Forschungsprojekts. w: Düwell M, Neumann JN (Hrsg.): Wieviel Ethik verträgt die Medizin? Mentis, Paderborn (2005) 235–244

12. Laufs, Uhlenbruck: Handbuch des Arztrechts. CH Beck, München (1992)

13. Lynn J, Teno JM, Phillips RS et al.: Perceptions by family members of the dying experience of older and seriously ill patients. SUPPORT Investigators. Study to Understand Prognoses and Preferences for Outcomes and Risks of Treatments. Ann Intern Med 126 (1997) 97–106

14. Müller-Busch HC, Oduncu FS, Woskanjan S et al.: Attitudes on euthanasia, physician-assisted suicide and terminal sedation – a survey of the members of the German Association for Palliative Medicine. Med Health Care Philos 7 (2004) 333–339

15. Oduncu FS: Ärztliche Sterbehilfe im Spannungsfeld von Medizin, Ethik und Recht. Część 2: Palliativmedizinische und medizinethische Aspekte. Medizinrecht, Vol. 23, Nr. 9 (2005) 516–524

16. Oduncu FS: Medizin am Ende des Lebens aus der Sicht des Palliativmediziners. Sterben in Würde ist eine Gemeinschaftsaufgabe. MMW Fortschr Med Vol. 148, Nr. 20 (2006) 35–38

17. Oduncu FS: In Würde sterben. Medizinische, ethische und rechtliche Aspekte der Sterbehilfe, Sterbebegleitung und Patientenverfügung. Vanderhoeck & Ruprecht, Göttingen (2007)

18. Oduncu FS, Kimmig R, Hepp H et al.: Cancer in pregnancy: maternal-fetal conflict. J Clin Oncol 3 (2003) 133–146

19. Pellegrino ED: Toward a virtue-based normative ethics for the health professions. Kennedy Inst Ethics J 5 (1995) 253–277

20. Rodenhuis S, van den Heuvel WJ, Annyas AA et al.: Patient motivation and informed consent in a phase I study of an anticancer agent. Eur J Cancer Clin Oncol 20 (1984) 457–462

21. Rothenbacher D, Lutz MP, Porzsolt F: Treatment decisions in palliative cancer care: patients' preferences for involvement and doctors' knowledge about it. Eur J Cancer 33 (1997) 1184–1189

22. Sahm S, Will R, Hommel G: What are cancer patients' preferences about treatment at the end of life, and who should start talking about it? A comparison with healthy people and medical staff. Support Care Cancer 13 (2005) 206–214

23. Schneider CE: The Practice of Autonomy – Patients, Doctors, and Medical Decisions. Oxford University Press, New York (1998)

24. Schneider CE: The reluctant patient: Can abjuring autonomy make sense? w: Schneider CE (eds.): The practice of Autonomy – Patients, Doctors, and Medical Decisions. Oxford University Press, New York (1998) 75–99

25. Spaemann R: Es gibt kein gutes Töten. w: Spaemann R, Fuchs T (Hrsg.): Töten oder sterben lassen? Worum es in der Euthanasiedebatte geht. Herder, Freiburg (1997) 12–30

26. Winkler EC: Organisatorische Ethik – ein erweiterter Auftrag für klinische Ethikkomitees? w: Düwell M, Neumann JL (Hrsg.): Wieviel Ethik verträgt die Medizin? Mentis, Paderborn (2004)

27. Winkler EC: The ethics of policy writing: how hospitals should deal with moral disagreement about controversial medical practices. J Med Ethics 31 (2005) 559–566

28. Zentrale Ethikkommission: Stellungnahme der Zentralen Kommission zur Wahrung ethischer Grundsätze in der Medizin und ihren Grenzgebieten bei der Bundesärztekammer zur Ethikberatung in der klinischen Medizin. Dtsch Ärztebl 103, Heft 24 (2006) 1703–1707

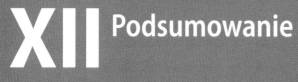

XII Podsumowanie

ROZDZIAŁ Peter Frör

70 Duchowe wyzwania w obliczu ekstremalnych sytuacji życiowych

70.1 Wprowadzenie

Przedstawione tu myśli zrodziły się na podstawie doświadczeń, które zebrałem w latach 1986–2005 jako duszpasterz na oddziale transplantacji szpiku kostnego w klinice Uniwersytetu im. Maksymiliana w Monachium-Großhadern. Jest to zarazem próba refleksji nad dynamiką zjawisk, jakie zachodzą pomiędzy pacjentem chorym na zagrażającą życiu chorobę onkologiczną a osobami, które ze względu na wykonywany zawód mają się nim opiekować i mu towarzyszyć.

Wspominam tu również o szeroko pojętym **zadaniu opieki duchowej**, które stanowi wyzwanie dla każdego, kto znajduje się w tej granicznej przestrzeni ludzkiego życia lub w tym obszarze pracuje.

70.2 Stan wyjściowy

Od prawie trzydziestu lat pacjentom cierpiącym na złośliwe choroby nowotworowe krwi zamiast stosowanego zwykle leczenia reaktywnego można zaproponować **transplantację szpiku kostnego**. Dzięki temu zabiegowi bardzo wyraźnie wzrosła kompleksowość medycznych możliwości oraz związanych z nimi decyzji terapeutycznych. O ile wcześniej chodziło przede wszystkim o to, aby powstrzymać rozwój choroby lub przynajmniej uzyskać jej spowolnienie, to obecnie oferowany jest pacjentom wybór jednej z coraz większej liczby możliwości postępowania z chorobą. Mogą oni bez transplantacji szpiku kostnego żyć dalej z niepewnością czasu życia, jaki im pozostał, mając przed oczyma pewną śmierć, albo wyrazić zgodę na tę ryzykowną terapię, która daje szansę na całkowite usunięcie choroby, ale również

niesie z sobą realne niebezpieczeństwo, że nie przeżyją oni tej trudnej terapii lub będą przez całe życie cierpieli z powodu jej skutków i w ich wyniku umrą.

Sytuacja tych pacjentów jest więc taka, że w przypadku niewyrażenia zgody na transplantację szpiku kostnego choroba będzie u nich postępowała i muszą się liczyć z perspektywą ograniczenia przewidywanej długości życia. Podjęcie decyzji o transplantacji szpiku kostnego mobilizuje natomiast wszystkie siły. Jest to apel do własnej motywacji i chęci dalszego życia, a także do prowadzącego lekarza, aby zaangażował swoją wiedzę i doświadczenie na tej ryzykownej i nieznanej drodze ratującej życie. O ile w innych sytuacjach typu lekarz–pacjent od prowadzących lekarzy oczekuje się, że będą wszechmocni, to w takim przypadku oczekiwanie to jest niewspółmiernie duże.

70.3 Relacja lekarz–pacjent

Jeżeli zawiera się **kontrakt w celu przeprowadzenia transplantacji szpiku kostnego**, to najpierw koncentruje się na gotowości pacjenta na taką terapię i na gotowości lekarza do przeprowadzenia jej zgodnie z jego najlepszą wiedzą i umiejętnościami.

Niezbędne tu **wzajemne zaufanie** wykracza jednak daleko poza takie formalności. Obejmuje ono podstawowe kwestie egzystencjalne i nie zmniejsza doniosłości podjętej decyzji. Przy ustalaniu tego kontraktu – czy wyraża się to głośno, czy też nie – między lekarzem a pacjentem prowadzone są pertraktacje dotyczące kwestii, które wychodzą daleko poza sprawy formalne: „Udajemy się wspólnie w drogę, podczas której będziemy musieli intensywnie ze sobą współdziałać. Życie i przeżycie jednego

70

z nas zależy od tego, czy ten drugi perfekcyjnie wykona swoją pracę. Jesteśmy więc teraz na siebie skazani. Ale życie i przeżycie nie zostało w ten sposób zagwarantowane. Może nawet jest tak, że jeden z nas nie jest teraz jeszcze w stanie ogarnąć rozmiaru swojej decyzji. A może nawet ten drugi z nas nie chce dokładnie wiedzieć, w którym miejscu nie jest on w stanie zapanować nad pewnymi rzeczami. Aby jednak zrobić początek, potrzebujemy takiej sytuacji wyjściowej i takiego właśnie wzajemnego zaufania, aby mogło nam się udać".

Przypominam sobie dobrze, jak pacjent, który pozytywnie przeszedł transplantację szpiku kostnego, ciągle opowiadał o tym początku. Prof. dr Jochem Kolb, ordynator oddziału transplantacji szpiku kostnego i lekarz prowadzący rozmawiał z pacjentem w następujący sposób: „Pana choroba jest tak poważna, że jakiekolwiek leczenie jest właściwie bezcelowe. Ale wspólnie będziemy mogli tego dokonać". Przekonał go i uzyskał jego akceptację.

Najpóźniej wraz z początkiem leczenia, albo najlepiej jeszcze wcześniej, spostrzega się, że na tej wspólnej drodze nie chodzi tylko o leczenie i opiekę przy chorobie somatycznej. Wprawdzie aspekt somatyczny ma tu pod każdym względem pierwszeństwo i je zachowuje, jednak wraz z wszczęciem procedury transplantacji szpiku kostnego rozpoczyna się znacznie dalej idący proces. W niektórych klinikach, gdzie przeprowadza się transplantacje szpiku kostnego, oferuje się zróżnicowane seminaria informacyjne i przygotowawcze dla pacjentów i osób im bliskich. Wiedza o tym, co mnie czeka, pozwala wyprzeć strach. Jednakże informacje dostarczane przed rozpoczęciem terapii nigdy nie są antycypacją tego, co dany pacjent będzie musiał ostatecznie przejść na swojej drodze.

70.4 Szczególna sytuacja pacjentów przy transplantacji szpiku kostnego

Pacjenci przychodzą dosłownie na własnych nogach do izby przyjęć na oddział – i jest to symboliczne dla ich dotychczasowego życia, które było ich domem, jak byli zdrowi; teraz zostali dotknięci chorobą, sami niosą swój bagaż, często są w stosunkowo dobrym stanie fizycznym. Następnie są przyjmowani na odział specjalnie wyposażony do przeprowadzania tego rodzaju terapii. Pokoje są odizolowane, wejść do nich można tylko przez śluzę. W czasie trwania terapii pacjenci noszą sterylną odzież kliniczną. Każdy, kto chciałby do nich przyjść, musi się poddać rytuałowi przebierania. Pacjentów nie wolno już narażać na zagrożenia, jakie czekałyby ich w codziennym życiu. Po zakończeniu odpowiednich badań wstępnych poprzez naświetlanie i/lub chemioterapię dokonuje się stopniowego wyłączania **systemu wytwarzającego krew**, a w ten sposób również redukcji obrony immunologicznej, czyli tego, co należy do najbardziej osobistych i najbardziej intymnych sfer człowieka. Odbywa się to przy pełnej świadomości pacjenta. Równocześnie oczekuje się, że pacjent będzie miał silną motywację do przeprowadzenia tej terapii. I tego samego oczekują też od siebie lekarze.

Już przy informowaniu o diagnozie pacjenci zostali skonfrontowani z czymś zupełnie innym niż to, z czym spotykali się na co dzień. I proces ten jest teraz kontynuowany. Przeżycia takie określa się jako **„wypadnięcie z normalnej rzeczywistości"**. Oznacza to niedobrowolne przekroczenie rzeczywistości, na którą człowiek się godził, i wtrącenie w świat nieznany, którego nie potrafi kontrolować, oraz kontakt z inną – w pewnym sensie – nieporównywalną z niczym, bezwzględną rzeczywistością. Charakterystyczne dla tego okresu jest:

- uświadomienie sobie ograniczonego czasu życia,
- uświadomienie sobie doniosłości koniecznych decyzji podejmowanych na rozpoczętej drodze,

- skazanie na innych i uzależnienie od nich,
- bezpośrednie spotkanie z tajemnicą egzystencji.

Rzeczywistość ta jest z reguły przepojona strachem. Stanowi ona ostrą **konfrontację z własną bezsilnością,** ponieważ zapanowanie nad swoim życiem nie jest już teraz możliwe. Odpowiednio silnym doznaniem jest spotkanie z nieznaną do tej pory stroną swojego ja. Jeśli nawet wtedy, kiedy było się zdrowym, jeśli nawet tylko w ograniczony sposób udawało się wyprzeć myślenie o tym, jakie znaczenie ma życie pozbawione powszedniego bezpieczeństwa, to takie spotkanie z sytuacją bezsilności i niepewności swojej własnej przyszłości jest teraz odczuwalne w sposób bezpośredni. Zaczyna się jasno widzieć niezałatwione sprawy życiowe, dotychczasowe kłamstwa na swój temat i marzenia o swoim życiu. Wydobywa się na powierzchnię to, co do tej pory leżało głęboko schowane, a stanowiło zasoby do walki o życie. Jednak zmierzenie się z tymi wszystkimi sprawami może przekraczać możliwości człowieka i prowadzić do destrukcji.

Wiem z mojego doświadczenia, że ludzie, których to dotyczyło, reagowali bardzo różnie. Niektórzy zapisywali codziennie w tabelkach całą swoją terapię, inni natomiast zwracali uwagę na to, aby nie stawiać im żadnych pytań dotyczących leczenia, ponieważ uważali, że wiedza o tym, czego wcale nie chcieli wiedzieć, obciążałaby ich zbytnio.

„Żelazna zasada", która się zawsze sprawdzała, brzmi: Najlepiej jest, jeżeli obchodzenie się z trudną sytuacją stało w związku lub odbywało się w zgodzie z osobą, którą pacjent zawsze był. Dopasowywanie swojego zachowywania („Czego oczekują ode mnie inni?"; „Chciałbym być uprzejmy i nie mogę obciążać innych moimi sprawami") okazywało się raczej szkodliwe, to znaczy wywoływało efekt marnowania energii.

! WAŻNE

Uprzejmością i braniem pod uwagę interesu innych osób – nawet jeżeli należało to do filozofii życia danego człowieka i nie wyobrażał on sobie, że można postępować inaczej – w takiej sytuacji nie da się nic zdziałać.

70.5 Na granicy życia

Początek zabiegu transplantacji to początek **życia na granicy.** Przy pełnej świadomości i przy swoich możliwościach w wielu sprawach jest się pozbawionym mocy sprawczej. Można to rozpoznać po zmianie stanu fizycznego własnego ciała i związanych z tym zmaganiach psychicznych i duchowych. Zaopatrzenie w pokarm i medykamenty podtrzymujące życie odbywa się głównie w sposób sztuczny poprzez infuzje. Rutynowe czynności dnia codziennego są możliwe już tylko przy pomocy pielęgniarek lub osób bliskich. Przez bliżej nieokreślony czas nie ma możliwości opuszczenia pokoju czy nawet tylko otwarcia okna. Własne uczucia dają się poznać w sposób gwałtowny i dotąd nieznany. Jeżeli wystąpią komplikacje, co może się zdarzyć z godziny na godzinę, a często też się faktycznie zdarza, to sytuacja staje się jeszcze trudniejsza.

Osoby te znajdują się w takiej sytuacji, której ludzkość nie opanowała na drodze ewolucji i której żadna z nich nie mogła wcześniej przećwiczyć: w pełni rozumu i świadomości być całkowicie wydanym na pastwę swojej własnej słabości, przy równoczesnym zaleceniu, że należy być w najwyższym stopniu skoncentrowanym i zmotywowanym do aktywnego wspierania zaproponowanej terapii. Jest to zadanie dla wszystkich, którym powierzono towarzyszenie choremu w tej fazie choroby i dążenia do celu, jakim jest umożliwienie **przezwyciężenia choroby.**

Nawet jeżeli lekarze, personel pielęgnujący i inne osoby współpracujące koncentrują się przede wszystkim na zajmowaniu się procesami somatycznymi, to najpóźniej teraz muszą sobie odpowiedzieć na pytanie, czy i jak realizują swoją **odpowiedzialność za leczenie,** która przekracza płaszczyznę materialnego działania i wymaga od nich obecności osobistej, komunikacyjnej i duchowej.

70.6 Kryteria odpowiedzialności za leczenie

Co w takiej sytuacji oznacza bycie spolegliwym i wiarygodnym i działanie w ten sposób? Czy teraz **koncepcja leczenia**, na którą zgodził się chory, okaże się niezawodna i wiarygodna? W jaki sposób osoby odpowiedzialne będą rozmawiały z pacjentem, jeżeli będą musiały przekazać mu złe wiadomości? Jak mogą przyczynić się do tego, żeby nie umarła nadzieja? W jaki sposób będą reagowały, jeżeli padną pytania dotyczące sensu całego tego przedsięwzięcia? Jak będą się zachowywały, kiedy będą musiały bezpośrednio z pacjentem przeżywać jego bezsilność, która w końcu przecież jest też ich bezsilnością? Co będą miały wówczas do zaoferowania?

Bezsprzecznie należy uznać, że chory to nie tylko ciało. Należy go postrzegać wraz z jego własnym ja, jego historią, jego uczuciami, chęcią życia i zwątpieniem, jego nastawieniem do życia i wpojonymi przyzwyczajeniami. Jest on obecny jako osoba. A do tego jeszcze dochodzą następujące rzeczy: postawa bierna i bez motywacji mogłaby być zagrożeniem dla życia, ale nawet bardzo silna motywacja mogłaby okazać się niewystarczająca. Jak mam motywować człowieka, żeby wytrwał w takiej sytuacji, żeby ją przetrzymał – szczególnie przy często skomplikowanym przebiegu, żeby wytrzymał ją, mimo iż wydaje mu się ona nie do zniesienia i niewarta już tego, aby w niej żyć?

Tutaj procesy somatyczne i ich duchowe przetwarzanie wzajemnie na siebie wpływają. Powstają ściśle wzajemne oddziaływania, które się przenikają obopólnie i w ten sposób mają wpływ na całość dalszego przebiegu leczenia. Jeżeli na płaszczyźnie filozoficznej mówi się raczej o człowieku jako „istocie cielesno-duchowej", to ten związek jest tutaj szczególnie wyraźny.

70.7 Biografia pacjenta a jego obecna sytuacja

Nieświadomie, podstępnie i skrycie, wiele lat przed wybuchem choroby, zaczęły działać w życiu pacjenta siły i zaczęła kształtować się jego postawa wobec życia, która teraz się uwidoczniła. Mogły one – chociaż tutaj raczej trzeba być ostrożnym – stać w bezpośrednim związku z chorobą i jej pojawieniem się, a teraz trwają w oczekiwaniu na natychmiastową odpowiedź – i to w nadzwyczaj „niekorzystnym" momencie:

- Skąd bierze się moja siła życiowa i energia do życia?
- Co stanowi o mojej tożsamości, o moim ja?
- Jak chronić się przed bezprawną ingerencją, szkodliwymi związkami i błędnym nastawieniem do życia?
- Jak mam znaleźć dostęp do mojej głębi, która trzyma mnie przy życiu?

W tę „sieć" włączone są bezpośrednio osoby chore, znajdują się tam również ludzie, którzy z nimi pracują.

Jest to pole napięć, w którym istotną rolę odgrywają oczekiwanie wszechmocy i doświadczenie bezsilności. Sytuacja fizyczna odbierana jest jako bezsilność; o tyle silniej w żywiołowy sposób pojawia się ukierunkowanie na tych, którzy mają teraz „władzę", posiadają wiedzę i mogą podejmować decyzje. Ukształtowane zachowania, które mają swoje korzenie we wczesnodziecięcym rozwoju, natychmiast się aktualizują i zaczynają oddziaływać w sposób wspierający życie lub też mu wrogi.

70.8 Szansa na wzmożony proces uczenia się

Szansa, jaka pojawia się w tej sytuacji, polega na konieczności zmierzenia się z rzeczywistością – i to w sposób głębszy, niż jest to możliwe i niezbędne w powszednim życiu. Oznacza to nic innego jak uczenie się. Gotowość, żeby zmierzyć się z życiem jako uczeń, wskazuje drogę wyjścia z bezsilności i z fantazjowania o wszechmocy:

- Bezsilność: „Przecież nie jestem w stanie nic zrobić własnymi siłami".
- Fantazjowanie o wszechmocy: „Właściwie musiałbym mieć coś do dyspozycji, co by tę sytuację diametralnie zmieniło na lepsze".
- Uczenie się: „Czego mogę tu doświadczyć? Czego do tej pory jeszcze nigdy nie doświadczyłem? Jaką drogą prowadzi mnie ten człowiek, zadając te szczególne pytania? Czego on teraz ode mnie potrzebuje? Jakie mam jeszcze możliwości, nad którymi do tej pory nigdy się nie zastanawiałem?".

Jako duszpasterza nurtowało mnie w tym obszarze przez wiele lat pytanie, w jaki sposób mogę przejść od postawy osoby zwykle „wiedzącej" i „nastawionej na działanie", która tutaj tylko w ograniczony sposób może odnieść jakiś skutek, do **postawy uczącego się i dociekającego**, również odnośnie do własnej bezsilności. Uważam, że gotowość do odważnego wejścia w tę sytuację z całkowitym zaufaniem jest w pełnym znaczeniu tego słowa daleko idącym doznaniem duchowym. Dotyczy to zarówno osób chorych, jak i wszystkich osób współpracujących, współdziałania w zespole oraz mnie samego.

70.9 Znaczenie stosunków rodzinnych

Należy tu omówić jeszcze jeden aspekt, który jest nadzwyczaj ważny w sytuacji człowieka będącego na granicy życia: Jak wyglądają stosunki z najbliższą osobą lub osobami najbliższymi? Czy jest ktoś, kto będzie teraz dla mnie, przy którym będę mógł być taki, jaki jestem, przed kim nie będę musiał się ukrywać i maskować? W sytuacji absolutnej bezsilności – mówiąc po chrześcijańsku – liczy się jedynie **miłość**.

W mojej pracy duszpasterskiej w tym miejscu nic tak bardzo nie robiło na mnie wrażenia jak ważkość stosunków dla tych osób, które walczą o swoje życie. Widać tutaj **system rodzinny** od strony jego energii wspierającej ży-

cie. Może on jednak równie dobrze pojawić się jako aspekt problematyczny i obciążający. W obydwu przypadkach wydaje się, że utrzymanie życia zależy od tego, co teraz będzie się działo w stosunkach z bliskimi. Chciałbym przedstawić dwa przypadki w kontekście stosunków z bliskimi i utrzymania życia.

OPIS PRZYPADKU

Młody człowiek jeszcze przed rozpoczęciem procedury przeszczepu szpiku kostnego ustalił podczas trwających rok spotkań psychoterapeutycznych, kto będzie go mógł odwiedzać w czasie wykonywania zabiegów. Jego kryterium było następujące: Kto będzie na mnie oddziaływał pozytywnie i będzie mógł mi coś dać? Pozostało wszystkiego 5 osób. Martwiących się o niego rodziców nie było wśród nich. Dokonał on w ten sposób krytycznej i autonomicznej rewizji swojego obecnego systemu rodzinnego pod względem tego, kto może i komu wolno będzie teraz być dla niego, a więc ustalił nowe kryteria, naruszył tabu (nie sprawiać rodzicom bólu i upokorzenia w sytuacji, w której oni chcieliby przecież wszystko uczynić dla swojego syna) i dokonał nowego pozycjonowania swojej osoby w strukturze rodziny, a wszystko to z pragnienia pokonania choroby i zostania przy życiu.

OPIS PRZYPADKU

Pewna kobieta opowiadała zawsze, jak dobrze jej się wiedzie w trwającym od 30 lat małżeństwie. Wiedza o tym dodawała jej siły. Jednak w krytycznym okresie pobytu na oddziale okazało się, że mąż odwiedza ją coraz rzadziej, nie wie, jak ma postępować ze swoją ciężko chorą żoną i nie stanowi dla niej żadnej pomocy, a raczej jest dla niej męczący. Przez pewien czas udaje się pacjentce podtrzymywać swoje wyobrażenie o dobrym małżeństwie, ale z czasem staje się ona coraz cichsza i w końcu popada w depresję. Ma coraz mniejszą motywację, żeby angażować się w to, czego wymaga od niej codzienna procedura leczenia. W końcu poddaje się. Nie przetrwała procedury przeszczepu szpiku kostnego. Związek jest tu ewidentny: to nie uwarunkowania somatyczne były jedynym miarodajnym czynnikiem dla dalszego przebiegu leczenia, lecz jej wola życia, która w zdecydowany sposób zależała od tego, jaki stosunek do niej miał jej partner.

Troska przynajmniej jednego członka rodziny, który jest szczerze zainteresowany tym, żeby osoba bliska przeżyła, i okazuje to, stanowi dla chorego siłę ratującą życie. I odwrotnie – wydaje się, że troska o to, jak dalej będzie się wiodło rodzinie, jest dla wielu silniejszą motywacją niż tylko troska o własne dalsze życie. Stosunki te są wzajemne. Ich siła emocjonalna staje się bardzo wyraźna, kiedy uświadomimy sobie, że pacjent ma tylko tę jedną **strukturę rodzinną**, a nie żadną inną. Musi w niej żyć i przeżyć. Jako istota społeczna jest na nią skazany. Doznaje on teraz tej prawdy w sposób nowy, zaskakujący i przerażający – i albo rodzina pomoże mu w utrzymaniu życia, albo okaże się, że istnieją nierozwiązywalne komplikacje, które dalsze życie uczynią dla niego niemożliwym.

Doświadczenia z pacjentami poddawanymi transplantacji szpiku kostnego w aspekcie ich struktury rodzinnej zachęcają do prekursorskich badań nad znaczeniem związków rodzinnych, ich komunikacyjnych uwikłań i ich istotnej roli podczas takiej terapii.

70.10 Wymiar duchowy

Tam, gdzie **bezsilność** jest wszechobecna, nasuwa się pytanie, czy powinna ona zacząć dominować czy raczej stać się wyzwaniem, aby odważyć się wykroczyć poza nią, dokonać jej „transcendencji", zająć nową pozycję: ponad i poza nią. Odpowiedź w sytuacji bezsilności jest taka, żeby zapytać o źródło, które cały czas funkcjonuje i wspiera nas.

Bezsilność może paraliżować, można ją wyprzeć lub zagłuszyć, ale może ona również dobrze prowadzić do tego, żeby wyjść poza nią – nie żeby jej uniknąć, lecz aby znaleźć siłę do aktywnego pozostania w niej. Może ona być pomocna do tego, żeby pożegnać się ze swoimi fantazjami o wszechmocy, żeby zrelatywizować znaczenie własnej misji, roli i osoby i w ten sposób sprawić, aby znaczenie to było tym bardziej rozpoznawalne i wyraźnie odczuwalne. Bezsilność, jeśli nie wpędza mnie w przerażenie, może wzmocnić moją siłę postrzegania

i tworzenia więzi, kiedy uczę się patrzeć i pojmować pacjenta idącego swoją indywidualną drogą, i może ona pomóc mnie i jemu w uzyskaniu zasadniczej **duchowej postawy**. W języku osób wierzących i w tradycji chrześcijańskiej oznacza to:

- widzieć działanie Boga we wszystkim, co się zdarza,
- kierować się na niego,
- liczyć na niego,
- oczekiwać od niego pomocy i o nią prosić,
- służyć mu własnym życiem,
- ćwiczyć się w poświęceniu.

Nawet jeżeli ludzie w takiej sytuacji nie mają świadomego i bezpośredniego stosunku do **„mocy, która jest większa niż oni sami"**, lub jeżeli ich własne wyobrażenia o tym są rozmyte i mgliste, to kwestią decydującą o życiu jest to, co teraz ostatecznie podtrzymuje ich i ożywia. (O „sile większej od nas samych, która może przywrócić nam zdrowie", mówi program 12 kroków działającego na całym świecie Stowarzyszenia Anonimowych Alkoholików w swoim drugim kroku, następującym po przyznaniu się do bezsilności:. „jesteśmy bezsilni wobec alkoholu i przestaliśmy kierować własnym życiem".)

Wytropienie ewentualnych ukrytych **źródeł**, nazwanie ich i włączenie do gry, aby je wzmocnić, stanowi tylko nieodzowną pomoc, lecz także adekwatną odpowiedź na stanowiącą wyzwanie sytuację życiową. Czasami źródła te są w uderzający sposób otwarte. Jeden z pacjentów, będący w trakcie zdecydowanie krytycznie przebiegającego procesu przeszczepiania szpiku kostnego, opisał mi swój aktualny stosunek do życia i wiary w ten sposób: „Jak to będzie dalej ze mną, czy to przeżyję i co ze mnie będzie, o to się nie martwię. I tak nie jest to w mojej mocy. W tej sprawie właściwy jest kto inny, mój Ojciec w niebiosach. Zatem pozostaje mi jeszcze wystarczająco dużo energii, aby skoncentrować się na tym, co zależy ode mnie: a mianowicie, w jaki sposób mam przetrwać następną godzinę".

Zespół Ekumenicznego Centrum Duszpasterskiego przy klinice w Großhadern przedstawił w październiku 2005 r. społeczności związanej z kliniką swoje pojmowanie i koncepcję **„duchowości"** w następujący sposób: „Przez 'duchowość' rozumiemy żywy stosunek człowieka do tego, co stanowi podstawę jego życia, wzmacnia go i raduje. Duchowość jest porównywalna z życiodajnym ruchem wdechu i wydechu. W tradycji judeo-chrześcijańskiej tchnienie Boga (*ruach*, *pneuma*, Duch Święty) jest ową siłą, która ofiarowuje człowiekowi życie w szerokim znaczeniu tego słowa. W czasach ciężkich, w kryzysie i chorobie, często zacina się nie tylko fizyczny oddech i związany z nim proces życia ludzkiego, ale również oddech duchowy. Jako duszpasterze chcemy pomagać ludziom, aby ten oddech ich własnej duchowości znowu stał się regularny, aby mogli żyć w tych zmienionych uwarunkowaniach" (Ekumeniczne Centrum Duszpasterskie przy Klinice Uniwersyteckiej w Monachium-Großhadern: Pojmowanie i koncepcja [Selbstverständnis und Konzept]; do ściągnięcia jako plik PDF pod adresem: www.klinikseelsorge-lmu. de/images/stories/seelsorgekonzept_gh.pdf).

Dobrym kierunkowskazem, który pomaga odkryć drogę do źródeł wiary, jest w tej sytuacji zarówno dla chorych, jak i tych, którzy się nimi opiekują, bezpośrednia ciekawość tego, jakie jest życie u swojej granicy i co odpowiada i służy życiu w takim momencie. Gdzież bowiem jak nie tam właśnie, gdzie gra idzie bezpośrednio o życie, można doświadczyć i doznać źródła życia? Wiara i zawarta w życiu prawda i siła muszą mieć wiele wspólnego z tym, co jest ważne dla ludzi w wyjątkowo ekstremalnych sytuacjach, z tym, co się dla nich liczy, co wspiera ich wolę życia i przeżycia tej sytuacji. Musi okazać się ono silniejsze niż wszystko to, co jest mu przy tym przeszkodą.

Należałoby myśleć, że ludzie ukształtowani **religijnie** i żyjący **pobożnie** będą się teraz odwoływać właśnie do tego, co także w innych sytuacjach wzmacniało ich w wierze: że będą sobie życzyli modlitwy i błogosławieństwa, że będą się cieszyli z tego, że nabożeństwa w klinice są transmitowane do ich pokoju, że będą chcieli regularnie przyjmować komunię. Cza-

sami faktycznie tak jest – to, co było do tej pory praktyką religijną, obowiązuje również teraz, a co więcej teraz właśnie sprawdza się rzeczywiście jej moc. Ale często też rzeczy mają się dokładnie odwrotnie: przyniesiony ze sobą modlitewnik pozostaje nietknięty w szufladzie, próba samodzielnej modlitwy nie udaje się, a wręcz wydaje się absurdalna.

Jest to tak, jakby teraz **Bóg** ich bardziej bezpośrednio **doświadczał**, nawet jeśli dana osoba niekoniecznie tak by to nazywała. Wszechmogący jest teraz tu, a jaki jest: groźny i opiekuńczy, niebezpieczny i ratujący życie, obcy i całkiem bliski. Życie na granicy spotyka się ze źródłem życia – i domaga się rzetelnej odpowiedzi.

Przypominam sobie młodego pacjenta, który już przez ponad 100 dni był poddawany terapii, i rokowania, że zakończy się ona sukcesem – nawet po takim długim okresie – były raczej bardzo słabe. Podsumował on swoje doświadczenia w ten sposób: „To, czego człowiek nauczył się o wierze w kościele, a to, czym wiara rzeczywiście jest, to inna para kaloszy". Wyraził on w ten sposób, że niezależnie od jego wyuczonej i do tej pory praktykowanej religijności realnością stało się teraz dla niego **faktyczne objawienie się Boga**, które domaga się od niego odpowiedzi. Równocześnie wskazał on na to, że „to, co jest rzeczywiście wiarą", uzyskało decydujące i wszechstronne znaczenie. Sterylna izolatka jest więc zarazem miejscem o wysokim natężeniu duchowości.

Proces ma dla chorych (i osób im bliskich) wymiar duchowy, ponieważ gra idzie o wszystko i ponieważ w zaskakującym nakładaniu się jednych spraw na drugie, w doświadczeniu otchłani bezsilności ukazuje się **istota życia**. Ale wyzwanie duchowe dotyczy też wszystkich innych uczestniczących i współpracujących przy danym przypadku: od lekarza prowadzącego do salowej na oddziale. Doświadczają oni bowiem, że nie chodzi tu tylko o załatwienie ich codziennych rutynowych spraw, lecz że stawką jest tutaj życie człowieka, który o nie walczy, który ma swoją niepowtarzalną osobowość i związaną z nią koncepcję życia, który jest uwikłany w układ rodzinny i społeczny i wal czy o swój ostatni przyczółek.

Oddajmy w tym miejscu głos jednej z pacjentek. Podczas mojej wizyty u niej opisała mi, jak ona widzi moje zadanie jako duchownego w tym miejscu. „Są dwie rzeczy, które powinien pan robić: po pierwsze, niech pan zawsze zsiada z wysokiego konia i spotyka się z nami jak człowiek, a po drugie, niech pan wykonuje swoją pracę i rozmawia z ludźmi o Bogu".

Widać tu wyraźnie, jak ścisły jest związek pomiędzy:

- fizyczną sytuacją a zadaniem medycznym w ścisłym znaczeniu i opieką pielęgniarską;
- wolą życia i przeżycia pacjenta;
- strukturą społeczną i rodzinną, która jest tu zaangażowana;
- duchowymi wydarzeniami, które na to wszystko oddziaływają.

Im bardziej kompleksowo jest postrzegana ta zależność i poważnie traktowana przez osoby odpowiedzialne, w sposób wykraczający poza ich granice zawodowe, tym większa jest szansa na „powodzenie" wspólnie wybranej drogi – i tym łatwiej jest uniknąć „pułapki", która powstaje pomiędzy **rezygnacją z samego siebie** a **przecenianiem swoich możliwości**.

70.11 Niebezpieczeństwo fiksacji ról

Z „pułapką" taką mamy do czynienia w przypadku napięcia pomiędzy bezsilnością/zdaniem się na łaskę losu/strachem i brakiem nadziei, z jednej strony, oraz fantazjowaniem o wszechmocy/kontrolowaniu sytuacji/trzymaniem się starych przyzwyczajeń i przejmowaniem nierealistycznych oczekiwań – z drugiej strony, jeżeli pozostajemy przy **sztywnym podziale „ról"**; i dlatego wówczas np. bezsilność pacjenta odzwierciedla i wzmacnia fantazje wszechmocy lekarza i na odwrót. Już sam fakt, że „bez osoby pacjenta nie da się nic zrobić", powinien doprowadzić do odejścia od takiego sztywnego przyporządkowywania. Nie oznacza to, że pacjentowi nie wolno czuć się

bezsilnym i tego stanu wyrażać. Ale nie oznacza to również, że lekarzowi wolno być w tej sytuacji nieświadomym swoich możliwości, swojej odpowiedzialności, a także swojej „władzy" (np. przy podejmowaniu decyzji). Może nawet jest tak, że realistyczne „przyznanie się", jak jest rzeczywiście, stanowi lepszą przesłankę do zmiany niż konsekwentne zaprzeczanie i wypieranie się.

Pożądanymi alternatywami dla fiksacji ról są **dwie podstawowe kategorie osobowości**, które mają związek z tym, że jesteśmy ludźmi i możemy obchodzić się ze sobą po ludzku:

- Szczerość, która unaocznia się w odwadze i zdolności do pokazania w pozytywny sposób własnej bezsilności (np. że nie mamy wpływu na to, jak długo jeszcze będzie trwała ta bolesna droga, którą idziemy podczas terapii).
- Nastawienie na zasoby, które przejawia się w zainteresowaniu i trosce o te potencjały, które pacjent ma teraz do dyspozycji, jak i te, które właśnie zaczęły u niego powstawać i które należy wytropić i włączyć w terapię.

W każdym z tych obszarów dają się odnaleźć następujące możliwości:

- Pacjent rozumie swoją fizyczną sytuację – tak jak chce – i jest o niej informowany z pełnym zrozumieniem i w wystarczającym stopniu: „Co jest z nim/nią?"; „Co się ze mną dzieje?".
- Osoba i jej indywidualne wcześniejsze ukształtowanie są akceptowane, postrzegane i wspierane, łącznie z uczuciami, zamiłowaniami, przyzwyczajeniami, zainteresowaniami i skrytymi życzeniami: „Jak to jest dla niego/niej?"; „Kim jestem w tym wszystkim?".
- W centrum zainteresowania stoi cała struktura rodzinna: „Kogo teraz on/ona ma?"; „Kogo teraz mam ja?".
- Duchowość, ufność w Bogu, struktury dające oparcie, ale też wątpliwości, czy będę mógł znaleźć w nich swoje miejsce: „Co jest dla niego/niej podporą?"; „Co jest podporą dla mnie?".

70.12 Wspieranie jako zasadnicza postawa życiowa

Wydaje się, że decydujące znaczenie w opisywanej sytuacji ma coś, co brzmi w sposób oczywisty, ale w praktyce nie jest oczywistością, lecz musi być udowadniane ciągle na nowo w codziennym działaniu – mowa tu o zasadniczej postawie życiowej wspierania innych. Wspieranie oznacza: moje centrum uwagi skupia się na tym, żeby z pomocą mojej energii i inteligencji doszukać się tego, co jest teraz ważne i pomocne dla człowieka, którego mam przed sobą, i żeby on wiedział i czuł, że wszystko, co robię, robię dla jego dobra. Wspieranie jest zatem czymś więcej niż tylko jedną z możliwych metod interwencji.

Amerykański psycholog teologiczny Howard J. Clinebell pisze na ten temat: „Teoria i praktyka psychoterapii rozróżnia pomiędzy metodami analitycznymi, nastawionymi na wgląd, a metodami wspierającymi (…). Przy poradnictwie wspierającym duszpasterz posługuje się metodami, które stabilizują, ugruntowują, budują, motywują i ukierunkowują. W ten sposób są oni (klienci) w stanie pokonywać swoje problemy i pozytywnie kształtować relacje w ramach własnych możliwości i zależności" [1, s. 133]. Clinebell mówi tu oczywiście o problemach **życia codziennego** i ich rozwiązywaniu. Niezaprzeczalnie jest jednak tak, że zagrożenie życia w sytuacji granicznej wymaga pogłębienia tej myśli. Wspieranie, takie jak tu jest niezbędne, nie jest już wówczas jedną spośród wielu metod, lecz w głębszym znaczeniu postawą życiową przenikającą wszystkie pozostałe postawy wobec życia.

Doświadczyłem tego, że wspieranie powinno odnosić się do wymienionych tu różnych **aspektów życia**. Działanie wspomagające rozpoczyna się już wówczas, kiedy pacjenci i osoby z nimi współpracujące jednoznacznie ustalą punkt ciężkości w istniejącej sytuacji – nawet wówczas, gdy inne sfery będą się przenikały.

Pomocne może być przy tym następujące rozumienie pojęć:

- **Ciało.** Pacjentka otrzymała przed kilkoma dniami szpik kostny od dawcy. Okres ten jest trudny i krytyczny. Stosuje się maksymalne dawki immunosupresyjne. Błony śluzowe w ustach i gardle są w stanie zapalnym i bolą przy wypowiadaniu każdego słowa i przy każdym ruchu. Pacjentka musi mimo to kilkakrotnie w ciągu dnia łykać duże ilości tabletek. Siedzi przed pojemnikiem i tabletkami, ma nudności. Sprawia jej ulgę to, że jest przy niej duszpasterz, który jej nie ponagla i nie wykazuje zniecierpliwienia, lecz jest świadkiem jej usiłowań. Poza zabiegami terapeutycznymi i pielęgnacyjnymi ważne jest, żeby ktoś był świadkiem tego, co się tu teraz dzieje.
- **Osoba.**
  - Pacjentka w wieku ok. 50 lat czuła się w czasie terapii coraz gorzej. Jej stan fizyczny nie dawał powodów do wielkiej nadziei. Wolontariuszka jednego ze wspierających stowarzyszeń, która odwiedzała ją na oddziale, dowiedziała się, że kobieta ta „wcześniej" chętnie robiła na drutach swetry z wełny w kolorze oliwkowym. Przyniosła pacjentce do pokoju wełnę i kobieta ta – po wielu latach – zaczęła ponownie robić na drutach. Jej stan znacznie się poprawił. Zasoby, które do tej pory leżały odłogiem, zostały ponowienie odkryte i przywrócone do życia, co miało bezpośredni pozytywny wpływ na stan pacjentki.
  - Mężczyzna w wieku 26 lat sygnalizował podczas fazy terapii, w której jego system immunologiczny był całkowicie osłabiony, a nie miał jeszcze nowych komórek od dawcy, że w odizolowanym pokoju „dostanie kręćka i chyba zwariuje", i bardzo chciał raz dziennie na chwilę wyjść z pokoju i oddziału na świeże powietrze, co z medycznego punktu widzenia na tym oddziale nie było przecież możliwe. Po kilku takich prośbach zespół lekarzy pozwolił mu – w obliczu tej widocznie niezwykle ważnej dla niego sprawy – zrealizować to życzenie „na jego własną

odpowiedzialność". Później okazało się, że pacjent wykorzystywał czas pobytu w ogrodzie przyszpitalnym na wypalenie nieodzownego papierosa. W ten sposób przetrwał on tę krytyczną fazę i mógł zostać normalnie wypisany ze szpitala. Wbrew „regułom" panującym na oddziale przyznano pierwszeństwo temu specjalnemu życzeniu pacjenta – i zakończyło się to ogromnym sukcesem.

- **Relacje.** Na oddział transplantacji szpiku kostnego przyjęto kobietę w średnim wieku. Przy pierwszej wizycie duszpasterza okazało się, że jest ona rozwiedziona, a jej dwaj dorośli synowie trzymają stronę ojca i przed kilku laty zerwali z nią kontakty, nad czym zawsze – a teraz szczególnie – bardzo ubolewała. Wszystkie jej myśli krążyły wokół bólu, że „nawet teraz" żaden z nich nie wykazał nią najmniejszego zainteresowania. Jak po kilku tygodniach przyszła do niej kartka od jednego z synów z życzeniami szybkiego wyzdrowienia, było to dla niej wielkie święto. Po pewnym czasie zgłosił się też drugi syn, a nawet odwiedził ją na oddziale. Pacjentka mogła się odprężyć po tych ponownie nawiązanych kontaktach z synami i skierować swoją energię na to, czego od niej oczekiwano, mając za sobą wsparcie w postaci pogodzenia się z synami.

- **Duch.** Zwrócono mi uwagą na „bardzo wytworną i bardzo religijną kobietę", którą miałem odwiedzić. Cieszyła się z tego, że ją odwiedziłem, ale miałem przy tym też dziwne odczucie, że coś w naszym kontakcie jest nie tak. Od mojego katolickiego kolegi, który nie był odpowiedzialny za ten oddział, dowiedziałem się, że podczas dyżuru w czasie weekendu został wezwany przez męża tej kobiety i że w czasie tej wizyty prowadził intensywną rozmowę zarówno z nią, jak i z jej mężem. Ani mój kolega, ani ja nie byliśmy pewni, kto jest teraz tą odpowiednią osobą, która powinna przejąć opiekę nad pacjentką. Przy następnych wizytach okazało się, że kobieta pochodzi z północnych Niemiec i wyrosła w tradycji kościoła ewangelickiego. Poprzez małżeństwo z mężem pochodzącym z katolickiego południa przeniosła się do jego stron rodzinnych i dokonała konwersji na wiarę katolicką. Kiedy pacjentka z powodu problemów z oddychaniem została przeniesiona na oddział intensywnej opieki, ja i mój kolega zdecydowaliśmy się, żeby pójść do niej razem i wspólnie pomodlić się przy jej łóżku, każdy z nas zgodnie z rytuałem swojego kościoła. Pacjentka nie mogła sobie później już przypomnieć tej wizyty. Ale my obydwaj mieliśmy poczucie, że tylko tak mogliśmy postąpić w tej duchowo szczególnej sytuacji.

70.13 Działania interdyscyplinarne

Istotną sprawą przy wspieraniu pacjenta jest to, żeby poczuł on, iż uwzględnia się wszystkie aspekty jego życia. Żaden z nich nie jest bowiem bardziej lub mniej ważny niż pozostałe. Zakłada to gotowość i konieczność myślenia i działania wychodzącego poza własne granice zawodowe. Współpraca interdyscyplinarna w tak kompleksowej sytuacji terapeutycznej jest **symbolem kompleksowości sił**, które teraz współdziałają i muszą współdziałać na rzecz pacjenta. Tylko przy wzajemnym możliwie jak największym wspieraniu się zwiększa się szansa, że system ten nie załamie się, lecz będzie się wzmacniał. Doświadczenie bezsilności prowadzi wówczas do przyznania się do własnych granic i – należy mieć nadzieję – do większej solidarności, a fantazje o wszechmocy są relatywizowane przez bezcenny wkład przedstawicieli innych grup zawodowych. Istotne różnice pomiędzy zawodami daje się w tym momencie usunąć i powstaje duch jednomyślności i wspólnej koncentracji.

Zdarza się to też w takich sytuacjach, kiedy cały zespół doświadcza wspólnej bezsilności, ponieważ nie ma najmniejszej perspektywy na poprawę sytuacji, co pokazuje następujący przykład.

OPIS PRZYPADKU

Trzydziestoletnia kobieta pochodząca z Rumunii, która przed wieloma laty wyszła za mąż w Niemczech i tutaj prowadziła ciężkie życie w rodzinie swojego męża, została przyjęta na oddział transplantacji szpiku kostnego w bardzo krytycznym stanie fizycznym. Sama też nie miała już żadnych nadziei na wyzdrowienie i żadnego wsparcia ze strony swojej obecnej rodziny. Członkowie rodziny, z której pochodziła, mieszkali w jej poprzedniej ojczyźnie, 2000 km od niej. Od dawna nie miała z nimi żadnego kontaktu. Była wprawdzie ochrzczona, ale nie była związana z żadną konfesją czy też kościołem. Przez swoją skromność i uprzejme usposobienie pozyskała sobie serca osób pracujących na oddziale bardziej niż inni pacjenci. Kiedy po kilkutygodniowym pobycie w innej klinice wróciła na ten oddział, na drzwiach jej pokoju wisiał wyrysowany duży napis z podpisami wykonawców, a byli to lekarz oddziałowy wraz z pielęgniarkami i pielęgniarzami: „Witamy Panią S. ponownie u nas na oddziale!".

70.14 Życie i umieranie

Wszyscy znajdujący się w tej sytuacji stawiani są przed ważnym zadaniem nie tylko wówczas, gdy chodzi o przeżycie, lecz również wtedy, kiedy muszą się pogodzić z umieraniem człowieka. Ostatecznie to jest właśnie sedno sprawy. Jeżeli **pogodzenie się** z tym nie nastąpi – lub nastąpi w nieodpowiednim czasie – człowiek będzie wydany bezpośrednio na pastwę własnej bezsilności w obliczu procesu, który prowadzi do śmierci, i zachodzi niebezpieczeństwo, że konfrontacja ze zbliżającą się śmiercią wywoła jako odpowiedź takie postępowanie, które będzie się opierało nie na względach terapeutycznych, lecz na własnych fantazjach o wszechmocy.

Pogodzenie się z czyjąś śmiercią nie oznacza zaakceptowania filozoficznego i medycznego poznania, że wszyscy musimy umrzeć. Oznacza ono, że należy liczyć się z obydwiema sytuacjami: pacjent może – jeżeli wszystko dobrze się ułoży – przeżyć terapię, może też w jej

wyniku umrzeć, co w konkretnym przypadku oznacza rozróżnianie, że niekiedy zdarza się człowiekowi jedna lub druga sytuacja.

Nie stoi to w sprzeczności z ogromem nakładów i niesamowitego wysiłku wszystkich, którzy walczą o to, aby zapanować nad chorobą, lecz jest to dokładnie odwrotna strona tych wysiłków.

Tu można rzeczywiście doświadczyć, że obydwie te strony, życie i umieranie, należą do życia i że niewiele dzieli jedną od drugiej. W wierze chrześcijańskiej obydwie uzyskały wspólne ukierunkowanie i reprezentację. „Jeżeli bowiem żyjemy, żyjemy dla Pana; jeżeli zaś umieramy, umieramy dla Pana. I w życiu więc, i w śmierci należymy do Pana" (List do Rzymian 14,8).

Na granicy, tam, gdzie w grę wchodzi życie, bezpośrednio daje się przeżyć i pojąć wzajemne przechodzenie jednego w drugie – ludzkiego zaangażowania na rzecz życia i duchowego oglądu, że nie jesteśmy panami swojego życia. Wiele przemawia za tym, że stanowi to wartość nie do przecenienia, jeśli obydwu postawom da się w równym stopniu przestrzeń do działania.

Bardzo często właśnie sami pacjenci stają się tu nauczycielami. Młody mężczyzna przeżył dwukrotnie transplantację szpiku kostnego. Terapia ta podarowała mu dodatkowo 6 lat życia. A potem umarł. Jego młoda żona wspaniale towarzyszyła mu przez te lata. W dniu swojej śmierci wysłał rano żonę i matkę, żeby odstawiły auto do naprawy. Pozostał przy nim tylko ojciec. Kiedy wieczorem kobiety wróciły, już nie żył. W ten sposób oszczędził obydwu kobietom, które były mu najbliższe, momentu swojego umierania. Ja odebrałem jego zachowanie jako wzruszająco troskliwe.

PIŚMIENNICTWO

1. Clinebell HJ: Mo delle beratender Seelsorge. Kaiser-Grünewald Verlag, München (1971)
2. Kammerer T (Hrsg.): Traumland Intensivstation. Books on Demand, Norderstedt (2006)
3. Kandel E: Auf der Suche nach dem Gedächtnis. Siedler Verlag, München (2006)

4. Klessmann M (Hrsg.): Handbuch der Kranken-
    hausseelsorge. Vandenhoeck & Ruprecht, Göttin-
    gen (1996)

5. Mindell A: Der Leib und die Träume. 7. Aufl. Jun-
    fermann, Paderborn (2005)

6. Roth G: Aus Sicht des Gehirns. Suhrkamp, Frank-
    furt am Main (2003)

70

Peter Greiff

Na granicy istnienia: co nas umacnia i ożywia?

71.1 Choroba i religijność

Jako duszpasterz katolicki pracuję w dużej klinice i prawie codziennie spotykam się z ludźmi, którzy muszą się zmierzyć z rakiem – niektórym właśnie postawiono diagnozę, inni rozpoczynają chemioterapię, jeszcze innych uznano za wyleczonych z choroby nowotworowej lub mają nawrót choroby, i w innych podobnych sytuacjach.

Ludzie ci są w różnym wieku: dzieci chorują na raka tak samo jak młodzież, ludzie w kwiecie wieku równie często jak osoby starsze.

Istnieje ogólny schemat reagowania na pojawienie się choroby – na początku ludzie negują diagnozę, następnie po długiej drodze pełnej wściekłości, smutku, nienawiści czy depresji – przyjmują tę chorobę. Jest to tylko ogólny schemat, nie można bowiem nie zauważać, że indywidualna choroba powoduje uruchomienie indywidualnego procesu psychicznego zmagania się z nią.

W procesie tym istotny jest również wymiar religijno-duchowy, o ile człowiek chory na raka miał lub ma dostęp do tej sfery – albo poprzez psychiczne zmaganie się z chorobą znalazł do niej dostęp.

W ramach badań Sebastian Murken, kierownik grupy roboczej zajmującej się psychologią religii na Uniwersytecie w Trewirze, przeprowadził ankietę wśród 198 pacjentów w onkologicznej klinice rehabilitacyjnej Nahetal w Bad Kreuznach, aby uzyskać informacje na temat związku między religijnością a zdrowiem. Wyniki tych badań pokazały, że związek pomiędzy religijnością a zdrowiem nie jest prosty, to znaczy, nie można jednoznacznie stwierdzić, czy religia jest dobra czy zła dla zdrowia [1].

Wypowiedź ta nie jest zbyt zaskakująca, jednak prawdą jest, że religijność i duchowość mają istotne znaczenie w życiu człowieka. Nie chodzi przy tym o wpływ życia religijnego na zdrowie czy chorobę, ale raczej o proces stawania się osobą – i w związku z tym kształtowania swojego życia i umierania – oraz o podejście do cierpienia i choroby.

W aspekcie stawania się osobą Matthias Beck próbował w swojej książce *Der Krebs und die Seele* (*Rak i dusza*) połączyć wiedzę przyrodniczą, psychoonkologiczną i filozoficzno--teologiczną, pokazując, że przy pojmowaniu choroby nowotworowej nie wolno przeoczyć wymiaru psychiczno-duchowego, a w związku z tym również stosunku człowieka do Boga.

Tak jak większość chorób, również choroby nowotworowe okazują się zjawiskiem wielowymiarowym i wieloczynnikowym i „stanowią konglomerat dyspozycji genetycznych, zmian genetycznych, zewnętrznych wpływów, kontekstu psychologicznego i – taka jest tu teza – duchowej zasadniczej postawy w życiu" [2].

71.2 Chrześcijańską duchowość charakteryzuje doświadczanie relacji

Duchowość w spotkaniu

W dalszej części rozdziału chciałbym się zająć wymiarem duchowym i tłem moich spotkań z ludźmi, w czasie gdy pracowałem jako duszpasterz w klinice. W swojej wypowiedzi odnoszę się wyłącznie do duchowości chrześcijańskiej, ponieważ w tej właśnie żyję i jest ona podstawą mojej pracy.

Jeśli nawet w rozmowach z pacjentami wymiar duchowy nie jest *explicite* wymieniany, to jednak daje się wysłuchać jego brzmienie w czasie tych spotkań. Nie jest wykluczone, że wśród moich rozmówców są też wyznawcy islamu, buddyzmu czy innych religii. W kontakcie z nimi spotkania na płaszczyźnie duchowej są absolutnie możliwe, trzeba tylko dać tym odmiennym sferom doświadczenia duchowego przestrzeń w postaci „szerszej wypowiedzi".

Umiłowanie Boga

Ponieważ słowo „duchowość" jest obecnie używane w zupełnie różnych kontekstach i nie jest rozumiane jednoznacznie, musi być ono w konkretnym kontekście jasno zdefiniowane. Duchowość chrześcijańska daje się najprędzej opisać poprzez umiłowanie Boga.

Rozumie się pod tym duchowo-cielesny proces, w którym wierzący człowiek wrasta przez całe swoje życie w doświadczenie relacji z Bogiem i pełnią jego tajemnic oraz niepojętości – owej niepojętości, która daje się opisać jedynie w paradoksach. Jest on:

- bliską odległością i równocześnie odległą bliskością (tak określa to, co niewypowiadalne francuska autorka Marguerite Porète [3]);
- niepojęty, a równocześnie oddający się;
- niewyrażalny, ale możemy za Chrystusem wołać do Niego „Abba, Ojcze" (Ewangelia według św. Marka 14,36);
- niewymawialny, a jednocześnie człowiek może się do Niego zwrócić w łasce.

Relacja między Bogiem a człowiekiem

W swoim dziele Ja i Ty Martin Buber opisuje doświadczanie relacji jako istotny element judeochrześcijańskiej duchowości. „Relacja z Bogiem jako osobą jest nieodzowna dla każdego, kto pod wyrazem 'Bóg' nie ma na myśli zasady, aczkolwiek mistrz Eckhart niekiedy stawiał 'bycie' na równi z Nim, i dla kogoś, kto jak ja pod wyrazem 'Bóg' nie ma na myśli idei, cho-

ciaż filozofowie tacy jak Platon mogli Go czasami za takową uznawać. Tę podstawę i sens naszego bytu konstruuje od czasu do czasu wzajemność, taka, jaka może istnieć tylko między osobami. Pojęcie 'osoby' nie jest oczywiście absolutnie w stanie określić istoty Boga, ale jest dozwolone i konieczne mówienie, że Bóg jest też osobą" [4].

!WAŻNE

Duchowość chrześcijańska oznacza przede wszystkim relację między Bogiem a człowiekiem.

Doświadczenia relacji z Bogiem są procesami, które kształtują człowieka jako całość, to znaczy w wymiarze cielesnym, psychicznym i duchowym. A zatem słuszne jest stwierdzenie, że chrześcijańska „duchowość jest duchowością 'stawania się człowiekiem'" [5] i stawania się osobą, a przez to może być pojmowana jako najgłębsza duchowość dialogu.

Pytania

Niezależnie od tego, jak bardzo uświadamiana lub nieświadoma jest relacja z Bogiem u poszczególnych ludzi – ostatecznie stanowi ona dla mnie uzasadnienie tego, że wiele osób chorych na raka zawsze zadaje takie pytania:

- Dlaczego właśnie ta straszna choroba?
- Dlaczego właśnie ja?
- Dlaczego właśnie teraz?
- Co zrobiłem, że muszę teraz to znosić?
- Nie jestem przecież taki zły, żebym sobie na to zasłużył.

Od takich pytań i stwierdzeń, o ile już się pojawią i zostaną dopuszczone, rozpoczyna się proces, który (mam taką nadzieję) prowadzi do załamania się niektórych wyobrażeń Boga, niektórych wizerunków Boga, które są Boga niegodne – a także niegodne człowieka.

71.3 Choroba oznacza często pęknięcie w wizerunku Boga

„W Boga nie mogę już wierzyć"

Jedną z pierwszych i najczęstszych wypowiedzi podczas moich spotkań jako duszpasterza z ludźmi, którzy zmagają się psychicznie z chorobą nowotworową, jest pytanie: „Cóż zrobiłem, jakiż jest powód, żeby mnie tak karać?".

Wśród najbardziej archaicznych aspektów myślenia u wszystkich ludzi jest i taki, że kiedy zostają oni dotknięci cierpieniem lub zrządzeniem losu, doszukują się w tym ingerencji siły wyższej i czynią ją odpowiedzialną za te wydarzenia – są również przekonani, że musi być w ich życiu jakaś przyczyna, że ta siła właśnie tak zadziałała.

Myśląc w ten sposób, bardzo szybko dochodzą do kolejnego stwierdzenia: „Tak zły przecież faktycznie nie jestem, żebym sobie zasłużył na tę straszną chorobę. Inni są znacznie gorsi ode mnie – a im wiedzie się dobrze".

I zaraz potem następuje wypowiedź: „W Boga nie mogę już wierzyć".

Czy Bóg karze?

Kto karze? Tak należy rozumieć to pytanie. I zwykle szybko odpowiada się: „Bóg". Ale jakiego „Boga" ma się na myśli? Jakie wyobrażenia, jeśli chodzi o wizerunek „Boga", oddziaływują na życie człowieka?

W jakiego „Boga" się wierzy i wierzyło się? W „Boga", który gwarantował doczesne bezpieczeństwo i dobre zdrowie; który chronił przed wszelkimi zawodami w życiu; który chronił miłość człowieka i jego dobre uczynki, ochraniał przed rozczarowaniem; który dbał o to, żeby dzieci nie chorowały na raka, żeby nie były narażone na przemoc i żeby nie musiały umierać?

Czy nie wierzono i nie wierzy się w „Boga", który dba tu na ziemi o wszechogarniającą sprawiedliwość; który karze za kłamstwo, a nagradza czyny dobre dla ludzi; który sprawiedliwych chroni przed bólem, cierpieniem i śmier-

cią? Nie, takiego Boga nie ma! I także nie jest to ten Bóg, którego głosił Chrystus.

Możliwe pęknięcia w wizerunku Boga

Mogące wystąpić załamanie się wyobrażeń o tym, kim jest Bóg oraz jak działa i musi działać, jest procesem bolesnym. Tak jak stabilna sytuacja życiowa może nagle załamać się w wyniku choroby nowotworowej, tak też ustalone i do tej pory „logiczne" wizerunki Boga mogą albo szybko, albo powoli ulec ostatecznemu rozpadowi. Wewnętrzny wstrząs, który człowiek musi przy tym przeżyć, zaznacza się głęboko. To, co do tej pory umacniało go, już dłużej nie umacnia. To, co dotychczas odbierane było jako obraz świata, życia i Boga, załamuje się.

Jeżeli dojdzie do tego proces duchowego i religijnego załamania, wówczas zadaniem duszpasterskiego towarzysza jest wspólne znoszenie tego stanu i przetrzymywanie go oraz wystrzeganie się tego, żeby nie znajdować dla niego pochopnych wyjaśnień. Takie załamanie powinni przetrzymać i przecierpieć zarówno ludzie chorzy, których duchowość została zachwiana, jak i osoby im towarzyszące.

71.4 Hiob – wzór procesu duchowej i religijnej zmiany

Historia Hioba

Najbardziej wymownym przykładem biblijnym procesu duchowego i religijnego załamania jest Hiob.

Hiob, który przed Bogiem i ludźmi jest sprawiedliwy, zostaje nawiedzony przez straszne zrządzenia losu: niegdyś bogaty, traci cały swój majątek; obdarzony dziećmi, traci je w wyniku ich śmierci. Sam doświadczany jest przez choroby, jego ciało pokrywa się wrzodziejącymi ranami. W tym długim i trudnym procesie na płaszczyźnie duchowej, tam, gdzie idzie o to, aby zakwestionować całkowicie swoją relację z Bogiem, napotyka Hiob ludzi, któ-

71

rzy mu radzą i pouczają go: żona podsuwa mu myśl, żeby rozstał się z Bogiem i wiarą w niego. „Złorzecz Bogu i umieraj!", proponowała mu (Hi 2,9). Przyjaciele Hioba chcą go umocnić w tradycyjnych wyobrażeniach wiary, przekonując go długimi mowami, że Bóg robi i daje wszystko: dobro i chorobę, życie i śmierć. Stosują sztukę prowadzenia dowodów i nie wzdragają się nawet przed tym, żeby odwoływać się do pobożności Hioba: „Oto błogosławiony człowiek, którego Bóg karze; przetoż karaniem Wszechmocnego nie pogardzaj! Bo on zrania i zawiązuje; uderza, a ręce jego uzdrawiają" (Hi 5,17 i następne).

Hiob odrzuca obydwie możliwości: zarówno zerwanie relacji z Bogiem, jak i wmówienie sobie pobożnych wyjaśnień swojej sytuacji życiowej. Żonie odpowiada: „Tak właśnie mówisz, jako szalone niewiasty mawiają" (Hi 2,10). A na bogato ubrane w słowa wyjaśnienia swoich przyjaciół odpowiada: „Byście wy raczej milczeli, a poczytano by wam to za mądrość" (Hi 13,5).

Hiob wybiera inną drogę, idzie drogą, która jest charakterystyczna dla duchowości żydowskiej i chrześcijańskiej: nawiązuje relację z Bogiem: „Wszakże radbym z Wszechmocnym mówił, i radbym się z Bogiem rozpierał" (Hi 13,3).

Tam, gdzie bieda jest dla niego niewypowiedzianie wielka, tam jest on przekonany, że na tej drodze zbliży się do Boga, więcej zrozumie – nie przyczynę swojej biedy i nieszczęścia, lecz tajemnicę swego życia: „Którego ja sam oglądam, i oczy moje ujrzą go, a nie inny" (Hi 19,27).

To, w co Hiob wierzył pobożnie, jego obraz Boga, jego kościec wiary, to, co było dla niego tak „logiczne", i to, co dla jego przyjaciół nadal jest jeszcze takie, może zawalić się w długim procesie cierpienia. Ma on odwagę, aby uwolnić się od wszystkiego, w co do tej pory wierzył, że jest Bogiem, i przygotować się do nowego doświadczenia Boga, wychodząc ze swojej najbardziej głębokiej z nim relacji. Nie da się zwieść swoim przyjaciołom, nie zawróci tego procesu nowo powstającej wiary opartej

na relacji i nie cofnie się do duchowej ciasnoty wiary formalnej.

Hiob jako wzór

> **!WAŻNE**
>
> Towarzysząc osobom chorym na raka, duszpasterz musi (!) mieć wiedzę o tym duchowym procesie, w którym chodzi o to, aby pożegnać się z podtrzymywanym do tej pory kośćcem wiary i na nowo zmierzyć się z tajemnicą Boga.

Procesowi temu należy towarzyszyć z baczną uwagą. Nie wolno tu nikogo ponaglać, nie wolno niczego nauczać i oświadczać z pozycji wiedzącego lepiej; tu wierzący musi mieć możliwość określenia, dokąd go to prowadzi.

Ten duchowy proces, który ma też swoje zdecydowanie bolesne strony, może wyzwolić siły, które będą pochodziły z wnętrza i które pozwolą dojrzeć osobowości i umożliwić twórcze obchodzenie się z chorobą.

Duszpasterz musi też znieść i respektować taką sytuację, że człowiek wybierze dwie pierwsze możliwości, które także Hiob miał do wyboru: duchowa sfera nie będzie miała dla niego żadnego znaczenia, albo nie będzie odgrywała żadnej roli w jego stosunku do choroby, lub też będzie on obstawał przy swoich ustalonych wizerunkach siebie i Boga i dalej szukał powodów, dlaczego to właśnie on został „ukarany" tą chorobą.

To, co jest zabierane Hiobowi i wielu ludziom w ich procesie wiary, który często zostaje wywołany przez chorobę, to nie jest Bóg, tylko jego wizerunki i wyobrażenia o nim, słowa, określenia i wypowiedzi o Bogu, które nie zgadzają się już z doświadczaną przez nich rzeczywistością. Takie załamanie się wyobrażeń wiary, które były do tej pory oczywiste i nie podlegały dyskusji, może być odczuwane w życiu wewnętrznym jako osamotnienie i opuszczenie, jako bezsilność, brak nadziei, rozczarowanie, zdrada, zmęczenie i pustka.

71.5 Modlitwa w chorobie

Niemoc modlenia się

Często słyszy się takie wypowiedzi osób ciężko chorych, a szczególnie chorych na raka: „Nie mogę się już modlić".

Większość ludzi modli się, chcąc wyprosić coś u Boga i mając wielką nadzieję, że uda im się to uzyskać, tak jak sobie tego życzą, natomiast ciężko chory człowiek z czasem prawie nie potrafi się już tak modlić. Będzie musiał stwierdzić, że Bóg nie zdejmie z niego tej choroby i że jego dotychczasowa sytuacja życiowa również nie da się przywrócić do takiego stanu, w jakim znajdowała się przed chorobą. Życie zewnętrzne i wewnętrzne człowieka chorego na raka zmienia się ogromnie.

Spotyka się tu z wyobrażeniem, że Bóg jest instancją rozdzielającą choroby, która jednych dotyka złośliwymi guzami, a wielu innych podobnym nieszczęściem. Nie jest on też tym, który zapobiega chorobom – przecież gdyby miał na to ochotę, uwolniłby ludzi od chorób.

Nowa droga do modlitwy

Ludziom jest nadzwyczaj trudno zrozumieć, że na świecie zdarzają się rzeczy, dla których często nie ma związku przyczynowo-skutkowego.

Z pewnością jest wiele osób, które z powodu warunków, w jakich żyją (palenie papierosów, praca w środowisku z substancjami karcinogennymi itp.), chorują na raka. Ale jest też wiele chorób, dla których nie ma żadnego jednoznacznego wytłumaczenia, a już z pewnością żadnego wytłumaczenia moralnego. Zdrowie czy choroba nie jest tym, przez co Bóg daje swój wyraz temu, na co człowiek zasłużył.

Wiele rzeczy na świecie i w życiu człowieka wydarza się przypadkowo. Jeżeli zatem to nie Bóg jest odpowiedzialny za chorobę, a także nie jest on tym, kto jednym pstryknięciem palcami może ją usunąć, to chory człowiek stawia sobie pytanie, jaki sens ma modlenie się. Martin Buber w swoich rozważaniach na temat religii i etyki pisze, że możemy uchronić się przed współczesnym nihilizmem i moralnym relatywizmem tylko wówczas, gdy pozyskamy osobistą relację z absolutem: „Modlitwą w ścisłym sensie nazywamy ową rozmowę z Bogiem, to, o co się modli, i w końcu też prośbę o wyjawienie boskiej obecności, o możliwość odczuwania tej obecności w dialogu" [6].

Modlitwa o to, żeby wszystko było ponowie tak, jak przed chorobą, prowadzi szczególnie osoby chore na raka do rozczarowania w sferze duchowej. W modlitwie nie chodzi tylko o to, żeby nastawić Boga i skłonić go do pożądanego sposobu zachowania. Modlitwa jest w swojej istocie dialogiem, podczas którego modlący się wznosi się ponad siebie i swój świat i swoją doczesność oraz ułomność i wstępuje do siebie i w sferę obecności istniejącego Boga („Będę, który będę!" [Księga Wyjścia 3,14]; jest to imię Boga, które Mojżesz na Jego polecenie przekazał Izraelitom).

Towarzyszyć temu duchowemu procesowi w dialogowej relacji między człowiekiem a jego najskrytszą tajemnicą, którą jest Bóg, jest istotą zadania duszpasterza.

71.6 Na granicy ziemskiej egzystencji

Rozważania nad własną śmiercią

Po często długim i trudnym leczeniu wielu chorych na raka musi zmierzyć się z myślą, że nie wyjdą już z tej choroby, lecz że na nią umrą. Tutaj znaczenie ma, czy człowiek stojący przed zbliżającą się śmiercią stawi czoło tej sytuacji życiowej czy raczej ją wyprze i zaneguje.

Filozof Martin Heidegger rozróżnia pomiędzy zewnętrznym (biologicznie biernym) zgonem a umieraniem jako czynem. Umieranie jako czyn oznacza: człowiek jest świadom swojej ziemskiej doczesności, stawia jej czoło i prowadzi rozważania nad swoim umieraniem i śmiercią.

Właśnie przy tych rozważaniach nad przewidywalnym końcem ziemskiego życia towarzyszący duszpasterz powinien z wielką uwagą podchodzić do tego, czy chory chce mówić o tej fazie swojego życia, czy chce kształtować tę egzystencjalną fazę na płaszczyźnie duchowej. Na płaszczyźnie duchowości chrześcijańskiej chodzi tu o znaczenie śmierci i zmartwychwstania.

Powstanie z martwych

Znaczenie zmartwychwstania w wierze chrześcijańskiej nie może zostać tu omówione w całej rozciągłości. Aby tylko wspomnieć o przewodnim aspekcie tego wydarzenia, można zacytować Karla Rahnera, który na kilka tygodni przed swoją śmiercią powiedział o zmartwychwstaniu i życiu wiecznym: „Wydaje mi się, że schematy wyobrażeń, za pomocą których staramy się wyjaśnić sobie życie wieczne, przeważnie mało pasują do tej radykalnej cezury, jaką stanowi śmierć. Myśli się o Życiu Wiecznym, które zasadniczo opisuje się jako 'po drugiej stronie' i 'po' śmierci, w sposób zbyt wyposażony w rzeczywistość, która jest nam tu bliska, traktuje się je jako dalsze życie, jako spotkanie z tymi, którzy byli nam tu bliscy, jako radość i pokój, jako ucztowanie i radowanie się i wszystko to oraz rzeczy temu podobne, jako nigdy nieustające i trwające ciągle. Obawiam się, że radykalne niepojmowanie tego, co należy rozumieć przez Życie Wieczne, jest bagatelizowane, a to, co nazywamy bezpośrednim oglądem Boga w tym Życiu, jest degradowane do radosnego zajęcia, takiego jak inne, które wypełniają życie doczesne; niewysłowione straszne zjawisko, że absolutna boskość sama, w całości, bez osłon wpada w nasze życie, nie jest tak faktycznie postrzegane" [7].

Na końcu Ewangelii wg św. Łukasza powstały z martwych Jezus mówi do wszystkich wierzących w Boga z wysokości – „DYNAMIS" (Łk 24,49). Już samo to greckie słowo pozwala nam odczuć, co ma oznaczać: energię, ruch, moc, siłę, żywotność.

Tę skuteczność mocy boskiej można zauważyć u ludzi chorych na raka, którzy podjęli dyskurs ze swoją chorobą i to podejście przenoszą ze swojej duchowej postawy do swojego umie-

rania. Potrafią oni to, czego nie da się zmienić, przyjmować często ze spokojem, ze wzruszeniem i siłą, która ma wiele wspólnego z pokojem i zwieńczeniem dzieła. Napotykam też ludzi, którzy do końca wypierają swoje umieranie. W moim postrzeganiu pozostaje wówczas niejako ślad niedoskonałości, tak jakby brakowało w ich życiu istotnego czynu.

71.7 Co nas umacnia i ożywia…

Jak wspomniano na początku, nie istnieje prosta, bezpośrednia zależność między religijnością a zdrowiem. Na płaszczyźnie religijno-duchowej nie chodzi jednak o tę prostą wzajemną korelację. Jeżeli chciałoby się rozumieć religijność i duchowość jako środek na drodze do wyzdrowienia, to szybko można zejść na manowce zdarzeń magicznych, które nie są godne człowieka, i tam, gdzie nie docenia się, do czego człowiek został w swojej pierwszej i ostatniej instancji stworzony.

W duszpasterskim towarzyszeniu osobom chorym na raka i w ogóle osobom chorym chodzi w moim odczuciu przede wszystkim o to, żeby poruszać duchowy wymiar człowieka i dodawać mu odwagi, aby wszedł w najbardziej wewnętrzne doświadczanie relacji z tajemnicą, którą jest Bóg. Ten aspekt relacji znajduje również swój wyraz w umieraniu. Przy tym chodzi o to, żeby człowiek w swojej wolnej woli decydowania o sobie i ostatecznej radykalności pozwolił sobie na zanurzenie się w niepojętości i mroczności Boga. Ten egzystencjalny czyn nie dokonuje się tylko w momencie absolutnej pustki i ciemności, za jaką musi być uważane umieranie i śmierć; odbywa się on ustawicznie w życiu, przede wszystkim w czasach bezsilności, w czasach choroby, przy wydarzeniach towarzyszących miłości, w wierności własnemu sumieniu, w odwadze stawania się osobą [8, 9].

W tym związku z niepojętą i niedającą się wysłowić tajemnicą, jaką jest i zawsze pozostanie Bóg, może człowiek pozwolić sobie, żeby podarowano mu doświadczenie, które tę tajemnicę umacnia i ożywia, w życiu, w zdrowiu i chorobie – i na granicy życia, poza doczesną śmierć.

PIŚMIENNICTWO I STRONY INTERNETOWE

1. Forschungszentrum für Psychobiologie und Psychosomatik (FPP) der Universität Trier. www.psychology-of-religion.de/deutsch/projekte/abgeschlossene/vw_proj2.htm (16.05.2007)
2. Beck M: Der Krebs und die Seele, Gen – Geist – Gehirn – Gott. Schöningh Verlag, Paderborn (2004) 173
3. Sölle D: Mystik und Widerstand. Piper, Hamburg (1973) 143, 158
4. Buber M: Ich und Du. Lambert-Schneider, Heidelberg (1979) 158
5. Schütz C: Praktisches Lexikon der Spiritualität. Artikel Spiritualität. Herder, Freiburg (1992) 1170–1180 [cytat zob. s. 1174]
6. Buber M: Gottes-Finsternis. Betrachtungen zur Beziehung zwischen Religion und Philosophie. Manesse, Zürich (1953) 149
7. Rahner K: Von der Unbegreiflichkeit Gottes. Erfahrungen eines katholischen Theologen. Herder, Freiburg (2004) 59–60
8. Rahner K: Das christliche Sterben. w: Feiner J, Löhrer M (Wyd.): Mysterium Salutis, Band V. Benziger, Zürich (1976) 463–493
9. Rahner K: Zu einer Theologie des Todes. Schriften zur Theologie. Band X. Benziger, Zürich (1972) 181–199

Skorowidz